临床中医内科疾病诊疗

刘秀红 任贺堂 苏 红
张子平 张 键 李 宁 主编

中国出版集团公司
世界图书出版公司
广州·上海·西安·北京

图书在版编目（CIP）数据

临床中医内科疾病诊疗 / 刘秀红等主编. -- 广州：世界图书出版广东有限公司，2022.7
ISBN 978-7-5192-9714-5

Ⅰ.①临… Ⅱ.①刘… Ⅲ.①中医内科–疾病–诊疗 Ⅳ.①R25

中国版本图书馆CIP数据核字(2022)第131378号

书　　名	临床中医内科疾病诊疗 LINCHUANG ZHONGYI NEIKE JIBING ZHENLIAO
主　　编	刘秀红　任贺堂　苏　红　张子平　张　键　李　宁
责任编辑	曹桔方
装帧设计	米非米
责任技编	刘上锦
出版发行	世界图书出版有限公司　世界图书出版广东有限公司
地　　址	广州市海珠区新港西路大江冲25号
邮　　编	510300
电　　话	020-84460408
网　　址	http//www.gdst.com.cn
邮　　箱	wpc_gdst@163.com
经　　销	各地新华书店
印　　刷	广东虎彩云印刷有限公司
开　　本	787mm×1092mm　1/16
印　　张	22.75
字　　数	564千字
版　　次	2022年7月第1版　2022年7月第1次印刷
国际书号	ISBN 978-7-5192-9714-5
定　　价	80.00元

版权所有　　侵权必究

咨询、投稿：020-84460408　gdstcjf@126.com

编委会

主　编

　　刘秀红　　德州市陵城区中医院
　　任贺堂　　聊城市中医医院
　　苏　红　　鄄城县第二人民医院
　　张子平　　潍坊市昌乐齐城中医院
　　张　健　　山东潍坊昌邑市人民医院
　　李　宁　　荣成市石岛人民医院

副主编

　　刘美莲　　山西省中医院
　　张　波　　淄博市张店区房镇镇卫生院
　　郭玲玲　　淄博市中心医院
　　朱玉景　　山东省莒县中医医院
　　周佳华　　山东省文登整骨医院
　　王亚宁　　烟台市龙口荣军医院
　　赵　翔　　山东省枣庄市市立医院

编　委

　　宋亚伟　　山东中医药大学附属医院
　　姜海霞　　泰安市立医院
　　王春华　　栖霞市翠屏街道社区卫生服务中心

前　言

中医学源远流长，它为人民的健康、中华民族的繁荣昌盛和人类的文明做出了巨大贡献。这门古老而神奇的医学以其浓郁的民族特色、系统的理论体系、浩瀚的文献史料、独特的诊疗方法，以及显著的疗效屹立于世界医学之林，成为人类医学宝库的共同财富。中医学是有其基础理论的民族传统医学，这一基础理论指导中医实践，不仅在几千年的临床应用中卓有成效，形成了"简、便、验、廉"等优势，还涌现了无数中医药名家及传世之作。作为新时代的中医专业工作者，不仅要继承和发扬传统中医学中的宝贵经验，还应掌握现代科技赋予中医学的新内涵，以更好地为患者服务。为此，编者编写了本书。

本书先简要介绍了中医基础学说、中医诊断方法及中医辨证体系相关内容；然后分别从病因病机、诊断、鉴别诊断、辨证论治等方面对脑、心、肺、脾、胃、肝胆、肾及气血津液的常见病证做了详细介绍；最后还对中医针灸和中医康复进行了介绍。本书内容全面、翔实，重点突出，注重对传统中医诊疗技术的传承与现代临床诊疗手段的有机统一，适用于中医临床工作者及学习者参考使用。

由于本书涉及中医多方面内容，加之学识有限，书中若存在不足之处，敬请广大读者批评指正。

编　者

目 录

第一章　中医基础学说 ………………………………………………………… (1)
　　第一节　阴阳学说 ………………………………………………………… (1)
　　第二节　五行学说 ………………………………………………………… (2)
　　第三节　藏象学说 ………………………………………………………… (4)
　　第四节　经络学说 ………………………………………………………… (9)
第二章　中医诊断方法 ………………………………………………………… (11)
　　第一节　望诊 ……………………………………………………………… (11)
　　第二节　闻诊 ……………………………………………………………… (15)
　　第三节　问诊 ……………………………………………………………… (16)
　　第四节　切诊 ……………………………………………………………… (18)
第三章　中医辨证体系 ………………………………………………………… (22)
　　第一节　八纲辨证 ………………………………………………………… (22)
　　第二节　脏腑辨证 ………………………………………………………… (26)
第四章　脑系病证 ……………………………………………………………… (43)
　　第一节　多寐 ……………………………………………………………… (43)
　　第二节　不寐 ……………………………………………………………… (45)
　　第三节　痫病 ……………………………………………………………… (49)
　　第四节　癫狂 ……………………………………………………………… (55)
　　第五节　眩晕 ……………………………………………………………… (63)
　　第六节　神昏 ……………………………………………………………… (68)
第五章　心系病证 ……………………………………………………………… (74)
　　第一节　心悸 ……………………………………………………………… (74)
　　第二节　心衰 ……………………………………………………………… (102)
　　第三节　心痛 ……………………………………………………………… (126)
第六章　肺系病证 ……………………………………………………………… (146)
　　第一节　感冒 ……………………………………………………………… (146)
　　第二节　咳嗽 ……………………………………………………………… (150)
　　第三节　哮病 ……………………………………………………………… (155)
　　第四节　喘证 ……………………………………………………………… (157)

第五节　肺胀 …………………………………………………………………………… (159)
　　第六节　肺痈 …………………………………………………………………………… (163)
　　第七节　肺痨 …………………………………………………………………………… (165)
第七章　脾胃病证 ……………………………………………………………………………… (170)
　　第一节　口疮 …………………………………………………………………………… (170)
　　第二节　呃逆 …………………………………………………………………………… (177)
　　第三节　噎膈 …………………………………………………………………………… (183)
　　第四节　呕吐 …………………………………………………………………………… (189)
　　第五节　反胃 …………………………………………………………………………… (200)
第八章　肝胆病证 ……………………………………………………………………………… (205)
　　第一节　胁痛 …………………………………………………………………………… (205)
　　第二节　黄疸 …………………………………………………………………………… (206)
　　第三节　积聚 …………………………………………………………………………… (209)
　　第四节　胆胀 …………………………………………………………………………… (212)
　　第五节　鼓胀 …………………………………………………………………………… (218)
第九章　肾系病证 ……………………………………………………………………………… (224)
　　第一节　水肿 …………………………………………………………………………… (224)
　　第二节　淋证 …………………………………………………………………………… (227)
　　第三节　癃闭 …………………………………………………………………………… (231)
　　第四节　阳痿 …………………………………………………………………………… (233)
　　第五节　遗精 …………………………………………………………………………… (239)
第十章　气血津液病证 ………………………………………………………………………… (246)
　　第一节　虚劳 …………………………………………………………………………… (246)
　　第二节　汗证 …………………………………………………………………………… (254)
　　第三节　消渴 …………………………………………………………………………… (260)
　　第四节　痰饮 …………………………………………………………………………… (273)
　　第五节　肥胖 …………………………………………………………………………… (281)
第十一章　内科病证的针灸疗法 ……………………………………………………………… (287)
　　第一节　感冒 …………………………………………………………………………… (287)
　　第二节　支气管炎 ……………………………………………………………………… (289)
　　第三节　支气管哮喘 …………………………………………………………………… (291)
　　第四节　食管炎 ………………………………………………………………………… (295)
　　第五节　慢性胃炎 ……………………………………………………………………… (296)
　　第六节　消化性溃疡 …………………………………………………………………… (299)
　　第七节　慢性病毒性肝炎 ……………………………………………………………… (300)
　　第八节　肝硬化 ………………………………………………………………………… (303)

第九节	急性细菌性痢疾	（306）
第十节	疟疾	（308）
第十一节	原发性高血压	（310）

第十二章　中医康复疗法 （314）

第一节	中医心理康复法	（314）
第二节	中药康复法	（324）
第三节	针灸康复法	（330）
第四节	推拿康复法	（336）
第五节	饮食康复法	（344）

参考文献 （352）

第一章　中医基础学说

第一节　阴阳学说

阴阳学说是中国古代朴素的对立统一理论,它认为阴和阳两个对立统一的方面,贯穿于一切事物之中,是一切事物运动和发展变化的根源及规律。

阴阳是宇宙中相互关联的事物或现象的对立双方的属性概括。凡是运动的、外向的、上升的、温热的、无形的、明亮的、兴奋的都属于阳。相对静止的、内守的、下降的、寒冷的、有形的、晦暗的、抑制的都属于阴。

一方面,阴阳双方是通过比较而分阴阳,如60℃的水,同10℃的水相比,当属阳,但同100℃的水相比则属阴,因此,单一事物就无法定阴阳;另一方面,阴阳之中复有阴阳,如昼为阳,夜属阴,而白天的上午属阳中之阳,下午则属阳中之阴,黑夜的前半夜为阴中之阴,后半夜为阴中之阳。但是必须注意任何事物都不能随意分阴阳,不能说寒属阳,热属阴,也不能说女属阳,男属阴,必须按照阴和阳所特有的属性来一分为二才是阴阳。阴阳学说的基本内容概括为以下五个方面。

一、阴阳交感

阴阳交感是指阴阳二气在运动中互相感应而交合的过程,阴阳交感是万物化生的根本条件。在自然界,天之阳气下降,地之阴气上升,阴阳二气交感,形成云、雾、雷、电、雨、露,生命得以诞生,从而化生出万物。在人类,男女媾精,新的生命个体诞生,人类得以繁衍。如果阴阳二气在运动中不能交合感应,新事物和新个体就不会产生。

二、阴阳对立制约

对立即相反,如上与下、动与静、水与火、寒与热等。阴阳相反导致阴阳相互制约。如温热可以驱散寒气,冰冷可以降低高温,水可以灭火,火可以使水沸腾化气等,温热与火属阳,寒冷与水属阴,这就是阴阳对立相互制约。阴阳双方制约的结果,使事物取得了动态平衡。

三、阴阳互根互用

阴阳互根是指一切事物或现象中相互对立着的阴阳两个方面,具有相互依存,互为根本的关系,即阴和阳任何一方都不能脱离另一方而单独存在。每一方都以相对的另一方的存在为自己存在的前提和条件;如热为阳,寒为阴,没有热也就无所谓寒,没有寒也就无所谓热。阴阳互用是指阴阳双方不断地资生,促进和助长对方;如藏于体内的阴精,不断地化生为阳气,保卫体表的阳气,使阴精得以固守于内,即阴气在内,是阳气的根本,阳气在外是阴精所化生的。

四、阴阳消长平衡

阴阳消长平衡是指对立互根的双方始终处于一定限度内的,彼此互为盛衰的运动变化之中,致阴消阳长或阳消阴长等,包括以下四种类型。

(一)此长彼消

这是制约较强造成的,如热盛伤阴、寒盛伤阳皆属此类。

(二)此消彼长

这是制约不及所造成的,如阴虚火旺、阳虚阴盛皆属此类。

(三)此长彼亦长

这是阴阳互根互用得当的结果。如补气以生血,补血以养气。

(四)此消彼亦消

这是阴阳互根互用不及所造成的,如气虚引起血虚,血虚必然气虚,阳损及阴,阴损及阳等。

阴阳平衡,指对立互根的阴阳双方,总是在一定限度内、在一定条件下维持着相对的动态平衡。

五、阴阳相互转化

阴阳相互转化指对立互根的阴阳双方在一定条件下可以各自向其相反的方面发生转化,即阳可转为阴、阴可转为阳、气血转化、气精转化、寒热转化等,一般都产生于事物发展变化的"物极"阶段,即所谓"物极必反"。阴阳消长是一个量变的过程,而阴阳转化是在量变基础上的质变。

第二节 五行学说

五行学说也属古代哲学范畴,是以木、火、土、金、水五种物质的特性及其"相生"和"相克"规律来认识世界,解释世界和探求宇宙规律的一种世界观和方法论。所谓五行是指木、火、土、金、水五种物质及其运动变化。

一、五行特性

(一)木的特性

"木曰曲直","曲",屈也;"直",伸也。曲直即是指树木的枝条具有生长柔和,能曲又能直的特性。因而引申为凡具有生长、升发、条达、舒畅等性质或作用的事物,均归属于木。

(二)火的特性

"火曰炎上","炎"是焚烧、热烈之意,"上"是上升。"炎上"是指火具有温热上升的特性。因而引申为凡具有温热、向上等特性或作用的事物,均归属于火。

(三)土的特性

"土爰稼穑","爰"通"曰","稼"即种植谷物,"穑"即收割谷物。"稼穑"泛指人类种植和收获谷物的农事活动。因而引申为凡具有生化、承载、受纳等性质或作用的事物,均归属于土。

(四)金的特性

"金曰从革","从",由也,说明金的来源,"革"即变革,说明金是通过变革而产生的。自然界现成的金属极少,绝大多数金属都是由矿石经过冶炼而产生的。冶炼即变革的过程,故曰"金曰从革"。因而凡具有沉降、肃杀、收敛等性质或作用的事物,都归属于金。

(五)水的特性

"水曰润下","润"即潮湿、滋润、濡润,"下"即向下下行,"润下"是指水滋润下行的特点。故引申为凡具有滋润、下行、寒凉、闭藏等性质或作用的事物,皆归属于水。

二、自然界五行结构系统

自然界五行结构系统如表1-1所示。

表1-1 自然界五行结构系统

五行	五音	五味	五色	五化	五方	五季	五气
木	角	酸	青	生	东	春	风
火	徵	苦	赤	长	南	夏	暑
土	宫	甘	黄	化	中	长夏*	湿
金	商	辛	白	收	西	秋	燥
水	羽	咸	黑	藏	北	冬	寒

*长夏指农历六月

三、人体五行结构系统

人体五行结构系统如表1-2所示。

表1-2 人体五行结构系统

五行	五脏	五腑	五官	形体	情志	五声	变动	五神	五液	五华
木	肝	胆	目	筋	怒	呼	握	魂	泪	爪
火	心	小肠	舌	脉	喜	笑	忧	神	汗	面
土	脾	胃	口	肉	思	歌	哕	意	涎	唇
金	肺	大肠	鼻	皮	悲	哭	咳	魄	涕	毛
水	肾	膀胱	耳	骨	恐	呻	栗	志	唾	发

人体五行结构系统构成了中医藏象学说的理论构架。

四、五行的生克制化规律

(一)五行相生

五行相生是五行之间递相资生、促进的关系,是事物运动变化的正常规律。其次序为木生火、火生土、土生金、金生水、水生木。

(二)五行相克

五行相克是五行之间递相克制、制约关系,是事物运动变化的正常规律。其次序为木克土、土克水、水克火、火克金、金克木。

五行相生关系又称为"母子关系",任何一行都存在"生我"和"我生"两方面的关系。"生我者为母","我生者为子"。五行相克关系又称为"所胜""所不胜"关系,"克我"者为"所不胜","我克者"为"所胜"。

(三)五行制化

五行制化是指五行之间生中有制、制中有生,递相资生制约以维持其整体的相对协调平衡的关系。如木克土,土生金,金克木,说明木克土,而土生金,金反过来再克木,维持相对平衡关系。水克火,水生木,木生火。说明水既克火,又间接生火,以维持相对协调平衡的关系。

五、五行乘侮和母子相及

(一)五行相乘

五行相乘是五行中的某一行对被克者的另一行过度克制,从而致使事物与事物之间失去了正常的协调关系,其原因是克我者一行之气过于强盛或我克者一行之气本气虚弱。如在生理状态下,木克土;在病理状态下,即出现木乘土,原因有木旺乘土或土虚木乘。

五行相乘规律与五行相克规律的次序完全一致,但意义不同,前者是病理状态,后者是生理状态。

(二)五行相侮

五行相侮是五行中某一行对原来克我者的一行反向克制,从而使事物间失去了正常的协调关系。其原因是我克者一行之气过于强盛或克我者一行之气本身虚弱。如在生理状态下,木克土;在病理状态下,即出现土侮木。五行相侮规律与五行相克规律相反,是一种病理状态。

(三)母子相及

1. 母病及子

母行异常影响到子行,结果母子两行均异常。

2. 子病犯母

子行异常影响到母行,结果母子两行均异常。

第三节　藏象学说

藏象学说是通过对人体的生理、病理现象的观察,研究人体脏腑等的生理功能、病理变化及其相互关系的学说。

一、内脏的分类及其区别

内脏的分类及其区别如表 1-3 所示。

表 1-3　内脏的分类及其区别

类别	内容	生理功能特点	形态特点
五脏	心、肝、脾、肺、肾	藏精化气生神 藏精气而不泻 满而不能实	主要为实体性器官
六腑	胆、胃、大肠、小肠、膀胱、三焦	传化物而不藏 实而不能满 以通降为用	多为管腔性器官
奇恒之腑	脑、髓、骨、脉、胆、女子胞(精室)	藏精气而不泻 不传化物 除胆外,无表里关系 除胆外,无阴阳五行配属关系	形态中空有腔 相对密闭

二、五脏

(一)心的主要生理功能及病理表现

(1)心主血脉,是指心气推动血液在脉中运行,流注全身,发挥营养和滋润作用。心主血脉的前提条件是心行血、心生血、心主脉,心血充足,心气充沛,脉道通畅。心行血指心气维持心脏的正常搏动,推动血液在脉中运行;心生血,是指心火将水谷精微"化赤"生血;心主脉,是指脉道的通畅,血液在脉中的正常运行,形成脉象。心主血脉的生理表现,主要从以下四个方面观察:面色红黄隐隐,红润光泽;舌质淡红;脉象和缓有力,节律均匀,一息四至;虚里搏动(指心尖)和缓有力,节律均匀,其动应手。心主血脉的病理表现:心气虚,心血虚,血脉空虚可导致心悸不安,面色苍白或萎黄,舌质淡白,脉细弱微,虚里心悸不安;心血瘀,气血阻滞,可出现心绞痛症状,面色灰暗,唇青舌紫,脉结、代、促、涩、虚里闷痛。

(2)心藏神,主要是指心具有主宰人体五脏六腑、形体官窍的一切生理活动和人体精神意识思维活动的功能。而精神意识思维活动主要体现在五神,即神、魂、魄、意、志。五志,即喜、怒、忧、思、悲。五神、五志又分属五脏,但主宰是心。中医学中有心(属五脏)和脑(属奇恒之腑)等概念,但以心概脑。心主神志的生理表现主要是精神饱满,反应灵敏,其病理表现如下:①心不藏神,反应迟钝,健忘,神志亢奋,烦躁不安,失眠,谵语多梦;②神志衰弱,神志不合,萎靡不振;神志错乱和癫狂等,后者属现代医学重型精神病范畴。

(二)肺的主要生理功能和病理表现

(1)肺主宣发,指肺气向上升宣,向外布散。其生理作用如下:①通过呼吸运动,排除人体内浊气;②通过人体经脉气血运行,布散由脾转输而来的水谷精微、津液于全身,内至五脏六腑,外达肌腠皮毛;③宣发卫气,调节腠理开合,排泄汗液,并发挥抗邪作用。病理表现为肺失宣发,恶寒发热,自汗或无汗,胸闷,咳喘,鼻塞、流清涕,属现代医学上感范畴。

(2)肺主肃降,指肺气向下通降或使呼吸道保持洁净,其生理作用如下:①通过呼吸运动,吸入自然界清气;②通过经脉气血运行,将肺吸入清气和由脾而来的水谷精微、津液下行布散;③通过咳嗽等反射性保护作用,肃清呼吸道内过多的分泌物,以保持其清洁。其病理表现为肺气上逆,肺失肃降,胸闷,咳喘。

(3)肺主气,司呼吸:肺主气指肺具有主持呼吸之气,一身之气的功能概括。肺司呼吸,指肺具有呼浊吸清,实现机体内外气体交换的功能。其生理作用如下:①吸入自然界的清气,促进人体气的生成,营养全身;②呼出体内浊气,排泄体内废物,调节阴阳平衡;③调节人体气机的升降出入运动。其病理表现:胸闷,咳喘,呼吸不利,呼吸微弱。

(4)肺主通调水道,指肺主宣发肃降功能对体内水液的输布排泄起着疏通和调节作用。水道指人体内水液运行的通道。肺主通调水道,其生理作用主要是调节体内水液代谢的平衡。机制主要是肺主宣发使津液向外、向上散布,濡养脏腑、器官、腠理、皮毛,呼浊和排汗,将部分水分和废物排出人体外。肺主肃降,使津液下行布散,濡养人体,使代谢后水液下行散至膀胱,通过膀胱的气化作用生成尿液。其病理表现:肺通调失职可出现痰饮水肿。

(5)肺朝百脉,助心行血:肺朝百脉指全身血液通过经脉聚会于肺并进行气体交换,再输布于全身。肺气宣发肃降具有协助心脏、助心行血、促进血液运动的作用。其病理表现:肺气虚,血脉瘀滞,肺气宣降失调,胸闷,心悸,咳喘,唇青舌紫。

(6)肺主治节,指肺具有协助心脏对机体各个脏腑组织器官生理活动的治理调节作用,是肺的生理功能的概括。

(三)脾的主要生理功能和病理表现

(1)脾主运化水谷,指脾对饮食物的消化,化为水谷精气,以及对其的吸收、转输和散精作用。其生理机制:①脾协助胃消磨水谷;②脾协助胃和小肠把饮食物化为水谷精微;③吸收水谷精微转输到心肺,经肺气宣发肃降而布散全身经脉、气血运行布散全身。病理表现:主要表现为纳差,腹胀,便溏,四肢倦怠无力,少气懒言,面色萎黄,舌质淡白。

(2)脾主运化水液,指脾对水液的吸收、转输、布散作用。其生理机制:①脾吸收津液;②将津液转输到肺,通过肺的宣降而布散全身,起濡养作用,转输到肾、膀胱,经膀胱的气化作用而形成尿液。病理表现主要是脾虚失运而致水液停滞,表现内湿。痰饮,水肿,带下,泄泻。

(3)脾主升清,指脾具有将水谷精微等营养物质吸收并上输入心肺头目,化生气血以营养全身的功能。其病理表现:①升清不及可出现眩晕、腹胀、便溏、气虚的表现;②中气下陷,腹部胀坠,内脏下垂,如胃下垂、脱肛、子宫下垂等。

(4)脾主统血,指脾有统摄血液在脉内运行,不使其逸出脉外的作用。其病理表现:脾不统血表现有脾气虚、出血、崩漏、尿血、便血、皮下出血等。

(四)肝的主要生理功能及病理表现

(1)肝主藏血,指肝具有贮藏血液、调节血量、防止出血的生理功能。其病理表现如下:①机体失养,如头目失养、视物模糊、夜盲、目干涩、眩晕。筋脉失养,如肢体拘急、麻木、屈伸不利。胞宫失养,如月经后期量少、闭经、色淡、清稀。②血证,如肝血虚、肝火旺盛、热迫血行。③肝肾阴虚,如肝阳上亢、阳亢生风、眩晕、上重下轻、头胀痛、四肢麻木。④月经过多,崩漏。

(2)肝主疏泄,指肝具有疏通、宣泄、升发、调畅气机等综合生理功能。其病理表现如下:①疏泄不及,如气郁,气滞,胸胁、乳房、少腹胀痛。②疏泄太过,如气逆、面红目赤、心烦易怒、头目胀痛。气滞则血瘀,胸胁刺痛,痛经,闭经。气滞则水停,鼓胀水肿。肝失疏泄还可引起肝脾不调、肝胃不和,致腹胀、恶心、呕吐、嗳气、泛酸。肝胆气郁则口苦,恶心、呕吐、黄疸等。肝气郁结则闷闷不乐,多疑善虑,喜太息。肝气上逆,情志亢奋,急躁易怒,失眠多梦。肝失疏泄可引起气血不和,冲任失调,经带胎产异常,不孕不育。

(五)肾的主要生理功能及病理表现

(1)肾藏精,是指肾具有封藏精气、促进人体生长发育和生殖功能,以及调节机体的代谢和生殖活动的作用。

肾精包括先天之精和后天之精。先天之精指禀受于父母的生殖之精,后天之精即水谷精微和脏腑之精,二者之间的关系是后天之精依赖于先天之精活力资助,才能不断化生,先天之精依赖于后天之精的培育充养。肾精可化生肾气,肾气有助于封藏肾精。肾中精气按其功能类别可划分为肾阴、肾阳。肾阴是指肾中精气对各脏腑组织器官起滋养濡润作用的生理效应。肾阳指肾中精气对各脏腑组织器官起推动温煦作用的生理效应。其病理表现:①肾中精气不足,可导致生长发育障碍,生殖繁衍能力减弱,发生某些遗传性或先天性疾病;②肾阴阳失调,肾阳虚可致虚寒证,肾阴虚可致虚热证。

(2)肾主水液,指肾主持和调节人体的水液代谢平衡。人体代谢水液经三焦下行归肾,肾将含废物成分多的水液下注膀胱。通过肾及膀胱气化作用而排出体外,以维持体内水液代谢的平衡。其病理表现:肾气(阳)虚(肾气不化)可致气化失常,导致水液代谢障碍,津液停滞,尿少,痰饮水肿,癃闭;津液流失(肾气不固),尿频,尿多。

(3)肾主纳气,指肾具有摄纳肺所吸入的清气,以防止呼吸表浅的作用。其病理表现:呼吸表浅微弱,呼多吸少,动辄气喘。

三、六腑

(一)胆的生理功能

(1)藏泻精汁助消化。

(2)主决断,指胆在精神意识活动中具有准确判断做出决定的作用。

(二)胃的生理功能

(1)主受纳,腐熟水谷,指胃具有接受容纳饮食物,消化饮食物成为食糜,吸收水谷精微和津液的功能。

(2)胃主通降,以通降为和,指胃气下行降浊特点而言,主要是指胃受纳水谷并将食糜下传入小肠的作用,同时也概括了胃气协助小肠将食物残渣下传入大肠,协助大肠传化糟粕的功能。

(三)小肠的生理功能

(1)主受盛化物,指小肠具有接受由胃下降的食糜并将其进一步消化,化为水谷精微的功能。

(2)主分清别浊,指小肠将食糜进一步分别为水谷精微、津液和食物残渣、剩余水分的功能。

(四)大肠的生理功能

主传化糟粕,具有接受食物残渣,吸收水分,将食物残渣化为粪便,排出大便的功能。

(五)膀胱的主要生理功能

膀胱的主要生理功能是贮藏津液、排泄小便。

(六)三焦的概念及生理功能

三焦一是指脏腑的外围组织,是分布于胸腹腔的大腑,又称"孤腑",其主要功能如下:①元气通过三焦而至五脏六腑,推动和激发各脏腑生理功能活动;②具有疏通水道,通行水液的功能,是水液、津液运行输布的道路。

三焦二是指人体上、中、下三个部位及其相应脏腑功能的概括。上焦指横膈以上,即心、肺、心包络、头面部、上肢。中焦指横膈以下、脐以上,包括脾、胃、肝脏等。下焦指脐以下,包括肝、肾、大小肠、膀胱、精室、女子胞、下肢。其中肝按功能特点可划归下焦,按部位分类划归中焦。三焦的主要生理功能:"上焦如雾",指上焦心肺布散全身津液,营养周身的作用,如同雾露弥散一样。"中焦如沤",是指中焦脾胃消化饮食物,吸收水谷精微、津液的作用,如同酿酒一样。"下焦如渎",是指胃、大肠、小肠、膀胱传导糟粕,排泄废物作用,如同沟渠必须疏通流畅。

四、脏与脏之间的关系

(一)心和肺

心和肺主要表现在气血互根互用。肺主气司呼吸,生成宗气,主宣降,肺朝百脉,助心行血,促进心主血脉的生理功能。心行血,肺脏得养,血为清气载体而布散全身,促进肺主宣降的生理功能。

(二)心和脾

心和脾主要表现在血液的化生、运行上的相辅相成。脾运化水谷精微,则心血充盈。心脏化赤生血,则脾得血养。脾主统血,防止血逸脉外,心气维持心脏的正常搏动,推动血行脉中。

(三)心和肝

心和肝主要反映在血液运行,精神活动的相辅相成。心气维持心脏的正常活动;肝主疏泄则气机条畅,促进血液运行,肝主藏血,调节人体部分血量,有助于血液的正常运行。在精神活动方面,心藏神,产生和主宰人的精神活动,调节人体脏腑生理功能;肝主疏泄,调畅人的精神情志活动,肝藏魂,主谋虑。

(四)心和肾

心和肾主要表现在心肾相交。肾阴上济于心,以滋心阴,则心火不亢,心火下降于肾,以温肾阳,则肾水不寒。

(五)肺与脾

肺与脾主要表现在气的生成,津液输布代谢的协同作用。脾为生气之源,脾主运化水谷精微,功能旺盛,则水谷精气来源充足。肺为主气之枢,肺在自然界中吸入清气和脾主运化水谷精气,合称"宗气"。肺的宣降作用推动全身气血正常运行。在代谢方面,脾主运化水液,上输布于肺,经肺的宣降而输布全身;肺主宣降,通调水道,防止内湿痰饮。

(六)肺与肝

肺与肝主要表现在气机升降协调,气血运行的协同作用。肺主肃降,肝主升发,升降相因,则气机协调。肺朝百脉助心行血,促进气血运行;肝主疏泄,气机条畅,促进血液运行,肝主藏血,调节血量,有助于血液的正常运行。

(七)肺与肾

肺与肾主要表现在水液代谢、呼吸运动,以及脏阴互资的协同作用。肾主水液,升清降浊;肺主宣发肃降,通调水道,维持水液代谢平衡。肺主气、司呼吸,肾主纳气,摄纳肺从自然界吸入之清气,防止呼吸表浅。肾阴是一身阴液之根本,肾阴充养肺阴,肺主肃降下输清气、水谷精气,滋养肾阴。

(八)肝与脾

肝与脾主要表现在对饮食物的消化,以及在血液的生成运行方面的协同作用。"土得木而达",脾属土,肝属木,肝主疏泄,气机条畅,促进脾纳腐运化,促进脾升胃降,疏泄胆汁,进入小肠,有助消化;"木赖土以培之",脾胃功能健旺,气血生化有源,促进肝藏血、藏魂。肝主藏血,调节血量;脾主统血,防止血逸脉外。

(九)肝与肾

肝与肾主要表现在肝肾同源。肝藏血,肾藏精,精血同源于水谷精微,且精血互化。

(十)脾与肾

脾与肾主要表现在水液代谢中的协同作用和先、后天的资生促进作用。肾阳温煦脾阳,脾运化水谷精微充养肾精。

由于六腑是以传化物为其生理特点,故六腑的相互关系主要体现于饮食物的消化吸收和排泄过程中的相互联系和密切配合。

五脏与六腑之间的关系,实际上就是阴阳表里的关系,由于脏属阴、腑属阳,脏为里、腑为表,一脏一腑,一阴一阳,一里一表,相互配合,并有经脉相互络属,从而构成脏腑之间的密切联系。

第四节　经络学说

经络是经脉和络脉的总称,是人体运行全身气血,联络脏腑形体官窍,沟通上下内外的通道。经络学说是研究人体经络系统的组织结构、生理功能、病理变化及其与脏腑形体官窍、气血津液等相互关系的学说,是中医理论体系的重要组成部分。

一、经络系统

经脉是人体气血循行的主要通道,包括十二正经、奇经八脉和十二经别。经脉有固定的循行路线,且循行部位一般较深,多纵行分布于人体上下。十二正经包括手、足三阴经和手、足三阳经。奇经八脉包括督脉、任脉、冲脉、带脉、阴跷脉、阳跷脉、阴维脉、阳维脉。十二经别是十二经脉的较大分支,起于四肢,循行于脏腑深部,上出于颈项浅部。

络脉也是经脉的分支,但多无一定的循行路径,纵横交错,网络全身,多布于人体浅表。络脉有别络、浮络和孙络之分,其中别络的主要功能是加强相为表里的两条经脉之间在体表的联系。

经脉外连经筋和皮部,经脉络脉内络属脏腑,联系全身的组织、器官,散布于体表各处,同时深入体内,连属各个脏腑。经络的基本生理功能是运行全身气血,营养脏腑组织,联络脏腑器官,沟通上下内外,感应传导信息,调节功能平衡。

二、十二经脉

(一)经脉的命名与分布

经脉的命名主要是根据阴阳、手足、脏腑三个方面而定的。人体各部位按阴阳分类,脏为阴,腑为阳,内侧为阴,外侧为阳,手经循于上肢,足经循于下肢。阴经属脏,循行于四肢内侧;阳经属腑,循行于四肢外侧。

十二经脉命名及分布规律如表 1-4 所示。

表 1-4　十二经脉命名及分布规律

			(前)	(中)	(后)
十二经脉	阴经	手 (内侧)	肺 太阴	心包 厥阴	心 少阴
		足	脾	肝	肾
	阳经	手 (外侧)	大肠 阳明	三焦 少阳	小肠 太阳
		足	胃	胆	膀胱

(二)走向规律

手之三阴,从胸走手;手之三阳,从手走头;足之三阳,从头走足;足之三阴,从足走腹胸。阴经向上,阳经向下。

(三)交接规律

阴阳经交于四肢末端,阳经交于头面部,阴经交于内脏,即手三阴经与手三阳经交于上肢末端,手三阳经与足三阳经交于头面部,足三阳经与足三阴经交于下肢末端,足三阴经与手三阴经交于内脏。

(四)表里关系

主要与脏腑的表里关系有关,如手太阴肺经属肺络大肠,手阳明大肠经属大肠络肺,其特点是四肢内外侧相对的两条经互为表里。如手太阴肺经分布于上肢内侧前部,手阳明大肠经分布于上肢外侧前部。

(五)流注次序

手太阴肺→示指端手阳明大肠→**鼻翼旁**足阳明胃→足大趾端足太阴脾→心中手少阴心→小指端手太阳小肠→目内眦足太阳膀胱→足小趾端足少阴肾→胸中手厥阴心包→无名指端手少阳三焦→目外眦足少阳胆→足大趾足厥阴肝→肺中手太阴肺。

三、奇经八脉

奇经八脉是督、任、冲、带、阴跷、阳跷、阴维、阳维脉的总称。其主要功能是可加强十二经脉之间的联系,调节十二经脉气血,参与肝、肾、女子胞、脑、髓等重要脏器生理功能。其中,督脉为阳脉之海,总督一身之阳经。任脉为阴脉之海,总督一身之阴经,冲脉为血海,调节十二经脉气血。

第二章　中医诊断方法

第一节　望诊

望诊，是医师运用视觉观察患者的神色形态、局部表现，舌象、分泌物和排泄物色质的变化来诊察病情的方法。望诊应在充足的光线下进行，以自然光线为佳。

一、全身望诊

全身望诊主要是望患者的精神、面色、形体、姿态等，从而对病性的寒热虚实、病情的轻重缓急形成总体的认识。

(一)望神

神，广义是指高度概括的人体生命活动的外在表现，狭义是指神志、意识、思维活动。望神即是通过观察人体生命活动的整体表现来判断病情。

1.得神

得神多见精力充沛，神志清楚，表情自然，言语正常，反应灵敏，面色明润含蓄，两目灵活明亮，呼吸顺畅，形体壮实，肌肉丰满等。

2.少神

少神多见神气不足，精神倦怠，动作迟缓，气短懒言，反应迟钝，面色少华等。

3.失神

失神多见神志昏迷，或烦躁狂乱，或精神萎靡；目睛呆滞或晦暗无光，转动迟钝；形体消瘦，或全身浮肿；面色晦暗或鲜明外露；还可见到呼吸微弱，或喘促鼻煽，甚则卒然仆倒，目闭口开，手撒遗尿，或搓空理线，循衣摸床等。

4.假神

假神多见于大病、久病、重病之人，精神萎靡，面色晦暗，声低气弱，懒言少食，病未好转，突然见精神转佳，两颊色红如妆，语声清亮，喋喋多言，思食索食等。也称"回光返照""残灯复明"。

(二)望色

望色是指通过观察皮肤色泽变化以了解病情的方法。能了解脏腑功能状态和气血盛衰、病邪的性质及邪气部位。

1.常色

正常的面色与皮肤色，包括主色与客色。

(1)主色：终生不变的色泽。

(2)客色：受季节、气候、生活和工作环境、情绪及运动的因素影响所致气色的短暂性改变。

2.病色

病色包括五色善恶与五色变化。五色善恶主要通过色泽变化反映出来,明润光泽而含蓄为善色;晦暗枯槁而显露为恶色。五色变化主要表现有青、赤、黄、白、黑五色,主要反映主病、病位、病邪性质和病机。

(1)青色:主寒证、痛证、惊风、血瘀。

(2)赤色:主热。

(3)黄色:主湿、虚、黄疸。

(4)白色:主虚、寒、失血。

(5)黑色:主肾虚、水饮、瘀血。

(三)望形体

形体指患者的外形和体质。

1.胖瘦

胖瘦主要反映阴阳气血偏盛偏衰的状态。

2.水肿

面浮肢肿而腹胀为水肿证;腹胀大如裹水,脐突、腹部有青筋是臌胀之证。

3.瘦瘪

大肉消瘦,肌肤干瘪,形肉已脱,为病情危重之恶病质。小儿发育迟缓,面黄肌瘦,或兼有胸廓畸形,前囟迟闭等,多为疳积之证。

(四)望动态

动态指患者的行、走、坐、卧、立等体态。

1.动静

阳证、热证、实证者多以动为主;阴证、寒证、虚证者多以静为主。

2.咳喘

呼吸气粗,咳嗽喘促,难以平卧,坐而仰首者,是肺有痰热,肺气上逆之实证;喘促气短,坐而俯首,动则喘甚,是肺虚或肾不纳气;身肿心悸,气短咳喘,喉中痰鸣,多为肾虚水泛,水气凌心射肺之证。

3.抽搐

抽搐多为动风之象。手足拘挛,面颊牵动,伴有高热烦渴者,为热盛动风。伴有面色萎黄,精神萎靡者为血虚风动;手指震颤蠕动者,多为肝肾阴虚,虚风内动。

4.偏瘫

猝然昏仆,不省人事,偏侧手足麻木,运动不灵,口眼㖞斜,为中风偏枯。

5.痿痹

关节肿痛,屈伸不利,沉重麻木或疼痛者多是痹证;四肢痿软无力,行动困难,多是痿证。

二、局部望诊

局部望诊是对患者的某些局部进行细致的观察而了解病情的方法。

(一)望头面

头部过大过小均为异常,多由先天不足而致;囟门陷下或迟闭,多为先天不足或津伤髓虚;

面肿者,或为水湿泛溢,或为风邪热毒;腮肿者,多为风温毒邪,郁阻少阳;口眼㖞斜者,或为风邪中络,或为风痰阻络,或为中风。

(二)望五官

1. 望眼

眼部内应五脏,可反映五脏的情况。其中,目眦血络属心,白睛属肺,黑睛属肝,瞳子属肾,眼胞属脾。望眼主要包括望眼神、色泽、形态的变化以了解人体气血盛衰的变化。

2. 望耳

望耳主要反映肾与肝胆情况。

3. 望鼻

望鼻主要反映肺与脾胃的情况。

4. 望口唇

望口唇主要反映脾胃的情况。

5. 望齿龈

望齿龈主要反映肾与胃的情况。

(三)望躯体

见瘿瘤者,为肝气郁结,气结痰凝;见瘰疬者,为肺肾阴虚,虚火灼津,或感受风火时毒,郁滞气血;项强者,为风寒外袭,经气不利,或为热极生风;鸡胸者,多为先天不足,或为后天失养;腹部深陷,多为久病虚弱,或为新病津脱;腹壁青筋暴露者,多属肝郁血瘀。

(四)望皮肤

望皮肤主要观察皮肤的外形变化及斑疹、痘疮、痈疽、疔疖等情况。

(五)望毛发

望毛发主要为色泽、分布及有无脱落等情况。

三、望排出物

望排出物,包括望排泄物和分泌物,如痰、涎、涕、唾、呕吐物、大小便等,通过观察性状、色泽、量的多少等辨别疾病的寒热虚实、脏腑的盛衰和邪气的性质。

四、望小儿指纹

望小儿指纹适用于3岁以内的小儿,与成人诊寸口脉具有相同的诊断意义。小儿指纹是手太阴肺经的分支,按部位可分为风、气、命三关。示指第一节为风关,第二节为气关,第三节为命关。正常指纹为红黄隐隐于示指风关之内。其临床意义可概括为纹色辨寒热,即红紫多为热证,青色主惊风或疼痛,淡白多为虚证。淡滞定虚实,即色浅淡者为虚证,色浓滞者为实证。浮沉分表里,即指纹浮显者多表证,指纹深沉者多为里证。三关测轻重,即指纹突破风关,显至气关,甚至显于命关,表明病情渐重;若直达指端称为"透关射甲",为临床危象。

五、望舌

舌诊对了解疾病本质,指导辨证论治有重要意义。

望舌时应注意光线充足,以自然光线为佳。患者应自然伸舌,不可太过用力。注意辨别染苔。正常舌象可概括为淡红舌,薄白苔,即舌质淡红明润,胖瘦适中,柔软灵活;舌苔薄白均匀,干湿适中,不黏不腻,揩之不去。

(一)望舌质

1.舌色

(1)淡白舌:舌色红少白多,色泽浅淡,多为阳气衰弱或气血不足,为血不盈舌,舌失所养而致。主虚证、寒证。

(2)红舌:舌色鲜红或正红,多由热邪炽盛,迫动血行,舌之血脉充盈所致。主热证。

(3)绛舌:舌色红深,甚于红舌。主邪热炽盛,主瘀。

(4)青紫舌:色淡紫无红者为青舌,舌深绛而暗是紫舌,二者常常并见。青舌主阴寒,瘀血;紫舌主气血壅滞,瘀血。

2.望舌形

(1)老嫩:舌质粗糙,坚敛苍老,主实证或热证,多见于热病极期;浮胖娇嫩,或边有齿痕,主虚证或寒证,多见于疾病后期。

(2)胖瘦:舌体肥大肿胀为胖肿舌,舌体瘦小薄瘪为瘦瘪舌。

(3)芒刺:舌乳头增生、肥大高起,状如草莓星点,为热盛之象。

(4)裂纹:舌面有裂沟,深浅不一,浅如划痕,深如刀割,常见于舌面的前半部及舌尖侧,多因阴液耗伤。

(5)齿印:舌边有齿痕印记称为"齿痕舌",多属气虚或脾虚。

(6)舌疮:以舌边或舌尖为多,形如粟粒,或为溃疡,局部红痛,多因心经热毒壅盛而成。

(7)舌下络脉:舌尖上卷,可见舌底两侧络脉,呈青紫色。若粗大迂曲,兼见舌有瘀斑瘀点,多为有瘀血之象。

3.望舌态

(1)痿软:舌体痿软无力,伸卷不灵,多为病情较重。

(2)强硬:舌体板硬强直,活动不利,言语不清,称"舌强"。

(3)震颤:舌体震颤抖动,不能自主。常因热极生风或虚风内动所致。

(4)歪斜:舌体伸出时,舌尖向左或向右偏斜,多为风中经络,或风痰阻络而致。

(5)卷缩:舌体卷缩,不能伸出,多为危重之证。

(6)吐弄:舌体伸出,久不回缩为吐舌。舌体反复伸出舐唇,旋即缩回为弄舌,为心脾经有热所致。

(7)麻痹:舌体麻木,转动不灵称"舌麻痹"。常见于血虚风动或肝风挟痰等证。

(8)舌纵:舌体伸出,难以收回称为"舌纵",多属危重凶兆。

(二)望舌苔

1.苔质

(1)厚薄:透过舌苔能隐约见到舌质者为薄,不见舌质者为厚。苔质的厚薄可反映病邪的浅深和轻重。苔薄者多邪气在表,病轻邪浅;苔厚者多邪入脏腑,病较深重。由薄渐厚,为病势渐增;由厚变薄,为正气渐复。

(2)润燥:润燥反映津液之存亡。苔润表示津液未伤;太过湿润,水滴欲出者为滑苔,主脾虚湿盛或阳虚水泛。苔燥多为津液耗伤,或热盛伤津,或阴液亏虚。舌质淡白,口干不渴,或渴不欲饮,多为阳虚不运,津不上承。

(3)腐腻：腐腻主要反映中焦湿浊及胃气的盛衰情况。颗粒粗大，苔厚疏松而厚，易于刮脱者，称为"腐苔"，多为实热蒸化脾胃湿浊所致；颗粒细小，状如豆腐渣，边缘致密而黏，中厚或糜点如渣，多为湿热或痰热所致；苔厚，刮之不脱者，称为"腻苔"，多为湿浊内蕴，阳气被遏所致。

2.苔色

(1)白苔，多主表证、寒证、湿证。

(2)黄苔，多主里证、热证。黄色越深，热邪越重。

(3)灰苔，多主痰湿、里证。

(4)黑苔，主里证，多见于病情较重者。苔黑干焦而舌红，多为实热内炽；苔黑燥裂，舌绛芒刺，为热极津枯；苔薄黑润滑，多为阳虚或寒盛。

3.苔形

舌苔布满全舌者为全苔，分布于局部者为偏苔，部分剥脱者为剥苔。全苔主痰湿阻滞；偏苔，多属肝胆病证；苔剥多处而不规则称"花剥苔"，主胃阴不足；小儿苔剥，状如地图者，多见于虫积；舌苔光剥，舌质绛如镜面，为肝肾阴虚或热邪内陷。

第二节 闻诊

闻诊是通过听声音和嗅气味来诊察疾病的方法。

一、听声音

(一)声音

实证和热证，声音重浊而粗、高亢洪亮，烦躁多言；虚证和寒证，声音轻清、细小低弱，静默懒言。

(二)语言

1.谵语

神志不清、语无伦次、语意数变、声音高亢，多为热扰心神之实证。

2.郑声

神志不清、声音细微、语多重复、时断时续，为心气大伤，精神散乱之虚证。

3.独语

喃喃自语、喋喋不休、逢人则止，属心气不足之虚证，或痰气郁结清窍阻蔽所致。

4.狂言

精神错乱、语无伦次、不避亲疏，多为痰火扰心。

5.言謇

舌强语謇、言语不清，多为中风证。

(三)呼吸

1.呼吸

呼吸主要与肺肾病变有关。呼吸声高气粗而促，多为实证和热证；呼吸声低气微而慢，多为虚证和寒证。呼吸急促而气息微弱，为元气大伤的危重证候。

2.气喘

呼吸急促,甚则鼻煽,张口抬肩,难以平卧,多为肺有实邪或肺肾两虚所致。

3.哮

呼吸时喉中有哮鸣音。哮证有冷热之别,多时发时止,反复难愈,多为痰瘀内状,或外邪所诱发。

4.上气

气促咳嗽,气逆呕呃,多为痰饮内停,或阴虚火旺,气道壅塞而致。

5.太息

时发长吁短叹,以呼气为主,多为情志抑郁,肝不疏泄。

(四)咳嗽

有声无痰为咳,有痰无声为嗽,有痰有声为咳嗽。暴咳声哑为肺实;咳声低弱而少气,或久咳喑哑,多为虚证。

(五)呕吐

胃气上逆,有声有物自口而出为呕吐,有声无物为干呕,有物无声为吐。虚证或寒证,呕吐来势徐缓,呕声低微无力;实证或热证,呕吐来势较猛,呕声响亮有力。

(六)呃逆

气逆于上,自咽喉出,其声呃呃,不能自主,俗称"打呃"。虚寒者,呃声低沉而长,气弱无力;实热者,呃声频发,高亢而短,响而有力。

二、嗅气味

(一)口气

酸馊者是胃有宿食;臭秽者,是脾胃有热,或消化不良;腐臭者,可为牙疳或内痈。

(二)汗气

汗有腥膻味为湿热蕴蒸;腋下汗臭者,多为狐臭。

(三)痰涕气味

咳唾浊痰脓血,味腥臭者为肺痈;鼻流浊涕,黄稠有腥臭为肺热鼻渊。

(四)二便气味

大便酸臭为肠有积热;大便溏薄、味腥为肠寒;失气奇臭为宿食积滞;小便臭秽黄赤为湿热;小便清长色白为虚寒。

(五)经带气味

白带气味臭秽,多为湿热;带下清稀腥臊多为虚寒。

第三节 问诊

问诊包括询问一般情况、主诉、既往史、个人生活史、家族史,并围绕主诉重点询问现在证候等。

一、问寒热

(1)恶寒发热：恶寒与发热同时出现，多为外感病初期，是表证的特征。

(2)但寒不热：多为里寒证。新病畏寒为寒邪直中，久病畏寒为阳气虚衰。

(3)但热不寒：高热不退，为壮热，多为里热炽盛；按时发热，或按时热盛为潮热，（日晡潮热者，为阳明腑实证；午后潮热，入夜加重，或骨蒸痨热者，为阴虚）。

(4)寒热往来：恶寒与发热交替而发，为正邪交争于半表半里，见于少阳病和疟疾。

二、问汗

主要诊察是否汗出，汗出部位、时间、性质、多少等。

(1)表证辨汗：表证无汗，多为外感风寒；表证有汗，为表虚证或表热证。

(2)里证辨汗：汗出不已，动则加重者为自汗，多因阳气虚损，卫阳不固；睡时汗出，醒则汗止为盗汗，为阴虚内热；身大热大汗出，为里热炽盛，迫津外泄；汗热味咸，脉细数无力，为亡阴证；汗凉味淡，脉微欲绝者，为亡阳证。

(3)局部辨汗：头汗可因阳热或湿热；半身汗出者，多无汗部位为病侧，可因痰湿或风湿阻滞，或中风偏枯；手足心汗出甚者，多因脾胃湿热，或阴经郁热而致。

三、问疼痛

(1)疼痛的性质：新病疼痛，痛势剧烈，持续不解而拒按者为实证；久病疼痛，痛势较轻，时痛时止而喜按者为虚证。

(2)疼痛的部位：头痛，痛连项背，病在太阳经；痛在前额或连及眉棱骨，病在阳明经；痛在两颞或太阳穴附近，为少阳经病；头痛而重，腹满自汗，为太阴经病；头痛连及脑齿，指甲微青，为少阴经病；痛在巅顶，牵引头角，气逆上冲，甚则作呕，为厥阴经病。胸痛多为心肺之病。常见于热邪壅肺，痰浊阻肺，气滞血瘀，肺阴不足及肺痨、肺痈、胸痹等证。胁痛，多与肝胆病关系密切，可见于肝郁气滞、肝胆湿热、肝胆火盛、瘀血阻络及水饮内停等病证。脘腹痛，其病多在脾胃。可因寒凝、热结、气滞、血瘀、食积、虫积、气虚、血虚、阳虚所致。喜暖为寒，喜凉为热，拒按为实，喜按为虚。腰痛，或为寒湿痹证，或为湿热阻络，或为瘀血阻络，或为肾虚所致。四肢痛，多见于痹证。疼痛游走者，为行痹；剧痛喜暖者，为寒痹；重着而痛者，为湿痹；红肿疼痛者，为热痹。足跟或胫膝酸痛为气血亏虚，经气不利常见。

四、问饮食口味

主要问食欲好坏，食量多少，口渴饮水，口味偏嗜，冷热喜恶，呕吐与否等情况，以判断胃气有无及脏腑虚实寒热。

五、问睡眠

主要有失眠与嗜睡。不易入睡，或睡而易醒不能再睡，或睡而不酣，易于惊醒，甚至彻夜不眠者为失眠，为阳不入阴，神不守舍所致。时时欲睡，眠而不醒，精神不振，头沉困倦者为嗜睡，多见于痰湿内盛、困阻清阳、阳虚阴盛或气血不足。

六、问二便

主要了解二便的次数、便量、性状、颜色、气味，以及便时有无疼痛、出血等方面。

七、问小儿及妇女

(一)问小儿

主要应了解出生前后的情况,以及预防接种情况、传染病史和传染病接触史,小儿常见致病因素有易感外邪、易伤饮食、易受惊吓等。

(二)问妇女

应了解月经的初潮、月经周期、行经天数、经量、经色、经质、末次月经,或痛经、带下、妊娠、产育,以及有无经闭或绝经年龄等情况。

第四节 切诊

一、脉诊的部位和方法

脉诊的常用部位是手腕部的寸口脉,并分为寸、关、尺三部。通常以腕后高骨为标记,其内侧为关,关前(腕侧)为寸,关后(肘侧)为尺。其临床意义大致为左手寸候心、关候肝胆,右手寸候肺、关候脾胃,两手尺候肾。

以中指定关位,示指切寸位,环指(无名指)切尺位。诊脉时用轻力切在皮肤上称为浮取或轻取;用力不轻不重称中取;用重力切按筋骨间称为沉取或重取。诊脉时,医师的呼吸要自然均匀,以医师正常的一呼一吸的时间去计算患者的脉搏数。切脉的时间必须在50秒以上。

二、正常脉象

正常脉象:三部有脉,沉取不绝,一息四至(每分钟70~80次),不浮不沉,不大不小,从容和缓,流畅有力。临床所见斜飞脉、反关脉均为脉道位置的变异,不属于病脉。

三、常见病脉及主病

(一)浮脉

1.脉象

轻取即得,重按反减;举之有余,按之稍弱而不空。

2.主病

主表证,为卫阳与邪气交争,脉气鼓动于外而致。也见于虚证,多因精血亏损,阴不敛阳或气虚不能内守,脉气浮散于外而致。内伤里虚见浮脉,为虚象严重。

(二)洪脉

1.脉象

脉形宽大,状如波涛,来盛去衰。

2.主病

气分热盛。证属实证,乃邪热炽盛,正气抗邪有力,气盛血涌,脉道扩张而致。

(三)大脉

1.脉象

脉体阔大,但无汹涌之势。

2.主病

邪盛病进,又主正虚。根据脉之有力与无力,辨别邪正的盛衰。

(四)沉脉

1.脉象

轻取不应,重按始得。

2.主病

里证。里实证可见于气滞血瘀、积聚等,为邪气内郁,气血困阻,阳气被遏,不能浮应于外而致,多脉沉而有力、按之不衰。里虚证,为气血不足,阳气衰微,不能运行营气于脉外所致,多脉沉无力。

(五)弱脉

1.脉象

轻取不应,重按应指细软无力。

2.主病

气血不足,元气耗损。阳气衰微,鼓动无力而脉沉。阴血亏虚,脉道空豁而脉细无力。

(六)迟脉

1.脉象

脉来缓慢,一息脉动不足四至。

2.主病

寒证。脉迟无力,为阳气衰微的里虚寒证。脉迟有力,为里实寒证。

(七)缓脉

1.脉象

一息四至,应指徐缓。

2.主病

湿证,脾虚,亦可见正常人。

(八)结脉

1.脉象

脉来缓中时止,止无定数。

2.主病

主阴盛气结,寒痰瘀血,气血虚衰。实证者脉实有力,迟中有止,为实邪郁遏,心阳被抑,脉气阻滞而致。虚证者脉虚无力,迟中有止,为气虚血衰,脉气不相顺接所致。

(九)数脉

1.脉象

脉来急促,一息五至以上(每分钟90次以上)。

2.主病

热证。若数而有力,多因邪热鼓动,气盛血涌,血行加速而致。数而无力,多因精血亏虚、虚阳外越致血行加速、脉搏加快。

(十)促脉

1.脉象

往来急促,数而时止,止无定数。

2.主病

实证多为阳盛热实或邪实阻滞,见脉促有力。前者因阳热亢盛,迫动血行而脉数,热灼阴津,津血衰少,致急行血气不相接续,故脉有歇止。后者由气滞、血瘀、痰饮、食积等有形之邪阻闭气机,脉气不相接续而致;虚证多为脏气衰败,可见脉促无力。多因阴液亏耗,真元衰惫,气血不相接续而致。

(十一)虚脉

1.脉象

举之无力,按之空虚,应指软弱。

2.主病

虚证,多见于气血两虚。因气虚则血行无力,血少则脉道空虚而致。

(十二)细脉

1.脉象

脉细如线,应指明显,按之不绝。

2.主病

主气血两虚,诸虚劳损;又主伤寒、痛甚及湿证。虚证因营血亏虚,脉道不充,血运无力而致。实证因暴受寒冷或疼痛,则脉道拘急收缩,细而弦紧。湿邪阻遏脉道,则见脉象细缓。

(十三)代脉

1.脉象

脉来迟缓力弱,时发歇止,止有定数。

2.主病

虚证多脉代而无力,良久不能自还,为脏气衰微,脉气不复所致。实证多脉代而有力,多为痹证、痛证、七情内伤、跌打损伤等邪气阻遏脉道,血行涩滞而致。

(十四)实脉

1.脉象

脉来坚实,三部有力,来去俱盛。

2.主病

实证。乃邪气亢盛,正气不衰,正邪剧烈交争,气血涌盛,脉道坚满而致。若虚证见实脉,则为真气外越之险候。

(十五)滑脉

1.脉象

往来流利,应指圆滑,如盘走珠。

2.主病

痰饮、食积、实热。为邪正交争,气血涌盛,脉行通畅所致。脉滑和缓者,可见于青壮年的常脉和妇人的孕脉。

(十六)弦脉

1.脉象

形直体长,如按琴弦。

2.主病

肝胆病、诸痛、痰饮、疟疾。弦为肝脉,以上诸因致使肝失疏泄,气机失常,经脉拘急而致;老年人脉象多弦硬,为精血亏虚,脉失濡养而致。此外,春令平脉亦见弦象。

(十七)紧脉

1.脉象

脉来绷紧有力,屈曲不平,左右弹指,如牵绳转索。

2.主病

寒证、痛证、宿食。乃邪气内扰,气机阻滞,脉道拘急紧张而致。

(十八)濡脉

1.脉象

浮而细软。

2.主病

主诸虚,又主湿。

(十九)涩脉

1.脉象

脉细行迟,往来艰涩不畅,如轻刀刮竹。

2.主病

气滞血瘀,伤精血少,痰食内停。

四、按诊

按诊是医师用手直接触摸或按压患者某些部位,以了解局部冷热、润燥、软硬、压痛、肿块或其他异常变化,从而推断疾病部位、性质和病情轻重等情况的一种诊病方法。

(1)按胸胁:主要了解心、肺、肝的病变。

(2)按虚里:虚里位于左乳下心尖搏动处,反映宗气的盛衰。

(3)按脘腹:主要检查有无压痛及包块。腹部疼痛,按之痛减,局部柔软者为虚证;按之痛剧,局部坚硬者为实证。

(4)按肌肤:主要了解寒热、润燥、肿胀等内容。肌肤灼热为热证,清冷为寒证。

(5)按手足:诊手足的冷暖,可判断阳气的盛衰。

(6)按俞穴:通过按压某些特定俞穴以判断脏腑的病变。

第三章 中医辨证体系

第一节 八纲辨证

八纲为阴阳、表里、寒热、虚实八大证型的概念。八纲辨证是将四诊获得的症状,按八纲的特定体系来归纳,概括为八个具有普遍性的证候类型,用以表示疾病的性质(寒热)、病变部位深浅(表里)、邪气盛衰与机体正气的强弱(虚实)、疾病的类别(阴阳)与制定治疗大法的纲。它是一切辨证的基础与前提,凡诊断疾病,首先要用八纲辨证来做总的概括。它普遍用于内外障诸眼病。

眼科的八纲辨证,除索取全身症状信息外,很注重局部的证候特征,两者结合,综合分析而归类。

一、虚实辨证

虚与实是区别病邪与人体正气之间盛衰的两个纲领。临床上分清虚证与实证,在治疗上对确定扶正与祛邪,以及判断预后皆有重要意义。

一般来说,外障多实,内障多虚;新病多实,久病多虚;发病暴多实,缓多虚;少壮得病多实,年老体弱者得病多虚。但在疾病变化过程中,正邪各有盛衰,临证时除了要分清虚实外,还必须注意虚实的相互转化与表里、寒热的相互关系。如遇到虚实夹杂证时,还应进一步区分当时情况下虚实的主次标本关系。

(一)实证

实证是指邪气亢盛,正气尚足,邪正斗争激烈所反映出来的证候。

1. 病因病机

外邪袭眼,尤以外感风热与风寒为多见。亦可因脏腑功能失调,阳明腑实、肝火上炎、三焦热盛、痰浊上泛、风痰阻络等,导致眼部经络气血失调而病。

2. 辨证依据

发病急、反应强、变化快。如突发眼部眵稠黏结,热泪如汤;或眼部刺痛难睁,畏光流泪;或肿痛拒按,或眼胀如突;或突感眼前黑花片片,甚则如夜幕降临;或视物变形、变色、虹视或突发复视等。检查可有胞睑红赤肿起,或白睛红赤或抱轮红赤;黑睛骤起星翳,或翳陷或翳凸,或状如凝脂、如蟹睛;或黄液上冲,或瞳神缩小,或血灌瞳神,或见瞳散不收;黑睛雾状混浊,眼压增高。眼底可见血管阻塞、出血、水肿、渗出等病变。

全身可见头痛头胀,面红气粗,口渴便秘,或口苦咽干,胸胁胀满,烦躁易怒,舌红苔黄或黄腻,脉洪数或弦数等。

(二)虚证

虚证是一系列正气不足,脏腑功能衰退的证候。

1. 病因病机

先天禀赋不足,或后天失调,或年老体虚。以肝肾阴虚、脾胃虚弱或气血亏虚为多。亦有正虚感邪或外感眼病后期伤正之象。

2. 辨证依据

发病缓慢,反应弱而隐蔽,变化发展亦缓,但易反复发作。如自觉眼部干涩,睁眼乏力,不耐久视;眼胀隐隐,痛而喜按;冷泪常流,视物昏花,或目力渐降,黑夜不能视物;或眼前黑花飞舞,或神光自现。检查或可见眼部轻度红赤,或胞肿不红,或上胞下垂;黑睛生翳,溃久不收,或黑睛边缘起翳,反复发作;瞳神干缺,或瞳神变色;眼底或可见视盘色淡;视网膜血管变细,视网膜少量出血或弥漫性水肿,或色素沉着及黄斑变性等。

全身可见精神萎靡不振,面色萎黄或㿠白,头昏乏力,自汗盗汗,腰膝酸软,气短懒言,口淡无味,食欲不振,四肢不温,大便溏薄,舌质胖淡,或舌上少苔、无苔,脉虚弱无力。

二、表里辨证

表里是区别病变部位深浅的两个纲领。

一般来说,皮毛腠理、肌肉与经络等属表,五脏六腑、血脉与骨髓等属里。相对来说,眼前部病变属表,眼后部病变属里;以组织层次深浅而言,浅层病变属表,深层病变属里。但临床上辨别表证与里证,不能绝对从病变的部位上来划分,因为还存在病因与脏腑气血阴阳盛衰等相关的问题。故必须结合证候特点、舌象与脉象加以判断。

(一)表证

表证为邪气由外入侵眼部浅表组织所反映出来的证候。由于病邪的属性与机体反应的不同,辨证时应首先分清是属表实证还是表虚证。

1. 表实证

(1)病因病机:六淫之邪侵犯眼的浅表组织,而机体正气尚盛,邪正斗争较为激烈而反映出的证候。

(2)辨证依据:突然发病,证候明显,病位较浅。如突感眼部沙涩痒痛,流泪生眵,怕日畏光;胞睑肿起,或赤烂胶黏;突发白睛红赤,眵泪黏结;或黑睛星翳骤起,梗痛泪多,睁眼尤甚。

全身可无明显证候,亦可有头痛、眶痛、鼻流清涕,甚至恶寒(风)发热等候。舌苔薄白或薄黄,脉浮。

2. 表虚证

(1)病因病机:机体卫外功能不固,外邪客表,或外障眼病日久伤正,正虚邪恋所致。

(2)辨证依据:病变位于眼的浅表,不易入里,证候轻微,但易反复发作。如胞睑局部微肿微痛,此起彼伏,频繁发作;或白睛微赤,或一隅红赤;黑睛星翳细小隐蔽或乍起乍退,稍有目涩畏光流泪;黑睛边缘或赤脉末端时而起翳,或原有老翳而时发小小溃陷而疼痛不显。

全身或可见发热恶风,自汗,或漏汗不止,脉浮缓无力等候。

(二)里证

里证是指机体内的脏腑阴阳气血功能失调,引起眼的深部或后部组织发生病变,从而所反映出来的证候。辨证时首先要根据脏腑的虚实而分清是里虚证还是里实证。

1.里虚证

(1)病因病机:由七情过伤,劳累过度,目劳神伤,旷日持久可引起脏腑本身阴阳、气血虚损失调,导致眼部病变的发生。或年老体弱所致。

(2)辨证依据:瞳神干缺或散大不收,瞳神变色;冷泪长流,视物昏蒙,眼球作胀,睁眼乏力,甚至上胞下垂;眼前黑花浮动或荧星满目,或视力渐降,视物变形。查见眼底视神经盘苍白,血管细小,甚至呈白线状,或网膜可有少量出血,硬性渗出或黄斑变性系列变化。

全身证候见虚证证候。

2.里实证

(1)病因病机:烦劳过度,饮食失节,痰湿内生,经络阻滞,或暴怒伤肝,气火上逆,或风痰上扰,导致眼部气血乖和,血热妄行,甚至玄府闭塞;或因外邪由浅入深,内热亢盛所致。

(2)辨证依据:外眼端好,而视力骤降。查见玻璃体积血,眼底视网膜血管阻塞,或动脉硬化,视网膜广泛出血、渗出、水肿。

全身证候可不明显,或有口干口苦,便结尿黄,舌红苔黄,脉弦数或洪大。实验室检查可有血液黏稠等改变。

由邪深热盛所致者,可见里实热证。

(三)表里同病

眼病同时出现表证与里证者,称表里同病。一般有三种情况:一是病初见有表证,表证未除而又出现里证;二是原有里证,又新感外邪;三是表里同时受邪。

眼科病以既有表证又有里热者,最为常见。

1.病因病机

表邪未解,而又已传里化热;或本有内热,复感外邪,内外合邪所致。

2.辨证依据

胞睑浮肿触痛,恶寒发热;黑睛起翳,疼痛流泪未除,翳障继续扩大,向深层发展,或已见黄液上冲,瞳神紧小,玻璃体混浊。

全身有口渴引饮、大便燥结等证候。

三、寒热辨证

寒热是区别疾病性质的两个纲领。临床上分清寒证与热证,是确定治疗用温热药或寒凉药的重要依据。

(一)寒证

寒证是表现一系列阳虚或阴盛的证候。

1.表寒证

(1)病因病机:寒邪犯眼,邪正斗争在眼的浅表组织所致,多为实证。临床上寒邪常与风邪结合犯眼而出现风寒表证。

(2)辨证依据:白睛赤脉淡红,黑睛骤起星翳,眼部梗痛,畏光流泪,清涕自出,头痛,恶寒等候。

2.里寒证

(1)病因病机:为脏腑阳气不足,阴寒内盛之象。多为虚证,或虚中夹实证。

(2)辨证依据:冷泪长流,浮翳白膜遮睛;或白睛紫赤,黑睛生翳如虫蚀,疼痛难忍,时而加重,经久难愈;或视物模糊,视盘水肿,视网膜水肿、渗出范围较广,久不吸收。

全身证候可见有畏寒喜暖,四肢清凉,纳谷不香,口淡不渴,常泛清水,大便溏薄,小便清长,舌苔白或白滑,脉沉迟等。

(二)热证

热证是表现一系列阳盛或阴虚证候。

1.表热证

(1)病因病机:外感阳热之邪,邪正斗争在眼的浅表部位所致。多为实证。

(2)辨证依据:胞睑微肿微赤,或白睛红赤,眵多色黄,灼热涩痛;或黑睛星翳丛生等。

2.里热证

里热亦有虚实之分,虚者又称虚热证。

(1)里实热证。

病因病机:外邪化热入里;或邪热直接侵犯脏腑;或五志之火,上攻于目所致。

辨证依据:自觉眼胀如突或眼痛难睁,热泪如汤;或眵黄黏稠,或胞睑红肿疼痛,白睛红赤臃肿;或抱轮红赤、白睛混赤;黑睛翳大且嫩,如花瓣鱼鳞,或如凝脂,其色秽黄;神水混浊,或瞳神紧小,黄液上冲,血灌瞳神;或突起睛高,视力急降。

全身可兼见头痛剧烈,口渴引饮,大便秘结,小便黄赤,舌红绛,苔黄燥或黄而微腻,脉洪数或沉数。

如属五志之火引起者,多见视力急降而瞳神端好,而眼底或见视盘充血,境界模糊,视网膜水肿、渗出或出血。全身可兼有身热烦躁,口干口苦,便干尿黄,舌红苔黄,脉沉数或弦数等疾。

(2)虚热证:多为阴虚阳盛之象。

病因病机:机体精血津液亏虚,阴不制阳,则内热熏蒸,阴虚火旺,虚火上攻于目所致。

辨证依据:自觉眼部干涩不舒,白睛微赤,畏光少泪,时而加重;或白睛泡状隆起,赤丝围绕,沙涩畏光;或视物昏蒙,瞳神干缺,或瞳散不收,虹视目胀,或眉棱骨痛;或眼底可见视网膜少量出血、微血管瘤等。

全身可兼有形体消瘦、心烦不寐、口干咽燥、手足心热、颧红盗汗、舌红苔少、脉细数等。

四、阴阳辨证

阴与阳是指疾病的类别,为八纲之首。阴阳辨证是概括证候类别的一对纲领。临床上各种疾病所出现的证候虽然不同,其病理尽管千变万化,错综复杂,但总离不开阴阳两大类。因此,掌握阴阳属性与变化,不仅在辨证时能执简驭繁,提纲挈领,而且能为治疗提供总的原则。

(一)阴证与阳证

辨别阴证与阳证,是通过寒热虚实表里等证候而体现的。

1.阴证

凡病在里、在血、属虚、属寒,正气不足,反应弱的,均属阴证范畴。

凡慢性内外障眼病,而兼有精神萎靡,面色苍白或晦暗,动作迟缓,或畏寒、肢冷、嗜卧、静而少言、语声低微、呼吸微弱、气短乏力、口淡无味、纳谷不香、不烦不渴或渴喜热饮、大便溏薄、小便清长、舌淡胖嫩、苔白润滑、脉沉细迟而无力等。

2.阳证

凡病在表、在气、属实、属热,正气未伤,反应强的,均属阳证范畴。

凡急性内外障眼病,而兼有精神兴奋、发热面赤、身热喜凉、烦躁不安、口唇燥裂、渴喜冷饮、语声粗壮、呼吸气粗、大便秘结、小便短赤、舌红苔黄燥、脉浮洪或滑数有力等。

(二)阴虚与阳虚

阴虚与阳虚是机体脏腑阴阳亏损所产生的病变与证候的概括,属里虚证范畴。

在正常情况下,脏腑气血阴阳维持相对平衡,如一旦阴阳相对平衡遭到破坏时,就会产生阴阳的盛衰变化而形成疾病。阴阳偏盛所引起的阳盛(即实热证)和阴盛(即寒实证)前已论及,在此重点说明阴虚证与阳虚证。

1.阴虚证

由精血津液亏损所致。

凡慢性内外障眼病,兼有消瘦、潮热、盗汗、口干咽燥、手足心热、小便短赤、舌红少苔或无苔,或舌有裂纹,脉细数无力等候者,属阴虚证。

2.阳虚证

由体内阳气衰减所致。

凡慢性内外障眼病,兼有神疲乏力、面色淡白、少气懒言、畏寒肢冷、自汗、口淡不渴、大便溏薄、小便清长、舌淡苔白而润、脉虚弱等候者,属阳虚证。

上述阴虚与阳虚的临床表现,还不是具体的证,若欲明确属何脏之虚,还必须结合脏腑辨证与五轮辨证。

第二节 脏腑辨证

脏腑辨证是根据脏腑的生理功能、病理表现,对疾病证候进行分析归纳,借以推究病机,判断病变部位、性质、正邪盛衰等情况的一种辨证方法,是临床各科的诊断基础,是中医辨证体系中的重要组成部分。

脏腑辨证,包括脏病辨证、腑病辨证、脏腑兼病辨证三个部分,其中脏病辨证是脏腑辨证的重要内容。

一、心与小肠病辨证

心的病证有虚有实。虚证多由于久病伤正、禀赋不足、思虑伤心等因素,导致心气、血、阴、阳的不足;实证多由于痰阻、火扰、寒凝、血瘀、气郁等引起。

(一)心气虚、心阳虚

心气虚、心阳虚是指心气不足、心阳虚衰所表现出的证候。本证多由于禀赋不足,久病体虚,或年高脏气亏虚所致。

1.证候

心悸、气短,活动时加重,自汗,脉细弱或结代,为其共有症状。若兼面色无华,体倦乏力,舌淡、苔白则为心气虚;若兼形寒肢冷,心胸憋闷,舌淡胖或紫暗、苔白滑则为心阳虚。

2.分析

心气虚、心阳虚,鼓动乏力,血液不能正常运行,强为鼓动,故心悸;心气虚,胸中宗气运转无力,故气短;动则耗气,故活动后心悸、气短加重;气虚卫外不固,则自汗;心气虚,鼓动无力,气血不能上荣,故面色无华、舌淡;气血虚弱,功能活动减退,故体倦乏力;气血不足,不能充盈脉管或脉气不相连续,故脉细弱或结代;心阳虚,心脉瘀阻,气血运行不畅,故心胸憋闷、舌紫暗;阳虚不能温煦周身,故形寒肢冷;阳虚寒盛,水湿不化,故苔白滑。

(二)心血虚、心阴虚

心血虚是心血亏虚、心失濡养所表现出的证候;心阴虚是心阴血不足、虚热内扰所表现出的证候。本证多由久病耗伤阴血,或失血过多,或阴血不足,或情志不遂,耗伤心血、心阴所致。

1.证候

心悸失眠,健忘多梦为其共有症状。若见面白无华,眩晕,唇舌色淡,脉细为心血虚;若见颧红,五心烦热,潮热盗汗,舌红少津,脉细数为心阴虚。

2.分析

心阴(血)不足,心失所养,故心悸失眠、健忘多梦;心血不足,不能上荣及充盈于脉,故面白无华、眩晕、唇舌色淡、脉细;心阴虚,心阳偏亢,虚热内扰,故颧红、五心烦热、潮热盗汗、舌红少津、脉细数。

(三)心火亢盛

心火亢盛证是心火炽盛、扰乱心神所表现出的证候。本证常因七情郁结、气郁化火,或六淫内郁化火,或嗜肥腻厚味及烟酒所致。

1.证候

心胸烦热,失眠多梦,面赤口渴,便干溲赤,舌尖红苔黄,脉数有力;或口舌生疮,舌体糜烂疼痛;或狂躁谵语;或吐血衄血;或肌肤生疮,红肿热痛等。

2.分析

心火炽盛,扰乱心神,轻则见心胸烦热、失眠多梦,重则为狂躁谵语;火热炽盛,灼津耗液,故见口渴、便干溲赤;心火上炎,故见面赤、舌尖红或口舌糜烂疼痛;心火炽盛,血热妄行,则见吐血衄血;心火内盛,火毒壅滞脉络,局部气血不畅,故见肌肤生疮、红肿热痛。苔黄、脉数有力,均为里热内盛的征象。

(四)心脉痹阻

心脉痹阻是指心脏在各种致病因素作用下导致闭阻不通所反映出的证候,常见的因素有瘀血、痰浊阻滞心脉、寒凝、气滞等。

1.证候

心悸怔忡,心胸憋闷疼痛,痛引肩背内臂,时发时止。若痛如针刺、舌紫暗或见瘀点瘀斑、脉细涩或结代,为瘀血阻滞心脉;若体胖痰多、身重困倦、闷痛较甚、舌苔白腻、脉沉滑,为痰阻心脉;若剧痛暴作,得温痛缓,畏寒肢冷、舌淡红或黯红、苔白、脉沉迟或沉紧,为寒凝;若心胸胀痛,其发作与情志因素相关,舌淡红或黯红、苔薄白,脉弦为气郁。

2.分析

本证多因正气先虚,阳气不足,心失温养,则心悸怔忡;阳气不足,血液运行无力,易诱发各种致病因素闭阻心脉,气血运行不畅而发生疼痛;手少阴心经之脉直行上肺,出腋下循内臂,故痛引肩背内臂,这是诊断心脉痹阻的主要依据。

瘀阻心脉的疼痛以刺痛为特点,伴见舌紫暗、紫斑、紫点,脉细涩或结代等瘀血内阻的症状;痰浊阻滞心脉的疼痛以闷痛为特点,患者多体胖痰多、身重困倦、舌苔白腻、脉象沉滑等痰浊内盛的症状。寒凝心脉的疼痛以疼痛剧烈、发作突然、得温痛缓为特点,并伴畏寒肢冷、舌淡苔白、脉沉细迟或沉紧等寒邪内盛的症状;气滞心脉的疼痛以胀痛为特点,其发作多与精神因素有关,并常伴胁胀、善太息、脉弦等气机阻滞的症状,气滞则影响血行,轻则舌淡红,重则舌黯红。

(五)痰迷心窍

痰迷心窍是痰浊蒙闭心神所表现出的证候。本证多由七情所伤,肝气郁结,气郁生痰;或感受湿浊邪气,阻滞气机,使气结痰凝,痰浊闭阻心神所致。

1. 证候

面色晦滞,脘闷作恶,意识模糊,语言不清,喉有痰声,甚则昏不知人,舌苔白腻,脉滑;或精神抑郁,表情淡漠,神志痴呆,喃喃自语,举止失常;或突然仆地,不省人事,口吐痰涎,喉中痰鸣,两目上视,手足抽搐,口中做猪羊叫声。

2. 分析

湿浊阻滞气机,清阳不升,故见面色晦滞、脘闷作恶;心主神志,痰蒙心神则神志异常,出现意识模糊或昏迷、语言不清,或精神抑郁、表情淡漠、神志痴呆、喃喃自语、举止失常,或突然仆地、不省人事、手足抽搐;痰涎内盛,喉中痰涌,痰为气激,肝气上逆,故口吐痰涎、喉中痰鸣、口中做猪羊叫声、两目上视。苔白腻、脉滑,均是诊断痰湿的依据。

(六)痰火扰心

痰火扰心是指痰火扰乱心神所出现的证候。

1. 证候

发热气粗,面红目赤,痰黄稠,喉间痰鸣,躁狂谵语,舌红、苔黄腻,脉滑数;或见失眠心烦,痰多胸闷,头晕目眩;或神志错乱,哭笑无常,狂妄躁动,打人毁物。

2. 分析

痰火扰心,属外感热病者以发热、痰盛、神志不清为辨证要点;内伤杂病中,轻者以失眠心烦,重者以神志错乱为辨证要点。

外感热病,多因邪热亢盛、燔灼于里、炼津为痰、上扰心窍所致。里热蒸腾,充斥肌肤,故见发热;热邪上扰,故面红目赤;热盛,功能活动亢进,故呼吸气粗;热灼津为痰,则痰液发黄、喉间痰鸣;痰热扰心,则心神昏乱,故躁狂谵语;舌红、苔黄腻,脉滑数,均是痰火内盛之征。

内伤病中,痰火扰心,常见失眠心烦;若痰阻气道,则可见胸闷痰多;清阳被遏,可见头晕目眩;若剧烈精神刺激,可使气机逆乱,心火鸱张,灼津为痰,上扰心窍,心神被蒙,而表现为神志错乱、哭笑无常、狂妄躁动、打人毁物的狂证。

(七)小肠实热

小肠实热是心火炽盛,移热小肠所表现出的证候。

1.证候

发热口渴,心烦失眠,口舌生疮,小便涩赤不畅,尿道灼痛,尿血,舌红、苔黄,脉数。

2.分析

心与小肠相表里,小肠有分别清浊的功能,使水液入于膀胱。心热下移小肠,故小便赤涩、尿道灼痛;热甚灼伤血络,故见尿血;心火炽盛,热扰心神则心烦失眠;热灼津液则口渴;热燔肌肤则发热;心火上炎,故口舌生疮。舌红、苔黄,脉数为里热之征象。

二、肺与大肠病辨证

肺的病证有虚实之分,虚证多见于气虚和阴虚;实证多见于风寒燥热等邪气侵袭或痰湿阻肺。

(一)肺气虚

肺气虚是指肺功能减退所表现出的证候。本证多由久病咳喘或气的生化不足所致。

1.证候

咳喘无力,动则气短,痰液清稀,声音低怯,面色淡白,神疲体倦;或自汗畏风,易于感冒,舌淡、苔白,脉虚。

2.分析

肺气虚,宗气不足,呼吸功能减弱,故咳喘无力、动则气短、声音低怯;肺气虚,输布水液的功能减退,水液停聚于肺系,随肺气而上逆,故见痰液清稀;肺气虚,不能宣发卫气于肌表,腠理不密,卫表不固,故见自汗畏风、易于感冒。面色淡白、神疲体倦及舌淡苔白、脉虚均为气虚之征象。

(二)肺阴虚

肺阴虚证是肺阴不足,虚热内生所反映出的证候。本证多由久咳伤阴,或痨虫伤肺,或热病后期,肺阴损伤所致。

1.证候

干咳无痰,或痰少而黏,口燥咽干,形体消瘦,午后潮热,五心烦热,盗汗颧红,甚则痰中带血,声音嘶哑。舌红少津,脉细数。

2.分析

肺阴不足,内生虚热,肺为热蒸,气机上逆而为咳嗽;津为热灼,炼津成痰,故痰少质黏;虚热灼伤肺络,故痰中带血;肺阴虚,上不能滋润咽喉则口燥咽干、声音嘶哑,外不能濡养肌肉则形体消瘦;虚热内炽,故午后潮热、五心烦热;热扰营阴,故盗汗;虚热上扰则见颧红。舌红少津,脉细数,皆是阴虚内热之象。

(三)风寒束肺

风寒束肺证是感受风寒,肺气被束所表现出的证候。

1.证候

咳嗽痰稀色白,鼻塞流清涕;或兼恶寒发热,无汗,头身痛,舌苔薄白,脉浮紧。

2.分析

外感风寒,肺气被束不得宣发,逆而为咳;风寒犯肺,肺失宣肃,水液失于敷布,聚而为痰,寒属阴,故痰液稀白;鼻为肺窍,肺气失宣,鼻窍不畅,故鼻塞流清涕;寒邪客于肺卫,卫气被遏则恶寒,正气抗邪则发热,毛窍郁闭则无汗,营卫失和则头身痛。舌苔薄白,脉浮紧均为寒邪束表之征象。

(四)风热犯肺

风热犯肺证是由风热之邪侵犯肺系,卫气受病所表现出的证候。

1. 证候

咳嗽,痰黄稠,鼻塞流黄浊涕,口干咽痛,发热,微恶风寒,舌尖红、苔薄黄,脉浮数。

2. 分析

风热袭肺,肺失宣降,肺气上逆则咳嗽、鼻窍不利则鼻塞;热灼津液为痰,故痰黄稠、流黄浊涕;咽喉为肺之门户,风热上壅,故咽喉痛;邪热伤津则口干;肺卫受邪,卫气抗邪则发热,卫气被遏则恶风寒。舌尖红、苔薄黄,脉浮数均为风热外感之象。

(五)燥邪犯肺

燥邪犯肺证是燥邪侵犯肺卫所表现出的证候。多因秋令燥邪犯肺,耗伤肺津所致。

1. 证候

干咳无痰,或痰少而黏不易咳出,唇、舌、鼻、咽处干燥欠润,大便干结,或身热恶寒,胸痛咯血。舌红或干、苔白或黄,脉数或浮数。

2. 分析

燥邪耗伤肺津,肺失滋润,清肃失职,故干咳无痰或痰少而黏不易咳出;燥伤肺津,津液不布,故唇、舌、鼻、咽处干燥欠润,大便干结;燥邪袭肺,肺卫失宣,故有身热恶寒、脉浮之表证;燥邪化火,灼伤肺络,故见胸痛咯血。燥邪有凉燥、温燥之分,凉燥性近寒,故证似风寒,温燥性近热,故证似风热。若为温燥,则舌红、苔薄黄,脉数;若为凉燥,则舌干、苔薄白。

(六)热邪壅肺

热邪壅肺证是热邪内壅于肺,肺失宣肃所表现出的证候。多由温热之邪从口鼻而入,或风寒、风热之邪入里化热,内壅于肺所致。

1. 证候

咳嗽气喘,呼吸气粗,甚则鼻煽,咳痰黄稠,或痰中带血,或咳吐腥臭血痰,发热,胸痛,烦躁不安,口渴,小便短赤,大便秘结,舌红、苔黄腻,脉滑数。

2. 分析

热邪炽盛,内壅于肺,炼津成痰,痰热郁阻,肺失宣降,故有咳嗽气喘、呼吸气粗、鼻煽、痰黄稠;痰热阻滞肺络,气滞血壅,脉络气血不畅,故发热胸痛;血腐化脓,则咳吐腥臭血痰;里热炽盛,津液被耗,故口渴、小便短赤、大便干结;热扰心神,则烦躁不安。舌红、苔黄腻,脉滑数均为里热或痰热的征象。

(七)痰湿阻肺

痰湿阻肺证是痰湿阻滞肺系所表现出的证候。常因脾气亏虚、水湿停聚,或久咳伤肺、肺不布津,或感受寒湿之邪、肺失宣降、水湿停聚所致。

1. 证候

咳嗽痰多,痰黏色白易咳出,胸闷,甚则气喘痰鸣,舌淡、苔白腻,脉滑。

2.分析

痰湿阻肺,肺气上逆,故咳嗽痰多、痰黏色白易咳出;痰湿阻滞气道,肺气不利,故胸闷,甚则气喘痰鸣。舌淡、苔白腻,脉滑是痰湿内阻之征象。

(八)大肠湿热

大肠湿热证是湿热侵犯大肠所表现出的证候。多因感受湿热外邪,或饮食不节或不洁,暑湿热毒侵犯大肠所致。

1.证候

腹痛,泄泻秽浊;或下痢脓血,里急后重;或暴注下泄,色黄臭。伴见肛门灼热,小便短赤,口渴;或有恶寒发热,或但热不寒,舌红、苔黄腻,脉滑数。

2.分析

湿热蕴结大肠,气机阻滞,故腹痛;湿热熏灼肠道,脉络损伤,血腐为脓,故下痢脓血;湿热下注大肠,传导失职,故泄泻秽浊或暴注下泄、色黄臭;热灼肠道,故肛门灼热;水液从大便外泄,故小便短赤;热盛伤津,故口渴。若表邪未解,则可见恶寒发热;邪热在里,则但热不寒。舌红、苔黄腻,脉滑数均为湿热之象。

三、脾胃病辨证

脾和胃的病证,有寒热虚实之不同。脾病以阳气虚衰、运化失调、水湿痰饮内生、不能统血、气虚下陷为常见病变;胃病以受纳腐熟功能障碍、胃气上逆为主要病变。

(一)脾气虚

脾气虚证是脾气不足,运化失健所表现出的证候。本证多由饮食不节,或饮食失调,过度劳倦,以及其他急慢性疾病耗伤脾气所致。

1.证候

食少纳呆,口淡无味,腹胀便溏,少气懒言,肢体倦怠,面色萎黄,或浮肿,或消瘦,舌淡苔白,脉缓弱。

2.分析

脾气虚弱,运化失健,故食少纳呆、口淡无味;脾虚水湿内生,脾气反为所困,故形成虚性腹胀;水湿不化,流注肠间,故大便溏薄或先干后溏;脾气虚,中气不足,故少气懒言;脾主肌肉四肢,脾气虚肢体失养,故见肢体倦怠;脾虚水湿浸淫肌表则见浮肿;脾胃为后天之本,气血生化之源,脾虚化源不足,肌体失养,故面色萎黄、消瘦及舌淡苔白、脉缓弱。

(二)脾阳虚

脾阳虚证是脾阳虚弱,阴寒内盛所表现出的证候。本证多由脾气虚发展而来。

1.证候

腹胀纳少,脘腹冷痛,喜暖喜按,形寒肢冷,大便溏薄或清稀,或肢体困重浮肿,或白带清稀量多,舌淡胖、苔白滑,脉沉迟无力。

2.分析

脾之阳气虚弱,运化失健,则腹胀纳少;阳虚阴寒内生,寒凝气滞,故脘腹冷痛、形寒肢冷,且喜暖喜按;脾阳气虚,水湿不化,流注肠中则大便溏薄或清稀,溢于肌肤四肢则肢体困重浮肿,水湿下注,妇女带脉不固则白带清稀量多。舌淡胖、苔白滑,脉沉迟无力,均为脾阳气虚,水寒之气内盛之征。

(三)中气下陷

中气下陷证是指脾气亏虚,升举无力而反下陷所表现出的证候。本证多由脾气虚发展而来,或久泻久痢、劳累过度所致。

1.证候

脘腹重坠作胀,食后益甚;或便意频数,肛门坠重;或久痢不止,甚或脱肛;或内脏下垂;或小便混浊如米泔。伴头晕,气短乏力,肢体倦怠,食少便溏。舌淡苔白,脉虚弱。

2.分析

脾气虚,升举无力,内脏无托,故脘腹重坠作胀、便意频数、肛门坠重,甚或脱肛、内脏下垂;脾气虚陷,精微不能正常输布,固摄无权,故久痢不止,或小便混浊如米泔;清阳不能上升头目,故头晕;中气不足,全身功能活动减退,故气短乏力、肢体倦怠、食少便溏、舌淡苔白、脉虚弱。

(四)脾不统血

脾不统血证是指脾气虚不能统摄血液所表现出的证候。本证多由久病,或劳倦伤脾,使脾气虚弱所致。

1.证候

便血、尿血、肌衄、鼻衄、齿衄,或妇女月经过多、崩漏等,常伴有头晕,神疲乏力,气短懒言,面色无华,食少便溏。舌淡,脉细弱。

2.分析

脾气虚,不能统摄血液,血不循经而行,故出现出血诸症;溢于胃肠为便血,溢于膀胱为尿血,溢于皮下为肌衄;脾失统血,冲任不固,故妇女月经过多,甚或崩漏;脾气虚,运化失健,故食少便溏;中气不足,机体功能活动减退,故神疲乏力、气短懒言、脉细弱;反复出血,营血虚少,肌肤失养,故面色无华、舌淡。

(五)寒湿困脾

寒湿困脾证是指寒湿内盛,脾阳受困而表现出的证候。多由饮食不节、过食生冷、淋雨涉水、居处潮湿或内湿素盛所致。

1.证候

脘腹胀闷,食少便溏,泛恶欲吐,口黏不爽,头身困重;或肌肤面目发黄,黄色晦暗;或肢体浮肿,小便短少。舌淡胖、苔白滑,脉濡缓。

2.分析

脾为湿困,运化失司,升降失常,故脘腹胀闷、食欲减退、泛恶欲吐;湿注肠中,则便溏;湿性黏滞重着,湿邪困阻,故头身困重、口黏不爽;脾为寒湿所困,阳气不宣,胆汁随之外泄,故肌肤面目发黄、黄色晦暗;中阳被水湿所困,水湿溢于肌肤,故肢体浮肿;阳气被遏,膀胱气化失司,故小便短少。舌淡胖、苔白滑,脉濡缓均为寒湿内盛之征象。

(六)脾胃湿热

脾胃湿热证是湿热蕴结脾胃所表现出的证候。常因感受湿热外邪,或过食肥甘厚味,使湿热蕴结脾胃,受纳运化失职所致。

1.证候

脘腹痞闷,恶心欲吐,口黏而甜,肢体困重,大便溏泄,小便短赤不利;或面目肌肤发黄,色泽鲜明如橘皮;或皮肤发痒;或身热起伏,汗出热不解。舌红、苔黄腻,脉濡数。

2.分析

湿热之邪蕴结脾胃,受纳运化失职,升降失常,故脘腹痞闷、恶心欲吐;湿热上犯,故口黏而甜;湿性黏滞重浊,湿热阻遏,故肢体困重、大便溏泄、小便短赤不利;湿性黏滞,湿热互结,则身热起伏,汗出而不解;湿热内蕴脾胃,熏蒸肝胆,胆汁不循常道而外溢,故面目肌肤发黄、色鲜如橘皮、皮肤发痒。舌红、苔黄腻,脉濡数皆是湿热之征象。

(七)胃阴虚

胃阴虚证是胃阴亏虚所表现出的证候。多由于胃病久延不愈,或热病后期阴液未复,或素食辛辣积热于胃,或情志不遂、气郁化火等,使胃阴耗伤所致。

1.证候

胃脘部隐痛,饥不欲食,口燥咽干,大便干结;或脘痞不舒;或干呕呃逆。舌红少津,脉细数。

2.分析

胃阴不足,胃阳偏亢,虚热内盛,胃气不和,而致胃脘隐痛、饥不欲食;胃阴亏虚,上不能滋润咽喉、下不能濡润大肠,故口燥咽干、大便干结;胃失阴液滋润,胃气不和,故脘痞不舒;阴虚热扰,胃气上逆,故见干呕呃逆。舌红少津,脉细数均为阴虚内热的征象。

(八)胃火炽盛

胃火炽盛证是胃中火热炽盛所表现出的证候。多由素食辛辣油腻,化火生热;或情志不遂,气郁化火;或邪热内犯等所致。

1.证候

胃脘部灼热疼痛,吞酸嘈杂;或食入即吐,渴喜冷饮,消谷善饥;或牙龈肿痛溃烂,齿衄,口臭,大便秘结,小便短赤。舌红、苔黄,脉滑数。

2.分析

胃火内炽,煎灼津液,故胃脘部灼热疼痛、渴喜冷饮;肝经郁热,肝胃火盛上逆,故吞酸嘈杂、呕吐或食入即吐;胃火炽盛,腐熟水谷功能亢进,故消谷善饥;胃的经脉上络于齿龈,胃热上蒸,气血壅滞,故牙龈肿痛,甚至化脓溃烂;血络受损,血热妄行,故可见齿衄;胃中浊气上逆,故口臭;热盛伤津,肠道失润,故大便秘结;小便化源不足,则小便短赤。舌红、苔黄为热证;热则气血运行加速,故脉滑数而有力。

(九)寒滞胃脘

寒滞胃脘证是阴寒凝滞胃脘所表现出的证候。多由脘腹部受凉,或过食生冷,或劳倦伤中,复感寒邪,以致寒凝胃脘所致。

1.证候

胃脘冷痛,痛势较剧,遇冷加重,得热则减,口泛清水,畏寒肢冷,舌淡、苔白滑,脉迟或紧。

2.分析

寒邪凝滞胃脘,络脉收引,气机郁滞,故胃脘疼痛,且疼痛较剧;寒为阴邪,得热则散,遇寒则更凝滞不行,故疼痛遇冷加重、得热则减;寒邪伤胃,胃阳被遏,水饮不化,随胃上逆,故口泛清水;阳气被遏,肢体失于温煦,故畏寒肢冷。舌淡、苔白滑,脉迟或紧,为寒邪内盛,阻滞气机之象。

(十)食滞胃脘

食滞胃脘证是饮食物停滞胃脘不能腐熟所表现出的证候。多因饮食不节、暴饮暴食,或过食不易消化的食物,致宿食停滞胃脘,阻滞气机所致。

1. 证候

胃脘胀闷,甚则疼痛,嗳腐吞酸,或呕吐酸腐食物,吐后胀痛得减,厌食;或矢气便溏,泻下物酸腐臭秽,舌苔厚腻,脉滑。

2. 分析

饮食停滞胃脘,气机阻滞,故胃脘胀闷疼痛;胃失和降而上逆,胃中腐败食物挟浊气上泛,故嗳腐吞酸或呕吐酸腐食物、厌食;吐后实邪得消,胃气通畅,故胀痛得减;若食浊下趋,积于肠道,则矢气便溏、泻下物酸腐臭秽;胃中浊气上腾,则舌苔厚腻;正气抗邪,气血充盛,故脉来滑利。

四、肝与胆病辨证

肝的病证有虚实之分,虚证多见于肝阴、肝血的不足;实证多见于气郁火盛及寒邪、湿热等侵犯。至于肝阳上亢、肝风内动,则多为虚实夹杂之证。

(一)肝气郁结

肝气郁结证是肝失疏泄、气机郁滞所表现出的证候。多因情志抑郁或突然的精神刺激等因素,导致肝的疏泄功能失常所致。

1. 证候

情志抑郁易怒,胸胁脘腹胀闷窜痛,善太息;或咽部有梗阻感;或胁下痞块;妇女可见乳房作胀疼痛,痛经,月经不调,甚或闭经,脉弦。

2. 分析

肝主疏泄,调节情志。气机郁滞,经气不利,则肝不得条达疏泄,故情志抑郁;久郁不解,失其柔顺舒畅之性,故急躁易怒;肝脉布于胁肋,肝气郁结,气机不利,故胸胁脘腹胀闷窜痛、善太息;气郁生痰,痰随气逆,循经上行,搏结于咽,故咽部有梗阻感;肝气郁久,气病及血,气滞血瘀,则成癥瘕痞块;肝郁气滞,气血不畅,冲任失调,故妇女经前乳房作胀疼痛、痛经、月经不调,甚或闭经。脉弦为肝郁之象。

(二)肝火上炎

肝火上炎证是肝经气火上逆所表现出的证候。多因情志不遂,肝郁化火,或外感火热之邪所致。

1. 证候

头晕胀痛,面红目赤,急躁易怒,口苦咽干,失眠多梦,胁肋灼痛,耳鸣如潮,尿黄便秘,或吐血衄血。舌红苔黄,脉弦数。

2. 分析

火性上炎,肝火循经上攻于头目,气血涌盛于络脉,故头晕胀痛、面红目赤;肝火循经上扰于耳,故耳鸣如潮;肝胆互为表里,肝热传胆,胆气循经上溢,故口苦;肝火内盛,失于条达柔顺之性,故急躁易怒;肝火内扰心神,则失眠多梦;肝火内炽,气血壅滞肝络,故胁肋部灼热疼痛;热盛耗津,故尿黄便秘;热灼血络,血热妄行,故吐血衄血。咽干,舌红苔黄,脉弦数均为肝火内盛之征。

(三) 肝血虚

肝血虚证是指因肝藏血不足,导致肝血亏虚所表现出的证候。多因脾肾亏虚,生化之源不足;或慢性病耗伤肝血;或失血过多所致。

1. 证候

眩晕耳鸣,面白无华,爪甲不荣,夜寐多梦,两目干涩,视力减退或雀盲;或见肢体麻木,筋脉拘挛,手足震颤;妇女常见月经量少色淡,闭经。舌淡、苔白,脉细。

2. 分析

肝血虚不能上荣于头目,故眩晕、面白无华;肝主筋,肝血亏虚,血不养筋,则爪甲不荣,肢体麻木,筋脉拘挛,手足震颤;血虚,血不养神,故夜寐多梦;肝血虚,目失所养,故两目干涩,视力减退或雀盲;肝血虚,不能充盈冲任,故妇女月经量少色淡,或闭经。舌淡、苔白,脉细,均为血虚之征象。

(四) 肝阴虚

肝阴虚证是指肝阴不足、虚热内扰所表现出的证候。多由情志不遂、气郁化火,或肝病、温热病后期耗伤肝阴所致。

1. 证候

头晕耳鸣,两目干涩,胁肋隐痛,视物模糊,五心烦热,潮热盗汗,咽干口燥,舌红少津,脉弦细数。

2. 分析

肝阴不足,不能上滋头目,故头晕耳鸣,两目干涩,视物模糊;肝阴不足,肝络失养,故胁肋隐痛;阴虚则生内热,虚热内蒸,故五心烦热,潮热盗汗;阴液亏虚不能上润,故咽干口燥。舌红少津,脉弦细数为肝阴虚,虚热内炽之征象。

(五) 肝阳上亢

肝阳上亢证是指肝失疏泄、肝气亢奋,或肝肾阴虚,阴不潜阳,肝阳偏亢,上扰头目所表现出的证候。多因肝肾阴虚、肝阳失潜,或恼怒焦虑、气郁化火、暗耗阴津,以致阴不制阳所致。

1. 证候

头晕耳鸣,头目胀痛,面部烘热,急躁易怒,面红目赤,失眠多梦,口苦咽干,便秘,尿黄,舌红,脉弦有力或弦细数。

2. 分析

肝失疏泄、肝气亢奋,或肝阴不足、阴虚阳亢,使肝阳上扰头目,故头晕耳鸣,头目胀痛,面部烘热;肝阳化火,火热上扰,故急躁易怒,面红目赤,失眠多梦,口苦咽干;阴虚内热,热灼津耗,故便秘尿黄。舌红,脉弦有力或弦细数均为肝肾阴虚,肝阳上亢之征象。

(六) 肝风内动

肝风内动证是指患者出现眩晕欲仆、抽搐震颤等具有"动摇"特点的症状。临床常见的有肝阳化风,热极生风和血虚生风。

1. 肝阳化风

肝阳化风证是肝阳亢逆无制而表现动风的证候。多因肝肾阴虚日久,肝阳失潜而暴发。

(1)证候:眩晕欲仆,头摇而痛,项强肢颤,语言謇涩,手足麻木,步履不稳,或猝然昏倒,不省人事,口眼㖞斜,半身不遂,舌强不语,喉中痰鸣。舌红,脉弦有力。

(2)分析:肝阳化风,肝风内旋,上扰头目,故天旋地转,眩晕欲仆,或头摇动不能自制;气血随风阳上逆,壅滞络脉,故头痛不止;肝主筋,肝风内动,故项强肢颤;足厥阴肝脉络舌本,风阳窜扰络脉,故语言謇涩;肝肾阴虚,筋脉失养,故手足麻木;风动于上,阴亏于下,上盛下虚,故步履不稳,行走漂浮;风阳暴升,气血逆乱,肝风挟痰上蒙清窍,心神昏愦,故猝然昏倒,不省人事;风痰窜扰络脉,患侧气血运行不利,弛缓不用,反受健侧牵拉,故半身不遂,口眼㖞斜而偏向一侧,不能随意运动;痰阻舌根,则舌体僵硬,舌强不语;痰随风升,故喉中痰鸣。舌红为阴虚之象,脉弦有力是风阳扰动的病理反应。

2. 热极生风

热极生风证是热邪亢盛引动肝风所引起的抽搐等动风的证候。多由外感温热之邪,邪热鸱张,燔灼肝经所致。

(1)证候:高热烦渴,躁扰不宁,手足抽搐,颈项强直,甚则角弓反张,两目上翻,牙关紧闭,神志不清,舌红或绛,脉弦数。

(2)分析:热邪蒸腾,充斥肌肤,故高热;热传心包,心神愦乱,则神志不清、躁扰不宁;热灼肝经,津液受烁,筋脉失养,则见口渴,手足抽搐,颈项强直,角弓反张,两目上翻,牙关紧闭等筋脉挛急的表现;热邪燔灼营血,则舌红绛。脉弦数为肝经风热之征象。

3. 血虚生风

血虚生风证是指血虚筋脉失养所表现出的动风证候。多由急慢性出血过多,或久病血虚所引起。

本证的证候、证候分析见"肝血虚"。

(七)肝胆湿热

肝胆湿热证是湿热蕴结肝胆所表现出的证候。多由感受湿热之邪,或过食肥甘厚腻,化湿生热所致。

1. 证候

胁肋部胀痛或灼热,口苦厌食,呕恶腹胀,大便不调,小便短赤,舌红苔黄腻,脉弦数;或寒热往来;或身目发黄;或阴囊湿疹,瘙痒难忍;或睾丸肿胀热痛;或带下黄臭,外阴瘙痒等。

2. 分析

湿热蕴结肝胆,疏泄失职,气机郁滞,故胁肋胀痛或灼热;湿热熏蒸,胆气上溢,故口苦;湿热郁滞,则脾胃升降功能失常,故厌食、呕恶腹胀;湿热内蕴,湿偏重则大便稀溏,热偏重则大便干结;湿热下注,膀胱气化功能失常,故小便短赤。舌红、苔黄腻,脉弦数则为湿热内蕴肝胆之征象。湿热蕴结,枢机不利,正邪相争,故寒热往来;湿热熏蒸,胆汁不循常道而外溢,则身目发黄;肝脉绕阴器,湿热下注,故见湿疹,瘙痒难忍,或睾丸肿胀热痛,妇女带下黄臭,外阴瘙痒等。

(八)寒滞肝脉

寒滞肝脉证是指寒邪凝滞肝脉所表现出的证候。多因外感寒邪侵袭肝经,使气血凝滞而发病。

1. 证候

少腹胀痛,睾丸坠胀,或阴囊收缩,痛引少腹,遇寒加重,得热则缓,舌苔白滑,脉沉弦或迟。

2. 分析

足厥阴肝经绕阴器抵少腹,寒邪侵袭肝经,阳气被遏,气血凝滞,故少腹胀痛、睾丸坠胀;寒性收引,寒邪侵袭则筋脉拘急,故阴囊收缩,痛引少腹;寒凝则气血凝涩,得热则气血通利,故疼痛遇寒加剧,得热减缓。舌苔白滑,脉沉弦或迟均为寒邪内盛之征象。

五、肾与膀胱病辨证

肾为先天之本,内藏元阴元阳,只宜固藏,不宜泄露。肾为人体生长发育之根,脏腑功能活动之本,一有耗伤,则诸脏皆病;同时任何疾病发展到严重阶段,都可累及肾。所以肾病多虚证。肾病常见的有肾阳虚、肾气不固、肾不纳气、肾虚水泛、肾阴虚、肾精不足等证,膀胱则多见膀胱湿热证。

(一)肾阳虚

肾阳虚证是肾脏阳气虚衰所表现出的证候。多由素体阳虚,或年高肾亏、房劳伤肾等因素引起。

1. 证候

腰膝酸软,畏寒肢冷,尤以下肢为甚,头目眩晕,神疲乏力,面色苍白或黧黑;或阳痿不育,宫寒不孕;或大便溏泄,完谷不化;或尿少浮肿,腰以下为甚,甚则全身浮肿。舌淡胖、苔白,脉沉弱。

2. 分析

腰为肾之府,肾阳虚衰,不能温养腰府,故腰膝酸软;阳虚不能温煦肌肤,故畏寒肢冷;肾居下焦,阳气不足,阴寒盛于下,故两下肢发冷更为明显;阳气不足,心神无力振奋,故神疲乏力;气血运行无力,不能上荣于面,故面色苍白;肾阳极度虚衰,浊阴弥漫肌肤,则面色黧黑无泽;肾主生殖,肾阳虚,命门火衰,则生殖功能减退而见阳痿不育、宫寒不孕;肾阳虚,脾阳失于温煦,健运失司,故大便溏泄、完谷不化;肾阳虚,膀胱气化功能障碍,故尿少;水液内停,溢于肌肤则发水肿。肾居下焦,水湿下趋,故腰以下肿为甚。舌淡胖、苔白,脉沉弱均为肾阳虚衰,气血运行无力的表现。

(二)肾气不固

肾气不固证是肾气亏虚,固摄无权所表现出的证候。多因年高肾气亏虚,或年幼肾气未充,或房劳过度,或久病伤肾所致。

1. 证候

小便频数清长,或小便失禁,或尿后余沥不尽,或遗尿,或夜尿频多,滑精早泄,白带清稀,或胎动易滑。伴腰膝酸软,面白神疲。舌淡、苔白,脉沉弱。

2. 分析

肾与膀胱相表里,肾气虚膀胱失约,故小便频数清长、遗尿,甚至小便失禁;肾气虚,排尿无力,故尿后余沥不尽;夜间为阴盛阳衰之时,肾气虚,则阴寒更甚,故夜尿多。肾气虚,封藏失职,精关不固,故滑精或早泄;带脉不固,则带下清稀;任脉失养,胎元不固,故胎动易滑;肾气虚,气血运行无力,不能上荣面部,功能活动减退,故面白神疲;腰为肾之府,肾气虚腰部失于温养,故腰膝酸软。舌淡、苔白,脉沉弱是肾气虚衰之象。

(三)肾不纳气

肾不纳气证是肾气虚衰,气不归元所表现出的证候。多由久病咳嗽、肺虚及肾,或年老体衰、肾气不足,或劳伤肾气等因素所致。

1. 证候

久病咳嗽,呼多吸少,气不得续,动则喘息益甚,自汗神疲,声音低怯,腰膝酸软,舌淡、苔白,脉沉弱。

2. 分析

肾气虚则摄纳无权,气不归元,故呼多吸少,气不得续,动则喘息益甚;肺气虚,卫外不固,故自汗;气虚功能活动减退,故神疲,声音低怯;腰为肾之府,肾虚腰部失于温煦,故腰膝酸软。舌淡、苔白,脉沉弱为气虚之象。

(四)肾阴虚

肾阴虚证是肾脏阴液不足所表现出的证候。多由久病伤肾,或禀赋不足、房事过度,或过服温燥之品,或情志内伤,耗伤肾阴等因素所致。

1. 证候

腰膝酸痛,头晕耳鸣,失眠多梦,男子遗精,女子经少或经闭,或见崩漏,咽干舌燥,形体消瘦,潮热盗汗,五心烦热,溲赤便干,舌红少津,脉细数。

2. 分析

肾阴不足,髓海失充,骨骼失养则腰膝酸痛,脑髓空虚则头晕耳鸣。肾阴虚而精少,故见女子经少或闭经;虚热内扰精室则男子遗精,虚热迫血妄行则女子崩漏;肾阴不足,虚热内生,故咽干舌燥,失眠多梦,形体消瘦,潮热盗汗,五心烦热,溲赤便干。舌红少津,脉细数均为阴虚内热之征象。

(五)肾精不足

肾精不足证是肾精亏损所表现出的证候。多因禀赋不足、先天元气不充,或后天调养失宜,或房事过度,或久病伤肾所致。

1. 证候

发育迟缓,身材矮小,智力和动作迟钝,囟门迟闭,骨骼痿软;或男子精少不育,女子经闭不孕,性功能减退;或成人早衰、发脱齿摇、耳鸣耳聋、健忘恍惚、足痿无力、精神呆钝等。

2. 分析

肾主骨生髓,主生长发育,若肾精不足,则精虚髓少,不能充骨养脑,故见小儿五迟(立迟、行迟、发迟、语迟、齿迟)、五软(头软、项软、手足软、肌软、口软);成年人则见早衰、发脱齿摇、耳鸣耳聋、健忘恍惚、足痿无力、精神呆钝等;肾藏精,主生殖,肾精亏少,则性功能减退,男子精少不育,女子经闭不孕。

(六)膀胱湿热

膀胱湿热证是湿热蕴结膀胱所表现出的证候。多由于外感湿热之邪,或饮食不节、内生湿热、下注膀胱所致。

1. 证候

尿频、尿急、尿道灼热疼痛、尿黄赤短少;或尿混浊,或尿血,或尿有砂石,可伴有发热腰痛,舌红、苔黄腻,脉数。

2. 分析

湿热侵袭,热迫尿道,故尿频、尿急、尿道灼热疼痛;湿热内蕴,膀胱气化失司,故尿黄赤短少、尿液混浊;热伤血络,则尿血;湿热煎熬津液,渣滓沉结而成砂石,故尿中见砂石;湿热郁蒸,热淫肌肤,可见发热;膀胱与肾相表里,腑病及脏,湿热阻滞于肾,故见腰痛。舌红、苔黄腻,脉数均为湿热内蕴之象。

六、脏腑兼病辨证

人体各脏腑之间在生理上是相互滋生、相互制约的。当某一脏或腑发生病变时,不仅表现出本脏腑的证候,同时还时常影响到其他脏腑,致使多脏腑同时发生病变。凡两个以上脏腑相继或同时发生病变,即为脏腑兼病。脏腑病证的传变,一般以具有表里、生克、乘侮关系的脏腑兼病容易发生。掌握脏腑病证的一般传变规律,对临床分析判断病情的发展变化具有重要意义。除具有表里关系的脏腑之病变在五脏辨证中已论述外,尚有其他脏与脏、脏与腑的兼病,现将常见的兼证述于下。

(一)心肺气虚

心肺气虚证是心肺两脏气虚所表现出的证候。多由久病咳嗽、耗伤心肺,或禀赋不足、年高体弱等因素引起。

1. 证候

心悸咳喘,气短乏力,动则尤甚,胸闷,咳痰清稀,面白无华,头晕神疲,自汗声怯,舌淡、苔白,脉沉弱或结代。

2. 分析

肺主呼吸,心主血脉,二者赖宗气的推动、协调。肺气虚,宗气生成不足,则心气亦虚;心气先虚,宗气耗散,亦可致肺气不足。心气不足,心的鼓动无力,故心悸、脉沉弱或结代;肺气虚弱,肃降无权,气机上逆,则为咳喘。气虚则气短乏力,动则耗气,故喘息亦甚。肺气虚,呼吸功能减退,故胸闷;肺气虚不能输布精微,水液停聚,故痰液清稀;气虚全身功能活动减退,气虚血弱不能上荣,故面白无华,头晕神疲,舌淡、苔白;卫外功能减退则自汗;宗气不足则声怯。

(二)心脾两虚

心脾两虚证是心血不足,脾气虚弱所表现出的证候。多由久病失调,或劳倦思虑,或慢性出血,以致心血耗伤,脾气受损。

1. 证候

心悸健忘,失眠多梦,食欲不振,腹胀便溏,神疲乏力,面色萎黄,或皮下出血,月经量少色淡,或崩漏,或经闭,舌淡,脉细弱。

2.分析

心血不足,无以化气,则脾气亦虚;脾气虚弱,生血不足,或统血无权,血溢脉外,则又可致心血虚。心血不足,心神失养,故心悸健忘,失眠多梦;脾气虚,健运失司,故食欲不振,腹胀便溏。气血虚弱,血不上荣,机体功能活动减退,故面色萎黄,神疲乏力。脾气虚,失于统血,则皮下出血,崩漏;脾气虚,气血生化无源,故月经量少色淡,闭经。舌淡,脉细弱均为心脾两虚、气血虚弱之象。

(三)心肾不交

心肾不交证是心肾水火既济失调所表现出的证候。多由久病伤阴,或房事不节,或思虑太过,情志郁而化火,或外感热病心火独亢等因素所致。

1.证候

心烦失眠,心悸健忘,头晕耳鸣,咽干口燥,腰膝酸软,多梦遗精,五心烦热,舌红、少苔,脉细数。

2.分析

肾水不足,不能上滋心阴,则心火偏亢;或心火亢于上,内耗阴精,致肾阴亏于下,使心肾阴阳水火既济失调,而成心肾不交的病理变化。肾水亏于下,心火亢于上,心神不宁,故心烦失眠,心悸;肾阴亏虚,骨髓不充,脑髓失养,故头晕耳鸣,健忘;腰为肾府,肾阴虚则腰失所充,故腰膝酸软;虚热内扰,精关不固,则多梦遗精。咽干口燥,五心烦热,舌红、少苔,脉细数均为阴虚内热之象。

(四)心肾阳虚

心肾阳虚证是心肾两脏阳气虚衰,阴寒内盛,失于温煦所表现出的虚寒证候,多由久病不愈,或劳倦内伤所致。

1.证候

心悸怔忡,畏寒肢冷,小便不利,肢面浮肿,下肢为甚,或唇甲淡暗青紫,舌青紫淡暗、苔白滑,脉沉细微。

2.分析

肾阳为机体阳气之根本,心阳为气血运行的动力。心肾阳虚,阴寒内盛,心失温养则心悸怔忡,不能温煦肌肤则畏寒肢冷;肾阳虚衰,膀胱气化失司,则小便不利,水液停聚,泛溢肌肤,则肢面浮肿;而水液趋于下,故下肢肿甚;心阳虚,血液运行无力,血行瘀滞,故唇甲淡暗青紫。舌青紫淡暗、苔白滑,脉沉细微均为心肾阳气衰微,阴寒内盛,血行瘀滞,水气内盛之征象。

(五)肺脾气虚

肺脾气虚证是肺脾两脏气虚所表现出的证候。多由久病咳嗽、肺虚及脾,或饮食不节、劳倦伤脾不能输精于肺所致。

1.证候

久咳不止,痰多稀白,气短而喘,食欲不振,腹胀便溏,声低懒言,疲倦乏力,面色无华,甚则面浮足肿,舌淡、苔白,脉细弱。

2.分析

肺主一身之气,脾主运化,为气血生化之源。脾气虚不能输精于肺,终致肺气虚;肺气虚宣降失常,脾气受困,亦可致脾气虚。久咳不止,肺气受损,故咳嗽气短而喘;气虚水津不布,聚湿生痰,故咳痰多稀白;脾气虚,运化失司,故见食欲不振,腹胀便溏;脾肺气虚,气血虚弱,机体功能活动减退,故声低懒言,疲倦乏力,面色无华;脾不化湿,水湿泛滥,故面浮足肿。舌淡、苔白、脉细弱均为气虚之象。

(六)肺肾阴虚

肺肾阴虚证是肺肾两脏阴液不足所表现出的证候。多因久咳肺阴受损,肺虚及肾;或肾阴亏虚,或房事伤肾、肾虚及肺所致。

1.证候

咳嗽痰少,或痰中带血,口燥咽干或声音嘶哑,腰膝酸软,形体消瘦,五心烦热,潮热盗汗,或遗精,月经量少,舌红、少苔,脉细数。

2.分析

肺肾阴液互相滋养,病理上无论病起何脏,均可形成肺肾阴虚之证。肺肾阴虚,津液不能上承,肺失清润,故咳嗽痰少,口燥咽干或声音嘶哑;阴虚内热,热灼肺络,故咳痰带血;肾阴亏虚,失其濡养,故腰膝酸软;虚热内蒸,则五心烦热,潮热盗汗;肺肾阴虚,阴精不足,机体失养,故形体消瘦;虚热扰动精室则遗精;阴血不足则月经量少。舌红、少苔,脉细数则均为阴虚内热之征象。

(七)肝火犯肺

肝火犯肺证是肝火炽盛,上逆犯肺所表现出的证候。多因情志郁结、肝郁化火、肝经热邪上逆犯肺、肺失肃降所致。

1.证候

胸胁灼痛,急躁易怒,咳嗽阵作,痰黏量少色黄,甚则咯血,头晕目赤,烦热口苦,舌红、苔薄黄,脉弦数。

2.分析

肝性升发,肺主肃降,升降相配,则气机协调平衡。肝脉贯膈上肺,若肝气升发太过,气火上逆,则可循经犯肺,而成肝火犯肺证。肝郁化火,热壅气滞,故胸胁灼痛;肝气升发太过,失于柔顺之性,故急躁易怒;肝火上炎,则头晕目赤;郁热内蒸,胆气上溢,故烦热口苦;肝火犯肺,肺失肃降,气机上逆则为咳嗽;热灼肺津,炼津为痰,故痰黏量少色黄;火灼肺络,故咯血。舌红、苔薄黄,脉弦数均为肝火炽盛之象。

(八)肝脾不调

肝脾不调证是肝失疏泄、脾失健运所表现出的证候。多由情志不遂、郁怒伤肝,或饮食不节、劳倦伤脾所致。

1.证候

胁肋胀满窜痛,情志抑郁或急躁易怒,善太息,纳呆腹胀,便溏,肠鸣矢气,或腹痛欲泻,泻后痛减,舌苔白腻,脉弦。

2.分析

肝之疏泄,有助于脾的运化;脾之运化,使气机通畅,亦有助于肝气的疏泄。肝失疏泄,气机郁滞,故胁肋部胀满窜痛,情志抑郁或急躁易怒;太息则气郁得畅,胀闷得舒,故善太息;脾失健运,气机郁滞,故纳呆腹胀;气滞湿阻,故便溏,肠鸣矢气;肝郁脾虚,气机失调,故腹痛欲泻,泻后气滞得畅,故泻后痛减。舌苔白腻,脉弦均为肝脾不调之象。

(九)肝胃不和

肝胃不和证是肝失疏泄,胃失和降所表现出的证候。多由情志不遂,肝郁化火,横逆犯胃;或饮食伤胃,胃失和降,影响了肝的疏泄功能所致。

1.证候

胸胁胃脘胀满疼痛,嗳气呃逆,嘈杂吞酸,烦躁易怒,舌红、苔薄黄,脉弦。

2.分析

肝郁化火,横逆犯胃,肝郁气滞,故胸胁胃脘胀满疼痛;胃失和降,气机上逆,故嗳气呃逆;气郁于胃,郁而化火,故嘈杂吞酸;肝气郁滞,失于条达,故烦躁易怒。舌红、苔薄黄,脉弦为气郁化火之象。

(十)肝肾阴虚

肝肾阴虚证是肝肾两脏阴液不足所表现出的证候。多由久病失调、房事不节、情志内伤所致。

1.证候

头晕耳鸣,视物模糊,失眠健忘,腰膝酸软,胁痛,咽干口燥,五心烦热,颧红盗汗,遗精,月经不调,舌红、少苔,脉细数。

2.分析

肝肾阴液相互滋生,若肝阴不足,可下及肾阴,使肾阴不足;肾阴不足,不能上滋肝阴,亦可致肝阴虚,故肝肾两脏的阴液盈亏,往往表现为盛则同盛,衰则同衰。肝肾阴虚,肝阳上亢,故头晕耳鸣;虚热内扰,心神不宁,故失眠健忘;肝阴不足,肝脉和目系失养,故胁痛,视物模糊;阴虚内热,虚热内盛,故咽干口燥,五心烦热,两颧发红;热迫营阴,故盗汗;虚热内扰精室,则遗精;冲任脉隶属于肝肾,肝肾阴虚,冲任失调,故月经不调。舌红、少苔,脉细数均为阴虚内热之征象。

(十一)脾肾阳虚

脾肾阳虚证是脾肾两脏阳气亏虚所表现出的证候。多由脾肾久病,或久泻、久痢,或水湿久居等耗气伤阳所致。

1.证候

面色苍白,畏寒肢冷,腰膝或小腹冷痛,久泻、久痢;或五更泄泻,下利清谷;或小便不利,面浮肢肿,甚则出现腹腔积液。舌淡胖、苔白滑,脉沉细。

2.分析

脾为后天之本,主运化,有赖于肾阳之温煦;肾为先天之本,温养全身脏腑组织,又赖脾精的供养。两脏任一脏虚久,均可病及另一脏,最终导致脾肾阳虚。脾肾阳虚,不能温煦形体,故面色苍白,畏寒肢冷;肾阳虚,腰部失于温养,阴寒内盛,气机凝滞,故腰膝、小腹冷痛;命门火衰,脾阳衰微,故久泻、久痢,或五更泄泻,下利清谷;阳气虚衰,气化不利,水湿内停,故小便不利,腹腔积液;水湿泛溢肌肤,故面浮肢肿。舌淡胖、苔白滑,脉沉细均为阳虚阴盛,水湿内停之象。

第四章 脑系病证

第一节 多寐

多寐是指不分昼夜,时时欲睡,呼之能醒,醒后复睡的病证。西医的发作性睡病、神经官能症、精神病的某些患者,其症状与多寐类似者,可参考本证辨证论治。

一、诊断要点

(一)诊断

(1)无论白天黑夜,不分场合地点,随时可以入睡,但呼之能醒,但未几又已入睡。

(2)某些热性或慢性疾病过程中出现嗜睡,每为病程严重的预兆,不属本证范围。

(3)应与昏迷、厥证等相鉴别。昏迷是神志不清,意识丧失;厥证是呼之不应,四肢厥冷等。

(二)辨证分析

多寐主要是由脾虚湿胜、阳衰、瘀血阻窍所致,其病理主要是由于阴盛阳虚。因阳主动,阴主静,阴盛故多寐。临床辨证主要是区分虚实,脾虚、阳衰为虚证,湿胜、瘀阻者为实证。治疗以健脾、温肾、祛湿、化瘀为主要治法。

二、辨证论治

(一)湿胜

1.证候

湿胜多发于雨湿之季,或丰肥之人。胸闷纳少,身重嗜睡,舌苔白腻,脉濡缓。

2.治法

燥湿健脾。

3.方药

(1)主方:平胃散(陈师文等《太平惠民和剂局方》)加味。

处方:苍术15 g,厚朴12 g,陈皮6 g,藿香12 g,薏苡仁18 g,法半夏12 g,布渣叶12 g,甘草6 g。水煎服。

(2)单方验方:藿香佩兰合剂(任达然验方)。

处方:藿香、佩兰、苍术、川朴各10 g,陈皮6 g,法半夏、茯苓、石菖蒲各10 g。水煎服。

(二)脾虚型

1.证候

精神倦怠,嗜睡,饭后尤甚,肢怠乏力,面色萎黄,纳少便溏。舌淡胖苔薄白,脉虚弱。

2.治法

健脾益气。

3.方药

(1)主方:六君子汤(虞抟《医学正传》)加减。

处方:党参15 g,白术12 g,茯苓12 g,法半夏12 g,陈皮6 g,黄芪15 g,神曲10 g,麦芽20 g,甘草6 g。水煎服。

(2)中成药:补中益气丸,每次9 g,每天3次。

(3)单方验方:黄芪升蒲汤(刘国普验方)。

处方:黄芪30 g,升麻9 g,茯苓15 g,白术12 g,石菖蒲12 g。水煎服。

(三)阳虚型

1.证候

精神疲惫,整日嗜睡懒言,畏寒肢冷,健忘。舌淡苔薄,脉沉细无力。

2.治法

益气温阳。

3.方药

(1)主方:附子理中丸(陈师文等《太平惠民和剂局方》)加减。

处方:熟附子12 g,干姜10 g,党参20 g,黄芪18 g,巴戟天12 g,升麻6 g,淫羊藿15 g,炙甘草6 g。水煎服。

(2)中成药:附桂八味丸,每次9 g,每天3次。

(3)单方验方:①附子细辛汤(何春水等《精选千家妙方》)。处方:熟附子15 g(先煎1小时),细辛、苍术、厚朴、陈皮各10 g,麻黄6 g。加水煎沸15分钟,滤出药液,再加水煎20分钟,去渣,两煎药液兑匀,分服,每天1剂。②嗜睡方(陈耀庭验方)。处方:红参6 g(另煎),干姜、补骨脂各10 g,附子9 g,桂枝8 g,吴茱萸6 g,焦白术、炙甘草各12 g。水煎服。

(四)瘀阻型

1.证候

头昏头痛,神倦嗜睡,病情较久,或有头部外伤病史。舌质紫暗或有瘀斑,脉涩。

2.治法

活血通络。

3.方药

(1)主方:通窍活血汤(王清任《医林改错》)加减。

处方:赤芍15 g,川芎10 g,桃仁12 g,红花10 g,白芷10 g,丹参20 g,生姜10 g,葱白3条,大枣5枚。水煎服。

兼有气滞者,选加青皮10 g,陈皮6 g,枳壳12 g,香附10 g。兼有阴虚者,可选加生地黄15 g,牡丹皮10 g,麦冬12 g。兼有气虚者,可选加黄芪18 g,党参15 g。兼有阳虚者,选加肉桂6 g,熟附子10 g。兼有痰浊者,选加法半夏12 g,陈皮6 g,白芥子12 g。兼有热象者,可加黄芩、山栀各12 g。

(2)中成药:①盐酸川芎嗪片,每次2片,每天3次。②复方丹参片,每次3片,每天3次。

(3)单方验方:当归五灵脂合剂(隋殿军《当代中国名医秘验方精粹》)。

处方:当归、五灵脂、茺蔚子各12 g,黄芪20 g,蒲黄、赤芍、延胡索、没药各10 g,干姜8 g,小茴香、升麻、甘草各6 g。水煎服。

第二节 不寐

不寐是以经常不能获得正常睡眠为特征的一类病证,主要表现为睡眠时间、深度的不足,轻者入睡困难,或寐而不酣,时寐时醒,或醒后不能再寐,重则彻夜不寐,常影响人们的正常工作、生活、学习和健康。

"不寐"在《黄帝内经》(以下简称《内经》)称为"不得卧""目不瞑",认为是邪气客于脏腑,卫气行于阳,不能入阴所得。《素问·逆调论篇》记载有"胃不和则卧不安"。后世医家引申为凡脾胃不和,痰湿、食滞内扰,以致寐寝不安者均属于此。

汉代张仲景《伤寒论》及《金匮要略方论》中将其病因分为外感和内伤两类,提出"虚劳虚烦不得眠"的论述,至今临床仍有应用价值。《景岳全书·不寐》中将不寐病机概括为有邪、无邪两种类型。"不寐证虽病有不一,然惟知邪正二字,则尽之矣。盖寐本乎阴,神其主也,神安则寐,神不安则不寐。其所以不安者,一由邪气之扰,一由营气不足耳。有邪者多实证,无邪者皆虚证。"

明代李中梓结合自己的临床经验对不寐证的病因及治疗提出了卓有见识的论述:"不寐之故,大约有五:一曰气虚,六君子汤加酸枣仁、黄芪;一曰阴虚,血少心烦,酸枣仁一两,生地黄五钱,米二合,煮粥食之;一曰痰滞,温胆汤加南星、酸枣仁、雄黄末;一曰水停,轻者六君子汤加菖蒲、远志、苍术,重者控涎丹;一曰胃不和,橘红、甘草、石斛、茯苓、半夏、神曲、山楂之类。大端虽五,虚实寒热,互有不齐,神而明之,存乎其人耳。"

明代戴元礼《秘传证治要诀及类方·虚损门》又提出"年高人阳衰不寐"之论。清代《冯氏锦囊秘录·卷十二》也提出:"壮年肾阴强盛,则睡沉熟而长;老年阴气衰弱,则睡轻微而短。"这说明不寐的病因与肾阴盛衰及阳虚有关。

西医学的神经官能症、更年期综合征、慢性消化不良、贫血、动脉粥样硬化症等以不寐为主要临床表现时,可参考本节内容辨证论治。

一、病因病机

人之寤寐,由心神控制,而营卫阴阳的正常运作是保证心神调节寤寐的基础。每由饮食不节,情志失常,劳倦、思虑过度及病后、年迈体虚等因素,导致心神不安、神不守舍,不能由动转静而致不寐病证。

(一)病因

1.饮食不节

暴饮暴食,宿食停滞,脾胃受损,酿生痰热,壅遏于中,痰热上扰,胃气失和,而不得安寐。《张氏医通·不得卧》阐述其原因:"脉滑数有力不眠者,中有宿滞痰火,此为胃不和则卧不安也。"此外,饮浓茶、咖啡、酒之类饮料也是造成不寐的因素。

2.情志失常

喜怒哀乐等情志过极均可导致脏腑功能的失调而发生不寐病证。或由情志不遂,暴怒伤肝,肝气郁结,肝郁化火,邪火扰动心神,神不安而不寐;或由五志过极,心火内炽,扰动心神而不寐;或由喜笑无度,心神激动,神魂不安而不寐;或由暴受惊恐,导致心虚胆怯、神魂不安、夜不能寐,如《沈氏尊生书·不寐》云"心胆俱怯,触事易惊,梦多不祥,虚烦不眠"。

3.劳逸失调

劳倦太过则伤脾,过逸少动也致脾虚气弱,运化不健,气血生化乏源,不能上奉于心,以致心神失养而失眠。或因思虑过度,伤及心脾,心伤则阴血暗耗,神不守舍;脾伤则食少,纳呆,生化之源不足,营血亏虚,不能上奉于心,而致心神不安,如《类证治裁·不寐论治》说"思虑伤脾,脾血亏损,经年不寐"。《景岳全书·不寐》云:"劳倦、思虑太过者,必致血液耗亡,神魂无主,所以不眠。"可见,心脾不足造成血虚,会导致不寐。

4.病后体虚

久病血虚,年迈血少,引起心血不足,心失所养,心神不安而不寐,正如《景岳全书·不寐》中说:"无邪而不寐者,必营气之不足也。营主血,血虚则无以养心,心虚则神不守舍。"也可因年迈体虚,阴阳亏虚而致不寐。若素体阴虚,兼因房劳过度,肾阴耗伤,阴衰于下,不能上奉于心,水火不济,心火独亢,火盛神动,心肾失交而神志不宁。如《景岳全书·不寐》所说:"其阴精血之不足,阴阳不交,而神有不安其室耳。"

(二)病机

不寐的病因虽多,但其病理变化,总属阳盛阴衰,阴阳失交。一为阴虚不能纳阳,一为阳盛不得入于阴。其病位主要在心,与肝、脾、肾密切相关。

因心主神明,神安则寐,神不安则不寐。而阴阳气血之来源,由水谷之精微所化,上奉于心,则心神得养;受藏于肝,则肝体柔和;统摄于脾,则生化不息;调节有度,化而为精,内藏于肾,肾精上承于心,心气下交于肾,则神志安宁。

若肝郁化火,或痰热内扰,神不安宅者以实证为主。心脾两虚,气血不足,或由心胆气虚,或由心肾不交,水火不济,心神失养,神不安宁,多属虚证,但久病可表现为虚实兼夹,或为瘀血所致。

不寐的预后,一般较好,但因病情不一,预后亦各异。病程短、病情单纯者,治疗收效较快;病程较长,病情复杂者,治疗难以速效。且病因不除或治疗不当,易产生情志病变,使病情更加复杂,治疗难度增加。

二、诊察要点

(一)诊断依据

(1)轻者入寐困难或寐而易醒,醒后不寐,连续3周以上,重者彻夜难眠。

(2)常伴有头痛、头昏、心悸、健忘、神疲乏力、心神不宁、多梦等症。

(3)本病证常有饮食不节、情志失常、劳倦、思虑过度、病后体虚等病史。

(二)病证鉴别

不寐应与一时性失眠、生理性少寐、他病痛苦引起的失眠相区别。不寐是指单纯以失眠为主症,表现为持续的、严重的睡眠困难。若由一时性情志影响或生活环境改变引起的暂时性失眠不属病态。至于老年人少寐早醒,也多属生理状态。若因其他疾病痛苦引起失眠者,则应以祛除有关病因为主。

(三)相关检查

临床可检测多导睡眠图:①测定其平均睡眠潜伏期时间延长(长于50分钟)。②测定实际睡眠时间减少(每夜不足6.5小时)。③测定觉醒时间增多(每夜超过30分钟)。

三、辨证论治

(一)辨证要点

本病辨证首分虚实。虚证,多属阴血不足,心失所养,临床特点为体质瘦弱,面色无华,神疲懒言,心悸健忘。实证为邪热扰心,临床特点为心烦易怒,口苦咽干,便秘溲赤。次辨病位,病位主要在心。由于心神的失养或不安,神不守舍而不寐,且与肝、胆、脾、胃、肾相关。如急躁易怒而不寐,多为肝火内扰;脘闷苔腻而不寐,多为胃脘宿食,痰热内盛;心烦心悸,头晕健忘而不寐,多为阴虚火旺,心肾不交;面色少华,肢倦神疲而不寐,多属脾虚不运,心神失养;心烦不寐,触事易惊,多属心胆气虚等。

(二)治疗原则

治疗当以补虚泻实,调整脏腑阴阳为原则。实证泻其有余,如疏肝泻火,清化痰热,消导和中;虚证补其不足,如益气养血,健脾补肝益肾。在此基础上安神定志,如养血安神,镇惊安神,清心安神。

(三)证治分类

1.肝火扰心证

(1)主症:不寐多梦,甚则彻夜不眠,急躁易怒,伴头晕头胀,目赤耳鸣,口干而苦,不思饮食,便秘溲赤,舌红苔黄,脉弦而数。

(2)证机概要:肝郁化火,上扰心神。

(3)治法:疏肝泻火,镇心安神。

(4)代表方:龙胆泻肝汤加减。本方有泻肝胆实火,清下焦湿热之功效,适用于肝郁化火上炎所致的不寐多梦,头晕头胀,目赤耳鸣,口干便秘之症。

(5)常用药:龙胆草、黄芩、栀子清肝泻火;泽泻、车前子清利湿热;当归、生地黄滋阴养血;柴胡疏畅肝胆之气;甘草和中;生龙骨、生牡蛎、灵磁石镇心安神。

胸闷胁胀,善太息者,加香附、郁金、佛手、绿萼梅以疏肝解郁;若头晕目眩,头痛欲裂,不寐躁怒,大便秘结者,可用当归龙荟丸。

2.痰热扰心证

(1)主症:心烦不寐,胸闷脘痞,泛恶嗳气,伴口苦,头重,目眩,舌偏红、苔黄腻,脉滑数。

(2)证机概要:湿食生痰,郁痰生热,扰动心神。

(3)治法:清化痰热,和中安神。

(4)代表方:黄连温胆汤加减。本方清心降火,化痰安中,适用于痰热扰心,见虚烦不宁,不寐多梦等症状者。

(5)常用药:半夏、陈皮、茯苓、枳实健脾化痰,理气和胃;黄连、竹茹清心降火化痰;龙齿、珍珠母、磁石镇惊安神。

不寐伴胸闷嗳气,脘腹胀满,大便不爽,苔腻脉滑,加用半夏秫米汤和胃健脾,交通阴阳,和胃降气;若饮食停滞,胃中不和,嗳腐吞酸,脘腹胀痛,再加神曲、焦山楂、莱菔子以消导和中。

3. 心脾两虚证

(1) 主症：不易入睡，多梦易醒，心悸健忘，神疲食少，伴头晕目眩，四肢倦怠，腹胀便溏，面色少华，舌淡苔薄，脉细无力。

(2) 证机概要：脾虚血亏，心神失养，神不安舍。

(3) 治法：补益心脾，养血安神。

(4) 代表方：归脾汤加减。本方益气补血，健脾养心，适用于不寐健忘、心悸怔忡、面黄食少等心脾两虚证。

(5) 常用药：人参、白术、甘草益气健脾；当归、黄芪补气生血；远志、酸枣仁、茯神、龙眼肉补心益脾安神；木香行气舒脾。

心血不足较甚者，加熟地黄、芍药、阿胶以养心血；不寐较重者，加五味子、夜交藤、合欢皮、柏子仁养心安神，或加生龙骨、生牡蛎、琥珀末以镇静安神；兼见脘闷纳呆，苔腻，重用白术，加苍术、半夏、陈皮、茯苓、厚朴以健脾燥湿，理气化痰。若产后虚烦不寐，或老人夜寐早醒而无虚烦者，多属气血不足，也可用本方。

4. 心肾不交证

(1) 主症：心烦不寐，入睡困难，心悸多梦，伴头晕耳鸣，腰膝酸软，潮热盗汗，五心烦热，咽干少津，男子遗精，女子月经不调，舌红少苔，脉细数。

(2) 证机概要：肾水亏虚，不能上济于心，心火炽盛，不能下交于肾。

(3) 治法：滋阴降火，交通心肾。

(4) 代表方：六味地黄丸合交泰丸加减。前方以滋补肾阴为主，用于头晕耳鸣，腰膝酸软，潮热盗汗等肾阴不足证；后方以清心降火，引火归元，用于心烦不寐、梦遗失精等心火偏亢证。

(5) 常用药：熟地黄、山茱萸、山药滋补肝肾，填精益髓；泽泻、茯苓、牡丹皮健脾渗湿，清泻相火；黄连清心降火；肉桂引火归元。

心阴不足为主者，可用天王补心丹以滋阴养血，补心安神；心烦不寐，彻夜不眠者，加朱砂、磁石、龙骨、龙齿重镇安神。

5. 心胆气虚证

(1) 主症：虚烦不寐，触事易惊，终日惕惕，胆怯心悸，伴气短自汗，倦怠乏力，舌淡，脉弦细。

(2) 证机概要：心胆虚怯，心神失养，神魂不安。

(3) 治法：益气镇惊，安神定志。

(4) 代表方：安神定志丸合酸枣仁汤加减。前方重于镇惊安神，用于心烦不寐，气短自汗，倦怠乏力之症；后方偏于养血清热除烦，用于虚烦不寐，终日惕惕，触事易惊之症。

(5) 常用药：人参、茯苓、甘草益心胆之气；茯神、远志、龙齿、石菖蒲化痰宁心，镇惊安神；川芎、酸枣仁调血养心；知母清热除烦。

心肝血虚，惊悸汗出者，重用人参，加白芍、当归、黄芪以补养肝血；肝不疏土，胸闷，善太息，纳呆腹胀者，加柴胡、陈皮、山药、白术以疏肝健脾；心悸甚，惊惕不安者，加生龙骨、生牡蛎、朱砂以重镇安神。

四、预防调护

不寐属心神病变，重视精神调摄和讲究睡眠卫生具有实际的预防意义。《内经》云："恬淡虚无,真气从之,精神内守,病安从来。"积极进行心理情志调整,克服过度的紧张、兴奋、焦虑、抑郁、惊恐、愤怒等不良情绪,做到喜怒有节,保持精神舒畅,尽量以放松的、顺其自然的心态对待睡眠,反而能较好入睡。

睡眠卫生方面,首先帮助患者建立有规律的作息制度,从事适当的体力活动或体育锻炼,增强体质,持之以恒,促进身心健康。其次养成良好的睡眠习惯。晚餐要清淡,不宜过饱,更忌浓茶、咖啡及吸烟。睡前避免从事紧张和兴奋的活动,养成定时就寝的习惯。另外,要注意睡眠环境的安宁,床铺要舒适,卧室光线要柔和,并努力减少噪声,去除各种可能影响睡眠的外在因素。

第三节 痫病

痫病是指以短暂的感觉障碍,肢体抽搐,意识丧失,甚则仆倒,口吐涎沫,两目上视或口中怪叫,移时苏醒,醒后如常人为主要临床表现的一种反复发作性神志异常的病证,俗称"羊痫风""痫厥""胎病"。尤以青少年多发,男性多于女性。

痫病的有关论述首见于《内经》,如《灵枢·癫狂病》记有:"癫疾始生,先不乐,头重痛,视举目赤,甚作极,已而烦心。"此后历代医家对其病因、症状及治疗都有丰富的论述。

《难经·五十九难》云:"癫疾始发,意不乐,僵仆直视,其脉三部阴阳俱盛是也。"巢元方《诸病源候论》中将不同病因引起的痫病,分为风痫、惊痫、食痫、痰痫等,描述其发作特点为"痫病……醒后又复发,有连日发者,有一日三五发者"。陈无择《三因极一病证方论·癫痫叙论》指出:"癫痫病皆由惊动,使脏气不平,郁而生涎,闭塞诸经,厥而乃成。或在母胎中受惊,或少小感风寒暑湿,或饮食不节,逆于脏气。"朱丹溪《丹溪心法·痫》曰:"无非痰涎壅塞,迷乱心窍。"《古今医鉴·五痫》指出:"夫痫者,有五等而类五畜,以应五脏,发则卒然倒仆,口眼相引,手足搐搦,背脊强直,口吐涎沫,声类畜叫,食顷乃苏。"以上论述指出了惊恐、饮食不节、母腹中受惊、偶感风寒、痰涎等是致痫的主要病因。

《证治准绳·杂病·痫》指出痫病与卒中、痉病等病证的不同:"痫病仆时口中作声,将醒时吐涎沫,醒后又复发,有连日发者,有一日三五发者。中风、中寒、中暑之类则仆时无声,醒时无涎沫,醒后不再复发。痉病虽亦时发时止,然身强直反张如弓,不如痫之身软,或如猪犬牛羊之鸣也。"

对于本病治疗,《扁鹊心书》记载:"痫……中脘灸五十壮。"《备急千金要方》:"痫之为病,目反、四肢不举,灸风府……又灸项上、鼻人中、下唇承浆,皆随年壮。"《临证指南医案·癫痫》曰:"痫之实者,用五痫丸以攻风,控涎丸以劫痰,龙荟丸以泻火;虚者当补助气血,调摄阴阳,养营汤、河车丸之类主之。"王清任则认为,痫病的发生与元气虚"不能上转入脑髓"和脑髓瘀血有关,并创龙马自来丹、黄芪赤风汤治之。

现代医学的癫痫病,出现痫病的临床表现时,可参考本节进行辨证论治。

一、病因病机

痫病之发生,多由先天因素,七情所伤,痰迷心窍,脑部外伤或其他疾病之后造成脏腑功能失调，气机逆乱，阴阳失衡，元神失控所致，而尤以痰邪作祟最为重要。心脑神机失用为本，风、痰、火、瘀致病为标，先天遗传与后天所伤是两大致病因素。

(一) 先天因素

痫病始于幼年，与先天因素密切相关。先天因素有两方面：一是如《证治准绳·幼科·胎痫》中所说的"因未产前腹中被惊……或为七情所汩，致伤胎气"；二是父母禀赋不足，或父母本身患癫痫，导致胎儿精气不足，影响胎儿发育，出生后小儿脏气不平，易生痰生风，导致痫病发作。

(二) 七情失调

七情失调主要责之于惊恐。由于突受大惊大恐，"惊则气乱"，"恐则气下"，造成气机逆乱，进而损伤肝肾，致使阴不敛阳而生热生风，痫病发作。小儿脏腑娇嫩，元气未充，神气怯弱，或素蕴风痰，更易因惊恐而发生本病。正如《三因极一病证方论·癫痫叙论》指出："癫痫病，皆由惊动，使脏气不平。"

(三) 痰迷心窍

过食醇酒厚味，以致脾胃受损，精微不布，湿浊内聚成痰；或劳伤思虑，脏腑失调，气郁化火，火热炼液成痰，一遇诱因，痰浊或随气逆，或随风动，蒙蔽心窍，壅塞经络，从而发生痫证。即如《丹溪心法》指出的"无非痰涎壅塞，迷乱心窍"，故有"无痰不作痫"之说。

(四) 脑部外伤

跌仆撞击，或出生时难产，均能导致颅脑受伤。外伤之后，气血瘀阻，血流不畅则神明遂失；筋脉失养，则血虚动风而发病。

此外，或因六淫之邪所干，或因饮食失调，或患他病之后，均可致脏腑受损，积痰内伏，一遇劳作过度，生活起居失于调摄，遂致气机逆乱而触动积痰，痰浊上扰，闭塞心窍，壅塞经络，发为痫病。

痫病病位主要责之于心肝，而与五脏均有关联。本病的发生，主要是由风、火、痰、瘀等病理因素导致心、肝、脾、肾脏气失调，引起一时性阴阳紊乱，气逆痰涌，火炎风动，蒙蔽清窍，心脑神机失用所致。其中，心脑神机失用为本，风、火、痰、瘀致病为标，病理因素又总以痰为主。

二、诊断要点

(一) 症状

(1) 任何年龄、性别均可发病，但多在儿童期、青春期或青年期发病，多因先天因素或有家族史，每因惊恐、劳累、情志过极、饮食不节、头部外伤等诱发。

(2) 痫病大发作，突然昏倒，不省人事，两目上视，四肢抽搐，口吐涎沫，或有异常叫声，移时苏醒，醒后除疲乏无力外，一如常人。

(3) 痫病小发作，突然呆木，瞬间意识丧失，面色苍白，动作中断，手中物件落地，或头突然向前下垂，两目上视，多在数秒至数分钟恢复，清醒后对上述症状全然无知等。

(4) 局限性发作可见多种形式，如口、眼、手等局部抽搐，而无突然昏倒，或凝视，或无语言障碍，或无意识动作等，多在数秒至数分钟即止。

(5) 发作前可有眩晕胸闷等先兆。

(二)检查

脑电图呈阳性反应,必要时做脑 CT(计算机断层扫描)、MRI(磁共振成像)等相应检查,有助于诊断。

三、鉴别诊断

(一)中风

痫病重证应与中风相鉴别。痫病重证与中风均有突然仆倒、不省人事的主症,但痫证无半身不遂、口眼㖞斜等症,且醒后一如常人;而中风亦无痫证之口吐涎沫、两目上视或口中怪叫等症,醒后遗留偏瘫等后遗症状。

(二)厥证

两者均无后遗症,厥证除见突然仆倒、不省人事主症外,还有面色苍白、四肢厥冷,但无口吐涎沫、两目上视、四肢抽搐和口中怪叫之见症,临床上也不难区别。

四、辨证

痫病主要辨别发病持续时间和间隔时间的长短,一般持续时间长则病重,时间短则病轻;间隔时间长则病轻,时间短则病重。确定病性属风、痰、热、瘀,辨证施治。

(一)发作期

1.阳痫

(1)证候:病发前多有眩晕,头痛而胀,胸闷乏力,喜欠伸等先兆症状,或无明显症状,旋即仆倒,不省人事,面色潮红或紫红,牙关紧闭,两目上视,项背强直,四肢抽搐,口吐涎沫或喉中痰鸣,或发怪叫,移时苏醒,除感疲乏、头痛外,一如常人,舌质红、苔黄腻,脉弦数或弦滑。

(2)分析:此为癫痫大发作。先天不足或肝火偏旺,郁久化热,火动生风,煎熬津液,结而为痰,痰火阻闭心窍,则发痫病典型症状;舌红、苔黄腻,脉弦滑或弦数,均为痰热壅盛之象。

2.阴痫

(1)证候:发痫则面色晦暗青灰而黄,手足清冷,双眼半开半合,昏愦偃卧,手足拘急,或抽搐时作,口吐涎沫,一般口不啼叫,或声音微小,或仅为呆木无知,不闻不见,不动不语,或动作中断,手中物件落地;或头突然向前倾下,又迅速抬起;或二目上吊数秒乃至数分钟即可恢复,病发后对上述症状全然无知,多一日频作十数次或数十次,醒后周身疲乏,或如常人,舌质淡,苔白腻,脉多沉细或沉迟。

(2)分析:此为癫痫发作不典型者或癫痫小发作。饮食劳倦,脾胃受损,精微不布,湿浊内聚成痰;或久病不愈,气血亏虚,脏腑失调,痰湿内结,上蒙清窍,而致痫病诸证,痰湿尚未化热,故无热象;瘛疭频发,耗伤气血,故醒后周身疲乏;舌脉俱为痰湿之象。

(二)休止期

1.痰火扰神

(1)证候:急躁易怒,心烦失眠,气高息粗,痰鸣漉漉,口苦咽干,便秘溲黄,病发后,病情加重,甚则彻夜难眠,目赤,舌红、苔黄腻,脉多沉弦滑而数。

(2)分析:过食醇酒厚味,聚湿成痰,痰浊郁久化热或肝郁化火,炼液为痰,痰火上扰清窍心神,故见急躁易怒,心烦失眠,气高息粗,痰鸣漉漉,口苦,甚则彻夜难眠,目赤;痰热伤津则咽干,便秘溲黄;舌脉俱为痰热之象。

2.风痰闭阻

(1)证候:发病前后多有眩晕、胸闷乏力等先兆症状,发作时猝然仆倒,昏不识人,喉中痰鸣,口吐白沫,手足抽搐,舌质红、苔白腻,脉多弦滑有力。

(2)分析:痰浊上扰,清阳不展,则发作前后常有眩晕、胸闷乏力等症;肝风内动,肝气不畅,则情志不舒;风痰上涌,则痰多;舌苔白腻,脉滑,均为肝风挟痰浊之象。

3.心脾两虚

(1)证候:反复发痫不愈,神疲乏力,面色无华,身体消瘦,纳呆便溏,舌质淡、苔白腻,脉沉弱。

(2)分析:反复发痫不愈,耗伤气血,不能濡养全身,上充于面,故神疲乏力,面色无华,身体消瘦;后天之本不运,则纳呆便溏;舌脉均为气血耗伤,痰浊留滞之象。

4.肝肾阴虚

(1)证候:痫证频作,神思恍惚,面色晦暗,头晕目眩,两目干涩,耳轮焦枯不泽,健忘失眠,腰膝酸软,大便干燥,舌红苔薄黄,脉沉细而数。

(2)分析:先天不足,或突受惊恐,造成气机逆乱,进而损伤肝肾,或痫证频发而耗伤肝肾,致使阴不敛阳,虚风内动,故痫证频作;肝肾精血不能上充,而脑为髓之海,肝开窍于目,肾开窍于耳,故神思恍惚,面色晦暗,头晕目眩,两目干涩,耳轮焦枯不泽,健忘失眠;肾虚则腰膝酸软;精血不足则阴液亏虚,肠道失濡,故见大便干燥;舌脉均为阴虚有热之象。

5.瘀阻清窍

(1)证候:平素头晕头痛,常伴单侧肢体抽搐,或一侧面部抽动,颜面口角青紫,舌质暗红或有瘀斑,舌苔薄白,脉涩或弦。多继发于颅脑外伤、产伤、颅内感染性疾患或先天脑发育不全。

(2)分析:瘀血阻窍或颅脑外伤等致平素头痛头晕,脑络闭塞,脑神失养,气血失调而肝风内动,痰随风动,常伴单侧肢体抽搐;风痰闭阻,心神被蒙,痰蒙清窍故而发病;舌苔脉象均为瘀血阻络之象。

五、治疗

本病治疗宜分标本虚实。频繁发作,以治标为主,着重清肝泻火,豁痰息风,开窍定痫;平时则补虚以治其本,宜益气养血,健脾化痰,滋补肝肾,宁心安神。

(一)中药治疗

1.发作期

(1)阳痫。

1)治法:开窍醒神,清热涤痰息风。

2)处方:黄连解毒汤或以此方送服定痫丸。

3)方解:方中黄芩、黄连、黄柏、栀子苦寒直折,清泻上、中、下三焦之火。定痫丸源于《医学心悟》,有豁痰开窍,息风止痉之功。方中贝母、胆南星苦凉性降,用以清化热痰,其中贝母甘润,使苦燥而不伤阴;半夏燥湿化痰;天麻息风化痰。可加全蝎、僵蚕以助天麻息风止痉之功;朱砂、琥珀镇静安神;石菖蒲、远志宁心开窍。

(2)阴痫。

1)治法:开窍醒神,温化痰涎。

2)处方:五生饮加减。

3)方解:方以生南星、生半夏、生白附子辛温燥湿祛痰;半夏降逆散结;川乌大辛大热,散寒除滞;黑豆补肾利湿。可加二陈汤以健脾除痰。

兼气虚者,加党参、黄芪、白术以补气;血虚者,加当归、丹参、夜交藤养血而不滋腻。

2.休止期

(1)痰火扰神。

1)治法:清肝泻火,化痰开窍。

2)处方:当归龙荟丸加减。

3)方解:方中以龙胆草、青黛、芦荟直入肝经而泻肝火;大黄、黄连、黄芩、黄柏、栀子苦寒而通泻上、中、下三焦之火,其中尤以大黄推陈致新,降逆而不留邪,涤痰散结;配木香、麝香辛香走窜,通窍而调气,使清热之力益彰;又恐苦寒之药太过,以当归和血养肝。诸药相合,使痰火得泻,气血宣通,阴阳调顺,神安志宁而病向愈。可加茯苓、姜半夏、橘红,健脾益气化痰,以宏药力。

若大便秘结较重者,可加生大黄;若痰黏者可加竹沥水。

(2)风痰闭阻。

1)治法:平肝息风,豁痰开窍。

2)处方:定痫丸。

3)方解:方中天麻、全蝎、僵蚕平肝息风止痉;川贝母、胆南星、姜半夏、竹沥、石菖蒲涤痰开窍而降逆;琥珀、茯神、远志、辰砂镇心安神定痫;茯苓、陈皮健脾益气化痰,丹参理血化瘀通络。

痰黏不利者,加瓜蒌;痰涎清稀者加干姜、细辛;纳呆者可加白术、茯苓。

(3)心脾两虚。

1)治法:补益气血,健脾宁心。

2)处方:六君子汤合温胆汤加减。

3)方解:方中以四君子汤健脾益气;陈皮、半夏、竹茹化除留滞之痰;枳实行气散结;姜枣养胃而调诸药。可加远志、枣仁、夜交藤以宁心安神。

若食欲缺乏加神曲、山楂、莱菔子行气消食导滞。若体虚不盛,可酌加僵蚕、蜈蚣息风化痰,通络止痉;便溏者加焦米仁、炒扁豆、炮姜等健脾止泻。

(4)肝肾阴虚。

1)治法:滋养肝肾,平肝息风。

2)处方:大补元煎加减。

3)方解:方中以人参、炙甘草、熟地黄、枸杞子、山药、当归、山茱萸、杜仲益气养血,滋养肝肾;可加鹿角胶、龟甲胶养阴益髓;牡蛎、鳖甲滋阴潜阳。

心中烦热者,可加竹叶、灯心草;大便秘结甚者,可加火麻仁、肉苁蓉。

(5)瘀阻清窍。

1)治法:活血祛瘀,息风通络。

2)处方:通窍活血汤加减。

3)方解:方中赤芍、川芎、桃仁、红花活血祛瘀;麝香、老葱,通阳开窍,活血通络;地龙、僵蚕、全蝎息风定痫。

若兼痰热,可加竹沥、胆南星;兼肝火上扰,加菊花、石决明;兼阴虚,加麦冬、鳖甲;兼心肾亏虚,加党参、枸杞、熟地黄。

(二)针灸治疗

1.发作期

(1)基本穴位:水沟、后溪、合谷、太冲、腰奇。

水沟属督脉,后溪通督脉,二穴合用,通督调神;合谷配太冲,合称"四关",可开关启闭;腰奇是治疗癫痫的经外奇穴。

(2)加减运用:主要有以下几种。

1)阳痫:加十宣或十二井穴(选3～5穴)点刺出血,以清热泻火、开关启闭。余穴针用泻法。

2)阴痫:加足三里、关元、三阴交以益气养血、温化痰饮,针用补法。余穴针用平补平泻法。

3)病在夜间发作:加照海以调阴跷。诸穴针用平补平泻法。

4)病在白昼发作:加申脉以调阳跷。诸穴针用平补平泻法。

2.休止期

(1)基本穴位:百会、大椎、风池、腰奇。

百会、大椎同经相配,通督调神;风池位于头部,为脑之分野,足少阳经别贯心,经脉交会至百会,可疏调心脑神机;腰奇是治疗癫痫的经外奇穴。

(2)加减运用:主要有以下几类。

1)痰火扰神证:加行间、内关、合谷、丰隆以豁痰开窍、清热泻火,针用泻法。余穴针用平补平泻法。

2)风痰闭阻证:加本神、太冲、丰隆以平肝息风、豁痰开窍。诸穴针用泻法。

3)心脾两虚证:加心俞、脾俞以补益心脾、益气养血。诸穴针用补法。

4)肝肾阴虚证:加肝俞、肾俞、太溪以补益肝肾、潜阳安神,针用补法。余穴针用平补平泻法。

5)瘀阻清窍证:加太阳、膈俞以活血化瘀,太阳刺络出血。余穴针用泻法。

(3)其他:有以下两类疗法。

1)耳针疗法:取脑、神门、心、枕、脑点,每次选2～3穴,毫针强刺激,留针30分钟,间歇捻针,隔天1次。或埋揿针,3～4日换1次。

2)穴位注射疗法:取足三里、内关、大椎、风池,每次选用2～3穴,用维生素B_1注射液,每穴注射0.5 mL。

第四节 癫狂

一、定义

癫病以精神抑郁，表情淡漠，沉默痴呆，语无伦次，静而少动为特征；狂病以精神亢奋，狂躁刚暴，喧扰不宁，毁物打骂，动而多怒为特征。癫病与狂病都是精神失常的疾病，两者在临床上可以互相转化，故常并称。

二、历史沿革

癫之病名最早见于马王堆汉墓出土的《足臂十一脉灸经》。癫狂病名出自《内经》。该书对于本病的症状、病因病机及治疗均有较详细的记载。

在症状描述方面，如《灵枢·癫狂病》说："癫疾始生，先不乐，头重痛，视举目赤，甚作极，已而烦心……狂始发，少卧不饥，自高贤也，自辩智也，自尊贵也，善骂詈，日夜不休。"

在病因病机方面，《素问·至真要大论篇》说："诸躁狂越，皆属于火。"《素问·脉要精微论篇》说："衣被不敛，言语善恶，不避亲疏者，此神明之乱也。"《素问·脉解篇》又说："阳尽在上，而阴气从下，下虚上实，故狂癫疾也。"指出了火邪扰心和阴阳失调可以发病。《灵枢·癫狂病》又有"得之忧饥""得之大恐""得之有所大喜"等记载，明确指出情志因素也可以导致癫狂的发生。《素问·奇病论篇》说："人生而有病癫疾者，……此得之在母腹中时。"指出本病具有遗传性。

在治疗方面，《素问·病能论篇》说："帝曰：有病怒狂者，此病安生？岐伯曰：生于阳也。……帝曰：治之奈何？岐伯曰：夺其实即已。夫食入于阴，长气于阳，故夺其食则已。使之服以生铁落为饮，夫生铁落者，下气疾也。"至《难经》则明确提出癫与狂的鉴别要点，如《难经·二十难》记有"重阳者狂，重阴者癫"，而《五十九难》对癫狂二证则从症状表现上加以区别，其曰："狂癫之病，何以别之？然：狂疾之始发，少卧而不饥，自高贤也，自辩智也，自倨贵也，妄笑好歌乐，妄行不休是也。癫疾始发，意不乐，僵仆直视，其脉三部阴阳俱盛是也。"对两者的鉴别可谓要言不烦。

汉代张仲景《金匮要略方论·五脏风寒积聚病脉证治》说："邪哭（作"入"解）使魂魄不安者，血气少也；血气少者属于心，心气虚者，其人则畏；合目欲眠，梦远行而精神离散，魂魄妄行。阴气衰者为癫，阳气衰者为狂。"对本病的病因做进一步的探讨，提出因心虚而血气少，邪乘于阴则为癫，邪乘于阳则为狂。

唐宋以后，对癫狂的证候描述更加确切，唐代孙思邈《备急千金要方·风癫》曰："示表癫邪之端，而见其病，或有默默而不声，或复多言而漫说，或歌或哭，或吟或笑或眠，坐沟渠，啖食粪秽，或裸形露体，或昼夜游走，或嗔骂无度，或是蜚蛊向导，手乱目急。"对癫狂采用针药并用的治疗方式。

金元时期对癫狂的病因学说有了较大的发展。如金代刘完素《素问玄机原病式·五运主病》说："经注曰多喜为癫，多怒为狂，然喜为心志，故心热甚则多喜而为狂，况五志所发，皆为热，故狂者五志间发。"元代朱丹溪《丹溪心法·癫狂》云："癫属阴，狂属阳……大率多因痰结于心间。"提出了癫狂的发病与"痰"有关的理论,并提出"痰迷心窍"之说,对于指导临床实践具有重要意义,也为后世许多医家所遵循。此时不仅对病因病机的认识更臻完善,而且从实践中也积累了一些治疗本病的经验。如治癫用养心血、镇心神、开痰结,治狂用大吐下之法。此外,《丹溪心法》还记有精神治疗的方法。

及至明清时期,不少医家对本病证治理法的研究多有心得体会。如明代楼英《医学纲目》卷二十五记有:"狂之为病少卧,少卧则卫独行,阳不行阴,故阳盛阴虚,令昏其神。得睡则卫得入于阴,而阴得卫镇,不虚,阳无卫助,不盛,故阴阳均平而愈矣。"对《内经》狂病,由阴阳失调而成的理论有所发挥。再如,李梴、张景岳等对癫狂二证的区别,分辨甚详。明代李梴《医学入门·癫狂》说:"癫者,异常也。平日能言,癫则沉默;平日不宁,癫则呻吟,甚则僵仆直视,心常不乐……狂者,凶狂也,轻则自高自是,好歌好舞,甚则弃衣而走,逾垣上屋,又甚则披头大叫,不避水火,且好杀人。"明代张介宾《景岳全书·癫狂痴呆》说:"狂病常醒,多怒而暴;癫病常昏,多倦而静。由此观之,则其阴阳寒热,自有冰炭之异。"明代王肯堂《证治准绳》中云:"癫者,俗谓之失心风。多因抑郁不遂……精神恍惚,言语错乱,喜怒不常。"这一时期的医家肯定了癫狂痰迷心窍的病机,治疗多主张治癫宜解郁化痰、宁心安神为主;治狂则先夺其食,或降其火,或下其痰,药用重剂,不可畏首畏尾。明代戴思恭《秘传证治要诀及类方·癫狂》提出:"癫狂由七情所郁,遂生痰涎,迷塞心窍。"明代虞抟《医学正传》以牛黄清心丸治癫狂,取其豁痰清心之意。至王清任又提出了血瘀可病癫狂的论点,并认识到本病与脑有着密切的关系。如王清任《医林改错》癫狂梦醒汤谓:"癫狂一症……乃气血凝滞脑气,与脏腑气不接,如同作梦一样。"清代何梦瑶《医碥·狂癫痫》剖析狂病病机为火气乘心,劫伤心血,神不守舍,痰涎入踞。清代张璐《张氏医通·神志门》集狂病治法之大成:"上焦实者,从高抑之,生铁落饮;阳明实则脉伏,大承气汤去厚朴加当归、铁落饮,以大利为度;在上者,因而越之,来苏膏,或戴人三圣散涌吐,其病立安,后用洗心散、凉膈散调之;形证脉气俱实,当涌吐兼利,胜金丹一服神效……《经》云:喜乐无极则伤魄,魄伤则狂,狂者意不存,当以恐胜之,以凉药补魄之阴,清神汤。"

综上,历代医家则对癫狂的病因、病机、临床症状及治疗进行了较多的论述,对后世有较大的影响。

三、范围

癫病与狂病都是精神失常的疾患,其表现类似于西医学的某些精神病,精神分裂症的精神抑郁型,心境障碍中躁狂抑郁症的抑郁型、抑郁发作大致相当于癫病。精神分裂症的紧张性兴奋型及青春型、心境障碍中躁狂抑郁症的躁狂型、躁狂发作、急性反应性精神病的反应兴奋状态大致相当于狂病。凡此诸病出现症状、舌苔、脉象等临床表现与本篇所述相同者,均可参考本篇进行辨证论治。

四、病因病机

癫狂发生的原因,总与七情内伤密切相关,或以思虑不遂,或以悲喜交加,或以恼怒惊恐,皆能损伤心、脾、肝、胆,导致脏腑功能失调和阴阳失于平秘,进而产生气滞、痰结、火郁、血瘀等,蒙蔽心窍而引起神志失常。狂病属阳,癫病属阴,病因病机有所不同。如清代叶天士《临证指南医案》龚商年按:"狂由大惊大恐,病在肝胆胃经,三阳并而上升,故火炽则痰涌,心窍为之闭塞。癫由积忧积郁,病在心脾包络,三阴蔽而不宣,故气郁则痰迷,神志为之混淆。"

癫狂发生的存在原发病因、继发病因和诱发因素。原发病因有禀赋不足,情志内伤和饮食不节;继发病因有气滞、痰结、火郁、血瘀等;诱发因素有情志失节,人事怫意,突遭变乱及剧烈的情志刺激。癫病起病多缓慢,渐进发展,癫病病位在肝、脾、心、脑,病之初起多表现为实证,后转换为虚实夹杂,病程日久,损伤心、脾、脑、肾,转为虚证。狂病急性发病,狂病病位在肝、胆、胃、心、脑,病之初起为阳证、热证、实证,渐向虚实夹杂转化,终致邪去正伤,渐向癫病过渡。

兹从气、痰、火、瘀四个方面对本病的病因病机列述如下。

(一) **气机阻滞**

《素问·举痛论篇》有"百病皆生于气"之说,平素易怒者,由于郁怒伤肝,肝失疏泄,则气机失调,气郁日久,则进一步形成气滞血瘀,或痰气互结,或气郁化火,阻闭心窍而发为癫狂。正如《秘传证治要诀及类方·癫狂》所说:"癫狂由七情所郁,遂生痰涎,迷塞心窍。"

(二) **痰浊蕴结**

自从金元时期朱丹溪提出癫狂与"痰"有关的论点以后,不少医家均宗其说。如明代张景岳《景岳全书·癫狂痴呆》说:"癫病多由痰气,凡气有所逆,痰有所滞,皆能壅闭经络,格塞心窍。"近代张锡纯《医学衷中参西录》明确指出:"癫狂之证,乃痰火上泛,瘀塞其心与脑相连窍络,以致心脑不通,神明皆乱。"长期的忧思郁怒造成气机不畅,肝郁犯脾,脾失健运,痰涎内生,以致气血痰结。或因脾气虚弱,升降失常,清浊不分,浊阴蕴结成痰,则为气虚痰结。无论气郁痰结或气虚痰结,总由"痰迷心窍"而病癫病。若因五志之火不得宣泄,炼液成痰,或肝火乘胃,津液被熬,结为痰火;或痰结日久,郁而化火,以致痰火上扰,心窍被蒙,神志遂乱,也可发为狂病。

(三) **火郁扰神**

《内经》早就指出狂病与火有关。如《素问·至真要大论篇》指出:"诸躁狂越,皆属于火。"《素问·阳明脉解篇》又说:"帝曰:善。病甚则弃衣而走,登高而歌,或至不食数日,逾垣上屋,所上之处,皆非其素所能也,病反能者何也?岐伯曰:四肢者,诸阳之本也,阳盛则四肢实,实则能登高也……帝曰:其妄言骂詈,不避亲疏而歌者何也?岐伯曰:阳盛则使人妄言骂詈,不避亲疏而不欲食,不欲食故妄走也。"因阳明热盛,上扰心窍,以致心神昏乱而发为狂病。《景岳全书·癫狂痴呆》也说:"凡狂病多因于火,此或以谋为失志,或以思虑郁结,屈无所伸,怒无所泄,以致肝胆气逆,木火合邪,是诚东方实证也,此其邪盛于心,则为神魂不守,邪乘于胃,则为暴横刚强。"

综上所述,胃、肝、胆三经实火上升扰动心神,皆可发为狂病。

(四) **瘀血内阻**

由血瘀使脑气与脏腑之气不相连接而发狂。如清代王清任《医林改错》说:"癫狂一证,哭笑不休,詈骂歌唱,不避亲疏,许多恶态,乃气血凝滞,脑气与脏腑气不接,如同作梦一样。"并自创癫狂梦醒汤治疗本病。另外,王清任还创立脑髓说,其曰:"灵机记性在脑者,因饮食生气血,长肌肉,精汁之清者,化而为髓……小儿无记性者,脑髓未满,高年无记性者,脑髓渐空。"联系本病的发生,如头脑发生血瘀气滞,使脏腑化生的气血不能正常地充养元神之府,或因血瘀阻滞脉络,气血不能上荣脑髓,则可造成灵机混乱,神志失常,发为癫狂。

综上所述,气、痰、火、瘀均可造成阴阳的偏盛偏衰,而历代医家多以阴阳失调作为本病的主要病机。如《素问·生气通天论篇》说："阴不胜其阳，则脉流薄疾，并乃狂。"又《素问·宣明五气篇》说："邪入于阳则狂，邪入于阴则痹，搏阳则为巅疾。"《难经·二十难》说："重阳者狂，重阴者癫。"所谓重阴重阳者，医家论述颇不一致。有说阳邪并于阳者为重阳，阴邪并于阴者为重阴；有说三部阴阳脉皆洪盛而牢为重阳，三部阴阳脉皆沉伏而细为重阴；还有认为气并于阳而阳盛气实者为重阳，血并于阴而阴盛血实者为重阴。概言之，两种属阳的因素重叠相加称为重阳，如平素好动、性情暴躁，又受痰火阳邪，此为重阳而病狂；两种属阴的因素重叠相加，称为重阴，如平素好静，情志抑郁，又受痰郁阴邪，此为重阴而病癫。此后在《诸病源候论》《普济方》，以及明清许多医家的著述中，也都说明机体阴阳失调，不能互相维系，以致阴虚于下，阳亢于上，心神被扰，神明逆乱而发癫狂。

此外，张仲景《伤寒论》尚有蓄血发狂的记载，应属血瘀一类；思虑太过，劳伤心脾，气血两虚，心失所养也可致病。《医学正传·癫狂痫证》说："癫为心血不足。"癫狂病的发生还与先天禀赋有关，若禀赋充足，体质强壮，阴平阳秘，虽受七情刺激也只是短暂的情志不畅；反之禀赋素虚，肾气不足，复因惊骇悲恐，意志不遂等七情内伤，则每可引起阴阳失调而发病。禀赋不足而发病者往往具有家族遗传性，其家族可有类似的病史。

五、诊断与鉴别诊断

(一)诊断

1. 发病特点

本病发生与内伤七情密切相关，性格暴躁、抑郁、孤僻、易于发怒、胆怯疑虑等，是发病的常见因素；头颅外伤、中毒病史对确定诊断也有帮助。但其主要诊断依据是灵机、情志、行为三方面的失常。所谓灵机即记性、思考、谋虑、决断等方面的功能表现。

2. 临床表现

本病的临床症状大致可分为四类，兹分述于后。

(1)躁狂症状：如弃衣而走，登高而歌，数天不食而能逾垣上屋，所上之处，皆非其力所能，妄言骂詈，不避亲疏，妄想丛生，毁物伤人，甚至自杀等，其证属实热，为阳气有余的症状。

(2)抑郁症状：如精神恍惚，表情淡漠，沉默痴呆，喃喃自语或语无伦次，秽洁不知，颠倒错乱，或歌或笑，悲喜无常，其证多偏于虚，为阴气有余的症状，或为痰气交阻。

(3)幻觉症状：幻觉是患者对客观上不存在的事物，却感到和真实的一样，可有幻视、幻听、幻嗅、幻触等症。如早在《灵枢·癫狂病》就对幻觉症状有明确的记载："目妄见，耳妄闻……善见鬼神。"再如，明代李梴《医学入门·癫狂》记有："视听言动俱妄者，谓之邪祟，甚则能言平生未见闻事及五色神鬼。"此处所谓邪祟，即为幻觉症状。

(4)妄想症状：妄想是与客观实际不符合的病态信念，其判断推理缺乏令人信服的根据，但患者坚信其正确而不能被说服。正如《灵枢·癫狂病》所说："自高贤也，自辩智也，自尊贵也。"《中藏经·癫狂》也说："有自委曲者，有自高贤者。"此外，还可有疑病、自罪、被害、嫉妒等妄想症状。

这些临床症状不是中毒、热病所致，头颅CT扫描及其他辅助检查没有阳性发现。

总之，癫病多见抑郁症状，呆滞好静，其脉多沉伏细弦；狂病多见躁狂症状，多怒好动，其脉多洪盛滑数，这是两者的区别。至于幻觉症状和妄想症状则既可见于癫病，也可见于狂病。

(二)鉴别诊断

1. 痫病

痫病是以突然仆倒,昏不知人,四肢抽搐为特征的发作性疾患,与本病不难区分。但自秦汉至金元时期,往往癫、狂、痫同时并称,常常混而不清,尤其是癫病与痫病始终未能明确分清,及至明代王肯堂才明确提出癫狂与痫病的不同。如《证治准绳·癫狂痫总论》说:"癫者,或狂或愚,或歌或笑,或悲或泣,如醉如痴,言语有头无尾,秽洁不知,积年累月不愈";"狂者,病之发时猖狂刚暴,如伤寒阳明大实发狂,骂詈不避亲疏,甚则登高而歌,弃衣而走,逾垣上屋,非力所能,或与人语所未尝见之事";"痫病发则昏不知人,眩仆倒地,不省高下,甚而瘛疭抽掣,目上视,或口眼㖞斜,或口作六畜之声。"至此已将癫狂与痫病截然分开,为后世辨证治疗指出了正确方向。

2. 谵语、郑声

谵语是因阳明实热或温邪入于营血,热邪扰乱神明,而出现神志不清、胡言乱语的重症。郑声是指疾病晚期心气内损,精神散乱而出现神志不清,不能自主,语言重复,语声低怯,断续重复而语不成句的垂危征象。狂病与谵语、郑声在症状表现上是不同的,如《东垣十书·此事难知集·狂言谵语郑声辨》记有"狂言声大开自与人语,语所未尝见事,即为狂言也。谵语者,合目自语,言所日用常见常行之事,即为谵语也。郑声者,声战无力,不相接续,造字出于喉中,即郑声也"。

3. 脏躁

脏躁好发于妇人,其症为悲伤欲哭,数欠伸,像如神灵所作,但可自制,一般不会自伤及伤害他人,与癫狂完全丧失自知力的神志失常不同。

六、辨证

(一)辨证要点

1. 癫病审察轻重

精神抑郁,表情淡漠,寡言呆滞是癫病的一般症状,初发病时常兼喜怒无常,喃喃自语,语无伦次,舌苔白腻,此为痰结不深,证情尚轻。若病程迁延日久,则见呆若木鸡,目瞪如愚,灵机混乱,舌苔渐变为白厚而腻,乃痰结日深,病情转重。久则正气日耗,脉由弦滑变为滑缓,终至沉细无力。倘使病情演变为气血两虚,而症见神思恍惚,思维贫乏,意志减退者,则病深难复。

2. 狂病明辨虚实

狂病应区分痰火、阴虚的主次先后,狂病初起是以狂暴无知,情绪高涨为主要表现,概由痰火实邪扰乱神明而成。病久则火灼阴液,渐变为阴虚火旺之证,可见情绪焦躁,多言不眠,形瘦面赤舌红等症状。这一时期,分辨其主次先后,对于确定治法处方是很重要的。一般说,亢奋症状突出,舌苔黄腻,脉弦滑数者,是痰火为主,而焦虑、烦躁、失眠、精神疲惫,舌质红少苔或无苔,脉细数者,是阴虚为主。至于痰火、阴虚证候出现的先后,则需对上述证候,舌苔、脉象的变化做动态的观察。

(二)证候

1. 癫病

(1)痰气郁结:精神抑郁,表情淡漠,寡言呆滞,或多疑虑,语无伦次,或喃喃自语,喜怒无常,甚则忿不欲生,不思饮食。舌苔白腻,脉弦滑。

病机分析:思虑太过,所愿不遂,使肝气被郁,脾失健运而生痰浊。痰浊阻蔽神明,故出现抑郁、呆滞、语无伦次等症;痰扰心神,故见喜怒无常,忿不欲生,又因痰浊中阻,故不思饮食。舌苔腻,脉滑皆为气郁痰结之征。

(2)气虚痰结:情感淡漠,不动不语,甚则呆若木鸡,目瞪如愚,傻笑自语,生活被动,灵机混乱,甚至目妄见、耳妄闻,自责自罪,面色萎黄,便溏溲清。舌质淡、舌体胖、苔白腻,脉滑或脉弱。

病机分析:癫久正气亏虚,脾运力薄而痰浊益甚。痰结日深,心窍被蒙,故情感淡漠而呆若木鸡,甚至灵机混乱,出现幻觉症状;脾气日衰故见面色萎黄,便溏、溲清诸症。舌淡胖、苔白腻,脉滑或弱皆为气虚痰结之象。

(3)气血两虚:病程漫长,病势较缓,面色苍白,多有疲惫不堪之象,神思恍惚,心悸易惊,善悲欲哭,思维贫乏,意志减退,言语无序,魂梦颠倒。舌质淡,舌体胖大有齿痕,舌苔薄白,脉细弱无力。

病机分析:癫病日久,中气渐衰,气血生化乏源,故面色苍白,肢体困乏,疲惫不堪;因心血内亏,心失所养,可见神思恍惚,心悸易惊,意志减退诸症。舌胖,脉细是气血俱衰之征。

2.狂病

(1)痰火扰心:起病急,常先有性情急躁,头痛失眠,两目怒视,面红目赤,突然狂暴无知,情绪高涨,言语杂乱,逾垣上屋,气力逾常,骂詈叫号,不避亲疏,或毁物伤人,或哭笑无常,登高而歌,弃衣而走,渴喜冷饮,便秘溲赤,不食不眠。舌质红绛、苔多黄腻,脉弦滑数。

病机分析:五志化火,鼓动阳明痰热,上扰清窍,故见性情急躁,头痛失眠;阳气独盛,扰乱心神,神明昏乱,症见狂暴无知,言语杂乱,骂詈不避亲疏;四肢为诸阳之本,阳盛则四肢实,实则登高、逾垣、上屋,而气力超乎寻常。舌绛苔黄腻,脉弦而滑数,皆属痰火壅盛,且有伤阴之势。以火属阳,阳主动,故起病急骤而狂暴不休。

(2)阴虚火旺:狂病日久,病势较缓,精神疲惫,时而躁狂,情绪焦虑、紧张,多言善惊,恐惧而不稳,烦躁不眠,形瘦面红,五心烦热。舌质红、少苔或无苔,脉细数。

病机分析:狂乱躁动日久,必致气阴两伤,如气不足则精神疲惫,仅有时躁狂而不能持久。由于阴伤而虚火旺盛,扰乱心神,故症见情绪焦虑,多言善惊,烦躁不眠,形瘦面红等。舌质红,脉细数,也为阴虚内热之象。

(3)气血凝滞:情绪躁扰不安,恼怒多言,甚则登高而歌,弃衣而走,或目妄见,耳妄闻,或呆滞少语,妄思离奇多端,常兼面色暗滞,胸胁满闷,头痛心悸,或妇人经期腹痛,经血紫黯有块。舌质紫黯有瘀斑,舌苔或薄白或薄黄,脉细弦,或弦数,或沉弦而迟。

病机分析:本证由血气凝滞使脑气与脏腑气不相接续而成,若瘀兼实热,舌苔黄,脉弦数,多表现为狂病;若瘀兼虚寒,舌苔白,脉沉弦而迟,多表现为癫病。但是无论属狂属癫,均以血瘀气滞为主因。

七、治疗

(一)治疗原则

1.解郁化痰,宁心安神

癫病多虚,为重阴之病,主于气与痰,治疗宜解郁化痰,宁心安神,补养气血为主要治则。

2.泻火逐痰,活血滋阴

狂病多实,为重阳之病,主于痰火、瘀血,治疗宜降其火,或下其痰,或化其瘀血,后期应予滋养心肝阴液,兼清虚火。

概言之,癫病与狂病总因七情内伤,使阴阳失调,或气并于阳,或血并于阴而发病,故治疗总则以调整阴阳,以平为期,如《素问·生气通天论篇》所说:"阴平阳秘,精神乃治。"

(二)治法方药

1.癫病

(1)痰气郁结。

1)治法:疏肝解郁,化痰开窍。

2)方药:逍遥散合涤痰汤加减。药用柴胡配白芍疏肝柔肝,可加香附、郁金以增理气解郁之力,其中茯苓、白术可以健脾化浊。涤痰汤为二陈汤增入胆南星、枳实、人参、石菖蒲、竹茹而成,胆南星、竹茹辅助二陈汤化痰,石菖蒲合郁金可以开窍,枳实配香附可以理气,人参可暂去之。

单用上方恐其效力不达,须配用十香返生丹,每服1丸,日服两次,是借芳香开窍之力,以奏涤痰散结之功;若癫病因痰结气郁而化热者,症见失眠易惊,烦躁不安而神志昏乱,舌苔转为黄腻,舌质渐红,治当清化痰热,清心开窍,可用温胆汤送服至宝丹。

(2)气虚痰结。

1)治法:益气健脾,涤痰宣窍。

2)方药:四君子汤合涤痰汤加减。药用人参、茯苓、白术、甘草四君益气健脾以扶正培本。再予半夏、胆南星、橘红、枳实、石菖蒲、竹茹涤除痰涎,可加远志、郁金,既可理气化痰,又能辅助石菖蒲宣开心窍。

若神思迷惘,表情呆钝,症情较重,是痰迷心窍较深,治宜温开,可用苏合香丸,每服1丸,日服两次,以豁痰宣窍。

(3)气血两虚。

1)治法:益气健脾,养血安神。

2)方药:养心汤加减。方中人参、黄芪、甘草补脾益气;当归、川芎养心血;茯苓、远志、柏子仁、酸枣仁、五味子宁心神,更有肉桂引药入心,以奏养心安神之功。

若兼见畏寒蜷缩,卧姿如弓,小便清长,下利清谷者,属肾阳不足,应加入温补肾阳之品,如补骨脂、巴戟天、肉苁蓉等。

2.狂病

(1)痰火扰心。

1)治法:泻火逐痰,镇心安神。

2)方药:泻心汤合礞石滚痰丸加减。方中大黄、黄连、黄芩苦寒直折心肝胃三经之火,知母滋阴降火而能维护阴液,佐以生铁落镇心安神。礞石滚痰丸方用青礞石、沉香、大黄、黄芩、朴硝,逐痰降火,待痰火渐退,礞石滚痰丸可改为包煎。

胸膈痰浊壅盛,而形体壮实,脉滑大有力者,可采用涌吐痰涎法,三圣散治之,方中瓜蒂、防风、藜芦三味,劫夺痰浊,吐后如形神俱乏,当以饮食调养。阳明热结,躁狂谵语,神志昏乱,面赤腹满,大便燥结,舌苔焦黄起刺或焦黑燥裂,舌质红绛,脉滑实而大者,宜先服大承气汤急下存阴,再投凉膈散加减清以泻实火;病情好转而痰火未尽,心烦失眠,哭笑无常者,可用温胆汤送服朱砂安神丸。

(2)阴虚火旺。

1)治则:滋阴降火,安神定志。

2)方药:选用二阴煎加减,送服定志丸。方中生地黄、麦门冬、玄参养阴清热;黄连、木通、竹叶、灯心草泻热清心安神;可加用白薇、地骨皮清虚热;茯神、炒酸枣仁、甘草养心安神。定志丸方用人参、茯神、石菖蒲、甘草,其方健脾养心,安神定志,可用汤药送服,也可布包入煎。

若阴虚火旺兼有痰热未清者,仍可用二阴煎适当加入全瓜蒌、胆南星、天竹黄等。

(3)气血凝滞。

1)治则:活血化瘀,理气解郁。

2)方药:选用癫狂梦醒汤加减,送服大黄䗪虫丸。方中重用桃仁合赤芍活血化瘀,还可加用丹参、红花、水蛭以助活血之力;柴胡、香附理气解郁;青陈皮、大腹皮、桑白皮、紫苏子行气降气;半夏和胃;甘草调中。

如蕴热者可用木通加黄芩以清之;兼寒者加干姜、附子助阳温经。大黄䗪虫丸方用大黄、黄芩、甘草、桃仁、杏仁、芍药、干生地黄、干漆、虻虫、水蛭、蛴螬、䗪虫。可祛瘀生新,攻逐蓄血,但需要服用较长时期。

(三)其他治法

1.单方验方

(1)黄芫花:取花蕾及叶,晒干研粉,成人每天服1.5~6 g,饭前1次服下,10~20日为1个疗程,主治狂病属痰火扰心者。一般服后有恶心、呕吐、腹泻等反应,故孕妇、体弱、素有胃肠病者忌用。

(2)巴豆霜:1~3 g,分两次间隔半小时服完,10次为1个疗程,一般服用两个疗程,第1个疗程隔天1次,第2个疗程隔两日1次。主治狂病,以痰火扰心为主者。

2.针灸

取穴以任督二脉、心及心包经为主,其配穴总以清心醒脑、豁痰宣窍为原则,其手法多采用三人或五人同时进针法,狂病多用泻法,大幅度捻转,进行强刺激,癫病可用平补平泻的手法。

(1)癫病主方:①中脘、神门、三阴交。②心俞、肝俞、脾俞、丰隆。两组可以交替使用。

(2)狂病主方:①人中、少商、隐白、大陵、丰隆。②风府、大椎、身柱。③鸠尾、上脘、中脘、丰隆。④人中、风府、劳宫、大陵。每次取穴一组,4组穴位可以轮换使用。狂病发作时,可独取两侧环跳穴,用四寸粗针,行强刺激,可起安神定志作用。

3.灌肠疗法

痰浊蒙窍的癫病:以生铁落、牡蛎、石菖蒲、郁金、胆南星、法半夏、礞石、黄连、竹叶、灯心草、赤芍、桃仁、红花组方,先煎生铁落、礞石30分钟,去渣加其他药物煎30分钟,取汁灌肠。

4.饮食疗法

心脾不足者:黄芪莲子粥,取黄芪,文火煎10分钟,去渣,入莲子、粳米,煮粥。

心肾不交者:百合地黄粥。生地黄切丝,煮1~2分钟,去渣,入百合,粳米煮成粥,加蜂蜜适量。

八、转归及预后

癫病属痰气郁结而病程较短者,及时祛除壅塞胸膈之痰浊,复以理气解郁之法,较易治愈;若病久失治,则痰浊日盛而正气日虚,乃成气虚痰结之证;或痰郁化热,痰火渐盛,转变为狂病。

气虚痰结证如积极调治,使痰浊渐化,正气渐复,则可以向愈,但较痰气郁结证易于复发。若迁延失治或调养不当,正气愈虚而痰越盛,痰越盛则症越重,终因灵机混乱,日久不复成废人。

气血两虚治以扶正固本,补养心脾之法,使气血渐复,尚可向愈,但即使病情好转,也多情感淡漠,灵机迟滞,工作效率不高,且复发机会较多。

狂病骤起先见痰火扰心之证,急投泻火逐痰之法,病情多可迅速缓解;若经治以后,火势渐衰而痰浊留恋,深思迷惘,其状如癫,乃已转变为癫病。如治不得法或不及时,致使真阴耗伤,则心神昏乱日重,其证转化为阴虚火旺,若此时给予正确的治疗,使内热渐清而阴液渐复,则病情可向愈发展。如治疗失当,则火愈旺而阴愈伤,阴愈亏则火愈亢,以致躁狂之症时隐时发,时轻时重。

另外,火邪耗气伤阴,导致气阴两衰,则迁延难愈。狂病日久出现气血凝滞,治疗得法,血瘀征象不断改善,则癫狂症状也可逐渐好转。若病久迁延不愈,可形成气血阴阳俱衰,灵机混乱,预后多不良。

九、预防与护理

癫狂之病多由内伤七情而引起,故应注意精神调摄。

在护理方面,首先应正确对待患者的各种病态表现,不应讥笑、讽刺,要关心患者。

(1)对于尚有一些适应环境能力的轻症患者,应注意调节情志活动,如以喜胜忧、以忧胜怒等。

(2)对其不合理的要求应耐心解释,对其合理的要求应尽量满足。

(3)对重症患者的打人、骂人、自伤、毁物等症状,要采取防护措施,注意安全,防止意外。

(4)对于拒食患者应找出原因,根据其特点进行劝导、督促、喂食或鼻饲,以保证营养。

(5)对有自杀、杀人企图或行为的患者,必须严密注意,专人照顾,并将危险品如刀、剪、绳、药品等严加收藏,注意防止投河、跳楼、触电等意外行为。

第五节 眩晕

一、概述

眩晕是目眩与头晕的总称。目眩即眼花或眼前发黑,视物模糊;头晕即感觉自身或外界景物旋转,站立不稳。两者常同时并见,故统称为"眩晕"。《医学心悟》:"眩,谓眼黑;晕者,头旋也,故称头旋眼花是也。"本病轻者闭目即止,重者如坐舟船,旋转不定,不能站立,或伴恶心、呕吐、汗出等;严重者可突然昏倒。眩晕多属肝的病变,可由风、火、痰、虚等多种原因引起。本病又可称为"头眩""头风眩""旋运"等。现代医学中的内耳性眩晕、脑动脉硬化、高血压、贫血等,以眩晕为主症时,可参照本节进行辨证治疗。

二、病因病机

(一)肝阳上亢

肝为风木之脏,体阴而用阳,其性刚劲,主动主升,阳盛体质之人,阴阳平衡失其常度,阴亏于下,阳亢于上,则见眩晕;或忧郁、恼怒太过,肝失条达,肝气郁结,气郁化火伤阴,肝阴耗伤,风阳易动,上扰头目,发为眩晕;或肾阴素亏不能养肝,水不涵木,木少滋荣,阴不维阳,肝阳上亢,肝风内动,发为眩晕。

(二)肾精不足

肾为先天之本,藏精生髓,聚髓为脑,若先天不足,肾阴不充,或年老肾亏,或久病伤肾,或房劳过度,肾失封藏,导致肾精亏耗,不能生髓充脑,脑失所养,而生眩晕。

(三)气血亏虚

脾胃为后天之本,气血生化之源,如忧思劳倦或饮食失节,损伤脾胃;或先天禀赋不足,或年老阳气虚衰,而致脾胃虚弱,不能运化水谷,而生气血;或久病不愈,耗伤气血;或失血之后,气随血耗,气虚则清阳不振,清气不升;血虚则肝失所养,而虚风内动,皆能发生眩晕。

(四)痰浊中阻

饮食不节,肥甘厚味太过,损伤脾胃,或忧思、劳倦伤脾,以致脾阳不振,健运失职,水湿内停,积聚成痰;或肺气不足,宣降失司,水津不得通调输布,津液留聚而生痰;或肾虚不能化气行水,水泛而为痰;或肝气郁结,气郁湿滞而生痰。痰阻经络,清阳不升,清空之窍失其所养,所以头目眩晕。若痰浊中阻更兼内生之风、火作祟,则痰夹风、火,眩晕更甚;若痰湿中阻,更兼内寒,则有眩晕昏仆之虞。

(五)瘀血内阻

跌仆坠损,头脑外伤,瘀血停留,阻滞经脉,而致气血不能荣于头目;或瘀停胸中,迷闭心窍,心神飘摇不定;或妇人产时感寒,恶露不下,血瘀气逆,并走于上,迫乱心神,干扰清空,皆可发为眩晕。

总之,眩晕一证,以内伤为主,尤以肝阳上亢、气血虚损及痰浊中阻为常见。前人所谓"诸风掉眩,皆属于肝""无痰不作眩""无虚不作眩"等,均是临床实践经验的总结。眩晕多系本虚标实,实指风、火、痰、瘀,虚则指气血阴阳之虚;其病变脏腑以肝、脾、肾为重点,罢三者之中,又以肝为主。

三、诊断与鉴别诊断

(一)诊断

眩晕的诊断,主要依据目眩、头晕等临床表现,患者眼花或眼前发黑,视外界景物旋转动摇不定,或自觉头身动摇,如坐舟车,同时或兼见耳鸣、耳聋、恶心、呕吐、汗出、急懈、肢体震颤等症状。

(二)鉴别诊断

1.厥证

厥证以突然昏倒、不省人事,或伴有四肢逆冷,发作后一般常在短时内逐渐苏醒,醒后无偏瘫、失语、口眼㖞斜等后遗症。但特别严重的,也可以一厥不复而死亡为特点。眩晕发作严重者,有欲仆或眩晕仆倒的现象与厥证相似,但一般无昏迷及不省人事的表现。

2.中风

中风以猝然昏仆、不省人事,伴有口眼㖞斜、偏瘫、失语,或不经昏仆而仅以㖞僻不遂为特征。本证昏仆与眩晕之甚者似,但其昏仆则必昏迷不省人事,且伴㖞僻不遂,则与眩晕迥然不同。

3.痫证

痫证以突然仆倒,昏不知人,口吐涎沫,两目上视,四肢抽搐,或口中如做猪羊叫声,移时苏醒,醒后一如常人为特点。本证昏仆与眩晕之甚者似,且其发作前常有眩晕、乏力、胸闷等先兆,痫证发作日久之人,常有神疲乏力,眩晕时作等症状出现,故亦应与眩晕进行鉴别。鉴别要点在于痫证之昏仆,亦必昏迷不省人事,更伴口吐涎沫,两目上视,四肢抽搐,或口中如做猪羊叫声等表现。

四、辨证分析

眩晕虽病在清窍,但与肝、脾、肾三脏功能失常有密切关系。故辨证首先分清脏腑虚实。又因病因之不同,当分清风、火、痰、瘀、虚之变。

(一)肝阳上亢

1.症状

眩晕,耳鸣,头胀痛,易怒,失眠多梦,脉弦;或兼面红、目赤、口苦、便秘尿赤,舌红苔黄,脉弦数;或兼腰膝酸软,健忘,遗精,舌红少苔,脉弦细数;甚或眩晕欲仆,泛泛欲呕,头痛如掣,肢麻震颤,语言不利,步履不正。

2.病机分析

肝阳上亢,上冒颠顶,故眩晕、耳鸣、头痛且胀,脉见弦象;肝阳升发太过,故易怒;阳扰心神,故失眠多梦;若肝火偏盛,循经上炎,则兼见面红、目赤、口苦,脉弦且数;火热灼津,故便秘尿赤,舌红苔黄;若属肝肾阴亏,水不涵木,肝阳上亢者,则兼见腰膝酸软,健忘遗精,舌红少苔,脉弦细数。若肝阳亢极化风,则可出现眩晕欲仆,泛泛欲呕,头痛如掣,肢麻震颤,语言不利,步履不正等风动之象。此乃中风之先兆,宜加防范。

(二)气血亏虚

1.症状

眩晕,动则加剧;劳累即发,神疲懒言,气短声低,面白少华或萎黄或面有垢色,心悸失眠,纳减体倦,舌色淡、质胖嫩、边有齿印、苔少或厚,脉细或虚大;或兼食后腹胀,大便溏薄;或兼畏寒肢冷,唇甲淡白;或兼诸失血证。

2.病机分析

气血不足,脑失所养,故头晕目眩,活动劳累后眩晕加剧,或劳累即发;气血不足,故神疲懒言,面白少华或萎黄;脾肺气虚,故气短声低;营血不足,心神失养,故心悸失眠;气虚脾失健运,故纳减体倦,舌色淡、质胖嫩、边有齿印、苔少或厚,脉细或虚大,均是气虚血少之象。若偏于脾虚气陷,则兼见食后腹胀,大便稀溏。若脾阳虚衰,气血生化不足,则兼见畏寒肢冷,唇甲淡白。

(三)肾精不足

1.症状

眩晕,精神萎靡,腰膝酸软,或遗精,滑泄,耳鸣,发落,齿摇,舌瘦嫩或嫩红,少苔或无苔,脉弦细或弱或细数。或兼见头痛颧红,咽干,形瘦,五心烦热,舌嫩红,苔少或光剥,脉细数,或兼见面色㿠白或黧黑,形寒肢冷,舌淡嫩、苔白或根部有浊苔,脉弱尺甚。

2.病机分析

肾精不足,无以生髓,脑髓失充,故眩晕,精神萎靡;肾主骨,腰为肾之府,齿为骨之余,精虚骨骼失养,故腰膝酸软,牙齿动摇;肾虚封藏固摄失职,故遗精滑泄;肾开窍于耳,肾精虚少,故时时耳鸣;肾其华在发,肾精亏虚,故发易脱落;肾精不足,阴不维阳,虚热内生,故颧红,咽干,形瘦,五心烦热,舌嫩红、苔少或光剥,脉细数。精虚无以化气,肾气不足,日久真阳亦衰,故面色㿠白或黧黑,形寒肢冷,舌淡嫩、苔白或根部有浊苔,脉弱尺甚。

(四)痰浊内蕴

1.症状

眩晕,倦怠或头重如蒙,胸闷或时吐痰涎,少食多寐,舌胖、苔浊腻或白厚而润,脉滑或弦滑,或兼结代,或兼见心下逆满,心悸怔忡;或兼头目胀痛,心烦而悸,口苦尿赤,舌苔黄腻,脉弦滑而数;或兼头痛耳鸣,面赤易怒,胁痛,脉弦滑。

2.病机分析

痰浊中阻,上蒙清窍,故眩晕;痰为湿聚,湿性重浊,阻遏清阳,故倦怠头重如蒙;痰浊中阻,气机不利,故胸闷;胃气上逆,故时吐痰涎;脾阳为痰浊阻遏,故少食多寐;舌胖、苔浊腻或白厚而润,脉滑或兼结代,均为痰浊内蕴之征。若为阳虚不化水,寒饮内停,上逆凌心,则兼见心下逆满,心悸怔忡;若痰浊久郁化火,痰火上扰则头目胀痛,口苦;痰火扰心,故心烦而悸;痰火劫津,故尿赤;舌苔黄腻,脉弦滑而数,均为痰火内蕴之象。若痰浊夹肝阳上扰,则兼头痛耳鸣,面赤易怒,胁痛,脉弦滑。

(五)瘀血阻络

1.症状

眩晕,头痛,或兼见健忘、失眠,心悸,精神不振,面或唇色紫暗,舌有紫斑或瘀点,脉弦涩或细涩。

2.病机分析

瘀血阻络,气血不得正常流布,脑失所养,故眩晕;时作头痛,面唇紫暗,舌有紫斑瘀点,脉弦涩或细涩,均为瘀血内阻之征;瘀血不去,新血不生,心神失养,故可兼见健忘、失眠、心悸、精神不振。

五、治疗

(一)治疗原则

眩晕之治法,以滋养肝肾、益气补血、健脾和胃为主。若肝阳上亢,化火生风者,则清之、镇之、潜之、降之;痰浊上逆则荡涤之;兼外感则表散之;兼气郁则疏理之。这些均为急则治标之法,且眩晕多属本虚;标实之证,故常须标本兼顾。

(二)治法方药

1.肝阳上亢

(1)治法:平肝潜阳,清火熄风。

(2)方药:天麻钩藤饮加减。本方以天麻、钩藤平肝风治风晕为主药,配以石决明潜阳,牛膝、益母草下行,使偏亢之阳气复为平衡;加黄芩、山栀以清肝火,使肝风肝火平息;再加杜仲、桑寄生养肝肾;夜交藤、茯神以养心神、固根本。

若肝火偏盛,可加龙胆草、牡丹皮以清肝泄热;或改用龙胆泻肝汤加石决明、钩藤等以清泻肝火;若兼腑热便秘者,可加大黄、芒硝以通腑泄热。若肝阳亢极化风,宜加羚羊角(或羚羊角骨)、牡蛎、代赭石之属以镇肝熄风,或用羚羊角汤加减(羚羊角、钩藤、石决明、龟甲、夏枯草、生地黄、黄芩、牛膝、白芍、牡丹皮)以防中风变证的出现。若肝阳亢而偏阴虚者,加滋养肝肾之药,如牡蛎、龟甲、鳖甲、首乌、生地黄、淡菜之属。若肝肾阴亏严重者,应参考肾精不足证结合上述化裁治之。

2.气血亏虚

(1)治法:补益气血,健运脾胃。

(2)方药:归脾汤加减。方中黄芪、党参益气生血;白术、茯苓、炙甘草健脾益气;当归、龙眼肉养血补血;远志、酸枣仁养血安神;木香行气,使补而不滞。

若脾失健运,大便溏薄者,加炒山药、莲子肉、炒薏苡仁,以健脾止泻;若气虚兼寒,症见形寒肢冷,腹中隐痛者,加肉桂、干姜以温散寒邪;若血虚者,可加熟地黄、阿胶、何首乌以补血养血。

若中气不足,清阳不升,时时眩晕,懒于动作,面白少神,大便溏薄,宜补中益气,升清降浊,用补中益气汤加减。

若眩晕由失血引起者,应查清失血原因而治之。如属气不摄血者,可用四君子汤加黄芪、阿胶、白及、田七之属;若暴失血而突然晕倒者,可急用针灸法促其复苏,内服方用六味回阳饮;重用人参,以取血脱益气之意。

3.肾精不足

(1)治法:补益肾精,充养脑髓。

(2)方药:河车大造丸加减。本方以党参、茯苓、熟地黄、天冬、麦冬大补气血而益真元;紫河车、龟甲、杜仲、牛膝以补肾益精血;黄柏以清妄动之相火。可选加菟丝子、山茱萸、鹿角胶、女贞子、莲子等以增强填精补髓之力。

若眩晕较甚者,可选加龙骨、牡蛎、鳖甲、磁石、珍珠母之类,以潜浮阳。若遗精频频者,选加莲须、芡实、桑螵蛸、沙苑子、覆盆子等以固肾涩精。

偏于阴虚者,宜补肾滋阴清热,可用左归丸加知母、黄柏、丹参。方中熟地黄、山茱萸、菟丝子、牛膝、龟甲补益肾阴;鹿角胶填精补髓;加丹参、知母、黄柏以清内生之虚热;偏于阳虚者,宜补肾助阳,可用右归丸。方中熟地黄、山茱萸、菟丝子、杜仲为补肾主药;山药、枸杞、当归补肝脾以助肾;附子、肉桂、鹿角胶益火助阳。可酌加巴戟天、淫羊藿、仙茅、肉苁蓉等以增强温补肾阳之力。在病情改善后,可根据辨证选用六味丸或八味丸(金匮肾气丸),较长时间服用,以固其根本。

4.痰浊内蕴

(1)治法:燥湿祛痰,健脾和胃。

(2)方药:半夏白术天麻汤加减。本方半夏燥湿化痰,白术健脾祛湿,天麻息风止头眩为主药;其余茯苓、甘草、生姜、大枣俱是健脾和胃之药,再加橘红以理气化痰,使脾胃健运,痰湿不留,眩晕乃止。

若眩晕较甚,呕吐频作者,可加代赭石、旋覆花、胆南星之类以除痰降逆,或改用旋覆代赭汤;若舌苔厚腻水湿盛重者,可合五苓散;若脘闷不食,加白蔻仁、砂仁化湿醒胃;若兼耳鸣重听,加青葱、石菖蒲通阳开窍;若脾虚生痰者可用六君子汤加黄芪、竹茹、胆南星、白芥子之属;若为寒饮内停者,可用苓桂术甘汤加干姜、附子、白芥子之属以温阳化寒饮,或用黑锡丹。

若为痰郁化火,宜用温胆汤加黄连、黄芩、天竺黄等以化痰泄热或合滚痰丸以降火逐痰。若动怒郁勃,痰、火、风交炽者,用二陈汤下当归龙荟丸,并可随症酌加天麻、钩藤、石决明等息风之药。若兼肝阳上扰者,可参用上述肝阳上亢之法治之。

5.瘀血阻络

(1)治法:祛瘀生新,行血通经。

(2)方药:血府逐瘀汤加减。方中当归、生地黄、桃仁、红花、赤芍、川芎等为活血消瘀主药;枳壳、柴胡、桔梗、牛膝以行气通络,疏理气机。

若兼气虚,身倦乏力,少气自汗,宜加黄芪,且应重用(30 g以上),以行气行血。若兼寒凝,畏寒肢冷,可加附子、桂枝以温经活血。若兼骨蒸劳热,肌肤甲错,可加牡丹皮、黄柏、知母。重用干地黄,去柴胡、枳壳、桔梗,以清热养阴,祛瘀生新。

若为产后血瘀血晕,可用清魂散,加当归、延胡索、血竭、没药、童便。本方以人参、甘草益气活血;泽兰、川芎活血祛瘀;荆芥理血祛风;合当归、延胡索、血竭、没药、童便等活血祛瘀药,全方具有益气活血、祛瘀止晕的作用。

第六节 神昏

神昏是以神志丧失且不易逆转为特征的一种病证,又称"昏迷""昏不知人""昏谵""昏愦"等。

神昏有程度不同,现代医学分为轻、中、重三度。中医学虽未明确分度标准,但从所用术语含义来看,大致有轻重之别。轻者称神志蒙眬,时清时昧,重者昏谵、神昏、昏不识人、不知与人言等,最重者常称昏愦,或其状如尸、尸厥等。

神昏只是一个症,不作为病证名称理解,是很多疾病发展到危重阶段时所出现的一个共同病理反应。

现代医学中的昏迷,是由于大脑皮质和皮质下网状结构发生高度抑制,脑功能严重障碍的一种病理状态。由急性传染性疾病、感染性疾病、内分泌及代谢障碍性疾病、水电解质平衡紊乱、中毒、物理性损害等引起的昏迷,可参照中医神昏辨证论治。

一、病因病机

(一)阳明腑实

感受寒邪,或温热、湿热之邪,入里化热,热与糟粕相合,结于胃肠,浊气上熏于心,扰于神明而神昏谵语。《伤寒论》中的神昏谵语,皆因阳明腑实所致。正如陆九芝所说:"胃热之甚,神为之昏,从来神昏之病,悉属胃家。"温病中因阳明腑实而致昏迷的记载亦颇多。如《温病条辨·中焦篇》第六条:"阳明温病,面目俱赤,肢厥,甚则通体皆厥,不瘛疭,但神昏,不大便七八日以外,小便赤,脉沉伏,或并脉亦厥,胸腹坚满,甚则拒按,喜凉饮者,大承气汤主之。"《温热经纬·薛生白湿热病篇》第六条:"湿热证,发痉,神昏笑妄,脉洪数有力,开泄不效者,湿热蕴结胸膈,宜仿凉膈散。若大便数日不通者,热邪闭结肠胃,宜仿承气微下之例。"阳明腑实是热性病发生昏迷的重要因素,因而通下法在救治昏迷患者中占有重要位置。

(二)热闭心包

热闭心包而产生昏迷的理论,是温病学首创,是温病学的一大贡献。除伤寒阳明腑实所造成的神昏之外,又提出了热闭心包的理论,为救治神昏开辟了新的途径。热闭心包有两个传变途径。一是逆传,由卫分证不经气分,而直陷心营,阻闭心包,使神明失守而昏迷。这种逆传,往往是由所感受有温热之邪毒力太盛,或素体阴虚,外邪易于内陷,或误治引起内陷,这就是叶天士所说的"逆传心包"。另一个传变途径是顺传,由卫分经气分,再传入心营而出现神昏,这种昏迷虽较逆传者出现较晚,但是由于邪热不解,对阴液的耗伤较重。

(三)湿热酿痰蒙蔽心包

感受湿热之邪,湿热交蒸酿痰,痰浊蒙蔽心包,心神失守而神昏。这是叶天士所说的"湿与温合,蒸郁而蒙蔽于上,清窍为之壅塞,浊邪害清也"。

湿为阴邪,热为阳邪,湿遏则热伏,热蒸则湿横,湿热郁蒸,最易闭窍动风,所以薛生白在《温热经纬·薛生白湿热病篇》中说"是证最易耳聋干呕,发痉发厥",《温热经纬·薛生白湿热病篇》全篇中有许多条都记载了昏厥的症状。《温病条辨·上焦篇》第四十四条也有"湿温邪入心包,神昏肢厥"的记载。至于吸收秽浊之气而昏迷者,也有称为发痧者,其实质也是湿热秽浊之邪,如《温病条辨·中焦篇》第五十六条:"吸受秽湿,三焦分布,热蒸头胀,身痛呕逆,小便不通,神识昏迷,舌白不,渴不多饮……。"《温热经纬·薛生白湿温病篇》第十四条:"湿热证,初起即胸闷不知人,瞀乱大叫痛,湿热阻闭中上二焦……。"皆是由湿热秽浊之气而致昏迷者。

(四)瘀热交阻

由于湿热之邪入营血,煎熬阴液,则血行凝涩而成瘀血。热瘀交阻于心窍而神昏。或素有瘀血在胸膈,加之热邪内陷,交阻于心窍,也可发生神昏,正如叶天士所说"再有热传营血,其人素有瘀伤宿血在胸膈中,挟热而搏,其舌必紫而暗,扪之湿,当加入散血之品,如琥珀、丹参、桃仁、牡丹皮等。不尔,瘀血与热为伍,阻遏正气,遂变如狂发狂之证"。何秀山也说:"热陷包络神昏,非痰迷心窍,即瘀阻心窍。"(《重订通俗伤寒论》犀地清络饮,何秀山按)

"热入血室"及"下焦蓄血"所产生的昏迷谵狂,其机制与瘀血交阻相似,只是交阻的部位不同而已。热入血室在胞宫,下焦蓄血者在膀胱(部位尚有争议),热入血室者,乃妇人于外感热病过程中,经水适来适断,热邪乘虚陷入血室,与血搏结,瘀热冲心,扰于神明,遂发昏狂,正如薛生白于《温热经纬·薛生白湿热病篇》第三十二条所说:"湿热证,经水适来,壮热口渴,谵语神昏,胸腹痛,或舌无苔,脉滑数,邪陷营分,宜大剂犀角、紫草、茜草、贯众、连翘、鲜菖蒲、银花露等味。"

伤寒下焦蓄血者,是因为太阳表证不解,热邪随经入腑,与血搏结而不行,瘀热冲心,扰乱神明,其人发狂。如《伤寒论》所说:"太阳病六七日,表证仍在,反不结胸,其人发狂者,以热在下焦，少腹当硬满，小便自利者，下血乃愈，抵当汤主之。"

瘀热交阻的部位，虽然有在心、在胸膈、在下焦、在胞宫之异，但因心主血脉，血分之瘀热，皆可扰于心神而发昏谵或如狂发狂，其病机有共同之处。

(五)气钝血滞

外邪入里化热，病久不解，必伤于阴，络脉凝瘀，阴阳两困，气钝血滞，灵机不运，神识昏迷、呆顿。这种昏迷，薛生白在《温热经纬·薛生白湿热病篇》第三十四条中阐述得很清楚。他说："湿热证，七八日，口不渴，声不出，与饮食亦不却。默默不语，神识昏迷，进辛开凉泄、芳香逐秽，俱不效，此邪入厥阴，主客浑受，宜仿吴又可三甲散；醉地鳖虫、醋炒鳖甲、生僵蚕、柴胡、桃仁泥等味。"薛生白在本条自注中，对气钝血滞的昏迷又做了进一步的解释，他说："暑热先伤阳分，然病久不解，必及于阴，阴阳两困，气钝血滞而暑湿不得外泄，遂深入厥阴，络脉凝瘀，使一阳少阳生气也。不能萌动，生气有降无升，心主阻遏，灵气不通，所以神不清而昏迷默默也。破滞破瘀，斯络脉通而邪得解矣。"这种昏迷，在热病后期的后遗症多见，表现昏迷或痴呆、失语等。

(六)心火暴盛

素体肝肾阴虚，加之五志过极，或嗜酒过度，或劳逸失宜，致肝阳暴涨，阳升风动，心火偏亢，神明被扰，瞀乱而致昏迷。这一病机是由刘河间所倡导，他在《素问玄机原病式·火类》中说："由于将息失宜，而心火暴甚，肾水虚衰，不能制之，则阴虚阳实，而热气怫郁，心神昏冒，筋骨不用，而卒倒无知也，多因喜怒思悲恐之五志有所过极而卒中者，由五志过极，皆为热甚故也。"

(七)正虚邪实

正气不足，邪气乘之，神无所倚而致昏迷，《灵枢·九宫八风》中说："其有三虚而偏中于邪风，则为击仆偏枯矣。"击仆即卒然昏仆，如物击之速。《金匮要略方论·中风历节病脉证并治》说："络脉空虚，贼邪不泻……邪入于腑，即不识人，邪入于脏，舌即难言，口吐涎。"不识人，即昏迷之谓。《东垣十书·中风辨》说："有中风者，卒然昏愦，不省人事，痰涎壅盛，语言謇涩等证，此非外来风邪，乃本气自病也。"东垣之论，以气虚为主。

(八)痰蔽清窍

脾失健运，聚湿生痰，痰郁化热，蒙蔽清窍，猝然昏仆。

对中风昏仆，朱丹溪以痰立论，他在《丹溪心法·中风》说："中风大率主血虚有痰，治痰为先，次养血行血。"

(九)肝阳暴涨，上扰清窍

暴怒伤肝，肝阳暴涨，气血并走于上，或夹痰火，上扰清窍，心神昏冒而卒倒不知。《素问·生气通天论篇》曰："阳气者，大怒则形气绝，而血菀于上，使人薄厥。"《素问·调经论篇》曰："血之与气，并走于上，则为大厥，厥则暴死，气复反则生，不反则死。"张山雷根据上述经文加以阐发，著《中风斠诠》，强调镇肝潜阳，摄纳肝肾，故以镇摄潜阳为先务，缓则培其本。

二、诊断要点

(一)临床表现

临床神志不清，不省人事，且持续不能苏醒为特征。病者的随意运动丧失，对周围事物如声音、光等的刺激全无反应。

(二)鉴别诊断

(1) 与癫痫鉴别：癫痫，卒然仆倒，昏不知人，伴牙关紧闭、四肢抽搐、僵直，发作片刻又自行停止，复如常人，并有反复发作，每次发作症状相似的特点。而昏迷，可伴抽搐，也可无抽搐僵直，一旦昏迷后，非经治疗则不易逆转，且无反复发作史。

(2) 与厥证鉴别：厥证，发作呈突然昏仆，常伴四肢厥冷，少有抽搐，短时间即可复苏，醒后无偏瘫、失语、口眼㖞斜等后遗症。且每次发作都有明显诱因，如食厥之因于食、酒厥之因于酒、暑厥之因于暑、气厥之因于气等。昏迷除外伤外，都是在原发病恶化的基础上发生的，神志复苏以后，原发病仍然存在。

(3) 与脏躁鉴别：脏躁往往在精神刺激下突然发病，多发于青壮年妇女，可表现为抽搐、失语、瘫痪、暴喑等多种状态，发作时神志不丧失，可反复发作，发作后常有情感反应，如哭笑不能抑制，或忧郁寡欢等，每次发作大致相似，与昏迷可资鉴别。

三、辨证论治

(一)闭证

1. 热陷心包

(1) 主症：昏愦不语，灼热肢厥，或伴抽搐、斑疹、出血、便干溲赤、面赤目赤，可因邪气大盛、正气不支而身热骤降、四肢厥冷、大汗淋漓、面色苍白。舌干绛而蹇，脉细数而疾，或细数微弱。

(2) 治法：清心开窍，泄热护阴。

(3) 方药：清营汤加减。

水牛角 30～50 g(先煎)，生地黄、玄参、麦冬、丹参、连翘各 15 g，竹叶心 6 g，黄连 10 g，甘草 6 g。水煎服。

(4) 加减：抽搐者加羚羊角 5 g(先煎)，钩藤 20 g，地龙 15 g。

2. 阳明热盛

(1) 主症：身热大汗，烦渴引饮，躁扰不安，渐至谵语神昏，四肢厥冷，面赤目赤。若成阳明腑实证，则大便硬结，腹部坚满。舌红苔黄，脉洪大。甚则舌苔黄燥或干黑起芒刺，脉沉实或沉小而躁疾。

(2) 治法：清气泄热。

(3) 方药：大承气汤。

大黄 15 g，芒硝、枳实各 12 g，厚朴 10 g，水煎服。

(4) 加减：口渴引饮者，加石膏 30 g、知母 15 g。

3. 湿热酿痰，蒙蔽心窍

(1) 主症：神志蒙胧或时清时昧，重者也可昏愦不语，少有狂躁，身热不扬，午后热甚，胸脘满闷。舌红苔黄腻，脉濡滑或滑数。

(2) 治法：宣扬气机，化浊开窍。

(3) 方药：菖蒲郁金汤加减。

石菖蒲、郁金各 15 g，栀子、连翘、牛蒡子、牡丹皮、菊花各 12 g，竹沥适量(冲服)，姜汁适量(冲服)，玉枢丹 1 粒(研冲)。水煎服。

4. 瘀热交阻

(1) 主症：昏谵或狂，胸膈窒塞、疼痛拒按，身热夜甚，唇甲青紫。下焦蓄血者，少腹硬满急结,大便硬,其人如狂。热入血室者,经水适来适断,谵语如狂,寒热如疟。舌绛紫而润或舌蹇短缩,脉沉伏细数。

(2)治法:清热化瘀,通络开窍。

(3)方药:犀地清络饮。

犀角汁 20 mL(冲),牡丹皮 6 g,青连翘 4.5 g(带心),淡竹沥 60 mL(和匀),鲜生地黄 24 g,生赤芍 4.5 g,桃仁 9 粒(去皮),生姜汁 2 滴(同冲),鲜茅根 30 g,灯心草 1.5 g,鲜石菖蒲汁 10 mL(冲服)。

5.气钝血滞

(1)主症:大病之后,神情痴呆,昏迷默默,口不渴,声不出,与饮食也不欲,语言謇涩,肢体酸痛拘急,胁下锥刺,肌肉消灼。舌黯,脉沉涩。

(2)治法:破滞化瘀,通经活络。

(3)方药:通经逐瘀汤。

刺猬皮 9 g,薄荷 9 g,地龙 9 g,皂刺 6 g,赤芍 6 g,桃仁 6 g,连翘 9 g,金银花 9 g。

(4)加减:血热,加山栀、生地黄;风冷,加麻黄、桂枝;虚热,加银柴胡、地骨皮;喘咳,加杏仁、苏梗。

6.五志过极,心火暴盛

(1)主症:素有头晕目眩,卒然神识昏迷,不省人事,肢体僵直抽搐,牙关紧闭,两手握固,气粗口臭,喉中痰鸣,大便秘结。舌红苔黄腻,脉弦滑而数。

(2)治法:凉肝息风,清心开窍。

(3)方药:镇肝息风汤。

怀牛膝 30 g,生赭石 30 g,川楝子 6 g,生龙骨 15 g,生牡蛎 15 g,生龟甲 15 g,生杭芍、玄参、天冬各 15 g,生麦芽、茵陈各 6 g,甘草 4.5 g。

7.痰浊阻闭

(1)主症:神识昏蒙,痰声漉漉,胸腹痞塞,四肢欠温,面白唇暗。舌淡苔白腻,脉沉缓滑。

(2)治法:辛温开窍,豁痰息风。

(3)方药:涤痰汤送服苏合香丸。

半夏、胆南星、橘红、枳实、茯苓、人参、菖蒲、竹茹、甘草、生姜、大枣。

(二)脱证

1.亡阴

(1)主证:神昏舌强,身热汗出,头汗如洗,四肢厥冷,喘促难续,心中憺憺,面红如妆,唇红而艳。舌绛干萎短,脉虚数或细促。

(2)治法:救阴敛阳。

(3)方药:生脉散加味。

人参 12 g(另炖),麦冬 20 g,五味子、山茱萸各 15 g,黄精、龙骨、牡蛎各 30 g。水煎服。

2.阳脱

(1)主症:神志昏迷,目合口开,鼻鼾息微,手撒肢厥,大汗淋漓,面色苍白,二便自遗,唇舌淡润,甚则口唇青紫,脉微欲绝。

(2)治法:回阳救逆。

(3)方药:参附汤。
(4)加减:人参15 g,制附子12 g。水煎服。

四、预后与预防

(一)预后

(1)昏迷患者,可以红灵丹、通关散等搐鼻取嚏,有嚏者生,无嚏者死,为肺气已绝。

(2)正衰昏迷,寸口脉已无,趺阳脉尚存者,为胃气未败,尚可生;若趺阳脉已无,为胃气已绝,胃气绝者死。

(3)厥而身温汗出,入腑者吉;身冷唇青,入脏者凶,指甲青紫者死。或醒或未醒,或初病或久病;忽吐出紫红色者死。

(4)口干、手撒、目合、鼻鼾、遗溺,为五脏绝,若已见一二症,唯大剂参、附,兼灸气海、丹田,间有活者。

(5)若高热患者,突然出现体温骤降,冷汗淋漓,四肢厥冷,脉微欲绝者,为邪气太盛,正气不支而亡阳,先急予参、附回阳。待阳复后可复热,当转而清热解毒。不可固守原方,继续扶阳。

(二)预防调护

(1)本病预防主要是及时治疗各种可引起神昏的病证,防止其恶化。
(2)神昏不能进食者,可用鼻饲,给予足够的营养,并输液吸氧等。
(3)神昏患者应定期翻身按摩,及时做五官及二便的清洁护理等。

第五章 心系病证

第一节 心悸

心悸是指气血阴阳亏虚,或痰饮瘀血阻滞,心失所养,心脉不畅,引起心中急剧跳动,惊慌不安,不能自主为主要表现的一种病证。心悸发作时常伴气短、胸闷,甚至眩晕、喘促、晕厥;脉象或数、或迟,或节律不齐。心悸因惊恐、劳累而发,时作时止,不发时如常人,病情较轻者为惊悸;若终日悸动,稍劳尤甚,全身情况差,病情较重者为怔忡。惊悸日久不愈也可转为怔忡。

心悸病位主要在心,病因较复杂,既有体质因素、饮食劳倦或情志所伤,也有因感受外邪或药物中毒所致。其虚证者,多因气血阴阳亏虚,引起心神失养,治当补益气血,调理阴阳,以求气血调畅,阴平阳秘,配合应用养心安神之品,促进脏腑功能的恢复;实证者常见痰浊、瘀血、水饮,而致心神不宁,治当化痰涤饮,配合应用活血化瘀之品,以求祛邪安正,心神得宁;当临床表现虚实夹杂时,当根据虚实轻重之多少,灵活应用益气养血,滋阴温阳,化痰涤饮,行气化瘀,养心安神,重镇安神之法。

初起病情较轻,此时如辨证正确,治疗及时得当,且患者积极配合,则疾病容易恢复。若失治、误治或患者欠配合,病情也有由轻转重者,特别是老年人,肝肾本已渐亏,阴阳气血亦不足,如若病久,心病累及肝肾,导致真气亏损越重,则病情复杂,治疗较难,恢复也慢。此外,老年人心悸初起多属虚,以心气不敛,心血不足为多见,日久易虚实夹杂,使病情加重。

心悸多见于各种心律失常,心悸可发于任何年龄,但老年人素体亏虚,心气不足,心悸的发生率可随增龄而增高。心悸常常提示心脏本身疾病,也可为其他疾病的主要症状之一,如胸痹、失眠、健忘、眩晕、水肿、喘病等也可出现心悸症状。

心悸是一种多病种、多因素引起的综合征,西医西药尽管对一些心律失常具有较好的疗效,但多为对症治疗,一些抗心律失常的药物甚至可以引起药源性的心律失常,而中医中药的整体治疗,体现了标本兼治、安全有效的优势,尤其是对一些功能性的心悸,具有明显的效果。

根据本病的临床表现,各种原因引起的心律失常,如心动过速、心动过缓、过早搏动、心房颤动或扑动、房室传导阻滞、病态窦房结综合征、预激综合征及心功能不全、神经官能症等,凡具有心悸临床表现的,均可参考本节辨证论治。

一、病证诊断

(一)诊断标准

1.疾病诊断标准

(1)中医诊断标准:自觉心搏异常,或快速或缓慢,或跳动过重,或忽跳忽止。呈阵发性或持续不解,神情紧张,心慌不安。伴有胸闷不适,心烦寐差,颤抖乏力,头晕等症。中老年患者,可伴有心胸疼痛,甚则喘促,汗出肢冷,或见晕厥。可见数、促、结、代、缓、迟等脉象。常有情志刺激、惊恐、紧张、劳倦、饮酒等诱发因素。血常规、血沉、抗"O"、T_3、T_4及心电图,X射线胸部摄片、测血压等检查,有助于明确诊断。

(2)西医诊断标准如下。

快速性心律失常。

1)过早搏动:诊断依据主要根据心电图检查结果。

房性期前收缩:①P波提前出现,与正常P波不同。②P-R间期大于0.12秒,QRS波群形态多正常,只有在出现室内差异性传导时,QRS波形态呈现右束支阻滞图形;P波后也可不出现QRS波。③代偿间期多不完全。

结性期前收缩:①提前出现的QRS波群和逆行的P波,QRS波形态与正常基本相同。②逆行P波在QRS波群前时,P-R间期小于0.12秒;逆行P波在QRS波群后时,P-R间期小于0.20秒;P波有时埋在QRS波群内而不见。③多为完全代偿间期。

室性期前收缩:①QRS波群提前出现,形状宽大、粗钝,或有切迹,波群时间延长大于0.12秒。②QRS波群前无P波。③代偿间期完全。

阵发性室上性心动过速:诊断依据主要根据心电图。

心电图特征:①相当于一系列很快的房性或交界性期前收缩,频率为160～220次/分,节律十分规则。②P波形态不同于窦性P波,或与T波融合,难以辨别有无P波。如能辨认时,P′波在Ⅱ、aVF导联直立,P′-R间期大于0.12秒,可认为是房性阵速;若P′波为逆行性,P′-R间期小于0.12秒,R-P′间期小于0.20秒者,则为交界性阵速。③QRS波群形态与窦性心搏相似,偶可因差异性心室传导而增宽。④可有继发性ST-T改变。

发作时心电图有确诊价值,表现为房性、房室交界性或室性心动过速的心电图特征。

心房纤颤:诊断依据主要根据体征、心电图。

体征:①第一心音强弱不等。②心律绝对不规律。③脉搏短绌。(心率＞脉率)

心电图特征:①P波消失,代之以频率为每分钟350～600次的大小不等、形态不同、间隔不匀的房颤波(简称为"f波")。f振幅大于0.1 mV为粗大型;小于0.1 mV为纤细型。f波在Ⅱ、Ⅲ、aVF导联中多明显可见,但以V_1导联最为明显。②大多数病例,房颤心室率快而完全不规则,多在每分钟120～180次,如因病变或洋地黄影响下发生高度房室传导阻滞,可出现心室率小于70次/分。③QRS波群的形态与正常相同,但伴有室内差异性传导时,QRS波可增宽、畸形。

缓慢性心律失常。

2)房室传导阻滞:诊断依据主要根据心电图检查结果。

Ⅰ度房室传导阻滞:常无症状和体征。心电图示:①P-R间期延长至0.20秒以上。②每个P波之后均有QRS波群。

Ⅱ度房室传导阻滞分两种。

Ⅱ度Ⅰ型:又称"文氏现象"。表现为:①P-R间期逐渐延长,直至P波受阻与心室脱漏。②R-R间期逐渐缩短,直到P波受阻。③包含受阻P波的R-P间期比两个P-P间期之和为短。

Ⅱ度Ⅱ型:又称"莫氏Ⅱ型"。表现为:①有间歇受阻的P波与心室脱漏。②在传导的搏动中,P-R间期保持恒定。P-R间期可能正常或延长。

Ⅲ度房室传导阻滞:又称"完全性房室传导阻滞"。心电图表现为:①P波与QRS波群无关。②心房速率比心室速率快,心房心律可能为窦性或起源于异位。③心室心律由交界区或心室自主起搏点维持。

病态窦房结综合征:主要依据为窦房结的功能衰竭,表现为以下三项中的一项或几项,并可除外某些药物、神经或代谢功能紊乱等所引起者。包括:①窦房传导阻滞。②窦性停搏(停顿时间持续2秒以上)。③明显的、长时间的(间歇性或持续性)窦性心动过缓(心率常在50次/分以下)。大多数同时有①和(或)③单独窦性心动过缓者,需经阿托品试验证明心率不能正常地增快(少于90次/分)。

在少数病例,诊断依据为:①慢性心房颤动或扑动,有可靠资料说明以往有上述窦房结功能衰竭的主要依据者;或经电转复(或药物转复),恢复窦性心律后出现这种表现者。②持久的、缓慢的交界性心律,心率常在50次/分以下(窦房结持久的停顿),有时可间断地稍增快。

以上标准不适用于运动员及儿童。

2.分型分级标准

(1)心悸分型标准。①脉率快速型心悸:一息六至之数脉,一息七至之疾脉,一息八至之极脉,一息九至之脱脉,一息十至以上之浮合脉。②脉率缓慢型心悸:一息四至之缓脉,一息三至之迟脉,一息二至之损脉,一息一至之败脉,两息一至之夺精脉。③脉律不整型心悸:脉象可见有数时一止,止无定数之促脉;缓时一止,止无定数之结脉;脉来更代,几至一止之代脉,或见脉象乍疏乍数,忽强忽弱。

(2)心律失常分级标准。

过早搏动:采用动态心电图或每天固定时间心电示波或监测观察30分钟。

轻度:患者无明显症状,平均每天过早搏动小于等于5次。

中度:平均每分钟5次以上,或呈二、三联律。

重度:有多源性,或连续2次以上过早搏动,或R波在T波上,而Q-T间期延长者。

阵发性室上性心动过速或阵发性心房纤维颤动。①偶发:每个月1~2次,每次发作少于1小时休息后即可消失。②多发:每个月发作2次以上,每次发作1小时以上少于24小时,或需要药物控制者。③频发:每天发作,短暂多次,或每周发作1次以上,每次发作24小时以上,或需药物控制。

(二)鉴别诊断

1.胸痹心痛

胸痹心痛常可与心悸合并出现,其鉴别要点为:胸痹心痛除可见心慌不安,脉结或代外等心悸症状外,必以心痛为主症,多呈心前区或胸骨后刺痛、闷痛,常由劳累、感寒、饱餐或情绪波动而诱发,多呈短暂发作。但甚者心痛剧烈不止,唇甲发绀或手足青冷至节,呼吸急促,大汗淋漓,直至晕厥,病情危笃。

2.奔豚

奔豚发作之时,也觉心胸躁动不安。奔豚病症状为"从少腹起,上冲咽喉,发作欲死,复还止,皆从惊恐得之"。故本病与心悸的鉴别要点为:心悸为心中剧烈跳动,发自于心;奔豚乃上下冲逆,发自少腹。

3.卑惵

卑惵症状为"痞塞不欲食,心中常有所歉,爱处暗室,或倚门后,见人则惊避,似失志状"。

卑惵病因为"心血不足",虽有心慌,一般无促、结、代、疾、迟等脉象出现,是以神志异常为主的疾病,与心悸不难鉴别。

4.心下悸、心下痞

心下指胃脘,心下悸指心下(胃脘处)惕惕然跳动而言。心下痞指胃脘满闷不舒,按之柔软不痛的症状。其与心悸的鉴别要点在于:心下悸与心下痞病位皆在胃,而心悸病位在心。

(三)证候诊断

1.心虚胆怯

(1)主症:心悸不宁,善惊易恐,稍惊即发,劳则加重。

(2)次症:胸闷气短,自汗,坐卧不安,恶闻声响,少寐多梦而易惊醒,舌质淡红、苔薄白,脉动数,或细弦。

2.心脾两虚

(1)主症:心悸气短,失眠多梦,思虑劳心则甚。

(2)次症:神疲乏力,眩晕健忘,面色无华,口唇色淡,纳少腹胀,大便溏薄,舌质淡、苔薄白,脉细弱。

3.肝肾阴亏

(1)主症:心悸失眠,眩晕耳鸣。

(2)次症:形体消瘦,五心烦热,潮热盗汗,腰膝酸软,视物昏花,两目干涩,咽干口燥,筋脉拘急,肢体麻木,急躁易怒,舌质红、少津,苔少或无,脉象细数。

4.心阳不振

(1)主症:心悸不安,动则尤甚,形寒肢冷。

(2)次症:胸闷气短,面色㿠白,自汗,畏寒喜温,或伴心痛,舌质淡、苔白,脉虚弱,或沉细无力。

5.水饮凌心

(1)主症:心悸眩晕,肢面水肿,下肢为甚,甚至咳喘,不能平卧。

(2)次症:胸脘痞满,纳呆食少,渴不欲饮,恶心呕吐,形寒肢冷,小便不利,舌质淡胖、苔白滑,脉弦滑,或沉细而滑。

6.血瘀气滞

(1)主症:心悸,心胸憋闷,心痛时作。

(2)次症:两胁胀痛,善太息,形寒肢冷,面唇紫暗,爪甲青紫,舌质紫黯,或有瘀点、瘀斑,脉涩,或结,或代。

7.痰浊阻滞

(1)主症:心悸气短,胸闷胀满。

(2)次症:食少腹胀,恶心呕吐,或伴烦躁失眠,口苦口干,纳呆,小便黄赤,大便秘结,舌苔白腻或黄腻,脉弦滑。

8.邪毒犯心

(1)主症:心悸,胸闷,气短,左胸隐痛。

(2)次症:发热,恶寒,咳嗽,神疲乏力,口干渴,舌质红、少津,苔薄黄,脉细数,或结代。

二、病因病机

(一)病因

心悸的病因较复杂,既有体质因素、饮食劳倦或情志所伤,亦有感受外邪或药物中毒所致。其虚证者,多因气血阴阳亏虚,引起心神失养;实证者常见痰浊、瘀血、水饮,而致心神不宁。

1. 体虚久病

禀赋不足,素体亏虚,或脾胃虚弱,化源不足,或久病失养,劳欲过度,皆可使气血不足,心失所养,发为心悸。气虚及阳或失治误治,心阳受损,失其温煦,可致心悸;阳气虚衰,无力鼓动血行,血脉瘀滞,亦致心悸。若虚及脾肾之阳,水湿不得运化,成痰成饮,上逆于心,亦成心悸。血虚日久,心阴损耗,或年老体弱,调摄不当,肝肾阴亏,均致心失滋养,而成心悸。且肝阴不足,失其条达,易致肝阳上亢,肝火内扰,或肾阴不足,水不济火,心火独亢,火扰心神,皆可扰乱心神而致心悸。此外,肺朝百脉,主治节,若肺气亏虚,不能助心以治节,则心脉运行不畅,心悸不安。

2. 饮食劳倦

嗜食膏粱厚味,煎炸炙烤,蕴热化火生痰,痰火扰心,发为心悸。或饮食不节,损伤脾胃,运化失施,水液输布失常,滋生痰浊,痰阻心气,而致心悸。

3. 情志所伤

惊则气乱,恐则气下,平素心虚胆怯,暴受惊恐,易使心气不敛,心神动摇,而心慌不能自主,惊悸不已,渐次加剧,直至稍遇惊恐,即作心悸,甚或外无所惊,时发怔忡。思虑过度,劳伤心脾,不仅暗耗阴血,又能影响脾胃功能,致生化之源不足,气血两虚,心失所养,发生心悸。长期抑郁,肝气郁结,气滞血瘀,心脉不畅,心神失养,引发心悸。大怒伤肝,肝火上炎,气血逆乱,且可夹痰,上扰于心,而出现心神不宁,心脉紊乱。

4. 感受外邪

心气素虚,风湿热邪,合而为痹,痹证日久,内舍于心,痹阻心脉,心血瘀阻,发为心悸。或风寒湿热之邪,由血脉内侵于心,耗伤心气之阴,也可引起心悸。温病、疫毒均可灼伤营阴,心失所养,或邪毒内扰心神,如春温、风温、暑湿、白喉、梅毒等病,往往伴见心悸。

5. 药物中毒

药物过量或毒性较剧,损及于心,可致心悸,如附子、乌头,或西药锑剂、洋地黄、奎尼丁、肾上腺素、阿托品等用药过量或不当时,均能引发心动悸、脉结代一类证候。

(二)病机

1. 发病

心悸的发病,或由惊恐恼怒,动摇心神,致心神不宁而为心悸;或因久病体虚,劳累过度,耗伤气血,心神失养,若虚极邪盛,无惊自悸,悸动不已,则谓之怔忡。本病起病多为突发突止,或为反复发作,轻者数天或数月一发,可无明显症状或轻度不适,重则一日数发,或持续发作,多伴有气短乏力,胸闷头昏汗出,自觉怔忡不已,甚则晕厥昏迷。

2. 病位

心悸病位主要在心,或为心神失养,或为心神不宁,引起心神动摇,悸动不安。但本病发病亦与脾、肾、肺、肝四脏功能失调相关。如脾不生血,心血不足,心神失养则动悸。脾失健运,痰湿内生,扰动心神,或肾阴不足,不能上制心火,肾阳亏虚,心阳失于温煦,均可发为心悸。肺气亏虚,不能助心以治节,心脉运行不畅则心悸不安。肝气郁滞,气滞血瘀,或气郁化火,致使心脉不畅,心神受扰,也可进而引发心悸。

3.病性

心悸的病性主要有虚实两方面。虚者为气血阴阳亏损,心神失养而致。实者多由痰火扰心、水饮凌心及瘀血阻脉,气血运行不畅而引起。临床常表现为虚多实少,虚实夹杂。总之,本病多为本虚标实证,其本为气血不足、阴阳亏损,其标是气滞、血瘀、痰浊、水饮。

4.病势

本病虚多实少,或虚实兼夹。病情的演变多始于心血不足,进而心气亦虚,脏腑亏损。本病常继发于真心痛(胸痹心厥)、痰饮病、外感之后,辨证时要注意病因与宿疾之间的关系。某些心悸重症,进一步可以发展为气虚及阳或阴虚及阳而出现心(肾)阳衰,甚则心阳欲脱。更甚者心阳暴脱而成厥、脱之变。

5.病机转化

心悸的病机转化取决于邪热、痰浊、瘀血等病邪与人体正气相争的消长变化,虚实之间可以互相夹杂或转化。实证日久,正气亏耗,可兼见气、血、阴、阳之亏损,而虚证则又往往兼见实象。如阴虚可致火旺,阳虚易夹水饮、痰湿,气虚也易伴血瘀,痰火互结易伤阴,瘀血可兼痰浊。

心悸变证早期伴有心痛、胸闷、憋气、头昏欲呕者,要考虑是气滞血瘀、血脉瘀阻或痰湿阻络,痰饮溃心。若症见心悸,喘促水肿,起卧不安,甚者迫坐,脉疾数而微,多为心肾阳虚之危证。若见颜面苍白,大汗淋漓,四肢厥冷,喘促欲脱,甚则遗溺,脉微细欲绝,神志淡漠,此乃心悸加重,转入厥脱之危候,正气虚衰,元气败脱。若兼见脉搏极乱、极疾、极迟,面色苍白,口唇发绀,意识突然丧失,或时清时昧等,或并发抽搐、昏厥等症,属阴阳离绝之候。

心悸的病机较为复杂,可由外邪、气滞、痰饮、瘀血、脏器虚衰等致病,在病机转化中又可由宿疾变化使病情加重,故辨清虚实兼夹、所在脏腑,才能做出相应的有效处理。

6.证类病机

心虚胆怯证:心气不足,神浮不敛,心神动摇;胆气怯弱,善惊易恐。心胆俱虚,易为惊恐所伤而发心悸。

心脾两虚证:思虑过度,劳伤心脾,心血暗耗,生化乏源,导致气血两虚,心神失养,而发心悸。

肝肾阴亏证:肾水亏耗,肝阴不足,水不济火,心火偏亢,心神不宁,导致心悸。

心阳不振证:久病体虚,损伤心阳,心失温养,神舍失守,而发心悸。

水饮凌心证:阳虚不能化水,水饮内停,上凌于心,故见心悸。

血瘀气滞证:阳虚鼓动无力,寒邪凝滞经脉,肝郁气滞血瘀,均可引起心血瘀阻,心脉不畅,而见心悸不安。

痰浊阻滞证:痰浊阻滞心气,痰火扰动心神,导致心神不宁,而发心悸。

邪毒犯心证:外感风热邪毒,表证未及发散,邪毒犯心,损伤阴血,耗伤气阴,心神失养,故见心悸。

三、临床治疗

(一)分证论治

1.辨证思路

(1)分清虚实:心悸证候特点多为虚实相兼,故当首辨虚实,虚当审脏腑气、血、阴、阳何者偏虚,实当辨痰、饮、瘀、火何邪为主。然后,当分清虚实之程度,正虚程度与脏腑虚损情况有关,即一脏虚损轻者,多脏虚损重者。在邪实方面,一般来说,单见一种夹杂轻者,多种合并夹杂者重。

(2)详辨脉象变化:脉搏的节律异常为本病的特征性征象,故尚需辨脉象,如脉率快速型心悸,可见数脉、疾脉、极脉、脱脉、浮合脉。脉率过缓型心悸,可见缓脉、迟脉、损脉、败脉、夺精脉。脉率不整型心悸,脉象可见促脉、结脉、代脉,或见脉象乍疏乍数,忽强忽弱。临床应结合病史、症状,推断脉症从舍。一般认为,阳盛则促,数为阳热,若脉虽数、促而沉细、微细,伴有面浮肢肿,动则气短,形寒肢冷,舌质淡者,为虚寒之象。阴盛则结,迟而无力为虚寒,脉象迟、结、代者,一般多属虚寒,其中结脉表示气血凝滞,代脉常表示元气虚衰、脏气衰微。凡久病体虚而脉象弦滑搏指者为逆,病情重笃而脉象散乱模糊者为病危之象。

(3)结合辨病辨证:对心悸的临床辨证应结合引起心悸原发疾病的诊断,以提高辨证准确性,如功能性心律失常所引起的心悸,常表现为心率快速型心悸,多属心虚胆怯,心神动摇;冠心病心悸,多为气虚血瘀,或由痰瘀交阻而致;病毒性心肌炎引起的心悸,初起多为风温干犯肺卫,继之热毒逆犯于心,随后呈气阴两虚,瘀阻络脉证;风心病引起的心悸,多由风湿热邪杂至,合而为痹,痹阻心脉所致。病态窦房结综合征多由心阳不振、心搏无力所致。慢性肺源性心脏病所引起的心悸,则虚实兼夹为患,多心肾阳虚为本,痰饮内停为标。

(4)辨明惊悸怔忡:大凡惊悸发病,多与情绪因素有关,可由骤遇惊恐,忧思恼怒,悲哀过极或过度紧张而诱发,多为阵发性,实证居多,但也存在内虚因素。病来虽速,病情较轻,可自行缓解,不发时如常人。怔忡多由久病体虚、心脏受损所致,无精神因素也可发生,常持续心悸,心中惕惕,不能自控,活动后加重。病情较重,每属虚证,或虚中夹实,病来虽渐,不发时也可见脏腑虚损症状。惊悸日久不愈,也可形成怔忡。

心悸由脏腑气血阴阳亏虚、心神失养所致,治当补益气血,调理阴阳,以求气血调畅,阴平阳秘,配合应用养心安神之品,促进脏腑功能的恢复。心悸由于痰饮、瘀血等邪实所致者,治当化痰涤饮、活血化瘀,配合应用重镇安神之品,以求邪去正安,心神得宁。心悸临床上常表现为虚实夹杂,当根据虚实轻重之多少,灵活应用益气养血、滋阴温阳、化痰涤饮、行气化瘀及养心安神、重镇安神之法。

2.分证论治

(1)心虚胆怯:心悸不宁,善惊易恐,稍惊即发,劳则加重。胸闷气短,自汗,坐卧不安,恶闻声响,少寐多梦而易惊醒,舌质淡红、苔薄白、脉动数,或细弦。

1)病机分析:心为神舍,心气不足易致神浮不敛,心神动摇,少寐多梦;胆气怯弱则善惊易恐,恶闻声响。心胆俱虚则更为惊恐所伤,稍惊即悸。心位胸中,心气不足,胸中宗气运转无力,故胸闷气短。气虚卫外不固则自汗;劳累耗气,心气益虚,故劳则加重。脉象动数或细弦为气血逆乱之象。

2)治法:镇惊定志,养心安神。

3)常用方:安神定志丸(《医学心悟》)加减。龙齿(先煎)、琥珀(先煎)、磁石(先煎)、朱砂(冲服)、茯神、石菖蒲、远志、人参。

4)加减:心悸气短,动则益甚,气虚明显时,加黄芪以增强益气之功;气虚自汗加麻黄根、浮小麦、瘪桃干、乌梅;气虚夹瘀者,加丹参、桃仁、红花;气虚夹湿,加泽泻,重用白术、茯苓;兼见心阳不振,加附子、桂枝;兼心血不足,加熟地黄、阿胶;心气不敛,加五味子、酸枣仁、柏子仁,以收敛心气,养心安神;如睡眠易惊醒,可加重镇固摄之品,如龙骨(先煎)、牡蛎(先煎)等;若心气郁结,心悸烦闷,精神抑郁,胸胁胀痛,加柴胡、郁金、合欢皮、绿萼梅、佛手。

5)常用中成药:黄芪注射液肌内注射,每次2~4 mL,每天1~2次。静脉滴注,每次10~20 mL,每天1次。益气养元,扶正祛邪,养心通脉,用于心气虚损所致的神疲乏力,心悸气短。

6)针灸:①治法。益气安神。②配穴。心俞、巨阙、间使、神门、胆俞。③方义。心俞、巨阙俞募配穴,功在调补心气,定悸安神。胆俞可以壮胆气而定志。间使、神门宁心安神。针用补法。善惊者,加大陵;自汗、气短甚者,加足三里、复溜。

7)临证参考:心悸心虚胆怯症多见于先天禀赋不足,久病体虚之人,常用镇静定志、养心安神之法。若临床表现心阳不振、心气不足或心气郁结时,当随症如上加减。

(2)心脾两虚:心悸气短,失眠多梦,思虑劳心则甚。神疲乏力,眩晕健忘,面色无华,口唇色淡,纳少腹胀,大便溏薄,舌质淡、苔薄白,脉细弱。

1)病机分析:心脾两虚主要指心血虚、脾气弱之气血两虚证。思虑劳心,暗耗心血,或脾气不足,生化乏源,皆可致心失血养,心神不宁,而见心悸、失眠多梦。思虑过度可劳伤心脾,故思虑劳心则甚。血虚则不能濡养脑髓,故眩晕健忘;不能上荣肌肤,故面色无华,口唇色淡。纳少腹胀,大便溏薄,神疲乏力,均为脾气虚之表现。气血虚弱,脉道失充,则脉细弱。

2)治法:补血养心,益气安神。

3)常用方:归脾汤(《济生方》)加减。当归、龙眼肉、黄芪、人参、白术、茯神、远志、酸枣仁、木香、炙甘草。

4)加减:气虚甚者重用人参、黄芪、白术、炙甘草,少佐肉桂,取少火生气之意;血虚甚者加熟地黄、白芍、阿胶;阳虚甚而汗出肢冷,脉结或代者,加附片(先煎)、桂枝、煅龙骨(先煎)、煅牡蛎(先煎);阴虚甚而心烦、口干、舌质红、少苔者,加玉竹、麦冬、生地黄、沙参、石斛;自汗、盗汗者,可选加麻黄根、浮小麦、五味子、山茱萸、煅龙骨(先煎)、煅牡蛎(先煎)、稻根;纳呆腹胀,加陈皮、谷芽、麦芽、神曲、山楂、鸡内金、枳壳;神疲乏力,气短,失眠多梦,加合欢皮、夜交藤、五味子、柏子仁、莲子心等。

5)常用中成药:归脾丸浓缩丸,每次8~10丸,每天3次,口服。益气健脾,养心安神,用于心脾两虚、心悸气短、失眠多梦。益气养血口服液:每次15~20 mL,每天3次。益气养血,用于气血不足所致的心悸气短、面色不华、体虚乏力。稳心颗粒:每次9 g,每天3次。益气养阴,活血化瘀,用于气阴两虚,心脉瘀阻所致心悸不宁、气短乏力、胸闷胸痛。

6)针灸:①治法。养血益气,定悸安神。②配穴。心俞、巨阙、膈俞、脾俞、足三里。③方义。心俞、巨阙俞募配穴,功在调补心气,定悸安神。血之会膈俞可补血养心。气血的生成,赖水谷精微所化,故取脾俞、足三里健中焦以助气血化生。针用补法。腹胀、便溏者,加巨虚、足三里。

7)临证参考:本病多由思虑劳倦过度,脾虚气血生化乏源及心血暗耗,心神失养所致,故治疗时应注意起居有节,劳逸适度,调畅情志。此外,热病后期,心阴受灼而心悸者,用加味生脉散。若心悸气短,神疲乏力,心烦失眠,五心烦热,自汗盗汗,胸闷,面色无华,舌质淡红少津、苔少或无,脉细数,为气阴两虚;治以益气养阴,养心安神,用炙甘草汤。

(3)肝肾阴亏:心悸失眠,眩晕耳鸣。形体消瘦,五心烦热,潮热盗汗,腰膝酸软,视物昏花,两目干涩,咽干口燥,筋脉拘急,肢体麻木,急躁易怒,舌质红、少津、苔少或无,脉象细数。

1)病机分析:肾水亏虚,水不济火,心火偏亢,心神不宁,故心悸失眠。肾主骨生髓,肾阴不足,骨骼失养,故腰膝酸软;脑海失充,则眩晕耳鸣。肝开窍于目,主筋,肝阴不足,不能濡目,故视物昏花,两目干涩;筋失所养,故筋脉拘急,肢体麻木。阴虚火旺,虚火内蒸,则五心烦热,潮热盗汗;肝火内盛,故急躁易怒。阴液亏虚,不能上润,故咽干口燥。舌质红,脉细数皆为阴虚之证。

2)治法:滋补肝肾,养心安神。

3)常用方:一贯煎(《柳州医话》)合酸枣仁汤(《金匮要略方论》)加减。山茱萸、熟地黄、枸杞子、沙参、麦冬、知母、酸枣仁、茯神、川楝子、甘草。

4)加减:口渴心烦,重用麦冬、沙参,加石斛、玉竹;阴虚火旺,热象偏重者,加黄连、栀子、淡竹叶等以清心火、宁心神;潮热盗汗,加麻黄根、地骨皮、浮小麦、白薇;便秘,加瓜蒌仁;善惊易恐,可加珍珠母(先煎)、生龙骨(先煎)、生牡蛎(先煎)等以加强重镇安神之功;阴虚夹痰热者,加用黄连温胆汤;阴虚夹瘀热者,加用丹参、牡丹皮、生地黄、赤芍等。

5)常用中成药:天王补心丹浓缩丸,每次8丸,每天3次。滋阴养血,补心安神,用于阴血不足,心悸健忘,失眠多梦。养血安神片每次5片,每天3次。滋阴养血,宁心安神,用于阴虚血少所致头晕心悸,失眠健忘。

6)针灸:①治法。滋阴降火,养心安神。②配穴。心俞、肾俞、三阴交、太溪、太冲、阴郄、神门。③方义。心俞、肾俞、阴郄、神门可交通心肾,养心安神定悸。三阴交为足三阴经的交会穴,补之可滋阴安神。补太溪以滋肾阴,泻太冲以清虚火。

7)临证参考:阴虚而火不旺者,也可用天王补心丹加减;若口苦咽燥,热象较著,而阴虚不甚者,宜用朱砂安神丸养阴清热,镇心安神。

(4)心阳不振:心悸不安,动则尤甚,形寒肢冷。胸闷气短,面色㿠白,自汗,畏寒喜温,或伴心痛,舌质淡、苔白、脉虚弱,或沉细无力。

1)病机分析:久病体虚,损伤心阳,心失温养,则心悸不安;不能温煦肢体,故面色㿠白,肢冷畏寒。胸中阳气虚衰,宗气运转无力,故胸闷气短。阳气不足,卫外不固,故自汗出。阳虚则寒甚,寒凝心脉,心脉痹阻,故心痛时作。阳气虚衰,无力推动血行,故脉象虚弱无力。

2)治法:温补心阳。

3)常用方:桂枝甘草龙骨牡蛎汤(《伤寒论》)加减。桂枝、生龙齿(先煎)、生牡蛎(先煎)、炙甘草。

4)加减:心阳不足,形寒肢冷者,加黄芪、人参、附子益气温阳;大汗出者,重用人参、黄芪,加煅龙骨(先煎)、煅牡蛎(先煎),或加山茱萸,或用独参汤煎服;兼见水饮内停者,选加葶苈子、五加皮、大腹皮、车前子、泽泻、猪苓;夹有瘀血者,加丹参、赤芍、桃仁、红花等;兼见阴伤者,加麦冬、玉竹、五味子。

5)常用中成药:心宝丸温补心肾,活血通脉,用于病态窦房结综合征表现为心肾阳虚,心脉瘀阻所致心悸、气短、脉结代。病态窦房结综合征,每次300~600 mg,每天3次,疗程3~6个月。期外收缩及房颤,每次120~240 mg,每天3次,疗程1~2个月。宁心宝胶囊每次2粒,每天3次。提高心率,改善窦房结房室传导功能,用于房室传导阻滞、缓慢性心律失常表现为心肾阳虚之心悸、胸闷、气短。参附注射液5~20 mL加入5%~10%葡萄糖注射液20 mL,静脉推注;20~100 mL加入5%~10%葡萄糖注射液或0.9%氯化钠注射液250~500 mL,静脉滴注。回阳救逆,益气固脱,用于阳虚或气虚所致惊悸怔忡。

6)针灸:①治法。温补心阳,安神定悸。②配穴。心俞、厥阴俞、内关、神门、关元。③方义。心俞、厥阴俞相配可助心阳、益心气。内关、神门安神定悸。关元针后加灸,以振奋阳气。针用补法,针后加灸。腹胀、便溏者,加公孙、天枢。

7)临证参考:若心阳不振,心中空虚而悸,心动过缓为著者,可以麻黄附子细辛汤加补骨脂、桂枝、炙甘草。如大汗淋漓,面青唇紫,肢冷脉微,喘憋不能平卧,为亡阳征象,当急予独参汤或参附汤,送服黑锡丹;或参附注射液静脉推注或静脉滴注,以回阳救逆。

(5)水饮凌心:心悸眩晕,肢面水肿,下肢为甚,甚至咳喘,不能平卧。胸脘痞满,纳呆食少,渴不欲饮,恶心呕吐,形寒肢冷,小便不利,舌质淡胖、苔白滑,脉弦滑,或沉细而滑。

1)病机分析:阳虚不能化水,水饮内停,上凌于心,故见心悸;饮溢肢体,故见水肿。饮溢肢体,故见水肿。饮阻于中,清阳不升,则见眩晕;阻碍中焦,胃失和降,则脘痞、纳呆食少、恶心呕吐。阳气虚衰,不能温化水湿,膀胱气化失司,故小便不利。舌质淡胖、苔白滑,脉弦滑或沉细而滑,皆为水饮内停之象。

2)治法:振奋心阳,化气利水。

3)常用方:苓桂术甘汤(《金匮要略方论》)加减。桂枝、茯苓、白术、炙甘草。

4)加减:兼见纳呆食少,加谷芽、麦芽、神曲、山楂、鸡内金;恶心呕吐,加半夏、陈皮、生姜;尿少肢肿,加泽泻、猪苓、茯苓、防己、葶苈子、大腹皮、车前子;兼见瘀血者,加当归、川芎、刘寄奴、泽兰叶、益母草。

5)常用中成药:五苓散片每次4~5片,每天3次。温阳化气,利湿行水。用于膀胱气化不利,水湿内聚引起小便不利等。

6)针灸:①治法。振奋阳气,化气行水。②配穴。关元、肾俞、内关、神门、阴陵泉。③方义。关元、肾俞壮肾阳以行水气。内关、神门宁心定悸。阴陵泉健脾以化水饮。针用平补平泻法。伴胸闷气喘甚而不能平卧者,加刺膻中。

7)临证参考:心悸水饮凌心证临床多见于心功能不全,若兼见水饮射肺,肺气不宣者,表现胸闷、咳喘,夜间阵发性短促呼吸或夜间阵发性咳嗽,可加杏仁、前胡、桔梗以宣肺,加葶苈子、五加皮、防己以泻肺利水。若肾阳虚衰,不能制水,水气凌心,症见心悸、咳喘,不能平卧,尿少水肿,可用真武汤。

(6)血瘀气滞:心悸,心胸憋闷,心痛时作。两胁胀痛,善太息,面唇紫黯,爪甲青紫,舌质紫黯,或有瘀点、瘀斑,脉涩,或结,或代。

1)病机分析:阳气不足,无力鼓动血行,或寒凝经脉,或情志抑郁,气机郁滞等,皆可致心血瘀阻,心脉不畅,而心悸不安。气机阻滞,不痛则痛,故心痛时作。血瘀气滞,心阳被抑,故心胸憋闷。脉络瘀阻,故面唇爪甲青紫,舌质紫黯,有瘀点、瘀斑,脉涩、结、代。两胁胀痛、善太息为气郁不舒之证。

2)治法:活血化瘀,理气通络。

3)常用方:桃仁红花煎(《素庵医案》)加减。桃仁、红花、丹参、赤芍、川芎、延胡索、香附、青皮、生地黄、当归。

4)加减:气滞血瘀者,加柴胡、枳壳、木香;因虚致瘀者,去理气之品,气虚加黄芪、党参、白术、山药;血虚加何首乌、熟地黄、阿胶;阴虚加麦冬、玉竹、枸杞子、女贞子;阳虚寒凝加附子、肉桂、淫羊藿;络脉痹阻,胸部窒闷,去生地黄,加沉香、檀香、降香;夹有痰浊,胸满闷痛,舌苔浊腻,加瓜蒌、薤白、半夏;胸痛甚,加人工麝香冲服、乳香、没药、五灵脂、蒲黄、田七粉等。

5)常用中成药:七叶神安片每次50~100 mg,每天3次。益气安神,活血止痛。用于心气不足,心血瘀阻所致心悸失眠、胸闷胸痛。

6)针灸:①治法。活血化瘀,理气通络。②配穴。内关、膻中、心俞、气海、膈俞、血海。③方义。内关、膻中、心俞可强心定悸止痛。灸气海助阳益气,气推血行。膈俞、血海活血化瘀。针用平补平泻法,气海加灸。失眠健忘者,加神门。气短自汗者,加复溜。

7)临证参考:心悸由血瘀气滞所致者,轻症可选用丹参饮,重症也可选用血府逐瘀汤。

(7)痰浊阻滞:心悸气短,胸闷胀满。食少腹胀,恶心呕吐,或伴烦躁失眠,口苦口干,纳呆,小便黄赤,大便秘结,舌苔白腻或黄腻,脉弦滑。

1)病机分析:痰浊阻滞心气,故心悸气短。气机不畅,故见胸闷胀满。痰阻气滞,胃失和降,故食少腹胀,恶心呕吐。痰郁化火,则见口苦口干,小便黄赤,大便秘结,舌苔黄腻等热象;痰火上扰,心神不宁,故烦躁失眠。痰多、舌苔腻、脉弦滑为内有痰浊之象。

2)治法:理气化痰,宁心安神。

3)常用方:导痰汤(《校注妇人良方》)加减。半夏、陈皮、制南星、枳实、茯苓、安神、远志、酸枣仁。

4)加减:纳呆腹胀,兼脾虚者,加党参、白术、谷芽、麦芽、鸡内金;痰火伤津,大便秘结,加大黄、瓜蒌;痰火伤阴,口干盗汗,舌质红、少津,加麦冬、天冬、沙参、玉竹、石斛;烦躁不安,惊悸不宁,加生龙骨(先煎)、生牡蛎(先煎)、珍珠母(先煎)、石决明(先煎)以重镇安神。

5)常用中成药:竹沥达痰丸每次6~9 g,每天2~3次。豁除顽痰,清火顺气。用于痰热上壅,咳喘痰多等。

6)针灸:①治法。行气化痰,宁心安神。②配穴。丰隆、膻中、巨阙、心俞、神门。③方义。脾胃为生痰之源,痰浊壅遏,气机失宣,丰隆为足阳明经别络,属足阳明而络脾经。膻中为气会,可行气化痰。以上两穴针用泻法可宣通气机,蠲化痰浊。心俞、巨阙俞募配穴,配以神门,针用补法,功在调益心气,宁心定悸安神。

7)临证参考:心悸属痰火内扰,心神不宁者,伴有烦躁口苦,苔黄,脉滑数,可用黄连温胆汤加茵陈、苦参。属于气虚夹痰者,治以益气豁痰,养心安神,可用定志丸。

(8)邪毒犯心:心悸,胸闷,气短,左胸隐痛。发热,恶寒,咳嗽,神疲乏力,口干渴,舌质红、少津、苔薄黄,脉细数,或结代。

1)病机分析:外感风热,侵犯肺卫,故咳嗽,发热恶寒。表证未及发散,邪毒犯心,损及阴血,耗伤气阴,心神失养,故见心悸,胸闷痛;阴液耗损,故口舌失润,口干渴,舌少津;气短,神疲乏力乃气虚表现。舌质红,苔薄黄为感受风热之象,脉细数或结代为气阴受损之证。

2)治法:清热解毒,益气养阴。

3)常用方:银翘散(《温病条辨》)合生脉散(《备急千金要方》)加减。金银花、连翘、薄荷(后下)、牛蒡子、芦根、淡竹叶、桔梗、人参、麦冬、五味子。

4)加减:热毒甚者,加大青叶、板蓝根;若夹血瘀,症见胸痛不移,舌质紫暗有瘀点、瘀斑者,加牡丹皮、丹参、益母草、赤芍、红花;若夹湿热,症见纳呆,舌苔黄腻者,加茵陈、苦参、藿香、佩兰;若兼气滞,症见胸闷、喜叹息者,可酌加绿萼梅、佛手、香橼等理气而不伤阴之品;口干渴,加生地黄、玄参。

5)常用中成药:维C银翘片每次2片,每天3次。疏风解表,清热解毒。用于风热感冒、发热头痛、口干等。银翘解毒胶囊每次4粒,每天2~3次。疏风解表,清热解毒。用于风热感冒、发热头痛、口干等。生脉注射液益气养阴,复脉固脱,用于气阴两虚所致脱证、心悸胸痹。20~60 mL加入5%~10%葡萄糖注射液250~500 mL,静脉滴注。参麦注射液益气固脱,养阴生津、生脉,用于病毒性心肌炎表现为气阴两虚者。10~60 mL加入5%~10%葡萄糖注射液250~500 mL,静脉滴注。

6)针灸:①治法。泻热解毒,益气养阴。②配穴。曲池、大椎、外关、合谷、足三里、三阴交、心俞、厥阴俞。③方义。曲池、大椎、外关、合谷可清热泻火解毒,以针泻之可泻热解毒。足三里健脾益气,三阴交滋阴安神,心俞、厥阴俞益心气,宁心神,针用补法可起益气养阴之效。

7)临证参考:该证常见于病毒性心肌炎。若热毒炽盛,而正虚不著者,可以银翘散加味;如邪毒已去,气阴两虚为主者,用生脉散加味。

(二)按心律失常类型辨证论治

1.过早搏动

偶发室早、结早常无症状,无须治疗。对伴发于器质性心脏病的室早,治疗目的是预防室性心动过速、心室颤动和心源性猝死。对于恶性室早(器质性改变室性期前收缩)应酌用抗心律失常药。

治疗以"调节气血阴阳平衡"为原则,"补其不足泻其有余",气虚则补益,血虚则养血,痰浊内扰,则豁痰开窍,瘀血内阻可化瘀通络等。

(1)辨证要点:①心律失常(期前收缩)的病位在心,属本虚标实,虚多于实。首分虚实尤为重要,虚是由气、血、阴、阳亏虚;实多由痰火、瘀血、水饮所致。②期前收缩属"心悸""怔忡"范畴。要区别心悸与怔忡之不同。大凡惊悸的发病,多与情绪因素有关,可由骤遇惊恐,情绪过用而诱发,多为阵发性,病情较轻,实证居多;怔忡多由久虚体病、心脏受损所致,无精神因素也可发生。常持续心悸,不能自控,活动后加重,每属虚证或虚中兼实。③心悸多伴脉结代等脉律失常症,要品味结、代、迟、涩、促脉及其临床意义,结合病史、症状,推断脉证从舍。首先要对结、代进行鉴别,然后再注意相兼脉。结脉为无规律的间歇脉,代脉为有规律的间歇脉。结脉主实,代脉主虚。沉结为气滞血瘀;弦结为寒凝气滞;滑而结为痰郁气结;涩而结为寒凝气滞或气滞血瘀;结代为气阴俱虚,阳虚气滞。凡久病本虚而脉象弦滑搏指者为逆;病情重笃而脉象散乱模糊者危。④临证应四诊合参,结合体检及有关现代仪器检查(特别是心电图一般不应缺少),明确心悸病因,对辨证分型和辨病治疗,实属必要。

(2)分证论治:

1)心气不足。

临床表现:心悸、气短乏力,头晕自汗,动则加剧,胸闷,舌质淡红、苔薄白,脉细弱或结代。

治法:益气安神。

常用方:炙甘草汤(《伤寒论》)加减。炙甘草、人参、黄芪、大枣、干地黄、麦冬、阿胶、麻仁、生姜。

2)心血不足。

临床表现:心悸眩晕,倦怠乏力,面色不华,唇舌色淡,脉虚细成结代。

治法：养血安神。

常用方：四物汤(《太平惠民和剂局方》)加减。熟地黄、当归、白芍、川芎、酸枣仁、龙眼肉、柏子仁、党参、鸡血藤、炙甘草。

3) 心阳不振。

临床表现：心悸不安，胸闷气短，面色㿠白，形寒肢冷，乏力气短。舌淡苔白，脉沉细或结代。

治法：温补心阳。

常用方：桂枝甘草龙骨牡蛎汤(《伤寒论》)加减。桂枝、甘草、附片、龙骨(先煎)、牡蛎(先煎)、人参、白术、丹参。

加减：若瘀血明显者，加当归、鸡血藤等活血之品；若饮邪上犯、恶心呕吐、眩晕加半夏、细辛、干姜以化饮降逆；若阳虚水泛，小便短少，肢体水肿者，加泽泻、茯苓、车前子、益母草。

4) 心脉瘀阻。

临床表现：心悸不安，胸闷不舒，心前区刺痛，入夜尤甚，或见唇甲青紫，舌质紫黯或瘀斑，脉涩或结代。

治法：活血化瘀，理气通络。

常用方：桃仁红花煎(《素庵医案》)加减。桃仁、红花、丹参、赤芍、当归、制香附、延胡索、青皮、川芎、生地黄。

加减：气虚加黄芪、党参、黄精；血虚加何首乌、枸杞子、熟地黄；阴虚加麦冬、玉竹、女贞子；阳虚加熟附片、肉桂、淫羊藿；痰浊者加半夏、薤白、瓜蒌。

5) 痰扰心神。

临床表现：心悸胸闷，眩晕恶心，失眠多梦，痰多口苦，苔腻稍黄，脉滑或结代。

治法：化痰定悸。

常用方：温胆汤(《三因极一病证方论》)加减。法半夏、陈皮、枳实、竹茹、茯苓、生姜、大枣、生龙齿(先煎)、远志。

加减：痰郁化热，加黄连、栀子、黄芩；心悸重症，加珍珠母(先煎)、酸枣仁、石决明(先煎)；火郁伤阴，加沙参、麦冬、生地黄、石斛；兼见脾虚加山药、白术、党参。

2. 阵发性室上性心动过速

中医学认为室上速病位在心，可直接发病，也可与其他疾病并发。常与体质虚弱，情志所伤、饮食劳倦、外邪侵袭等因素有关。病机多属心气阴两虚、阴虚火旺或肾阳虚弱，此外，尚与瘀滞化热有关。热可致急，瘀可致乱，心体失健，心用失常而见心悸脉促。

(1) 辨证要点：①室上性心动过速病位在心，病机多属心气阴两虚、阴虚火旺或肾阳虚衰，此外，尚与瘀滞化热有关。热可致急，瘀可致乱，心体失健，心用失常而心悸脉促，组方用药时应注意益气通脉、凉血养心。②脉症不符时，应舍症从脉用药。从脉用药规律遵循《濒湖脉学》"涩脉血少或精伤""促脉惟将火病医"，适当加入补血养阴之品，加重凉血补气之药，每能获效。③治疗原则：短暂发作，可不治疗。急性发作期首选兴奋刺激迷走神经的物理方法：深吸气后屏气，再用力做呼气动作；或刺激咽喉引起恶心；或压迫一侧眼球或颈动脉窦。

(2) 分证论治：治疗本病以"补虚泻实"为原则，虚者心气虚者补气养心安神，心阴虚者滋阴养心；实者，心火旺以清心降火，痰浊扰心以化痰开窍，血瘀治以适血化瘀等。

1)阴虚火旺:心悸不宁,头晕目眩,口干盗汗,腰膝酸软,虚烦不宁,失眠多梦,头痛耳鸣,舌质红、苔薄少津,脉弦细数。

治法:滋阴降火,养心安神。

常用方:黄连阿胶汤(《伤寒论》)加减。

黄连、黄芩、阿胶、芍药、鸡子黄、炒枣仁、生龙牡(先煎)、桑寄生、牛膝。

加减:阴虚而火热不显者,可改用天王补心丹;热象较著,可改服朱砂安神丸;肝肾阴虚者加熟地黄、山茱萸;眩晕明显者加枸杞子、菊花、天麻、钩藤(后下)。

2)气虚血瘀:心悸气短,神虚乏力,胸闷或心痛。舌黯红,舌体胖边有齿痕,或有瘀点,脉细数。

治法:益气通脉,凉血养心。

常用方:生脉散(《内外伤辨惑论》)合四物汤(《太平惠民和剂局方》)加减。

太子参、麦冬、五味子、生地黄、赤芍、当归、川芎。

加减:兼胸闷不舒者,加郁金、香附、乌药;兼心悸易惊、失眠多梦者加酸枣仁、炙远志、生龙牡(先煎);兼痰多、头重如裹者加姜半夏、陈皮、石菖蒲;出现代脉者加黄芪或人参;见涩脉加阿胶、郁金、丹参、田七粉。

3)心神不宁:心悸阵发,喜惊易恐,坐卧不安,多梦易醒,饮食少思。舌淡苔薄白,脉象小数。

治法:镇惊定志,养心安神。

常用方:安神定志丸(《医学心悟》)加减。

龙齿(先煎)、琥珀(先煎)、磁石(先煎)、朱砂(冲服)、茯神、人参、石菖蒲、远志。

加减:若气虚明显者加黄芪、柏子仁、蒸黄精;兼心阳不振者加桂枝、熟附片;兼心血不足者加阿胶、熟地黄、夜交藤;兼心气郁结者加合欢花、绿萼梅、郁金、柴胡。

4)心血不足:心悸怔忡,面色不华,头晕目眩,舌质淡,脉细弱。

治法:补血养心,益气安神。

常用方:归脾汤(《济生方》)加减。

当归、龙眼肉、黄芪、人参、白术、茯神、远志、酸枣仁、煨木香、炙甘草。

加减:若气阴两虚,脉细数疾者可用炙甘草汤益气滋阴、补血复脉;气虚甚者加生脉散;阴虚甚者加麦冬、沙参、玉竹、石斛;失眠多梦者加合欢皮、夜交藤、五味子、莲子心。

5)痰火扰心:心悸怔忡,眩晕恶心,胸闷,心烦不得眠,舌苔黄腻,脉滑数。

治法:清火化痰,宁心安神。

常用方:黄连温胆汤(《备急千金要方》)加减。

黄连、竹茹、枳实、半夏、陈皮、茯苓、甘草、大枣、苦参、紫石英。

加减:痰火热甚者加炒栀子、黄芩、陈胆星、贝母、全瓜蒌以加强化痰清火之功;痰火互结、大便秘结者加大黄;心悸重症加远志、石菖蒲、生龙牡(先煎)、石决明(先煎)、酸枣仁、茯神;火郁伤阴者加南北沙参、麦冬、玉竹、生地黄;若脾虚便溏者加党参、炒白术、山药、谷麦芽。

3.心房纤颤

(1)辨证要点:①房颤主要病机是心阴阳两虚。房颤患者出现胸闷胸痛,心悸气短、多汗易惊等气虚气滞、心阳浮越等表现,根据《难经》"损其心者,调其营卫"的古训,应在精确辨证的基础上,施以益气养心安神定惊之法,加用桂枝龙骨牡蛎汤。无论房颤有无病因诊断,重镇安神法贯穿治疗始终。重用金石介质,既可安神,又可潜敛浮越之心阳。②房颤辨证的关键是脉象。常见的脉象有:促、结、代、疾、散,并常和沉、滑、虚、微、细、弱、弦等合并出现。但必须详细审察,反复验证,不可混淆。否则以代作结,以虚为实,必然戕害元气,形成不救。

治疗原则:①病因治疗。②控制心室率。③复律:经治疗3~5天,心室率稳定而房颤持续者,酌情选用电复律或药物复律。

虚证当益气养血安神为主,实证血瘀者活血化瘀;痰浊者健脾化痰,久病入络则虚实夹杂,可攻补兼施。

(2)分证论治:中医学认为脏腑虚损为房颤的发病基础,常因先天禀赋不足,劳欲过度、后天失养等,心气耗伤而心气不足,血运无力,血脉瘀阻;七情内伤,气机郁滞,瘀久化热,暗耗阴血,气阴两虚;心气不足,痰浊内生,凝聚心脉,阳气亏耗,气不行水,水湿内停而发病。

1)心血不足:心悸(或怔忡),失眠健忘,寐少多梦,恍惚不安,眩晕。舌质淡苔薄白,脉细数结代。

治法:养血宁心,安神和络。

常用方:桂枝龙骨牡蛎汤(《伤寒论》)合四物汤(《太平惠民和剂局方》)加减。

生龙牡、桂枝、炙甘草、紫贝、当归、琥珀末、辰砂末、炒枣仁、柏子仁、首乌藤、远志、合欢皮、炙百合、丹参、鸡血藤、白芍。

2)气虚瘀阻:心悸气短,胸闷而痛,胁痛,失眠,多梦。舌质黯苔薄白,脉弦细结代。

治法:益气宣痹和络。

常用方:生脉散(《医学启源》)合金铃子散(《素问病机气宜保命集》)加减。

人参、麦冬、五味子、川楝子、延胡索、黄芪、赤白芍、丹参、煅龙牡、紫石英、紫贝齿、当归、檀香、田七粉。

3)气虚水停:心悸(或怔忡),气短,失眠多梦,五心烦热,咽干,自汗或盗汗,下肢沉重而肿。舌红苔薄少,脉细结代。

治法:益气养阴、兼以利水。

常用方:生脉散(《医学启源》)合五苓散(《伤寒论》)加减。

人参、麦冬、五味子、玉竹、桂枝、猪苓、茯苓、车前子、白术、生黄芪、泽泻、当归、仙鹤草、地锦草、琥珀粉、葶苈子。

4)阴虚阳亢:头晕目眩,腰膝酸软,失眠多梦,心中烦热,口干头痛,肢体麻木。舌红苔少,脉细弦结代。

治法:滋补肝肾、平肝潜阳。

常用方:镇肝息风汤(《医学衷中参西录》)加减。

怀牛膝、赭石、生龙牡、生龟甲、生白芍、玄参、天冬、川楝子、生麦芽、菊花、桑寄生、夏枯草、黄芩。

5)气虚痰痹:心悸气短,胸闷乏力,面色㿠白,舌体胖,舌质淡黯、苔白腻,脉滑或结代。

治法:益气化痰、宣痹和络。

常用方:六君子汤(《太平惠民和剂局方》)合温胆汤(《金匮要略方论》)加减。

党参、白术、茯苓、甘草、陈皮、竹茹、枳实、黄芪、当归、丹参、红花。

4.房室传导阻滞

(1)辨证要点:本病病位在心,心阳不足,心气虚损,血脉鼓动无力为其主要病机,但也见于心阴不足、心失濡养而致心脉搏动徐缓者。然"心本乎肾",肾为阴阳之根、先天之本。若肾阳亏虚则不能助心阳搏动;肾阳强壮,心阳当然也可扶植。所以心脉正常运行也"资始于肾"。由于临床上房室传导阻滞多见于心肾阳气不足型,故大多医家主张心肾同治,气血兼顾。

治疗原则:①首先应针对病因治疗。②改善症状,防止阿-斯综合征的发作。Ⅰ型房室传导阻滞如心室率大于50次/分,则传导阻滞本身无须治疗。Ⅱ度Ⅱ型、Ⅲ度房室传导阻滞,心室率多缓慢并影响血液动力学,应积极提高心室率以改善症状,并防止阿-斯综合征发作。内科药物治疗无效或阿-斯综合征反复发作者,应安装人工心脏起搏器。

中医治疗本病多用温阳益气活血法。重用辛温之品可使心率提高,配以活血祛瘀可改善房室传导。审证求因,施以温补脾肾、养心安神、化痰祛瘀之剂。

(2)分证论治:

1)气虚瘀阻。

临床表现:心悸气短懒言,面色不华,肌肤甲错或唇甲青紫,头晕乏力,舌质淡黯有瘀斑,脉沉迟细涩或结代。

治法:益气化瘀,温通和络。

常用方:补阳还五汤合血府逐瘀汤(《医林改错》)加减。黄芪、赤白芍、川芎、当归尾、地龙、红花、桃仁、熟地黄、牛膝、桔梗、桂枝、枳壳、炙甘草。

加减:气阴亏虚者加人参或西洋参、太子参、黄精;若血虚明显者加阿胶、何首乌、枸杞子;血瘀明显者加丹参、三棱;气滞者加沉香、甘松。

2)气阴两虚证。

临床表现:心悸怔忡,心烦不寐,乏力气短,自汗口干,手足心热,舌红少津,脉虚细或结代。

治法:益气养阴。

常用方:炙甘草汤(《伤寒论》)合生脉散(《内外伤辨惑论》)加减。炙甘草、党参、丹参、生龙牡、生地黄、五味子、麦冬、肉桂。

加减:若血瘀明显,兼胸闷痛,舌有瘀斑者,加川芎、红花、赤芍、降香以活血化瘀;若兼有痰湿、头晕目眩、呕吐痰涎者,加瓜蒌、半夏、竹茹、胆南星、茯苓等祛痰化浊。

3)心肾阳虚。

临床表现:心悸气短,动则尤甚,神倦怯寒,面色㿠白,形寒肢冷,水肿,舌淡苔白厚,脉沉弱或结代。

治法:温补心肾。

常用方:参附汤(《校注妇人良方》)合右归丸(《景岳全书》)加减。人参、黄芪、熟地黄、补骨脂、淫羊藿、制附片、枸杞子、桂枝、鹿角胶。

加减:有血瘀者加丹参、红花、川芎、桃仁;痰湿重者加半夏、干姜、苍术;兼水肿者加茯苓、防己、大腹皮。

4)阳虚欲脱。

临床表现:心悸,汗出如珠,面色灰白,呼吸气微,四肢厥冷,精神委顿,甚或昏厥,舌质淡,脉微欲绝。

治法：益气回阳救脱。

常用方：独参汤（《景岳全书》）或参附汤（《校注妇人良方》）加味。红参10～20 g,煎服或切片咀嚼；炙党参、熟附片、炙黄芪、肉桂、山茱萸、煅龙牡。

加减：偏阴虚者加玉竹、天冬、太子参；若心阳不振者，以心动过缓为著者酌加炙麻黄、桂枝、补骨脂；若兼痰湿血瘀者可加枳实、半夏、陈皮、丹参、红花。

5.病态窦房结综合征

本病为窦房结功能减退，窦房结的自律性下降，出现窦缓、窦性停搏、房室交界区逸搏；窦房结及周围组织的病变使窦性冲动向心房传导障碍引起窦房阻滞；窦房结衰竭往往导致室上性心动过速，心房颤动的发生，引起心动过缓过速综合征。

(1)辨证要点：本病的中医辨证首分虚实。虚证当分气、血、阴、阳之虚，实证当分清痰浊、瘀血之实。中医通过诊脉，认识病窦患者的心率或节律的异常改变，如迟脉、涩脉、结脉、代脉。概括其病机为阳虚阴虚气血虚损、气滞血瘀。其病在心，其本在肾，脾为次之。主要病理为心阳虚、心肾阳虚或兼脾阳不足。在阳虚的基础上夹有血瘀、痰凝之标证。病程迁延日久，阳损及阴，出现阴阳两虚之重证。

治疗原则：①病因治疗，宜积极治疗原发病。②对于窦性心动过缓（心率大于50次/分），无明显症状者，不需治疗。③对于心动过缓明显且有症状者，可试用提高窦房结兴奋性及促进传导的药物。④对治疗效果不满意屡有阿-斯综合征发作者，可安装人工心脏起搏器。

中医辨证治疗的原则守"虚则补之，实则泻之"，以补气养血，调节阴阳平衡，以及活血化瘀化痰为法。

(2)分证论治：

1)心阳虚弱。

临床表现：心悸气短，动则加剧，突然昏仆，汗出倦急，面色㿠白，或形寒肢冷。舌淡苔白，脉沉弱或沉迟。

治法：温阳益气。

常用方：人参四逆汤（《伤寒论》）合苓桂术甘汤（《金匮要略方论》）加减。红参、制附片、干姜、炙甘草、桂枝、白术、茯苓。

加减：若见水肿者，加防己、泽泻、车前子、益母草、丹参以活血利水。若有血瘀者，加丹参、赤芍、红花、枳壳以活血化瘀。

2)心肾阳虚。

临床表现：心悸气短，动则加剧，面色㿠白，形寒肢冷，腰膝酸软，眩晕耳鸣，小便清长，舌质淡苔白，脉迟结代。

治法：温补心肾。

常用方：参附汤（《校注妇人良方》）合右归丸（《景岳全书》）加减。人参、黄芪、熟地黄、制附片、枸杞子、杜仲、桂枝、鹿角胶。

加减：若水肿较甚者，加猪苓、茯苓、椒目、大腹皮以利水消肿。若血瘀内阻者，加益母草、泽兰、红花以活血化瘀。

3)气阴两虚。

临床表现：心悸气短，乏力，失眠多梦，自汗盗汗，口干，五心烦热，舌红少津，脉虚细或结代。

治法:益气养阴。

常用法:生脉散(《内外伤辨惑论》)合炙甘草汤(《伤寒论》)加减。党参、炙甘草、麦冬、五味子、丹参、龙骨、牡蛎、生地黄、肉桂。

加减:若血瘀重,兼有胸闷而痛,舌有瘀斑者,加川芎、红花、赤芍、降香以活血化瘀;若兼有痰湿,出现头晕目眩,呕吐痰涎或胸脘痞闷者,加瓜蒌、半夏、竹茹、胆南星等除痰化浊。

4)痰湿阻络。

临床表现:心悸气短,咳嗽有痰,胸痛彻背,头晕目眩,舌质淡,苔白腻,脉弦滑或结代。

治法:化痰除湿,理气通络。常用方:瓜蒌薤白半夏汤(《金匮要略方论》)合六君子汤(《校注妇人良方》)加减。瓜蒌、薤白、半夏、茯苓、白术、党参、陈皮、桂枝、炙甘草、砂仁。

加减:若血瘀明显者,加丹参、枳实、郁金、延胡索以活血化瘀;若痰多而有寒象者,加附片等以温阳化痰;若痰多而眩晕者,加天麻、菊花等清利头目。

5)心脉瘀阻。

临床表现:心悸气短,胸闷憋气,或刺痛阵作,牵引肩背,自汗,四肢厥冷,唇甲青紫,舌质紫黯,或有瘀点,脉涩或结代。

治法:温阳益气、活血化瘀。

常用方:参附汤(《校注妇人良方》)合冠心Ⅱ号方(郭士魁方)加减。人参、附片、桃仁、川芎、红花、当归、麻黄、细辛。

加减:若阳损及阴,阴阳两虚者,加枸杞子、麦冬、生地黄以滋补阴血。

6)元阳欲脱。

临床表现:汗出如珠,面色青灰、呼吸气微、四肢厥冷,精神萎靡,或昏厥。舌质淡,脉结代或微欲绝。

治法:回阳固脱。

常用方:参附龙桂汤(《经验方》)。人参、黄芪、附片、炙甘草、山茱萸、煅龙骨、肉桂。

加减:若兼有阴虚者,加玉竹、天冬、太子参以养阴生津。若夹痰浊血瘀者。可分别加陈皮、枳壳、半夏、丹参、红花、郁金以理气化湿或活血化瘀。

(三)急证、变证治疗

心悸病常见的变证有:厥脱、心阳虚衰、昏迷、抽搐等。

1.厥脱

心悸若因某种诱因,阳气暴脱,见颜面苍白,大汗淋漓,四肢厥冷,喘气欲脱,甚或遗溺,脉微细欲绝,神志淡漠;或气阴耗竭见神恍惊悸,面色潮红,汗出如油,口渴欲饮,身热心烦,四肢温暖,舌光、干枯无苔,脉虚数或结代,此乃心悸加重,转入厥脱之危候。

厥脱西医属心源性休克范畴。应在常规抗休克治疗的基础上根据病情酌选参麦注射液、参附注射液等以回阳救逆、固脱生津,用法同前。

西医治疗:大剂量多巴胺和小剂量硝普钠以升高血压、改善循环、降低左心室充盈压和外周阻力。用法:先给予多巴胺 10 mg 静脉推注以尽快升高血压,然后从 300 μg/min [约 6 μg/(kg·min)]开始静脉滴注,根据血压逐渐上调多巴胺量,在 500 μg/min [约 10 μg/(kg·min)]左右开始加硝普钠,从 5 μg/min[约 0.1 μg/(kg·min)]开始,随多巴胺增量而上调,至血压稳定、病情改善,逐渐减小两药剂量直到完全停用。多巴胺最大量可至

1600 μg/min[约 32 μg/(kg·min)],硝普钠最大量可至 25 μg/min[约 0.5 μg/(kg·min)]。

中医治疗:阳气暴脱型用参附注射液,气阴耗竭者用参麦注射液,用法同前。

在抗休克基础上,需积极应用药物、电复律、人工心脏起搏器等积极纠治或控制心律失常原发病。

在厥脱的救治过程中,若遇血压回升不满意,应考虑伤阴是否纠正以及瘀血和心阳虚衰等问题是否及时得以处理。

2.心阳虚衰

在心悸伴有心痛、胸闷、气短,头昏欲呕者,为变证的早期表现,应特别警惕进一步发展。若见喘息水肿,起卧不安,甚者迫坐,脉疾数而微,多为心肾阳虚之危证。

心阳虚衰症状多见于严重的心律失常导致的急性心功能不全或早期左心衰竭。

具体急救治疗措施如下。

(1)使患者取坐位或半卧位,两腿下垂,使下肢静脉回流减少。

(2)给氧。

(3)镇静:静脉注射 3~5 mg 吗啡。

(4)舌下或静脉滴注硝酸甘油:但有引起低血压可能。确定收缩压在 100 mmHg 或以上后,舌下首剂 0.3 mg,5 分钟后复查血压,再给 0.3~0.6 mg,5 分钟后再次测血压。如收缩压降低至 12 kPa(90 mmHg)或以下,应停止给药。静脉滴注硝酸甘油的起始剂量为 10 μg/min,在血压测定监测下,每 5 分钟增加 5~10 μg/min,直至症状缓解或收缩压下降至 90 mmHg 或以下。继续以有效剂量维持静脉滴注,病情稳定后逐步减量至停用,突然中止静脉滴注可能引起症状反跳。

(5)静脉注射呋塞米 40 mg 或依他尼酸钠 50 mg(以 50% 葡萄糖液稀释),对血压偏低的患者应慎用,以免引起低血压或休克。

(6)其他辅助治疗:①静脉注射氨茶碱 0.25 g,以 50% 葡萄糖 40 mL 稀释,15~20 分钟注完。②洋地黄制剂:对室上性快速心律失常引起的肺水肿有显著疗效。静脉注射毛花苷 C(地高辛),对 1 周内未用过者毛花苷 C 首次剂量为 0.6 mg,1 周内用过者则宜从小量开始。

并发心阳虚衰时可选中药强心剂足量静脉推注:黄夹苷,1 次 0.25 mg,根据病情,可重复 1 次。铃兰毒苷,饱和量 0.2~0.3 mg,在 24 小时内分 2~3 次注入;维持量:每天 1 次 0.05~0.1 mg。万年青总苷,1 次 0.1~0.4 g。

3.昏厥、抽搐

此类并发症常继发于心肌梗死、严重的心动悸、心失所养、脏腑衰竭。若见脉搏散乱无根,游移不定,唇绀、意识突然丧失,或时清时昧等,常易并发昏厥、抽搐。

严重心悸导致的短暂意识丧失,西医称为心源性昏厥。昏厥发作持续数秒钟时可有四肢抽搐、呼吸暂停、发绀等表现,称为阿-斯综合征。心源性昏厥、抽搐大多数较短暂,但有反复发作可能,治疗重在迅速控制心律失常,预防发作,具体参照本章节西医治疗部分。

中医常用急救措施如下。

参麦注射液或参附注射液大剂量静脉推注,后改为滴注维持治疗,疗效较好。

若为痰湿阻窍的昏迷,清开灵注射液 10 mL 加入 50% 葡萄糖注射液 20~40 mL 中,静脉滴注,连续 1~2 次。

若为痰火扰心,醒脑静注射液 10 mL 加入 50% 葡萄糖注射液 40 mL 中,静脉滴注,连续 2~3 次。然后再改用静脉滴注。

(四)疗效评定标准

(1)临床痊愈:症状全部消失,心电图检查或动态心电图检查恢复正常。

(2)显效:心悸症状消失,心电图检查或动态心电图明显改善;期前收缩消失;阵发性室上性心动过速或心房颤动发作基本控制或频发转为偶发。

(3)有效:心悸症状大部分消失,心电图检查或动态心电图有所改善;期前收缩次数较治疗前缩减 50% 以上,或频发转为多发,或多发转为偶发。

(4)无效:心悸症状和心电示波观察或动态心电图无改变或加重。

(五)护理与调摄

1. 明确病因,加强预防

护理工作者对心悸患者要做到了解病因,进行思想疏导,使患者保持精神愉快;要注意天气变化,当天气由热转寒时,应及时加衣保暖,以防情志不舒,或感受外邪等因素诱发心悸。

2. 观脉症,警惕突变

若脉搏过于疾数,或过于迟缓,或紊乱不齐,乍疾乍疏,良久复来,又觉胸闷加剧,短气懒言,头昏眩加重,应特别警惕,这是发生厥脱的先兆表现,应结合心电监护判断心律失常的性质。

3. 查变证,挽救危候

本病极易发生厥脱、心阳虚衰、抽搐、昏迷等危候,应及时报告医师,并准备好急救药车,以便抢救。

4. 明宜忌,帮助康复

心悸之证,若不发生变证,仍属病情较轻,此时要注意治疗原发病,如真心痛(胸痹心厥)、胸痹心痛、风湿病、痰饮病,加之适当注意锻炼,少食肥甘、多食易消化、清淡饮食,防止感冒,忌烟酒,饮茶不宜过浓,可减少病情复发,预后较好。

5. 识药性,安全第一

本病多因虚极而并发虚脱、昏厥、抽搐,治疗时常用附子、草乌等有毒之品,应用时一定要密切观察,要求安全第一,过量、煎法不当,都可能有中毒反应。

6. 重症护理

对严重心律失常需要电复律的患者,复律前要准备好各种药品,包括抗心律失常药、升压药、氧气及其他急救设备等,保持良好的备用状态,以保证电击和抢救无误,建立通畅的静脉输液通道。在电复律过程中及电复律后观察期间,密切观察心电示波器上的心律、心率变化,并注意血压变化,定时复查心电图,测量 QRS、QT 及 P-R 期间的动态变化,当发现心率低于 50 次/分,或有各种类型的传导阻滞或原有传导阻滞加重,Q-T 间期明显延长,或出现新类型的心律失常,应立即通知医师,查找原因,并给予相应的处理。

(六)预后与转归

心悸仅为偶发、短暂阵发者,一般易治或不药而解;反复发作或长时间持续发作者,较为难治,但其预后主要取决于本虚标实的程度,邪实轻重,脏损多少,治疗当否及脉象变化等情况。如患者气血阴阳虚损程度较轻,未兼瘀血、痰饮,病损脏腑单一,治疗及时得当,脉象变化不显著,病证多能痊愈。反之,脉象过速、过迟、频繁结代或乍疏乍数者,治疗颇为棘手,预后较差,甚至出现喘促、水肿、胸痹心痛、厥脱等变证、坏证,若不及时抢救,预后极差,甚至猝死。心悸初起,病情较轻,此时如辨证准确,治疗及时,且患者能遵医嘱,疾病尚能缓解,甚至恢复。若病情深重,特别是老年人,肝肾本已渐亏,阴阳气血也不足,如病久累及肝肾,致真气亏损越重,或者再虚中夹实,则病情复杂,治疗较难。

四、古训今释

(一)病名溯源

关于心悸之病名,古有惊悸、心忪、怔忡、心动悸、心下悸等。《内经》中虽然没有心悸病名,但在《素问·三部九候论篇》中有"参伍不调者病"及《素问·平人气象论篇》有"脉绝不至曰死,乍疏乍数曰死"的记载。《素问·至真要大论篇》中说:"心澹澹大动,……病本于心。"《灵枢·根结》中说:"持其脉口,数其至也。五十动而不一代者,五脏皆受气;四十动一代者,一脏无气;三十动一代者,二脏无气;……不满十动一代者,五脏无气。"可见,《内经》虽未明确提出心悸之病名,但对心悸症状的描述非常具体和生动。

心悸的病名,首见于汉代张仲景的《伤寒论·辨太阳病证脉并治》:"脉浮数者,法当汗出而愈,身重,心悸者,不可发汗,当自汗出乃解。"在《金匮要略方论》和《伤寒论》两部名著中,张仲景还提出了"心动悸""心下悸""心中悸"及"惊悸"等病名,并对它的发病原因做了扼要的叙述,在《金匮要略方论》一书中,立"惊悸吐衄下血胸满瘀血病脉证治"篇,并有"动则为惊,弱则为悸"的记载,认为前者是因惊而动,后者是因虚心悸。《伤寒论》一书中还提到了"伤寒,脉结代,心动悸""水在肾,心下悸",以及对心悸的脉象结代脉做了详细的描述。在《金匮要略方论·血痹虚劳病脉证并治》中记载了"虚劳里急,悸,衄,腹中痛……小建中汤主之"。由此可见,张仲景不但对心悸的发病原因、病证表现有一定的认识,而且对心悸的治疗也作了专门论述。

隋代巢元方在《诸病源候论·伤寒病诸候·伤寒悸候》中说:"悸者,动也,谓心下悸动也。"

唐代孙思邈在《备急千金要方·心脏方》中说:"诊得心积沉而芤,时上下无常处,病胸满,悸,面赤咽干,心烦,掌中热,甚则唾血。"又说:"左手寸口、人迎以前脉阴虚者,手少阴经也,病苦悸恐不乐。"

南宋《济生方》记载:"夫怔忡者,此心血不足也。"首次提出了"怔忡"的病名和病因。

南宋《普济本事方·惊病抑肝补脾论证》中明确提出了"心忪",并对其病因作了论述:"今心忪,非心忪也。胃之大络,名曰虚里,络胸膈及两乳间,虚而有痰则动。"

元代《丹溪心法·惊悸怔忡》对"惊悸怔忡"做了详细的鉴别。"惊者,恐怖之谓;悸者,怔忡之谓。心虚而郁痰,则耳闻人声,目击异物,遇险临危,触事丧志,心为之忤,使人有惕惕之状,是则为惊。心虚而停水,则胸中渗漉,虚气流动,水既上乘,心火恶之,心自不安,使人有怏怏之状,是则为悸。"说明惊悸常由外因引起,偶受外来刺激,或因惊恐,或因恼怒,均可发病。发病时作时止,病来虽速,但全身情况较好,病势浅而短暂;怔忡每因内因而成,自觉心中惕惕,稍劳即发,病来虽慢,但全身情况差,病情较为深重。关于惊悸与怔忡鉴别的描述,还可见于《红炉点雪》等著作。

明代张景岳对惊悸、怔忡的病因、病机和证治论述较为全面,他在《景岳全书·杂证谟·怔忡惊恐》中说:"怔忡之病,心胸筑筑振动,惶惶惕惕,无时得宁者是也。……此证惟阴虚劳损之人乃有之。"

明代李梴《医学入门·惊悸怔忡健忘》中说:"悸,动也。心膈间客邪乘之,筑筑然触动,如人将捕。"

明代《证治准绳·杂病·悸》中说:"悸,心忪也……悸,即怔忡。"

清代《医宗金鉴·订正仲景全书金匮要略注·惊悸吐衄下血胸满瘀血病脉证并治》中记载:"惊自外至者也,惊则气乱,故脉动而不宁;悸自内惕者也,悸因中虚,故脉弱而无力。"分析了惊、悸发生的病因,并对惊与悸从脉象上做出了鉴别。

可见,古人对心悸的描述甚多,在病名上常惊悸、心悸、怔忡相提并论,临证相涉互见,颇难截分。

(二)医论撮要

1.证候统归

心悸是患者自觉"心慌""心跳"不能自制的症状,临床上常见:

(1)心虚胆怯:此类患者,发病多与精神因素有关,常伴有善惊易恐,少寐多梦等。《治病要言·惊》中记载有:"外有危险,心胆怯者,触而易惊……或短气,或自汗。"《医宗必读·惊》:"外有危险,触之而惊,心胆强者,不能为害,心胆怯者,触而易惊。"《秘传证治要诀及类方·惊悸怔忡》:"惊悸者,因事有所大惊,……此乃心虚胆怯所致。"

(2)心脾两虚:心脾两虚,心血生成不足,不能供养心神,多伴有面色少华,倦怠舌淡等。《景岳全书·杂证谟·怔忡惊悸》中说:"心脾血气本虚,而或为怔忡,或为惊恐,或偶然大惊猝恐,而致神志昏乱者。"在《丹溪手镜·悸》中有"心悸脉代,气血内虚"的记载。《血证论·惊悸》中有类似的论述:"心火不足,则气虚而悸,血不养心,则神浮而悸,……失血家多是气血虚悸。"

(3)心气不足:心气不足,无力鼓动血脉,多伴有气短懒言,动则尤甚等。在《张氏医通·神志门》中说:"夫气虚者,……内动为悸,……甚者忧愁悲伤不乐,惊悸狂眩","虚弱者属气虚,……寸口脉动而弱,动则为惊,弱则为悸","又或梦中如堕岩崖,或睡中忽自身体跳动,此心气不足也。"《伤寒论纲目·太阳经症·悸》中说:"心下悸,欲按者,心气虚。"《丹溪手镜·悸》中说:"有气虚者,……心悸脉代。"《医学纲目》云:"或用心劳倦,四肢羸弱,心忪惊悸,吸吸短气。"《辨证玉函·上症下症辨》云:"怔忡之症,本是心气之虚。"在《诸病源候论》《伤寒明理论》等著作中,都有类似的记载。

(4)心阳不足:久病体虚,损伤心阳,心失所养。《不居集·虚损怔忡》:"阳气内虚,心下空豁,状若惊悸,右脉大而无力者是也。"在《证治汇补·胸膈门·惊悸怔忡》中也有类似的描述。此类病情严重,常伴有肢冷汗出、面青唇紫、喘不得卧等症状。

(5)水饮凌心:饮邪内停,上凌于心,则见心悸。《证治准绳·伤寒·悸》中载:"饮水多,心下悸,是停饮而悸也。"《诸病源候论·伤寒病诸候》说:"渴则饮水,水气凌心,必振寒而心下悸也。太阳病,小便不利者,为多饮水,心下必悸。"

(6)心血不足:心血不足,不能养心,则心悸,伴有面色不华。《万病回春·怔忡》说:"怔忡者,心无血养,如鱼无水,心中惕惕然,跳动也,如人将捕捉之貌。"《仁术便览·惊悸怔忡》中记载:"惊悸者血虚,心血不足病也。……怏怏动摇,不得安宁,无时不作。"类似这样的描述还可见于《内经拾遗方论》《医学入门万病衡要》《丹溪心法》等著作。

(7)阴虚火旺:肾阴不足,不能上济于心,以致心火内动,扰动心神,则心悸。《证治准绳》

说："心肾不交,上盛下虚,心神恍惚,睡多惊悸,小便频数,遗泄白浊。"《证治汇补·惊悸怔忡》中说："有阴气内虚,虚火妄动,心悸体瘦,五心烦热,面赤唇燥,左脉微弱,或虚大无力者是也。"类似的描述还可见于《东垣试效方·烦热发热门》,其云："盖火入于肺为烦,入于肾为躁。躁烦俱在于上,肾子通于肺母。大抵烦躁者,皆心火为之。心者,君火也。火旺,则金烁水亏,惟火独存,故肺肾合而为烦躁焉。……夫烦者,扰扰心乱,兀兀欲吐,怔忡不安。"

(8)心血瘀阻:心血瘀阻,心失所养,故见心悸不宁。《治病要言·悸》说："闭而不通,病热郁而为涎,涎盛则烦,心下鼓动,跳动如击鼓也。"

(9)痰火扰心:《丹溪心法·惊悸怔忡》说："时作时止者,痰因火动。"《医学纲目·肝胆部》则说："澹澹,因痰动也。心澹澹动者,谓不怕惊而心自动也。"在《诸证提纲·惊悸》中也有此类描述："若惊悸日久,则为怔忡,心中躁动不安,惕惕如人将捕,已乃痰在下,火在上也。"

综上,是临床心悸常见的证类,以及历代医家对心悸的描述,临证时要详加辨析,随症施治,如此,才能取得较好的疗效。

2.体征

脉象变化是心悸最重要的体征,历代医家有不同的描述,以数、疾、细弱及结代脉为主。如《内经》中说："参伍不调。"《医学正传·怔忡惊悸健忘》中说："寸口脉动而弱,动为惊,弱为悸。趺阳脉微而浮。浮为胃气虚;微则不能食,此恐惧之脉,忧迫所致也。寸口脉紧,趺阳脉浮,胃气则虚,是以悸。"《万病回春·惊悸》中说："脉惊悸怔忡,寸动而弱。寸紧胃浮,悸病乃作。饮食痰火,伏动滑搏。浮微弦濡,忧惊过怯。健忘神亏,心虚浮薄。"《四海回春·脏腑诊治》云:"心脉无力之中,又带迟伏之脉,是心脉不足而又寒矣,即断以怔忡。"《罗氏会约医镜·论怔忡惊悸恐惧健忘》云:"寸口脉或微细,或浮大而空,皆心虚也。或细数,虚而有热也。动为惊,止而复来,亦为惊。寸涩尺弱,心肾两虚也。寸洪数,尺虚微,水不能利火也。"……

心下鼓,其动应衣是心悸的另一个重要体征。《景岳全书·伤寒典下》:"动气一证,即筑筑然动于脐傍及左乳之下曰虚里者,皆其联络者也。……其动之甚者,则连及虚里心胁,真若舂舂连续,而浑身皆振动者。此以天一无根,故气不蓄脏,而鼓动于下,诚真阴不守,大虚之候也。"在《医宗必读·悸》中有"……烦则心下鼓,……鼓者,跳动如击鼓"的记载。《医学衷中参西录》中说："所虑跳跃不定,或三四次一停,停后复跳,不能睡卧,左半身着床愈觉不安。"

3.病因学说

心悸的形成,不外素体虚弱,复感外邪;饮食生冷,损伤脾胃;湿痰浊邪内生,日久化热,痰火内扰;以及情志失调,或惊恐,或恼怒、思虑,损伤心神;或年老体衰,久病失血,心神失养而致。综合历代各家之说,现将心悸的病因归纳如下。

(1)外邪论:心气素虚,复感风、湿、热等外邪,内舍于心,或阻塞血脉,或耗伤心阴、心阳,而引起心悸、怔忡之证。隋代巢元方《诸病源候论·风病诸候》中说："风惊邪者,由体虚风邪伤于心之经也。心为手少阴之经,心气虚,则风邪乘虚伤其经,入舍于心,故为风惊邪也。"又说："风邪搏于心,则惊不自安。惊不已,则悸动不定。"

(2)痰饮论:《丹溪手镜·悸》中说："有痰饮者,饮水多必心下悸,心火恶水,心不安也。"明代楼全善《医学纲目·肝胆部》说："……澹澹,因痰动也。心澹澹动者,谓不怕惊而心自动也。"

(3)痰郁化火:明代方隅《医林绳墨·惊悸》中说："又有心虚而痰郁,或耳闻大声,目击异物,心为物忤,是则为惊,乃痰因火动也。"清代吴澄《不居集·怔忡惊悸健忘善怒善恐不眠》中也说:"心者,身之主,神之舍也。心血不足,多为痰火扰动,心神不宁,多为惊悸怔忡诸症。"

(4)水饮凌心:清代郑寿全《医法圆通·惊悸》中说:"悸者,心下有水气也。心为火地,得阴水以扰之,故心不安。水停心下,时时荡漾,故如有物忡也。"

(5)惊恐致悸:明代戴思恭《秘传证治要诀及类方·惊悸怔忡》中说:"惊悸者,因事有所大惊……遂生惊悸。"

(6)怒气伤肝:明代虞抟《医学正传·怔忡惊悸健忘证》:"夫怔忡惊悸之候,或因怒气伤肝,或因惊气入胆,……又或遇事繁冗,思想无穷,则心君亦为之不宁,故神明不安而把怔忡惊悸之证作矣。"

(7)思虑伤心脾:宋代窦材《扁鹊心书·怔忡》中说:"凡忧思太过,心血耗散,生冷硬物,损伤脾胃,至阴阳不得升降结于中焦,令人心下忧惚。"明代孙应奎、龚廷贤、朱栋隆,以及清代沈金鳌等都有关于思虑过度、阴血暗耗、心失所养而致心悸的论述。

4.病机学说

体质素虚,情志内伤,以及外邪侵袭是心悸的主要原因。其中,体质素虚是发病的关键。本病的病机分为虚实两个方面,虚为气、血、阴、阳的亏虚,以致心气不足,或心失所养;实则为饮邪上犯,瘀血阻络,以致心脉不畅,心神失宁。

(1)心虚胆怯:平素心虚胆怯之人,由于突然惊恐,如耳闻巨响,目睹异物,或遇险临危,心惊神慌不能自主,渐至惊则悸不已。如《素问·举痛论篇》所说:"惊则心无所依,神无所归,虑无所定,故气乱矣。"此外,如大怒伤肝,大恐伤肾,怒则气逆,恐则精却,阴虚于下,大逆于上,也可动撼心神而发惊悸。如《医学正传·怔忡惊悸健忘证》中所说:"或因怒气伤肝,或因惊气入胆……则心君亦为之不宁。"亦有痰热内蕴,复因郁怒之后,胃失和降,痰火上逆而致心悸者。倡此说者当推朱丹溪,他认为心悸皆为"痰因火动"。

(2)心血不足:阴血亏损,心失所养,不能藏神,故神不安而志不宁。《丹溪心法》中明确指出:"怔忡者血虚。怔忡无时,血少者多。"凡失血过多,久病血虚,以及思虑过度、劳伤心脾、耗伤心血,使之不能上奉于心,都能引起心悸。

(3)肾阴亏虚:肾阴亏虚,不能上济于心。水不济火,虚火妄动,上扰心神。刘完素《素问玄机病原式·火类》中所谓:"水衰火旺,而犹火之动也。……谓之怔忡,俗云心忪,皆为热也。"张景岳《景岳全书》中所谓"水亏火盛而惊悸不宁者",也是此类。

(4)心阳不振:心阳不振,有饮邪上逆,水乘火位而为悸。如成无己在《伤寒明理论》中说:"其气虚者,由阳气虚弱,心下空虚,内动而为悸也;其停饮者,由水停心下,心主火而恶水,水既内停,心不自安,则为悸也。"

(5)心气不足:因虚而致悸。如《张氏医通·神志门》中说:"……失血家多是气虚悸。"

(6)心血瘀阻:心阳不振或寒性凝聚,血行不畅。《证治要言·悸》中说:"闭而不通,病热郁而为涎,涎盛则烦,心下鼓动,跳动如击鼓也。"另外,"脉痹不已,复感于邪,内舍于心"(《素问·痹论篇》)以致心脉瘀阻,营运不畅,亦致心悸。

5.治则治法

(1)治则:关于心悸的治疗,在《难经》中就有论述,"损其心者,益其荣,法当专补其血,真血若富,心主有辅,无不愈者。"其后,仲景在《金匮要略方论》和《伤寒论》中列有苓桂术甘汤、炙甘草汤等著名方剂,提出了温化痰饮、温阳定悸和温阳复脉等治疗原则,对后世医家影响较大。

《济生方》明"心血不足"之因,提出补养气血,壮胆宁心之法,《济生方·惊悸怔忡健忘门》中说:"皆心虚胆怯之候也。治之之法,宁其心以壮其胆气,无不瘥者矣。"刘完素主张"火衰水平"为心悸治本之道。李杲发挥"膈上血中伏火"而气浮心乱之说。朱丹溪则认为心悸责之"痰因火动",故提出定其气浮之说,《丹溪心法·悸》中载:"宜镇固之或化散之,皆须定其气浮也。"张景岳集诸家所长,提出培扶元气,《景岳全书·杂证谟·怔忡惊恐》中说:"宜安养心神,滋培肝胆,当以扶元气为主治。"医家们在前人基础上,不断完善心悸的治疗法则,还提出了养血清火、温胆化痰等一系列治疗原则。如《云林神彀·惊悸》中说:"惊悸,忽惊惕,心中而不安,养血以清火,温胆兼化痰。惊悸不安,血虚火动。养血清心,安神可用。……惊悸不安,气虚痰火,养气化痰,疗之立可。"《石室秘录·怔忡法》中说:"盖泻心火,即所以定心也。补肝则肝气平,肝平则心亦平。……制服相宜,自然心气得养,而怔忡有不痊愈者乎。"再如,《万病回春·怔忡惊悸》中提出:"惊悸属血虚火动者,宜养心以清火也。……惊悸属痰火而兼气虚者,宜清痰火以补虚者。……惊悸属心虚气虚而有痰者,宜安神补虚以化痰也。"《血证论·怔忡》中提出:"治宜大泻心胃之火,火平则气平,……使血、气、火三者皆平。"王清任论血府有瘀之弊,开辟活血化瘀之途。至此,心悸治疗原则趋于完善。根据其阴阳气血之虚,可采取补气、养血、滋阴、温阳之法。根据其饮停心下、瘀血痹阻、情志刺激之实,采取相应的化痰蠲饮、清热化痰、活血化瘀之法。在此基础上,无论虚实,均要酌情佐以镇心安神之剂。

(2)治法:

1)化痰蠲饮法。张仲景在《金匮要略方论·痰饮咳嗽病脉证并治》中说:"卒呕吐,心下痞,膈间有水,眩悸者,小半夏加茯苓汤主之。"在《金匮要略方论·惊悸吐衄下血胸满瘀血病脉证治》中又说:"心下悸者,半夏麻黄丸主之。"《丹溪手镜·悸》中也有类似的论述:"凡治悸者,必先治饮,以水停心下,散而无所不至。……可以茯苓甘草汤治之。"

2)壮胆宁心。《景岳全书·杂证谟·怔忡惊恐》中提到:"心神虚怯,微兼痰火而惊悸者,八物定志丸,""若因惊失志而心神不宁者,宁志膏或远志丸。"《医学入门万病衡要·健忘怔忡惊悸》中说:"温胆汤,治心胆怯而惊。"

3)清火化痰法。《医学入门万病衡要·健忘怔忡惊悸》中说:"若惊悸有痰迷心窍者,有痰因火动,时作时止者,治之当用温胆汤,二陈汤加黄连、生地黄、归身、茯神、远志、枣仁等药。"《万病回春·怔忡惊悸》中说:"心若时跳时止者,是痰因火动也。二陈汤治痰因火动作怔忡。"

4)温阳利水法。《金匮要略方论·痰饮咳嗽病脉证并治》中说:"心下有痰饮,胸胁支满,目眩,苓桂术甘汤主之。"《时方妙用·怔忡》中说:"水气凌心,轻则用小半夏汤,倍加茯苓以泄之;重则用茯苓桂枝甘草大枣汤,以安之;再重,则用真武汤,以镇之。"

5)镇心安神法。《普济本事方·心小肠脾胃病》中说:"安神镇心,治惊悸,消风痰,止目眩,辰砂远志丸。"

6)清火养血安神法。《万病回春·惊悸怔忡》中说:"心慌神乱者,火动也。朱砂安神丸,治血虚心烦懊,惊悸怔忡,胸中气乱。……养血清火汤,治心慌神乱,烦躁不宁。"

7)补气安神法。《医学入门万病衡要·健忘怔忡惊悸》中说:"牛黄清心丸,治心气不足,神志不定,惊悸恐怖,虚烦少睡,梦寐纷纭。"又说:"养心汤,治忧愁思虑伤心,惊悸不宁,兼之夹痰,治宜补气豁痰为主,安神定气为标。"

8)补血安神法。《景岳全书·杂证谟·怔忡惊恐》中说:"心虚血少,神志不宁而惊悸者,养心汤或宁志丸或十四友丸。……血不足,肝火不清,血热多惊者,朱砂安神丸。"

9)补养心脾法。张景岳在《景岳全书·杂证谟·怔忡惊恐》中说:"心脾血气本虚,而或成为怔忡,……俱宜七福饮,甚者大补元煎。"《仁术便览·惊悸怔忡》中说:"归脾汤,治思虑过度,劳伤心脾,健忘怔忡。"

10)温阳复脉法。仲景在《伤寒论·辨太阳病脉证并治》中说:"伤寒脉结代,心动悸,炙甘草汤主之。"《证治准绳·杂病·悸》中说:"心中悸动,知其气内虚也,与炙甘草汤益虚补血气而复脉。"

11)滋阴泻火法。《治病要言·悸》中说:"水衰火旺,心胸躁动,天王补心丹主之。"张景岳在《景岳全书·杂证谟·怔忡惊恐》中说:"命门水亏,真阴不足,而怔忡不已者,左归饮;……若水亏火虚,烦躁热渴而怔忡惊悸不宁者,二阴煎加减一阴煎。"

12)温肾阳助心阳法。张景岳在《景岳全书·杂证谟·怔忡惊恐》中说:"命门火亏,真阳不足而怔忡者,右归饮。"

13)活血化瘀法。《治病要言·悸》中说:"心痹者,脉不通。"

6.方药方剂

(1)祛痰蠲饮类:①茯苓甘草汤(《金匮要略方论》)。治伤寒厥而心下悸。茯苓二两,甘草(炙)一两,生姜(切)三两,桂枝(去皮)二两。上四味,以水四升,煮取二升,去滓。分温三服。②小半夏加茯苓汤(《金匮要略方论》)。治卒呕吐,心下痞,膈间有水,眩悸者。半夏一升,生姜半斤,茯苓三两(一法四两)。上三味,以水七升,煮取一升五合,分温再服。③半夏麻黄丸(《金匮要略方论》)。主治寒饮停留,心下悸。半夏、麻黄各等分。上二味,末之,炼蜜和丸小豆大。饮服三丸,日三服。④控涎丹(《三因极一病证方论》)。主治饮食无味,痰唾稠黏,夜间喉中痰鸣。甘遂(去心)、紫大戟(去皮)、白芥子各等分。上为末,煮糊丸桐子大。临卧,淡姜汤下七丸。⑤朱砂消痰饮(《古今医统》)。主治痰迷心窍,惊悸怔忡。胆南星五钱,朱砂二钱半(另研),麝香二分(另研)。上为末,临卧,姜汤调下一钱。⑥二陈汤(《太平惠民和剂局方》)。主治痰饮为患,或呕吐恶心,或头眩心悸,或中脘不快,或发为寒热,或因食生冷,脾胃不和。半夏(汤洗七次)、橘红各五两,白茯苓三两,甘草(炙)一两半。上㕮咀。每服四钱,用水一盏,生姜七片,乌梅一个,同煎六分,去滓。热服,不拘时候。⑦指迷茯苓丸(《丹溪心法》)。主治中脘停痰,脾气不流行;以及妇人产后发喘,四肢水肿。茯苓五钱,风化硝三钱,半夏三钱,枳壳一钱。⑧苓桂术甘汤(《金匮要略方论》)。主治心下有痰饮,胸胁支满,目眩。茯苓五钱,桂枝三钱,白术五钱,甘草三钱(炙)。以水一中盏,入生姜半分,煎至五分,去滓。不计时候温服。

(2)温阳定悸类:①桂枝甘草汤(《伤寒论》)。主治发汗过多,其人叉手自冒心,心下悸欲得按者。桂枝(去皮)四两,甘草(炙)二两。上二味,以水三升,煮取一升,去滓,顿服。②真武汤(《伤寒论》)。主治太阳病发汗,汗出不解,其人仍发热,心下悸,头眩,身瞤动,振振欲擗地者。茯苓、芍药、生姜(切)各三两,白术二两,附子(炮,去皮,破八片)一枚。上五味,以水八升,煮取三升,去滓。温服七合。③人参散(《太平圣惠方》)。主治伤寒后心虚惊悸,恍惚不安。人参一两(去芦头),茯神一两,陈橘皮三分(汤浸去白瓤,焙),杏仁一分(汤浸去皮尖双仁,麸炒微黄)。上件药,捣筛为散,每服三钱。以水一中盏,入生姜半分,枣三枚,煎至六分,去滓。不计时候温服。④桂枝甘草龙骨牡蛎汤(《伤寒论》)。主治火逆下之,因火针而烦躁者。桂枝三钱,甘草二钱,龙骨三钱,牡蛎三钱。肝寒魂怯,用辛温镇补之品以扶肝而敛魂。心阳上越,肾阳下泄,此方皆可用之。

(3)滋阴温阳复脉:①灸甘草汤(《伤寒论》)。主治伤寒,脉结代,心动悸。甘草(灸)四两,生姜(切)三两,人参二两,生地黄一斤,桂枝(去皮)三两,阿胶二两,麦门冬(去心)半升,麻仁半升,大枣(擘)三十枚。上九味,以清酒七升,水八升,先煮八味,取三升去滓。内胶,烊消尽。温服一升,日三服。一名复脉汤。②小建中汤(《伤寒论》)。主治伤寒二三日,心中悸而烦者。桂枝(去皮)三两,甘草(灸)二两,大枣(擘)十二枚,芍药六两,生姜(切)三两,胶饴一升。上六味,以水七升,煮取三升,去滓。内饴,更上微火消解。温服一升,日三服。

(4)清热泻火类:①朱砂安神丸(《内外伤辨惑论》)。主治心火亢盛,阴血不足,心神不安,怔忡失眠,胸中烦热,欲吐,夜睡多梦。朱砂五钱(另研,水飞,为衣),甘草五钱五分,黄连(去须净,酒洗)六钱,当归(去芦)二钱二分,生地黄一钱五分。上件除朱砂外,四味共为细末,汤浸蒸饼为丸如黍米大,以朱砂为衣。每服十五丸,或二十丸,津唾咽下。②当归龙荟丸(《丹溪心法》)。主治肝胆实火,头痛而赤,惊悸抽搐,或肝火犯肺之咳嗽。当归(焙)、龙胆草、大栀子、黄连、黄柏、黄芩各一两,大黄、芦荟、青黛各半两,木香一分,麝香半钱。上为末,炼蜜为丸,如小豆大,小儿如麻子大。每服二十丸,生姜汤送下,兼服防风通圣散。③定心龙胆丸(《圣济总录》)。主治风热心虚惊悸,或忧怖怔忪,如人追逐,或睡中怕惊,妄谬不安。龙胆(去苗)、茯神(去木)、白薇(焙)、栀子仁各一两,麦门冬(去心焙)一两半,玄参、羚羊角(镑)各一两一分,甘草(灸)三分,人参一两,丹砂(别研)三分。上药除别研外,为末,炼蜜为丸,如梧桐子大。每服二十丸,加至三十丸,食后煎大枣汤送下,日三服。

(5)养血补心类:①四物安神汤(《杂病源流犀烛》)。主治心血亏损、心悸怔忡。当归、白芍、生地黄、熟地黄、人参、白术、茯神、枣仁、黄连(炒)、柏子仁(炒)、麦冬、竹茹各七分,枣二枚,炒米一撮,乌梅两个,煎。另研辰砂五分冲服。②加味宁神丸(《东医宝鉴》)。治心血不足、惊悸怔忡、健忘恍惚、一切痰火之疾。生地黄半两,当归、白芍、茯神、麦冬、陈皮、贝母各一两,姜远志、川芎各七钱,枣仁、黄连、甘草各五钱。蜜丸,辰砂为衣,枣汤下五七十丸。③天王补心丹(《校注妇人良方》)。主治心肾阴血亏少、虚火内动、心烦少寐、梦遗健忘。壮水补心,清热化痰,定惊悸。人参五钱,当归(酒浸)、麦门冬(去心)、五味子、天门冬(去心)、柏子仁、酸枣仁各一两,白茯苓、玄参、丹参、桔梗、远志各五钱,生地黄四两,黄连(酒洗,炒)二两。为末,蜜丸桐子大,朱砂为衣。每服三钱,灯心草、竹叶煎汤送下。④柏子养心丸(《体仁汇编》)。治劳心太过、怔忡惊恐等证。柏子仁(用鲜白者,以布包,槌去油)、茯神、生地黄(酒浸,若火衰者改熟地黄)、当归、枣仁各二两,五味、犀角(镑,现已禁用)、甘草各五钱。上研极细末,为丸。用辰砂三四钱细研,水飞过候干,加金箔二十张,再研,为衣。午后临卧,津嚼一丸。每丸约二钱重。⑤养心汤(《丹溪心法》)。治心虚血少、惊惕不宁。治停水怔忡。黄芪(灸)、白茯苓、茯神、半夏曲、当归、川芎各半两,远志(取肉,姜淹,焙)、辣桂、柏子仁、酸枣仁(浸去皮,隔纸炒香)、北五味子、人参各一分,甘草(灸)四钱。上粗末,每服三钱。姜五片,枣二枚,煎。食前服,加槟榔、赤茯苓。

(6)重镇安神类:①静神丹(《杂病源流犀烛》)。主治忧思过度,令人惕然心跳动而不自安者。酒当归、酒生地黄、姜远志、茯神各五钱,金箔十五片。猪心血和丸黍子大,金箔为衣。灯心汤下五十丸。②安魂汤(《医学衷中参西录》)。治心中气血虚损,兼心下停有痰饮,致惊悸不眠。龙眼肉六钱,酸枣仁四钱(炒,捣),生龙骨五钱(捣末),生牡蛎五钱(捣末),清半夏三钱,茯苓片三钱,生赭石四钱(轧细)。③定心汤(《医学衷中参西录》)。治心虚怔忡。龙眼肉一两,酸枣仁五钱(炒,捣),山茱萸五钱(去净核),柏子仁四钱(炒,捣),生龙骨四钱(捣细),生牡蛎四钱(捣细),生明乳香一钱,生明没药一钱。心因热怔忡者,酌加生地黄数钱。

(7)补益心脾类:①归脾丸(《济生方》)。治思虑伤脾,心多健忘怔忡,诸血妄行,或吐或下。白术、茯神(去木)、黄芪、龙眼肉、酸枣仁(炒)各一两,人参、木香各五钱,甘草(炙)二钱半。上锉,每服四钱。姜三片,枣一枚,水煎服。②制忡汤(《辨证录》)。主治怔忡。心肝两虚,心弱不能制肺,一遇拂情之事,或听逆耳之言,便觉心气怦怦上冲,有不能自主之势。人参五钱,白术五钱,白芍一两,当归一两,生枣一两,北五味一钱,麦冬五钱,贝母五分,竹沥十匙。水煎调服。一剂而怔忡少定,二剂更安,十剂痊愈。

(8)滋补心肾类:①天地煎(《世医得效方》)。治心血燥少,口干咽燥,心烦喜冷,怔忡恍惚,小便黄赤,或生疮疡。天门冬(去心)二两,熟地黄(九蒸,曝)一两。上为末,炼蜜为丸如梧桐子大。每服百丸,用熟水人参汤任下。不拘时服。②心肾两交汤(《辨证录》)。主治怔忡,日轻夜重,熟睡不得。熟地黄一两,山茱萸八钱,人参五钱,当归五钱,炒枣仁八钱,白芥子五钱,麦冬五钱,肉桂三分,黄连三分。水煎服。③交合汤(《辨证录》)。主治怔忡。人参五钱,熟地黄二两,黄连三分,肉桂五分。水煎服。④坚胆汤(《辨证录》)。治人得怔忡之症,心常怦怦不安,常若有官事未了,人欲来捕之状。白术五钱,人参五钱,茯神三钱,白芍二两,铁粉一钱,丹砂一钱,天花粉三钱,生枣仁三钱,竹茹一钱,水煎服。⑤心肾丸(《医方大成》)。治心肾俱虚,怔忡、惊悸、健忘、惊恐等证。怀牛膝(酒黄)、肉苁蓉(用极大面色鲜红者,酒洗)、熟地黄各二两,菟丝子(酒蒸)三两,人参(有者更妙)、黄芪(蜜炙)、当归(酒浸)、山药(炒)、鹿茸(酥炙)、附子(制)、茯神、五味、龙骨(煅)、远志(去心,姜汁炒)各一两。先将牛膝、肉苁蓉、熟地黄、当归捣成膏,后入各药合研细末,加酒煮面糊为丸。枣汤或清汤下七八钱。

(9)心胆同治类:①温胆汤(《世医得效方》)。治心胆虚怯,触事易惊,或梦寐不祥,或异常感,遂致心惊胆慑,气郁生涎,涎与气搏,变生诸证,或短气悸乏,或复自汗,四肢水肿,饮食无味,心虚烦闷,坐卧不安。半夏(汤洗七次)、竹茹、枳实(麸炒,去瓤)各二两,橘皮三两(去白),甘草(炙)、人参各一两,白茯苓一两半。上为锉散。每服四大钱,水一盏半,姜五片,枣一个煎七分,去滓。食前服。②十味温胆汤(《丹溪心法》)。治心胆虚怯,触事易惊,梦寐不祥,异象感惑,遂使心惊胆慑,气郁生涎,涎与气搏,变生诸证,或短气悸乏。半夏(汤洗七次)、枳壳(去瓤,切,麸炒)、陈皮(去白)各三两,白茯苓(去皮)半两,酸枣仁(微炒)、大远志(去心;甘草水煮,姜汁炒)各一两,北五味子、熟地黄(切,酒炒)、条参各一两,粉草五钱。上锉散,每服四钱。水盏半,姜五片,枣一枚,煎。不拘时服。③参胡温胆汤(《杂病源流犀烛》)。主治心胆虚怯,触易惊,梦寝不安,气郁生痰,变生诸证,或短气悸乏,或自汗,四肢水肿,饮食无味,烦躁不安。陈皮、半夏、白茯苓、枳实、人参各一钱,竹茹、香附、麦门冬、柴胡、桔梗各八分,甘草三分。上,姜、枣水煎。④龙齿壮胆汤(《辨证录》)。主治胆气怯弱,怔忡,心常怦怦不安,常若有官事未了,人欲来捕之状。人参、竹茹各三钱,五味子、远志各一钱,生枣仁一两,白芍八钱,当归五钱,龙齿(醋淬,研末)五分。水煎调服。二剂即安。⑤惊悸养血汤(《医学正传》引《局方》)。主治肥人痰多,心神怵惕跳跃惊动,有欲厥之状。黄芪八分,半夏八分,桂心五分,柏子仁一钱,人参六分,川芎八分,远志一钱,枣仁一钱,五味子三分,甘草三分。姜、枣煎服。

第二节 心衰

心衰是由不同病因引起心脉气力衰竭,心体受损,心动无力,血流不畅,逐渐引起诸脏腑功能失调,以心悸、喘促、尿少、水肿等为主要临床表现的危重病证。心衰在临床有急慢之分。其急者表现怔忡,气急,不能平卧,呈坐位,面色苍白,汗出如雨,口唇青紫,阵咳,咳出粉色泡沫样痰,脉多疾数。慢者表现心悸,短气不足以息,夜间尤甚,不能平卧或睡中憋醒,胸中如塞,口唇、爪甲青紫,烦躁,腹胀,右肋下症块,下肢水肿。

心衰的病位在心,但与肺、脾、肝、肾有关。其发生可源于心脏本身,也可源于其他四脏,其病机关键为心肾阳虚,肺肝血瘀,为本虚标实之疾,其本虚有气虚、阳损、阴伤,或气阴两虚,或阴阳俱损。标实为气滞、血瘀、水结。治疗当标本兼治,急则治标,缓则治本。治本不外益气温阳敛阴,治标为化瘀、利水、逐饮。中医治疗在改善症状、提高生命质量、降低再住院率和病死率等方面具有优势。

随着年龄增高,心衰的患病率显著上升,城市高于农村,北方明显高于南方。心功能不全具备上述临床表现者,均可以参考本节辨证论治。

一、诊断标准

(一)中医诊断标准

(1)病史:原有心脏疾患,如心痛、心悸、肺心同病等,多因外感、过劳而复发或加重。

(2)主症:心悸气短,活动后加重,乏力。

(3)次症:咳喘不能平卧,尿少,水肿、下肢肿甚,腹胀纳呆,面色晦暗或颧紫,口唇紫黯,颈静脉怒张,胁下症块,急者咳吐粉红色泡沫样痰,面色苍白,汗出如雨,四肢厥冷,更甚者昏厥,脉象数疾、雀啄、促、结代、屋漏、虾游。

具备病史、主症,可诊断为心衰之轻症。若在病史、主症的基础上,兼有次症两项者,可明确诊断。

(二)西医诊断标准

目前诊断标准尚不统一,也无特异性检查指标,但根据临床表现,呼吸困难和心源性水肿的特点,以及无创性和(或)有创性辅助检查及心功能测定,一般即可做出诊断。临床诊断应包括心脏病的病因、病理解剖、病理生理、心律及心功能分级等诊断。

1.心衰的定性诊断指标

(1)主要标准:①夜间阵发性呼吸困难或端坐呼吸;②劳累时呼吸困难和咳嗽;③颈静脉怒张;④肺部啰音;⑤心脏肥大;⑥急性肺水肿;⑦第三心音奔马律;⑧静脉压升高大于1.57 kPa(16 cmH_2O);⑨肺循环时间大于25秒;⑩肝颈静脉回流征阳性。

(2)次要标准:①踝部水肿;②夜间咳嗽;③活动后呼吸困难;④肝大;⑤胸腔积液;⑥肺活量降低到最大肺活量的1/3;⑦心动过速(心率大于120次/分)。

(3)主要或次要标准:治疗中5天内体重下降大于等于4.5 kg。

确诊必须同时具有以上两项主要标准,或者有一项主要或两项次要标准。

2.心功能的分级标准

参照美国纽约心脏病学会(NYHA)1994年第9次修订的心功能分级而制定。

(1)心功能Ⅰ级:患有心脏病,但体力活动不受限制,一般体力活动不引起过度的疲乏、心悸、呼吸困难或心绞痛,通常称心功能代偿期。

(2)心功能Ⅱ级:患有心脏病,体力活动轻度限制,静息时无不适,但一般体力活动可出现疲乏、心悸、呼吸困难或心绞痛,也称Ⅰ度或轻度心力衰竭。

(3)心功能Ⅲ级:患有心脏病,体力活动明显受限,休息时尚感舒适,但稍有体力活动就会引起疲乏、心悸、呼吸困难或心绞痛,也称Ⅱ度或中度心力衰竭。

(4)心功能Ⅳ级:患有心脏病,体力活动能力完全丧失,休息状态下也可有心力衰竭或心绞痛症状,任何体力活动后均可加重不适,也称Ⅲ度或重度心力衰竭。

二、鉴别诊断

(一)哮病

急性左心衰者,原有心脏之疾,如心悸(心肌炎)、真心痛等,由某种诱因引发(如过劳、情绪激动、外感等)。临床以猝然心悸,喘急不能平卧,汗出烦躁,常伴咳吐粉红色血沫痰为特征,而哮病患者多无心脏病史,多有过敏史,以反复发作为特征,发作时喉间哮鸣有声,咳出大量痰涎后则喘止。

(二)喘病

慢性心衰在活动后往往见呼吸急促,但多以短气不足以息为特征,休息可减轻或缓解,而喘病患者多有肺病史,多因外感而诱发,多伴咳嗽、咳痰。

(三)肾性水肿

慢性心衰重症阶段出现尿少,水肿,而水肿呈下垂性,卧位时腰骶部水肿,兼有纳呆、腹胀、右下腹胀痛等胃肠道症状。而肾性水肿多与外感风寒、风热有关,起病较急,面目先肿,兼有尿少、腰痛,或兼头胀头痛,借助尿常规检查可发现蛋白尿或血尿,血中尿素氮、肌酐增高。

三、证候诊断

(一)心气(阳)虚证

心悸,气短,乏力,活动后明显,休息后可减轻,纳少,头晕,自汗,畏寒,舌质淡、苔薄白,脉细弱无力。

(二)气阴两虚证

心悸气喘,动则加重,甚则倚息不得卧,疲乏无力,头晕,自汗盗汗,两颧发红,五心烦热,口干咽燥,失眠多梦,舌红,脉细数。

(三)阳虚水泛证

心悸气喘,畏寒肢冷,腰酸,尿少水肿,腹部膨胀,纳少脘闷,恶心欲吐,舌体淡胖有齿痕,脉沉细或结代。

(四)气虚血瘀证

心悸气短,活动后加重,左胸憋闷或疼痛,夜间痛甚,两颧黯红,口唇青紫,胁下症块,舌紫黯,苔薄白,脉沉涩或结代。

(五)阳衰气脱证

喘悸不休,烦躁不安,汗出如雨或如油,四肢厥冷,尿少水肿,面色苍白,舌淡苔白,脉微细欲绝或疾数无力。

四、病因
(一)原发病因
1.源于心

久患心脏之疾,如心悸、心痹、心痛、克山病、心肌炎及先天性心脏病等,导致心气内虚,日久心体肿胀,若再遇外邪侵袭,或情绪刺激,或因过劳,进一步损伤心体,侵蚀心阳,心阳不振,心力乏竭,不能鼓动血液运行,使瘀血阻滞,心脉不通。一则脏腑、肌腠缺血而失养,二则迫使血中水津外渗,进而出现脏腑功能失调,水饮凌心射肺或停积局部及水湿泛溢肌肤之证候,发为心衰。

2.源于肺

久咳、久喘、久哮等肺系慢性疾病反复发作,迁延或失治,痰浊潴留,伏着于肺,肺气壅塞不畅,痰瘀阻于肺管气道,使肺气胀满不能敛降,导致肺之体用俱损,病变首先在肺,继则影响脾、肾,后期病及于心。因肺朝百脉,肺气辅佐心脏运行血脉,肺伤则不能助心主治节,致使血行不畅,血瘀肺脉,肺气更加壅塞,造成气虚血滞、血滞气郁,由肺及心,心血瘀阻不通,日久心力乏竭,心体受损,发为心衰。

3.源于肝

久患肝脏之疾,或暴怒伤肝,导致肝失疏泄之机和条达之性,肝所藏之血不能施泄于外,血结于内,引起肝气滞心气乏,鼓动无力,血循不畅,瘀阻于心,引发血中水津外渗而致水肿、喘咳等证候,发为心衰。

4.源于肾

肾为精血之源,又为水火既济之脏,肾脉上络于心,久患肾脏之疾,则肾体受损,肾阳受伤,命火不足,相火不发,不能蒸精化液生髓,髓少不能生血,血虚不能上奉于心,心体失养,心阳亏乏,心气内脱,心动无力,则血行不畅,瘀结于心,导致心体胀大,发为心衰。

5.源于脾胃

脾胃之脉络于心,心气之源受之于脾,脾又为统血之脏。食气入胃,浊气归心。因此久患脾胃之疾,或思虑过度,或饮食不节(肥甘滋腻及长期饮酒、咸食),损伤脾胃,致使中气虚衰,中轴升降无力,引起水谷精微不能奉养于心主。元气不能上充于心,则心气内乏,鼓动无力,血瘀在心,日久心体胀大,或津血不足,心体失养,体用俱损,发为心衰。

(二)诱因
1.外感

多由外感六淫之邪,袭卫束表,内迫于肺,肺失宣降,痰浊内蕴,影响辅心以治节功能,使心不主血脉,加重心衰。

2.过劳

劳则气耗,心气受损,发为心衰。

3.药物

某些药物如过于苦寒,过于辛温,或输液过速等均导致心气耗散,诱发心衰。

五、病机
(一)发病

多以起病缓慢,逐渐加重为特点。初起见劳累后心悸,气短,疲乏无力,休息后可缓解,逐渐发展为休息时仍觉心悸不宁，喘促难卧，尿少，水肿，口唇爪甲青紫等。少数发病急，突然气急，端坐呼吸，不得卧，面色苍白，汗出如雨，口唇青黑，阵咳，咳吐粉红色泡沫样痰，脉多疾数。

(二)病位

在心，为心之体用俱病，与肺、脾、肝、肾密切相关。

(三)病性

为本虚标实之疾。虚者，以气虚、阳虚为本。病初多为气虚，病久则见阳虚，根据患者体质及原发疾病不同，少数患者可见血虚或阴虚。病变过程中，逐渐形成病理产物，为饮、为痰、为瘀、为浊，阻滞气机，发展为气滞血瘀水结之标实之疾。最终为心肾阳虚，肺肝血瘀，虚实夹杂。

(四)病势

缓慢发病者，初起时症状较轻，仅见劳累后心悸、气短、乏力，休息后症状可减轻或消失。随病情加重，出现休息状态下仍觉心悸不宁，喘促难卧，腹胀尿少，水肿，甚至神昏等。发病急骤者，突然气急呈端坐呼吸，面色苍白，汗出如雨，咳吐血色泡沫痰，唇青肢冷，救治及时，尚可转安，稍有延误，则昏厥死亡。

(五)病机转化

多种原因导致心气虚，心动无力，久之则心力内乏，乏久必竭。心气虚衰而竭，则血行不畅，引起机体内外血虚和血瘀的病理状态。血行不畅则五脏六腑失其濡养，心失所养则心气更虚，瘀阻更甚，日久则心体胀大；子盗母气，心体胀大日久则累及于肝，血瘀在肝，则肝体肿大，失其疏泄之职，气机不畅，影响脾胃升降之机，见腹胀，纳呆，便溏或便秘；瘀血在肾，则水道不通，开阖不利，形成水肿；瘀血在肺，则上焦不宣，肺气郁闭，壅塞不畅，故见咳喘，呼吸困难。

津血同源，血瘀日久导致阴津不足，出现气阴两虚，故患者表现口干、心烦。由于心气不足，血不能行全身以濡养诸脏，肾失所养而导致肾虚，肾阳虚则膀胱失其气化，水渎失司。另外，心肾阳虚，不能温煦脾胃，可使中焦运化无权，湿浊内蕴。同时"血不利则为水"，水邪内泛外溢，凌心射肺，则悸喘不宁。心阳根于肾阳，阳气衰竭，心气外脱，心液随气外泄，故见喘悸不宁，烦躁不安，汗出如雨如油，四肢厥冷，尿少水肿等症。

总之，心衰是全身性疾患，病初以气虚阳虚为主，偶见阴虚；病变过程中，因气虚无力运血或阴虚脉道不充，则成血瘀；阳气不足，水津失于气化，形成水肿；病延日久者，正气日衰，五脏俱败，正不胜邪，最终可致心气衰微，心阳欲脱之险证。虚和瘀贯穿疾病的始终，虚有气虚、阴虚、阳虚。瘀有因虚致瘀、因实致瘀，虚越甚，瘀越重。水是疾病发展过程中的病理产物，病越重，水越盛。

所以心肾阳虚为病之本，血瘀水停为病之标，本虚标实。又因心衰患者内脏俱病，正气虚衰，每易罹受外邪，新感引动宿疾，使心衰反复而逐年加重。

(六)证类病机

心衰过程是因虚致实，实又可致更虚的恶性循环，以气虚阳虚为本，发展为气阴两虚、血瘀、阴阳两虚、阳虚水泛、阳衰气脱等不同病理过程。

(1)心气(阳)虚证：年老体弱，久患心脏之疾或他脏之疾累于心，使心气亏耗。心气内乏，无力帅血，心神涣散而不藏，故见心悸不安；动则气耗，故见乏力，气短不足以息，动则益甚。汗为心之液，气不顾护，见汗液自出。脉道鼓动无力，则见脉弱或结或代。此候为心衰早期表现。

(2)气阴两虚证：心居胸中，为宗气所聚，心气亏虚，气不生津，津随气耗，出现阴虚；或心气亏乏，不能固护，营阴不能内守；或气(阳)虚日久，阳损及阴，出现气阴两虚。也可见于急性或慢性心衰反复发作之人久用温阳利水之剂，耗竭阴津，致心之气阴两虚。由于心气不足，气不布津，津液不能上承，故出现口干；心阴亏虚，虚火内生，蒸津外泄，故见盗汗；扰动心神，则心烦，少寐多梦。舌红少津，脉细弱。

(3)气虚血瘀证：心气虚无力推动血液运行，导致血行迟滞而形成瘀；由心肺气血不畅，上焦不宣，引起中焦枢机不转，脾失运化之力，胃失腐熟水谷之能，致使升降功能呆滞，肝之疏泄功能受阻，水渎功能不畅，而致气滞血瘀水泛。此候为心衰发展的中晚期阶段，由心及于肺、脾(胃)、肾、肝、三焦，气血阴阳亏虚，瘀、水、气(滞)、痰互结。血行不利，脉络瘀滞，见口唇爪甲青紫，胁下积块；脾不运化，则纳呆，腹胀；水渎不利，则尿少水肿；水饮凌心则怔忡；射肺则咳喘不宁。本愈虚标愈实，心阳、脾阳、肾阳皆虚，患者表现畏寒肢冷，汗多，易外感；津血不行，阴液枯竭，虚热内生，则见口干不欲饮或欲饮冷，烦躁不安。舌红少津或舌淡胖，脉细涩。

(4)阳虚水泛证：心阳不振，无力温运水湿，可致湿浊内蕴；随疾病进展，脾阳受损，不能健运，复加肺气亏虚，水道失其通调，水湿内停；后期肾阳虚衰，膀胱气化不利，水饮内泛；心阳根于肾阳，心肾阳虚，肾不纳气，心阳外越，故见心悸气喘，动则益甚；母病及子，脾失阳助，则脾不制水而反侮，中轴不运，见腹部膨胀，纳少脘闷，恶心欲吐；膀胱气化失司，津不化气而为水，见尿少水肿。阳虚不能温于四末，故见四肢厥冷。

(5)阳衰气脱证：疾病发展末期，诸脏之阳皆亏，阴盛于内，阳脱于外，虚阳外越，故见喘急而悸；动荡心神，则见烦躁不安；阳虚则寒，见四肢厥冷，且逆而难复；汗为心之液，心阳衰竭，不能固守营阴，真津外泄，故见汗出如珠如油。舌脉均见阴阳离绝之象。

六、分证论治

(一)辨证思路

1. 辨急性与慢性

心衰在临床上有急慢之分。急者可见怔忡，气急，不能平卧、呈坐状，面色苍白，汗出如雨，口唇青黑，阵咳，咳吐粉红泡沫样痰，脉多疾数。慢者可见心悸，短气不足以息，夜间尤甚，不能平卧或夜间憋醒，胸中如塞，口唇、爪甲青紫，烦躁，腹胀，右胁下症块，下肢水肿。

2. 辨原发病证

既往有无能引发心衰之病，如胸痹心痛、心痹、肺心同病、心悸、瘿病、肾脏之疾、消渴等。

原有胸痹心痛者，在心衰证候基础上常伴有胸闷，左胸膺部疼痛，向左肩背部放射，疼痛多短暂，但反复发作。多发于年老之人，平素经常胸闷，时有左胸膺部疼痛，持续时间较短，服用芳香开窍药物可缓解，多因过劳、情绪激动、饱食或寒冷刺激而诱发。或伴心悸，逐渐出现喘促不能平卧，尿少水肿，夜间憋醒，舌质青紫、苔腻，脉沉弦。

原有肺胀病者，有长期反复咳喘的病史，心衰加重多与感受外邪有关，颜面、口唇、爪甲青紫黯明显，稍有外感则咳喘发作，痰多，胸满，心悸，尿少水肿，腹胀，纳呆，口唇、颜面及爪甲紫黑，舌苔厚腻，脉滑数。本病病变早期在肺，继则影响脾、肾。

3. 辨诱因

心衰最常见诱因为感受外邪。如出现恶寒发热，咳嗽，咳白痰者，多外感寒邪；如发热重，咳黄痰者,多感受热邪。有些药物可诱发心衰,如抗心律失常药、药物过敏、输液反应、输液速度过快等。另外,过劳及情绪刺激也可诱发心衰。

4.辨标本虚实

本虚有气虚、阳损、阴伤,或气阴两虚,或阴阳俱损之分。气虚者,多为心衰之初期,症见气短,乏力,活动后心悸加重;阳损者,在气虚的基础上见畏寒,肢冷,面色青灰,下肢水肿,多为心衰中期表现;阴伤者,可见形体消瘦、两颧黯红、口干、手足心热、心烦等;气阴两虚者为气虚证与阴伤证并见,多见于心肌炎之心衰;阴阳俱损为阴伤与阳损并见,为心衰之重证。标实为气滞、血瘀、水结。气滞者,症见胸闷,胁腹胀满,脘胀纳呆;血瘀者,症见面色晦黯,口唇、爪甲及舌质青紫,脉促、结、代,或涩;水结者,症见面浮水肿,呕恶脘痞,喘悸难卧,舌体胖大,边有齿痕。另外,患者反复心衰或经常应用利尿剂,使阴阳俱损,阳虚水泛,阴虚生热,水热互结,出现尿赤少、水肿、心烦、口渴、喜冷饮等寒热错杂证。

5.辨病位

心衰病位虽然在心,但常见二脏或数脏同病,虚实错杂。不论先为心病而后及于他脏,或先有肺、肾、肝、脾之病而后及心,病至心衰,多见五脏俱病,但仍以心为主,因"心为五脏六腑之大主"。心肺气虚,肾不纳气,则见心悸,咳嗽,气喘,倚息不得卧等症状;心肾阳虚,则见畏寒肢冷,水肿,心悸,短气,喘促,动则更甚等证候;心肺阴虚可见心悸、咳嗽、咳吐血痰、口干、盗汗等证候;心脾两虚可见心悸、乏力、血虚、腹胀、纳呆、不寐、便溏等证候;若肺肝脾肾同病,则形成气滞血瘀水结证候。

6.辨病情

心衰以悸、喘、肿为三大主症,其中以心悸、怔忡贯穿始终,如果单纯表现为心悸、乏力、气短者,病情相对较轻;如见有咳嗽、咳白痰者,或外邪引动内饮,或有水邪射肺,如咳粉红泡沫样痰,多为急性左心衰竭,病情危重;心衰出现喘或喘不能平卧者,源于病久及肺作喘或肾虚不能纳气作喘,属心衰发展至中晚期;如喘与水肿同时出现,多为心衰晚期,三焦同病,五脏受损,病情较重。

7.辨舌脉

舌体胖大或有齿痕者,多为阳虚兼水湿内蕴;舌体瘦小、质干或有裂纹,为阳衰阴竭;舌紫黯或隐青,为阳气虚衰,血行瘀阻;如兼有热象,可见红绛舌;舌苔一般为薄白苔,兼有痰饮者多为白腻苔,肺有痰热者多见黄腻或灰黄腻苔,痰湿重者可见灰腻苔。脉象沉细数或结代,为气阴两虚;脉沉数而疾无力,或涩而沉,或结或促或代,或雀啄、鱼翔,为气(阳)虚血瘀;脉微细而数,或结代、雀啄,为阳衰气脱;脉微欲绝散涩,或浮大无根,为阴竭阳绝危证。

因此,治疗当标本兼顾,急则治标,缓则治本。治本不外益气温阳敛阴,治标为化瘀、利水、逐饮。

(二)分证论治

1.心气(阳)虚

(1)主症:心悸,气短,乏力,活动时明显,休息后可减轻,纳少,头晕,自汗,畏寒,舌质淡、苔薄白,脉细弱无力。

(2)病机分析:此证型常见于各种心脏之疾导致心衰之早期,或中重度心衰经过治疗之恢复阶段,相当于心功能Ⅰ、Ⅱ级。本证主要临床表现为心悸、气短,无论是各种心脏病本身,还是他脏之疾,如肺系之疾,饮食伤脾,肝脏或肾脏之疾,首先损伤心气,使心气力不足。心气帅血以动,营运周身,今气虚不能帅血,使周身失其血之濡养,故见乏力、头晕等症。病位主要在心,可及于肺、脾。

(3)治法:补心益气。

(4)常用方:保元汤(《博爱心鉴》)加减。黄芪、人参、肉桂、甘草、淫羊藿、补骨脂、茯苓。

(5)加减:出现胸闷胸痛者,多由气虚血行不畅,心脉不通所致,加丹参、川芎、赤芍或加桃红四物汤(《医宗金鉴》)、黄芪桂枝五物汤(《金匮要略方论》)、补阳还五汤(《医林改错》)等;形寒肢冷,胸痛者,为心阳不足,加附子、干姜、桂枝、薤白;胸胁胀满者,为气虚气滞,加醋柴胡、醋青皮;患者除心悸、气短,还见有头晕、健忘者,用归脾汤(《济生方》);心悸重,脉结代者,用炙甘草汤(《伤寒论》);动则心悸汗多者,加桂枝甘草龙骨牡蛎汤(《伤寒论》)。

(6)常用中成药:补心气口服液每次10 mL,每天3次;补益心气,活血理气止痛;适用于心气心阳不足又兼血瘀、痰浊之心衰。福王黄芪口服液每次10~20 mL,每天两次;益气固表,利水消肿,补中益气;适用于心气亏虚之心衰。人参片每次4片,每天两次;大补元气,补益肺脾;适用于以心气不足为主要症状的心衰。黄芪注射液20 mL加入5%葡萄糖注射液或0.9%氯化钠注射液250 mL中,静脉滴注,每天1次;补益肺脾,益气升阳;用于症见气短、乏力等气虚之象者。

(7)针灸:

1)体针:常取心俞、神门、内关、间使、胆俞、阳陵泉、足三里、曲池等穴,每次取穴3~5个,每天1次,7天为1个疗程,以补法为主。

2)耳针:常取心、定喘、肺、肾、神门、交感、内分泌等穴,可用针刺、按压、埋针等方法,每次3~4个穴位。

(8)临证参考:心气虚贯穿于心衰的全过程,因此补益心气是此证型的主要治疗大法,补气药物首推参、芪。《万病回春》言人参"扶元气,健脾胃,进饮食,润肌肤,生精脉,补虚羸,固真气,救危急"。不同品种的人参制品,如红参、西洋参、生晒参均具强心的作用,其中红参的效果最好,一般调理每天可用3~5 g,病情明显可用10 g,严重者可用15~20 g,危重患者可用到30 g。如气虚血瘀时,黄芪与活血药同用,可起到活血而不伤血的作用,并有养血之功。此外,白术不单健脾益气,还可化痰、燥湿、行水,因此在气虚为主的心衰患者中也是常用中药。此证型常见于心衰初期或慢性心衰经治疗病情相对稳定,相当于心功能Ⅰ、Ⅱ级患者,若不伴有反复心动过速或心房纤颤,可不使用洋地黄类药物,以中药益气活血为主,可改善心功能,提高患者生活质量。

2.气阴两虚

(1)主症:心悸气喘,动则加重,甚则倚息不得卧,疲乏无力,头晕,自汗盗汗,两颧发红,五心烦热,口干咽燥,失眠多梦,舌红、少苔,脉细数或沉细。

(2)病机分析:此证型多见于慢性反复发作之心衰患者,长期应用利尿剂或抗生素治疗,利尿剂直伤阴津,抗生素乃苦寒之品。由于阴阳相互依存,心衰日久,由气虚而损及于阴;或久用、过用温燥而伤阴;或水肿患者应用利尿之剂,使阴液亏耗。两颧红,五心烦热为阴亏虚阳上扰之证。有些患者甚则出现口干渴,渴而喜冷饮,此非实热,乃心衰日久,多脏虚损,脾不能为胃行其津液,阴虚燥热所致;津伤肠燥,还可出现大便秘结不行。

(3)治法:益气养阴。

(4)常用方:生脉散(《内外伤辨惑论》)加减。生晒参、麦冬、五味子、黄芪、黄精、玉竹、生地黄、阿胶、白芍。

(5)加减:若见阴阳两虚,畏寒、肢冷者,加附子、干姜、桂枝;气虚重者,重用黄芪;水肿者加泽泻、车前子、白术;腹胀者加厚朴、大腹皮、莱菔子、砂仁;心烦者加黄连;脉结代者,用炙甘草汤(《伤寒论》)。

(6)常用中成药:参麦注射液40~60 mL加入5%葡萄糖注射液250 mL中,静脉滴注,每天1次;益气固脱,滋阴生津,养心复脉;用于气阴两虚之心衰。生脉注射液40 mL加入5%葡萄糖注射液250 mL中,静脉滴注,每天1次;补气养阴,生津复脉,益气强心;用于气虚津伤,脉微欲绝之心衰。补心气口服液、滋心阴口服液:每次各10 mL,每天3次;两者合用益气养阴,活血通脉;用于气阴两虚之心衰。

(7)针灸:

1)体针:常取心俞、神门、内关、间使、厥阴俞、阳陵泉、足三里、三阴交等穴,每次取穴3~5个,每天1次,7天为1个疗程,以补法为主。慢性肺心病,常取肺俞、肾俞、膻中、气海、足三里。心慌加内关。

2)耳针:常取心、定喘、肺、肾、神门、交感、内分泌等穴,每次3~4个穴位,可用针刺、按压、埋针等方法。慢性肺心病,常取心、神门、交感、肾、肾上腺等穴。

(8)临证参考:益气养阴多用参、麦,所以人参、麦冬是本证型必不可缺的常用药物。《日华子本草》言麦冬"治五劳七伤,安魂定魄",《本草汇言》言其"主心气不足,惊悸怔忡,健忘恍惚,精神失守"。

本证型虽为气阴两虚,但气虚为始,阴虚为渐,气虚为本,故治疗上,即使阴虚较重,也不能舍其气而单补阴,益气温阳贯彻始终。此外,心阳失敛更易外散,故益气养阴之中应配以酸收,常用麦冬、五味子,一使阳气内守,温运心脉,二可防止温阳化气药物辛温伤阴散气。阴虚生热,患者常见心烦,可加黄连、生地黄。大量或长期应用利尿剂的患者,常出现口干渴而喜冷饮,可用白虎加人参汤以清热益气生津,生石膏用量可加大。大便干结者,可加大黄、元明粉急下存阴。养阴多以甘寒之品,不可过于滋腻。

3.阳虚水泛

(1)主症:心悸气喘,畏寒肢冷,腰酸,尿少水肿,咳逆倚息不得卧,腹部膨胀,或胁下积块,纳少脘闷,恶心欲吐,颈脉动,口唇爪甲青紫,舌体淡胖有齿痕,脉沉细或结代。

(2)病机分析:本证型属本虚标实,为疾病发展至中晚期之征,相当于临床上心功能Ⅲ、Ⅳ级。心居胸中,为阳中之阳,心气心阳亏虚,出现心悸、怔忡,动则气喘。在此阳虚不单心阳虚,脾阳、肾阳皆虚,土不制水而反克,肾不制水而妄行,水邪泛滥,内蓄外溢,外溢肌肤则面浮肢肿;上凌心肺则加重心悸、喘促,甚则咳逆倚息;聚留胸腹则出现胸腹腔积液。诸脏皆病,三焦气化不利,津聚不行,瘀血内停,瘀于心脉则见胸中隐痛,咳唾血痰,唇甲紫黯,颈部及舌下青筋显露;瘀于肺,则短气喘促、呼吸困难;瘀于肝,则胁下积块。瘀血水饮虽继发于心气亏虚,但一旦形成又可进一步损伤阳气,形成由虚致实、由实致虚的恶性病理循环。

(3)治法:温阳利水。

(4)常用方:五苓散合真武汤(《伤寒论》)加减。桂枝、制附子、茯苓、白术、白芍、生姜、泽泻、猪苓、车前子、丹参、红花、益母草。

(5)加减:喘促甚者加葶苈子、桑白皮、地龙或加葶苈大枣泻肺汤(《金匮要略方论》);中阳不足兼痰饮者,可用苓桂术甘汤(《金匮要略方论》);腹胀者加大腹皮、莱菔子、厚朴;恶心呕吐者加生姜汁、半夏、旋覆花。

(6)常用中成药:参附注射液 10～20 mL 加入 5％葡萄糖注射液 250～500 mL 中,静脉滴注,每天 1 次;回阳救逆,益气固脱;用于心阳不振,症见四肢不温,尿少水肿者。福寿草片每次 1 片,每天两次;强心,利尿,镇静;用于治疗心衰水肿患者。补益强心片每次 4 片,每天 3 次;益气养阴,化瘀利水,用于治疗气阴两虚,血瘀水停所致心衰。强心力胶囊每次 4 粒,每天 3 次;温阳益气,化瘀利水;用于治疗阳气虚乏,血瘀水停所致心衰。

(7)针灸:取心俞、神门、内关、间使、通里、少府、足三里、膻中、气海、中脘等穴,每次取穴 3～5 个,每天 1 次,7 天为 1 个疗程,以补法为主。水肿者配太溪、三阴交。

(8)临证参考:在此证型中,阳虚是其病机关键,喘促、水肿是其主要的临床表现,温阳是本证的主要治法。温阳药中首推刚燥之附子,因附子性温有小毒,含乌头碱,故应炙用,用时先煎 30 分钟。肺心病心衰时,因为心肌纤维肥大、间质水肿,对乌头碱比较敏感,临床易出现中毒,故用量宜小,但风湿性心脏病患者剂量可加大。附子温阳,大多与干姜配伍,"附子无姜不热",但如果心动过速,阴虚有热者不用干姜。附子可与桂枝相配,可以宣通阳气,以利于化水气。阳虚不单心阳不振,脾阳、肾阳也衰,但不同患者的病理转归不同,又各有偏倚。阳虚水盛而兼腹胀明显者,偏于脾阳虚,应选苓桂术甘汤(《金匮要略方论》),桂枝不仅能宣通阳气、利水,还能活血,用量一般 10～15 g。水肿且咳逆者,可宣肺利水,加用葶苈子。此证候虽以"水"为标实之象,但利水之法各有不同,根据不同症状表现,可以配合化瘀以利水,可以行气以利水。

此证型多相当于心功能为Ⅲ、Ⅳ级的心衰患者,当水肿较重时,可配合西药强心、利尿之品治疗,当病情减轻后,再逐渐减少利尿剂用量,直至停药。现代药理研究表明很多中药具强心功效,如枳实、葶苈子、万年青、北五加皮、福寿草等,可在辨证的基础上酌情加用,但北五加皮具有强心苷作用,易出现洋地黄中毒,使用时剂量宜小。

4.气虚血瘀

(1)主症:心悸气短,活动后加重,左胸憋闷或疼痛,夜间痛甚,两颧潮红,口唇青紫,胁下症块,或有小便少,下肢微肿,舌紫黯、苔薄白,脉沉涩或结代。

(2)病机分析:心主血脉,血脉运行全赖心中阳气之推动,诚如《医学入门》所说:"血随气行,气行而行,气止则止,气温则滑,气寒则凝。"气为血之帅,血为气之母,因此心衰患者自出现之始,即也存在着血行不畅,脉道不利,因虚致瘀是心衰出现瘀象的主要病机,但也可由于津液亏虚致瘀或水不行而为瘀或气滞血瘀。随病情进展,心衰反复发作,诸脏失血之濡润,首先肝血不藏,肝体不柔,出现胁下积块;心气亏虚,络脉失充,心脏失养,心脉不通,不通则痛,见胸痛;瘀血阻络,肺失宣降,则可出现胸闷、咳喘。瘀血阻碍气机,进一步加重脏腑之虚,表现为本虚标实。

(3)治法：益气化瘀。

(4)常用方：补阳还五汤(《医林改错》)加减。黄芪、当归、赤芍、地龙、桃仁、川芎、红花、泽兰、益母草。

(5)加减：瘀象较重者，可合用桂枝茯苓丸；心痛甚者加全瓜蒌、薤白、郁金，或合用芳香化瘀类药物，如速效救心丸、心可舒、银杏叶片等；胁下症块，加三棱、莪术。

(6)常用中成药：冠心安口服液每次 10 mL，每天 2～3 次；宽胸散结，活血行气；用于治疗冠心病气滞血瘀型心衰。舒心口服液每次 20 mL，每天两次；补益心气，活血化瘀；用于治疗气虚血瘀心衰患者。丹红注射液 20 mL 加入 5％葡萄糖注射液 250 mL 中，静脉滴注，每天 1 次；益气化瘀止痛；用于治疗心血瘀阻证型各种心脏病。疏血通注射液 6 mL 加入 5％葡萄糖注射液 250 mL 中，静脉滴注，每天 1 次；活血化瘀通络；用于治疗各种血瘀型心脏病。苦碟子注射液 40 mL 加入 5％葡萄糖注射液 250 mL 中，静脉滴注，每天 1 次；化瘀止痛；用于治疗血瘀型冠心病。

(7)针灸：取心俞、神门、内关、间使、厥阴俞、膈俞、膻中、太冲等穴，每次取穴 3～5 个，每天 1 次，7 天为 1 个疗程，以泻法为主。

(8)临证参考：心功能衰竭的患者均存在微循环改变及红细胞变形、血浆黏稠、血管外周阻力明显增高等现象，而现代研究已证实活血化瘀类中药能改善上述状况，常用药物有丹参、川芎、红花、益母草、赤芍、田七、鸡血藤等。而配伍应用具有活血化瘀功效的注射剂能明显改善心功能，如丹参注射液、川芎嗪注射液、碟脉灵注射液、舒血宁注射液等。但对于血瘀较重，见胁下积块的患者，不宜用大量破瘀之品，以免络破血溢，出现咯血、便血等变证。

5.阳衰气脱

(1)主症：喘悸不休，烦躁不安，汗出如雨或如油，四肢厥冷，尿少水肿，面色苍白，舌淡苔白，脉微细欲绝或疾数无力。

(2)病机分析：此证型多见心衰患者发展至终末阶段，也可见于暴受温邪、心脉闭塞等导致心阳暴脱，如急性感染性心肌炎、急性大面积心肌梗死等。患者不单阳衰，阴亦竭，故常表现躁动不安，乃阴不敛阳，虚阳外越之象。

(3)治法：回阳救逆，益气固脱。

(4)常用方：急救回阳汤(《医林改错》)加减。人参、附子、炮姜、白术、炙甘草、桃仁、红花。

(5)加减：阴竭阳绝，兼舌干而萎，口渴者，可改用阴阳两救汤，病情转安后可用生脉散(《内外伤辨惑论》)调治；肢冷、汗多，喘而脉微欲绝者，选参附龙牡汤(《伤寒论》)或加麻黄根、浮小麦、山茱萸。

(6)常用中成药：参附注射液 20～50 mL 加入 5％葡萄糖注射液 100 mL 中，静脉滴注，每天 1～2 次，肢冷汗出脉微者，可直接静脉推注；益气回阳固脱。用于治疗阳衰气脱型心衰患者。

(7)针灸：取心俞、神门、内关、三阴交、足三里、膻中、气海、关元等穴，每次取穴 3～5 个，每天 1 次，7 天为 1 个疗程，以补法并灸为主。

(8)临证参考：此证型多属各种急慢性心衰发展至终末阶段，病情危笃，需立即急救。中西医结合治疗优于单纯西医治疗。在强心药的应用上，虽然许多中药含有强心苷，如北五加皮等，但此时患者对上述强心药的耐受程度差异很大,不易掌握剂量,容易引起中毒,故强心剂的应用不如西药洋地黄类。在利尿剂的应用上,虽然中药利尿效果不如西药见效快,但此时由于患者心功能衰竭,心排血量下降,肾血流量不足,单纯西药利尿已无效,如果配合大剂量通阳利水或化瘀利水之品,则明显增强利尿效果。阳衰气脱,出现汗出肢冷,患者往往进入休克阶段,少尿或无尿,血压下降,单纯应用西药升压药,如多巴胺、间羟胺,大剂量应用使肾血管收缩,出现尿少、四肢厥冷,长期应用还存在药物依赖,此时如配合中药参附注射液回阳救逆,其升压作用明显增强,可减少西药升压药用量,减轻药物依赖,且增加末梢血循环,使四肢变暖,尿量增加。

七、按主症辨证论治

(一)心悸

心悸是心衰患者始终存在的症状,往往与气短并见,听诊时心率可增快,可闻及奔马律,可有心律不齐。脉诊可见促、结、代、疾、数等脉象。初期多以心气亏虚为主,疾病恢复期多以阴虚、阳浮或痰火、水饮为主。

1.心气(阳)虚

(1)临床表现:心中悸动不安,气短,动则加剧,乏力,自汗,舌质淡或隐青、苔白滑,脉多沉细而结或代或涩。上述表现为心气不足之象,如见形寒不足,面色苍白,脉见沉迟,则为心阳不足之象。心电图多见心律不齐,各种期前收缩或传导阻滞。

(2)辨证要点:心悸,气短,乏力,形寒。

(3)治法:益气温阳止悸。

(4)常用方:桂枝甘草龙骨牡蛎汤(《伤寒论》)。桂枝、炙甘草、生龙骨、生牡蛎。

(5)加减:乏力、气短明显者,可加人参、黄芪;心中空虚而悸,脉沉迟,形寒肢冷甚者,可用麻黄附子细辛汤(《伤寒论》);心虚胆怯,神不自主而悸者,可用安神定志丸(《医学心悟》)。

(6)常用中成药:灵宝护心丹每次3~4丸,每天3~4次;强心益气、通阳复脉、芳香开窍、活血镇痛;用于缓慢型心律失常及心功能不全。

(7)针灸:主穴内关、通里、郄门、三阴交,心神不宁加神门、间使,心阳虚衰灸关元、神阙。

(8)临证参考:心悸是伴随心衰始终之症状,有虚实之分。言其虚,多因心气、心阴、心血之不足。心悸,乏力,气短者,属心气不足,重用参、芪。人参入脾肺二经,有大补元气、固脱生津及安神之功效。现代药理研究证实人参有强心作用,对心脏病患者,人参可通过改善心肌营养代谢而使心功能改善。黄芪入肺、脾二经,不但可以补气固表,还可利水消肿,对于心衰出现自汗、水肿者尤宜。现代药理研究证明黄芪可加强心肌收缩力,增加心排血量,减慢心率,还可直接扩张血管,利尿,减轻心脏负荷,故为救治心衰不可缺少的药物。

2.阴虚火旺

(1)临床表现:心中悸动不安,心烦,少寐多梦,口干,脉多疾数。心电图表现多为快速型心律失常。

(2)辨证要点:心悸,心烦,脉细数。

(3)治法:滋阴清热,宁心安神。

(4)常用方:天王补心丹(《摄生秘剖》)加减。生地黄、五味子、当归、天冬、麦冬、柏子仁、酸枣仁、人参、玄参、丹参、白茯苓、远志、桔梗、朱砂。

(5)加减:若热象明显者,可加黄连;心烦重者,加栀子;若阴不敛阳者,可用三甲复脉汤(《温病条辨》)。

(6)常用中成药:稳心颗粒每次1包,每天3次;益气养阴,定悸复脉,活血化瘀;适用于各种快速性心律失常。利心丸每次3g,每天两次;养心安神;用于快速性心律失常。

(7)针灸:体针取穴内关、迎香、厥阴俞,强刺激。耳针取心、神门、交感,中等至强刺激。

(8)临证参考:心衰患者在疾病发展过程中常伴有心悸不宁,临床查体时发现各种心律不齐,心阴不足患者以室性期前收缩及快速心律失常多见,此时治疗仍以纠正心衰为主,在辨证的基础上佐以安神之品。因心衰患者之阴虚多先源于气虚,故治疗时当气阴双补,以生脉散或炙甘草汤为主方。心烦少寐者,加酸枣仁、苦参或黄连之类,可泻心火,除湿热。现代药理研究认为黄连、苦参均有良好的抗期前收缩作用。

3.水饮凌心

(1)临床表现:心悸而喘咳,眩晕,胸脘痞满,尿少或水肿,舌苔白滑,脉多弦滑。听诊双肺可闻及水泡音,心率多快,可闻及奔马律。

(2)辨证要点:心悸,咳喘不得卧,尿少水肿。

(3)治法:振奋心阳,化气行水。

(4)常用方:葶苈大枣泻肺汤(《伤寒论》)。葶苈子、大枣。

(5)加减:如水饮上逆,恶心呕吐者,加半夏、陈皮、生姜以和胃降逆;如肾阳虚衰,不能制水,水气凌心,症见心悸喘咳,不能平卧,四肢不温者,选真武汤(《伤寒论》);头晕,小便不利,水肿甚者,选苓桂术甘汤(《伤寒论》)。

(6)针灸:肺俞、合谷、三焦俞、肾俞、水分、足三里、三阴交、复溜等穴,补泻兼施。

(7)临证参考:此证型多为心衰之重证,心悸乃由于阳虚水邪上犯于心,心阳不振,营阴内虚,水在心下,阳不归根,故头眩身动。可采用苓桂术甘汤纳气宁心的治法。温阳同时不忘利水,可加防己、车前草、木通;宗气无根,则气不归原,故应加龙骨以镇浮阳,牡蛎以抑上逆之水气;阳虚寒水所困,使血凝滞,则加泽兰、茺蔚子化瘀行水,但不宜用化瘀重剂。

(二)喘促

心衰往往伴有气促,甚则短气不足以息,故首先要辨虚实。《素问·调经论篇》提出:"气有余则喘咳上气,不足则息不利少气。"《景岳全书·杂证谟·喘促》说:"实喘者有邪,邪气实也;虚喘者无邪,元气虚也。实喘者气长而有余,虚喘者气短而不续。实喘者胸胀气粗,声高息涌,膨膨然若不能容,惟呼出为快也;虚喘者慌张气怯,声低息短,惶惶然若气欲断,提之若不能升,吞之若不相及,劳动则甚,而惟急促似喘,但得引长一息为快也。"从以上论述看,心衰之气喘当属虚喘,乃责于肺肾,但也有由于水饮凌心射肺使肺实作喘者。

1.痰饮上凌于肺

(1)临床表现:咳喘不能平卧,喉中痰鸣,胸高息粗,咳嗽大量黏痰或涎液,尿少水肿,舌苔多腻,脉滑数。查体双肺可闻及干湿啰音。

(2)辨证要点:咳喘不能平卧,喉中痰鸣,咳嗽大量黏痰或涎液。

(3)治法:祛痰利气化饮。

(4)常用方:二陈汤(《太平惠民和剂局方》)合葶苈大枣泻肺汤(《金匮要略方论》)加减。半夏、陈皮、茯苓、甘草、葶苈子、瓜蒌、款冬花。

(5)加减：若痰黄者加黄芩、黄连、栀子、川贝；痰有腥味者加鱼腥草、金荞麦；痰白清稀，形寒肢冷者可合真武汤(《伤寒论》)。

(6)针灸：定喘、列缺、尺泽、合谷、膻中、中脘、丰隆、肾俞、太溪等穴，可用泻法。

(7)临证参考：本证型多见于慢性心衰合并肺内感染患者或急性左心衰患者，最常见于肺心病心衰患者。外邪犯肺，肺失宣降，痰浊内蓄，或久病脾虚失运，聚湿生痰，上渍于肺，或肾阳虚衰，水无所主，上凌于肺。总之，痰与饮皆为有形之实邪，故治疗当急则治标，治痰治水。

2.肺肾气虚

(1)临床表现：喘促，气不得续，动则益甚，汗多，心悸，形寒肢冷，或尿少水肿，舌质淡、苔薄或滑，脉沉弱。

(2)辨证要点：喘促，气不得续，动则益甚。

(3)治法：补肾纳气。

(4)常用方：金匮肾气丸(《金匮要略方论》)合生脉饮(《内外伤辨惑论》)。制附子、桂枝、熟地黄、山茱萸、山药、茯苓、牡丹皮、泽泻、人参、麦冬、五味子。

(5)加减：若尿少水肿明显者，可加牛膝、车前子；若咳喘者，可加葶苈子、生龙骨、生牡蛎；若腹胀者，加厚朴、枳实。

(6)针灸：肺俞、定喘、膏肓俞、太渊、足三里、肾俞、气海、太溪等穴，多用补法，并灸。

(7)临证参考：此证型多见慢性心衰患者经过治疗，病情相对稳定，但心功能较差，动则喘促，甚则尿量减少，双下肢水肿。从其脉证分析，当属虚喘范畴，治从其肾，可酌用淫羊藿、胡桃肉、补骨脂、紫石英、沉香等温肾纳气，镇摄平喘之品。心肺肾气已亏极，血行多不畅，故本证多兼瘀，可酌加桃仁、红花、川芎、泽兰、丹参等以活血。另外，病情发展至此，多属顽疾，用药宜久，故可根据病情配制成丸散之剂服用。

(三)水肿

(1)临床表现：尿少，水肿，从下而上，多与心悸、喘促并见，形寒肢冷，舌苔白滑，脉沉滑。

(2)辨证要点：悸、喘、肿，形寒肢冷。

(3)治法：温阳利水。

(4)常用方：五苓散(《伤寒论》)合真武汤(《伤寒论》)。桂枝、制附子、茯苓、白术、泽泻、猪苓、白芍、干姜。

(5)加减：腹胀者，加冬瓜皮、大腹皮；水肿较甚，有胸腹腔积液者，可加牵牛子或商陆以攻逐水邪。

(6)针灸：腰以上肿取肺俞、三焦俞、列缺、合谷、阴陵泉，用泻法；腰以下肿取肾俞、脾俞、水分、复溜、足三里、三阴交，用补法。

(7)临证参考：水肿的基本病机是阳气虚衰不能化水，故通阳利水是基本治法，用药宜动不宜静，宜走不宜守，宜辛温不宜阴柔。通阳利水之品首推桂枝，桂枝可宣通全身之阳气，常与茯苓配伍，代表方为五苓散(《伤寒论》)。健脾通阳应选苓桂术甘汤(《金匮要略方论》)，白术不仅能健脾益气，还能化痰、燥湿、行水。如心衰因感受外邪而引发水肿者，应宣通肺卫以利水，选防己茯苓汤(《金匮要略方论》)。气虚明显而水肿者，可选春泽汤(《医方集解》)。血瘀水结者，可选桂枝茯苓丸(《金匮要略方论》)化瘀利水。利水药物常选利水而不伤阴之品,如茯苓、泽泻、芍药、白术等。如水邪上犯,凌于心肺者,当泻水逐饮,选葶苈大枣泻肺汤(《金匮要略方论》)或己椒苈黄丸(《金匮要略方论》),葶苈子可化痰、平喘、泻肺,防己有显著的利水作用,但近年实验研究发现防己对肾脏有毒性,故应慎用。"血不行则为水",无论气虚还是阳虚,瘀象伴随始终,化瘀可利水,常用药物如益母草、泽兰。

心衰长期应用利水药包括西药利尿剂,导致阴津枯竭,此时水肿与伤阴并见,水热互结,利尿剂已无效,滋阴有助水邪之弊,利水又恐伤阴,治疗当育阴清热利水,可用猪苓汤(《伤寒论》)。心衰后期,五脏功能均受损,水瘀互结,使三焦气机不畅,故配以行气之品,调畅三焦气机,行气以利水,可酌情加厚朴、枳壳等。

(四)多汗

(1)临床表现:心衰患者自汗多见,在活动后如进食、排便等,大汗淋漓;也可见盗汗或冷汗。

(2)辨证要点:汗自出或盗汗。

(3)治法:调和营卫。

(4)常用方:气虚自汗者,可加用玉屏风散(《丹溪心法》):黄芪、白术、防风;心阳虚者,可加用桂枝加附子汤(《伤寒论》):桂枝、附子、芍药、甘草、生姜、大枣;阴虚盗汗者,可加用当归六黄汤(《兰室秘藏》):当归、生地黄、熟地黄、黄芪、黄芩、黄连、黄柏。

(5)加减:自汗多者,可加用浮小麦、麻黄根;阳虚明显,大汗淋漓,汗出欲脱者,用大剂参附龙牡汤;阴虚明显者,可重用山茱萸,加五味子、五倍子、乌梅等以酸收。

(6)临证参考:心衰患者汗多,乃心气阳虚,汗液不能自敛之故,或心阳暴脱,真津外泄所致。如出现额部冷汗如珠,四肢不温,多为脱证(心源性休克)先兆,应密切监测血压、脉搏变化。

(五)腹胀

(1)临床表现:腹胀,食则加剧,按之较硬或按之柔软,大便干结或无。

(2)辨证要点:腹胀,食则加剧。

(3)治法:实则通利,虚则健运。

(4)常用方:实证者用己椒苈黄汤(《金匮要略方论》):防己、椒目、葶苈子、大黄;或中满分消丸(《兰室秘藏》):厚朴、枳实、黄连、黄芩、知母、半夏、陈皮、茯苓、猪苓、泽泻、砂仁、干姜、姜黄、人参、白术、炙甘草。虚证者用甘草泻心汤(《伤寒论》):甘草、半夏、黄芩、干姜、黄连、大枣。

(5)针灸:膻中、内关、气海、阳陵泉、足三里、太冲等穴,补泻兼施。

(6)临证参考:心衰患者多伴腹胀,当辨虚实。实则多由于中焦气机不畅,痰饮、水湿、瘀血内阻,患者表现"心下痞坚",临诊多见胁下肝大或腹腔积液等;虚则由于中阳不足,脾不健运,自觉腹胀大,但按之柔软,相当于虚痞证。故在治疗时不要一见腹胀,就用大量行气消导之品,以免破气耗气。

八、变证治疗

心衰患者常出现咯血变证,依其临床表现可见下列三种证型。

(一)心肾阳虚

(1)主症:咳稀血痰,心悸胸闷,咳喘,肢冷自汗,水肿,舌淡苔白、脉沉细或结代。

(2)病机分析:由于心肾阳虚,阴阳不相为守,卫气虚散,阴血妄行,即"阳虚阴必走"。

(3)治法:温通阳气,收敛止血。

(5)常用方:桂枝甘草龙骨牡蛎汤(《伤寒论》)加白及、仙鹤草、白茅根。桂枝、甘草、龙骨、牡蛎、白及、白茅根、仙鹤草。

(二)阴虚火旺

(1)主症:咯血鲜红,心悸心烦不得眠,口干咽燥,头晕耳鸣,腰膝酸软,舌红少苔,脉细数。

(2)病机分析:心衰日久,阳虚阴竭,阴虚于下,火亢于上,灼伤血络,故出现咯血。

(3)治法:滋阴降火,凉血止血。

(4)常用方:黄连阿胶汤(《伤寒论》)加侧柏叶、茜草、白茅根:黄连、阿胶、白芍、鸡子黄、侧柏叶、茜草、白茅根。

(三)瘀血阻络

(1)主症:咯血紫黯或血块,心悸气喘,胸闷胸痛,口干,两颧潮红,唇甲发绀,舌红、脉涩。

(2)病机分析:心衰患者因虚致瘀,瘀血阻塞脉道,血流不通,溢于脉外,则引起咯血。

(3)治法:活血降逆止血。

(4)常用方:血府逐瘀汤(《医林改错》)加田七、花蕊石、藕节、旋覆花:生地黄、桃仁、红花、枳壳、赤芍、柴胡、川芎、桔梗、牛膝、甘草、田七、花蕊石、藕节、旋覆花。

九、疗效评定标准

(一)心功能疗效判定标准

按 NYHA 分级方法评定心功能疗效。

(1)显效:心功能基本控制或心功能提高 2 级以上者。

(2)有效:心功能提高 1 级,但不足 2 级者。

(3)无效:心功能提高不足 1 级者。

(4)恶化:心功能恶化 1 级或 1 级以上者。

(二)心衰计分法疗效判定标准(Lee 计分系统)

(1)显效:治疗后积分减少为 75% 及以上者。

(2)有效:治疗后积分减少在 50%~75% 者。

(3)无效:治疗后积分减少在 50% 以下者。

(4)加重:疗前积分。

(三)中医证候疗效判定标准

疗前评分与疗后评分百分数折算法[(治疗前评分-治疗后评分)/治疗前评分×100%]:

(1)显效:主次症基本或完全消失,证候积分为 0 或减少≥70%。

(2)有效:治疗后证候积分减少≥30%。

(3)无效:治疗后证候积分减少不足 30%

(4)加重:治疗后积分超过治疗前的积分。

十、护理与调摄

心衰为各种心脏疾病严重阶段的危重证候,严重危害患者的生活质量和生命安全,做好护理工作可提高临床疗效,降低病死率。

(1)室内空气要新鲜,及时通风,注意保暖,预防感冒。心衰患者正气皆虚,正不胜邪,外邪易乘虚而入,犯于心肺,加重心衰。感染是诱发心衰的常见原因,所以慢性心衰患者无论何种感染,均需早期治疗。有些体弱患者感染时症状不典型,体温不一定很高,仅表现为食欲缺乏、倦怠等,应密切观察病情变化,预防心衰发生。体弱易感之人平素可配合玉屏风散口服。冬春季节是流感高发季节,患者可口服板蓝根冲剂预防感冒。

(2)慢性心衰患者常年卧床,易产生"累赘"感,对生活信心不足,同时又惧怕死亡。因此,医师及家属应多关心体贴患者,生活上给予必要的帮助,使患者保持良好的情绪。故做好情志护理,多与患者交谈、沟通,使患者摆脱焦虑、烦躁等不良情绪,坚定治病信心。患者自己也应保持平和的心态,不自寻烦恼。各种活动要量力而行,既不逞强,也不过分依赖别人。对自己的疾病不能忽视,也不要过分关注,因为过分紧张往往更易诱发急性心衰。

(3)对心衰较轻者应嘱其适当休息,合理休息是减轻心脏负担的重要方法,可使机体耗氧明显减少,使肾供血增加,有利于水肿的减退。除午睡外,下午宜增加数小时卧床休息。急性期和重症心衰时应卧床休息,待心功能好转后应下床做一些散步、气功、打太极拳等活动,但要掌握活动量,当出现脉搏大于110次/分,或比休息时加快20次/分,有心慌、气急、心绞痛发作或异搏感时,应停止活动并休息。

(4)合理饮食在心功能不全的康复中占重要地位,其原则为低钠、低热量、清淡易消化,足量维生素、碳水化合物、无机盐,适量脂肪,禁烟、酒。还应少食多餐,因饱餐可诱发或加重心衰。《内经》记载:"五谷为养,五果为助,五畜为益,五菜为充,气味合而服之。"心衰患者要少量多餐,食易消化的食物,如流质、半流质或软饭。应限制食盐,每天在3 g以内为宜,限制水分的摄入,多吃含钾高的水果和蔬菜,如苹果、香蕉、橙、橘子、枣、荸荠、玉米须、鱼腥草、马齿苋、干蘑菇、菠菜、苋菜、山楂等,以保护心肌,减轻心脏负荷。心衰患者食物要多样化,营养要均衡,合理搭配谷、菜、果、肉。偏于气虚者,常食山药等健脾益气,如有轻微水肿,可配合莲子、大枣、百合、茯苓等健脾利水。气阴两虚者,常食银耳、太子参、百合、玉竹等。脾肾阳虚,水湿内停者,常食冬瓜、赤小豆、玉米须以健脾益肾,利水祛湿。阳虚明显者,可常食枸杞子、人参等。心衰患者避免吃坚硬生冷、油炸、油腻及刺激性食物,少食或不食容易产生胀气的食物如土豆、南瓜、红薯、豆类及豆制品、含糖糯米食品与其他甜食、啤酒、汽水等。

(5)合理用药。应严格按医嘱用药,切忌自作主张更改或停用药物,以免发生严重后果,并应熟悉常用药的毒副作用,这样有利于不良反应的早发现、早就医、早处理。在服药期间及时反馈症状变化情况,也有利于医师调整用药。如患有高血压、糖尿病,一定坚持原发疾病的治疗,如控制血糖、控制血压等。

(6)慢性心衰患者常被迫采取右侧卧位,所以应加强右侧骨隆突处皮肤的护理,预防褥疮。可为患者定时按摩、翻身,护理动作应轻柔,防止皮肤擦伤。对水肿严重者的皮肤更应加强保护。

(7)定期复查。应定期抽血复查地高辛浓度和血钾、钠、镁及尿素氮、肌酐等,并定期复查心电图,心功能测定可每3个月检查1次。检查体重及水肿情况,并根据病情由医师决定是否需要调整药物。心衰患者还应学会自我监测,以便对出现的各种症状和所用药物的毒副作用及时发现,如出现气短、乏力、夜间憋醒、咳嗽加重、泡沫状痰、倦怠、嗜睡、烦躁等,可能为心衰的不典型表现,应及时就医。

(8)注意输液速度。补液过多过快,可加重心脏负荷而加重心衰,而过少或过慢输液则可导致血容量不足,诱发休克。

(9)密切观察病情。昏迷者,应建立特护记录,及时准确地观察和记录病情变化。注意心率、心律、呼吸、血压、脉搏变化,做好心电监护及心电图描记,注意有汗无汗、汗液性质及多少,注意四肢温度及体温变化,保持呼吸道通畅,若发现昏迷、呕血时,及时报告医师。对于呼吸困难及发绀者,应给予间断低流量吸氧。

十一、预后与转归

心衰各证候之间可以相互转化,气虚可发展为阳虚或兼阴虚,气阴两虚可加重而转为阴阳俱损或阳衰气脱证。本虚标实常兼见,如气虚血瘀或阳虚水泛。受损脏腑少,相对病情较轻,否则多脏受损,则病情较重。标实(水、瘀、痰)证少,病情相对较轻。

心衰若治疗不当,可转为脱证,甚者导致死亡,预后不良。

十二、古训今释

(一)病名溯源

《内经》虽没有心衰的病名,但对有关心力衰竭时不同阶段的症状表现已有所论述。如《素问·平人气象论篇》曰:"颈脉动喘疾咳,曰水,……足胫肿,曰水。"最早提出了与心衰有关的临床表现,并名之为"水"。汉代张仲景在《金匮要略方论·水气病脉证并治》中明确提出"心水"之名,症见身体乏力而沉重,下肢水肿,气短不足以息,甚则喘不得卧、心烦躁扰不安、肝大等一系列表现,在《内经》的基础上进一步认识到,其心衰是由水气客于心所致。在后世的论述中,多见有心悸、怔忡、心劳、心胀的描述,如宋代陈言在《三因极一病证方论·心小肠经虚实寒热证治》说:"心气郁结,忪悸,噎闷,四肢浮肿,上气,喘急。"此忪悸也即怔忡。罗芷园《芷园医话·怔忡》曰:"此症原因,不外心脏衰弱……治不得法,多取死亡之转归。"明确指出怔忡是由心脏功能衰竭所致,若治疗不当,可导致死亡之危重疾患。清代何梦瑶在《医碥·悸》又说:"悸者,心筑筑惕惕然,动而不安也。俗名心跳……一由于停饮,水停心下,心火为水所逼,不能下达而上浮,故动而不安也。必有气喘之证。肾水上泛凌心,义亦如之。"又根据其症状表现,命之为"心气虚""心气不足"。可见历代对心水、心悸、怔忡、心劳、心胀等的描述与现代心衰的症状类似。

关于"心衰"一词首见于唐代,唐代孙思邈在《备急千金要方·心脏门》中首次提出"心衰"一词,曰"心衰则伏",之后《圣济总录·心脏门》提出"心衰则健忘",《医述·脏腑》中有"心主脉,爪甲色不华,则心衰矣"的论述。《医方辨难大成》还说:"人身主宰者心……心之气尤贵充足……人身运用者心,心之血固贵滋荣……否则,心先受病……即如怔忡之证……而心系悬悬者,即心脏之衰败也。"诸家所提到的"心衰"与今日之心衰是否同病?首先来解读孙思邈所说的"伏"之义,黄蕴兮《脉确》认为:"阴盛阳衰,四肢厥逆,六脉俱伏。"朱栋隆《四海同春》认为:

"心脉无力之中,又带迟伏之脉,是心脉不足而又寒矣,即断以怔忡。"《金匮要略方论·水气病脉证并治》说:"热止相搏,名曰伏;沉伏相搏,名曰水。沉则脉络虚,伏则小便难,虚难相搏,水走皮肤,即为水矣",是指热留于内,与水相搏,阳气不化而小便难少,出现水肿。可见"伏",一是指心阳虚衰、阴寒内盛所致;二是热水相搏出现水肿,均符合心衰之心阳虚损,鼓动无力,四肢失于温煦,小便难之表现。古人亦认为"伏"是怔忡之候、健忘之义,《圣济总录·健忘》曰:"健忘之本,本于心衰,血气衰少。"陈文治《诸证提纲》指出:"怔忡日久则生健忘。"皇甫中《明医指掌·惊悸怔忡健忘证》曰怔忡日久不已,精神短少,心气空虚,神不清而生痰,痰迷心窍,则遇事多忘。……名曰健忘",符合心脏病日久不愈,心功能逐渐衰退而发展为心衰的病理转化过程;爪甲不华为心衰患者之爪甲青黯、发绀之表现,是从"心脏外证"之所见,论述心脏之衰。

以上所述对心衰症状的描述,与西医学所述心衰表现类似,但并非所有古人有关心衰的论述都等同于西医学所说的心力衰竭,如《圣济总录·心脏门》提出"心衰则健忘,不足则胸腹胁下与腰背引痛,少颜色,舌本强",并非心衰特征性改变,其他疾病如中风等内科疾病均可见到上述症状,故阅读古书时要仔细辨别。

(二)医论撮要

1.证候

"心衰"的主症为"怔忡",如《素问·至真要大论篇》曰:"心澹澹大动,胸胁胃脘不安,……病本于心。"《灵枢·经脉》进一步描写为"心惕惕如人将捕之"。上述表现,古医家称之为"怔忡",为心悸之严重者,即在无惊恐、过劳等诱因的情况下,自觉心中跳动不安,作无休止,程度严重。怔忡是患者的自觉症状,从外在表现上可见左乳下搏动应衣,如《素问·平人气象论篇》曰:"胃之大络,名曰虚里,贯膈络肺,出于左乳下,其动应衣,脉宗气也。盛喘数绝者,则病在中,结而横,有积矣;绝不至曰死。乳之下,其动应衣,宗气泄也。"虚里在左乳下乳根穴处,为心尖搏动之处,其跳动轻者可以应手,为气血循行如常之证;其跳动剧甚,疾数并伴有中断而应衣者,是气血运行失常,精气外泄之表现,也为怔忡之外在表现。

心衰患者除怔忡外,还可见身重水肿,少气不足以息,甚则喘促不能平卧,右胁下瘕块等。如《素问·水热穴论篇》说:"水病下为胕肿、大腹,上为喘呼、不得卧。"巢元方在《诸病源候论·水肿病诸候·二十四水候》中说:"夫水之病……令遍体肿满,喘息上气……目裹水肿,颈脉急动……小便不通。"这些症状描述与心衰时出现的喘不得卧、尿少水肿相同。《金匮要略方论·水气病脉证并治》中"心下坚,大如盘,边如旋杯"之描述极符合今之心衰引起肝脏瘀血肿大。从上述诸医家的论述可确认:心衰虽以心悸气短为主症,还伴有尿少水肿,喘促不能平卧,口唇发绀,颈脉动,虚里搏动应衣,触及疾数或有不齐,足胫肿,严重者可见腹腔积液,或见烦躁多汗。结合病名的论述,还可伴有咽干、善噫等症。

心衰的脉象变化也各不相同,有"参伍不调者"(《素问·三部九候论篇》),有"乍数乍疏"者(《灵枢·根结》)。《素问·平人气象论篇》说:"人一呼脉一动,一吸脉一动,曰少气。人一呼脉三动,一吸脉三动而躁,……人一呼脉四动以上曰死,脉绝不至曰死,乍疏乍数曰死。"我们发现心力衰竭患者不但可出现窦性心动过速,还可见各种心律失常,如各种期前收缩、房室或室内传导阻滞等,与上述脉象描述极其吻合。

2.病因

(1)邪痹心脉论:反复外感六淫及温热邪毒,循经入心,寒则伤阳,热则耗散,心气受伤,久伤不复则损,久损不复则衰。《素问·痹论篇》说:"风寒湿三气杂至,合而为痹……脉痹不已,复感于邪,内舍于心。"在六淫中,古人更重视寒邪伤人对心病发生的重要作用,《素问·举痛论篇》中"寒气客于冲脉,冲脉起于关元,随腹直上,寒气客则脉不通,脉不通则气因之,故喘气应手矣",为感受外邪,损于心脉而引起心悸、喘促等心衰表现。

(2)情志内伤论:猝受惊恐,或思虑过度,所愿不遂可引发惊悸、怔忡,心气不足,心神涣散,继而发展为心衰。明代虞抟在《医学正传·怔忡惊悸健忘证》中说:"夫怔忡惊悸之候,或因怒气伤肝,或因惊气入胆……又或遇事繁冗,思想无穷,则心君亦为之不宁,故神明不安而怔忡悸之证作矣。"在惊恐、忧思的基础上,又提出恼怒可使心君不宁而发为怔忡。

(3)水饮凌心论:心主火,主血脉,血液在脉道内正常循行,必赖于心阳之温煦与鼓动。水火相克,水饮上凌于心,必损心之阳气,上凌于肺,则肺失宣降,故见怔忡、喘促、水肿等。正如《素问·逆调论篇》说:"夫不得卧,卧则喘者,是水气之客也。"《金匮要略方论·痰饮咳嗽脉证并治》认为"水在心""水停心下"可出现"心下坚筑、短气、恶水不欲饮"及暴喘满……甚者则悸,微者短气"等心衰之证候,并由此而提出"心水"之名。后世医家有"心有水气""水气乘心"等相同的论述。

(4)虚损论:衰即虚损衰竭之意。心衰为久患心系疾病,渐积而成。在疾病的慢性演变过程中,必损及正气,心气虚则心动无力,久则心力内乏,乏久必竭。故心衰初期,多见心气不足,如《金匮要略方论·惊悸吐衄下血胸满瘀血病脉证治》说:"寸口脉动而弱,动即为惊,弱则为悸。"《中藏经·虚实大要论》《脉经》中有相同记载,《诸病源候论·五脏六腑病诸候·心病候》中又说:"心气不足则胸腹大,胁下与腰背相引痛,惊悸恍惚,少颜色,舌本强,善忧悲,是为心气之虚也。"《圣济总录·心脏门》也云:"心虚之状,气血衰少,面黄烦热,多恐悸不乐,心腹痛,难以言,时出清涎,心膈胀满,梦寐不宁,精神恍惚,皆手少阴经虚寒所致。"从上述条文可见,古人认为心气虚是心衰发生的原因之一。

综上,引起心衰的病因较多,且错综复杂,感受外邪可致正虚,正虚之人易感外邪;情志不遂使气机不畅,日久亦伤正气,或产生水饮、痰浊、血瘀等病理产物;劳倦过度,损及正气及病后失治、误治等均可单独或合并为病。

3.病机学说

(1)心脉痹阻学说:心主血脉,不论何种病因损及于心,使心不能主持脉道,运血而行,必使心之用受损,心之体受伤,体用俱损,则必见衰竭之象。如《医学衷中参西录·医论·论心病治法》中说:"有非心机亢进而有若心机亢进者,怔忡之证是也。心之本体,原长发动以营运血脉,然无病之人初不觉其动也,惟患怔忡者则时觉心中跳动不安。……此其脉象多微细,或脉搏兼数……有因心体肿胀,或有瘀滞,其心房之门户变为窄小,血之出入致有激荡之力,而心遂因之觉动者,此似心机亢进而亦非心机亢进也。其脉恒为涩象,或更兼迟。"此所论怔忡者,心跳动剧烈似心机亢进,而实则脉微细或迟,为气(阳)阴亏损之虚证,并在本虚的基础上出现"瘀滞"之病理,"脉涩曰痹"(《素问·平人气象论篇》),从其所见脉象也为心脉痹阻。且心衰者多伴水肿,汪昂《医方集解》说:"水肿有痰阻、食积、血瘀。何以证明心衰为血脉被阻?"王焘《备急千金药方·心脏脉论》曰:"手少阴气绝则脉不通。少阴者,心脉也,心者,脉之合也,脉不通则血不流,血不流则发色不泽,故其面黑如漆柴,血先死。"从中医理论已知,"气"可代表脏腑之功能,绝为衰也。可见"手少阴气绝"即心功能衰竭,其临床见面黑唇黯,为血流不畅之"瘀"象。

(2)阳虚水泛学说:古人认为心衰的病变过程与"水"有关,由"水气乘心"所致。而水之来源,多因阳气亏虚。张介宾在《景岳全书·杂证谟·肿胀》说:"若病在水分,则多为阴证,何也?盖水之与气,虽为同类,但阳旺则气化,水即为精,阳衰则气不化,而精即为水。故凡病水者,水即身中之血气,但其为邪为正,总在化与不化耳。水不能化,因气之虚,岂非阴中无阳乎?此水肿之病,所以多属阳虚也。……而气竭于上,所以下为肿满,上为喘急,标本俱病,危斯亟矣。"水为阴邪,赖气以动,阳气虚损,气化不健,气血不归正化而为水,水气上凌心肺则怔忡、喘急,渗于肌肤则肿满。故见本虚(气阳虚)、标实(水饮内犯外溢)之危证。故成无己《伤寒明理论》说:"心悸之由,不越二种:一者,气虚也;二者,停饮也。"

(3)脏腑失常学说:心衰是心系疾病后期,心之体用损伤严重时所表现的证候群。因"心为一身之主",在心病演变过程中,必累及于他脏,或他脏病变也可累及于心。如陈士铎《辨证玉函·上症下症辨·怔忡》说:"怔忡之症,本是心气之虚,如何分为上下?……肺脉居于心之上,肺气有养则清肃之令下行,足以制肝木之旺,肝木不敢下克脾土,脾土得令,自能运化以分津液而上输于心,而后心君安静无为,何致有怔忡不定之病耶?此所谓上症之源流也。因肺金失令,则肝木寡畏,以克脾土,脾土为肝所制,事肝木之不暇,又安能上奉于心乎?心无脾土之输,而肝木又旺,自己尊大,不顾心君之子。此心所以摇摇糜定而怔忡之症起矣。但怔忡之病,何以知之?其症必兼咳嗽,而饮食能食而不能消者是也。……其下病奈何?其症吐痰如清水,饮食知味而苦不能多,……此病乃肾水耗竭,不能上输于肝木,而肝木自顾不遑,又安能上养于心乎?心血既耗,又安能下通于肾?心肾交困,怔忡时生不止。"由此可见,心衰的病变过程中,除心气内乏外,肺、脾、肝、肾均随之受累。王叔和《脉经·心手少阴经病证》曰:"病先发于心者。……一日之肺,喘咳;三日之肝,胁痛支满;五日之脾,闭塞不通,身痛体重。三日不已,死。"肺气失宣,郁闭不畅,津液不布,水道不通,则咳喘,甚则喘急、咳痰、尿少水肿;脾气受损,气机呆滞,运化失常,则食而不消,痰如清水;肝气不疏,藏血而不泄,故胁胀痛,胁下症块;肾司开阖,主司二便,肾阳不足,蒸化无力,水津不化而为饮,水饮上凌于心则加重心衰,水湿泛于肌肤则水肿,水湿内停则少尿。

十三、现代研究

(一)病证名称与定义

近代医家已经提出"心衰"的病名,对此病的治疗报道也颇多,但多以西医病名论之,如检索近十年中医关于本病的报道多以西医"充血性心力衰竭""慢性心衰"等病名,另外也有人将此病分散于中医的"心悸""怔忡""喘证""水肿"等病证中论述。从最早张伯臾主编的《中医内科学》到目前几经改版的国家规范化教材都没有将心衰作为独立疾病来讲述,只是根据其症状表现散见于心悸病的水饮凌心候、喘病的喘脱候、水肿病的脾肾阳虚候等。在中国中医研究院广安门医院主编的《中医诊疗常规》一书中提出"心水"之名,认为心水是指心病而引起的水肿,但与肺脾肾关系密切,这是近代对心衰给予明确病名的书,但并没有得到公认。国家中医药管理局医政司胸痹急症协作组1992年在厦门召开的全国胸痹病(冠心病)学术研讨会上,提出"胸痹心水"之名,相当于冠心病心力衰竭,但此病名仅局限于冠心病心衰,不能囊括所有心脏病的心衰,因此未得以推广。最近有人将心衰的中医病名概为"悸-喘-水肿联证",这种提法虽有一定见解,但也未得到推广。有学者在《悬壶漫录》中提出心衰病名,认为"本病是临床常见、多发之疾,又是危及生命之患。其临床表现为:急者昏厥,气急,不能平卧,呈坐状,面色苍白,汗出如雨,口唇青黑,阵咳,咳出粉色血沫痰,脉多疾数。慢者短气不足以息,夜间尤甚,不能平卧,胸中如塞,口唇爪甲青紫,烦躁,下肢水肿"。这是近代首见冠以"心衰"之名的著作,且对其症状的描述与西医的心力衰竭完全吻合。

(二)病因病机研究

综合各家对心衰的认识,有学者强调心衰的主要病因是内虚,主要分为心气心阳虚衰,不能运血;肺气虚衰,不能通调水道;脾虚失运,水湿内停;肾阳虚衰,膀胱气化不利等。反复发病,则形成本虚标实,产生痰、瘀、水等病理产物,故心衰的病机可用"虚、瘀、水"三者来概括。有学者认为心衰之本为心肾阳虚,而血瘀水停等则是在虚的基础上产生的病理结果,尽管心衰有左右之别,症状有喘憋、水肿之异,而其基本病机则是一致的,即虚、瘀、水,三者互为因果,由虚致实,虚实夹杂,致使虚者更虚,实者更实,形成了心衰逐渐加重的病理链,而心肾阳气亏虚是心衰各个阶段的基本病机。

有的医家从整体观出发,认为诸脏相互联系、相互影响而致心衰。有学者认为心衰发病机制以脏腑功能失调,心、肺、脾、肾阳气不足为主要病机,脏腑失调是心衰的病因,又是机体多种病变的结果。从本病的临床发展过程看,属病久沉痼,耗伤阳气,为本虚标实之疾。有学者认为心衰病位在心,但不局限于心。五脏是一个相互关联的整体,在心衰发生发展过程中,肺、脾、肾、肝都起着一定的作用,将心孤立起来就不可能正确地认识心衰的病因病机。

还有的医家认为本病发生不但阳虚,而且存在阴虚。有学者认为本病发生不单气虚阳虚,临床亦有阴血不足,不能荣养心脉,而致心功能减退者。由于慢性心功能不全多日久难愈,常存在阳损及阴,即使临床没有明显的阴虚症状,也可存在阳损及阴的潜在病机,且在病理发展过程中,因心气不能主血脉,多有瘀血滞脉、瘀血不利化水的病理改变。

总之,心衰是一本虚标实之疾,虚不外气血阴阳亏虚,大多数医家认为以心肾阳虚为主,其病变脏腑始于心及于五脏,其病理产物不外瘀、饮、痰、水。

(三)证候学与辨证规律研究

1.证候学研究

在《中医急诊医学》一书中,陈佑邦、王永炎认为心力衰竭是五脏亏虚、本虚标实之证。心悸是心衰最常见和最早出现的临床表现。心衰之喘,咳嗽短气,动则尤甚,重则喘逆倚息不得卧,呼吸短促难续,深吸为快,咳吐稀白泡沫痰,甚则粉红泡沫样痰,脉沉细或结代。心衰起病缓慢,反复出现,肿势自下而上,常兼咳喘、心悸、气短、腹胀、纳呆、乏力、肢冷。心衰患者开始以心悸为主,而后期则心悸、喘息、水肿并见。

有学者认为心衰的临床表现应有急、慢之分。急者见昏厥、气急、不能平卧,呈坐状,面色苍白,汗出如雨,口唇青黑,阵咳,咳出粉红色血沫痰,脉多疾数。慢者短气不足以息,夜尤甚,不能平卧,胸中如塞,口唇爪甲青紫,烦躁,下肢水肿。

有学者对其临床症状的观察颇为详细。柯氏认为,心衰的水肿来势比较缓慢,患者长期有轻度水肿,其水肿大多起于足跗,渐及身半以上,或早上面肿,下午足肿,卧床者主要肿于腰骶部,水肿处按之凹陷而不起。心衰的气喘有三个临床特点:平卧时无病,劳则甚;呼气吸气都感不足,声低息短,若气欲断,慌张气怯;一般情况下,咳嗽不多,痰吐甚少。柯氏除对上述三个症状进行详细描述外,还对其他症状、体征进行了辨析。如口唇发绀是心衰常见征象,原来发绀不明显,突然加重是病危重征象,而肺心病患者发绀较多,面色苍白者病情较重。风心病二尖瓣病变患者多见面颧殷红,病情加重时红色加深,切勿误认为是病情好转。危重患者临终前面红如妆,额汗如油,并非心衰所独有,但心衰出现这种现象,如及早治疗,尚有转机。心衰患者有腹部痞块,乃气滞血瘀表现。如出现指趾欠温是阳气虚衰的征象,如出现四肢冷,则阳虚较严重,如四肢逆冷过腕达膝则更为严重。头眩与心悸并见,提示心功能欠佳。如出现恶心呕吐,可能是阳气严重虚衰,中焦阳气无力运转,阳不制阴,阴邪上逆所致,或为水饮、瘀血严重阻滞,中焦气机阻塞不通,属危重之象。出现烦躁,可能是真阳衰败、阴邪内盛、虚阳浮越的表现,是十分危重的证候。

心衰的舌脉变化多变,以柯雪帆观察最为细致。有学者认为心衰舌多胖大或有齿痕,瘦小者少见,反映心衰多有水气停留,气虚阳衰;舌面大多润滑,亦水气停留之象;如兼热象或损伤津液者,可见舌面干燥,但这并不否定其气虚阳衰的存在;舌多紫黯,大多偏淡,这是阳气虚衰,血行瘀阻的表现,如兼有热象可以出现紫红舌。舌苔一般为薄白苔,兼有痰饮者多为白腻苔,肺有痰热者多见黄腻苔或灰黄腻苔,痰湿重者可见灰腻苔。心衰已控制而痰湿、痰热依然存在者,其腻苔仍不能化。对于心衰的脉象,有微细沉伏几乎不能按得的,有弦搏长大按之弹指的;有脉来迟缓,甚至一息不足三至的;有脉来数疾,几乎难以计数,心衰出现脉律不齐者颇多,促、结、代均可出现,更有乍疏乍数、乍大乍小,三五不调者亦颇多见。心衰的脉象与其原发心脏病关系密切。如高血压性心脏病多见弦脉、弦紧脉;肺心病多见弦滑而数的脉象;风心病二尖瓣狭窄者多见微细脉;主动脉瓣闭锁不全者脉象多见来盛去衰;冠心病大多弦而重按无力。另外,柯氏对心衰的脉象细致观察研究后认为还有一些怪脉,如"釜沸""弹石""偃刀""解索""麻促""鱼翔""虾游""雀啄"等,心衰如见到人迎脉明显盛大,而寸口脉却很细弱,两者差别较大甚至 4 倍以上者,多为危重病证。有学者认为心衰而感邪之脉象应见浮象,而阴竭阳绝危证之舌脉表现为舌绛而萎,脉微欲绝,或散涩,或浮大无根。有学者认为心衰的脉象最常见的有四类:①脉象微细而沉,非重取不能按得;②脉象虚弱;③脉象弦搏且虚大弹指;④脉象迟、数、结、代,乍疏乍数,乍大乍小。除此以外还可见到"屋漏""雀啄""虾游"等绝脉。李氏还根据脉象判断预后,脉象由数转为缓和,是病好转的标志,若虚大、弦长、弹指重按则无,此乃胃根动摇,胃气将绝之兆,治之较难,数极而人迎盛大者为难治之象。

2.辨证规律研究

目前,中医对心衰的辨证分型还没有统一的标准,卫生部(现卫健委)2002 年编辑出版的《中药新药临床研究指导原则》一书中,将心力衰竭分为 5 个证型:①心气阴虚证;②心肾阳虚证;③气虚血瘀证;④阳虚水泛证;⑤心阳虚脱证。

总结近10年医家对心衰的临床辨证分型发现大致分为心气不足、心阳亏虚、心肺气虚、肾不纳气、心肾阳虚、脾肾阳虚、心阴虚损、气阴两虚、气虚血瘀、痰饮阻肺、心肝瘀血、阳气虚脱、阴阳俱衰等,对上述分型进行归纳,以心肾阳虚、脾肾阳虚、阳虚水泛、气滞血瘀、阴竭阳脱为最常见。其共同点是以脏腑辨证为中心,参以八纲及气血津液辨证。如在八纲辨证中,强调表证可加重里证(心衰),心衰过程是因虚致实,实又可致更虚的恶性循环,强调阳虚为主,日久可致阴阳两虚。在气血津液辨证中,因心肾气(阳)虚,可致水液代谢及血行失常,从而痰饮、瘀血由生。各医家辨证虽各有不同、各有侧重,但总不离乎脏腑及气血津液两个方面。

(四)治则治法研究

1.治则

心衰是急、重、危之疾,对其病理变化,诸家皆趋向于"本虚标实",故治疗应"急则治标,缓则治本",这一治疗法则得到大家的共识。有学者本着《难经·十四难》所说"损其心者,调其营卫"的原则,认为"心衰急者,先治其标,缓者,治其本。所谓治其标者,即是调其营卫,祛邪为务,故先用辅而治之,以善呼吸之能,使清气能入,浊气能出,以利于心"。

2.治法

因本病是以气虚、阳虚、血瘀、水停为主要病机,故基本治法可概括为益气、温阳、化瘀、利水几个方面。

(1)益气活血法:益气活血法是目前治疗心衰最常用的治法。益气法可增强心肌收缩力,改善心脏泵功能,活血可改善血液流变学状态,从而降低前负荷,两者配合使用,具有协同改善心功能的作用,这一点不仅符合中医基础理论,而且经实验研究证实。在益气药中首推人参、黄芪。

(2)温阳利水法:温阳法是治疗心衰的常用法,诸多医家在温阳益气的基础上临证变通。赵锡武治心衰,心肾阳虚、痰湿阻滞者,用温阳利水、蠲饮化湿之法;心肾阳衰、肺气失宣者,用温阳纳气、清肺定喘之法;阳虚水逆、上凌心肺、肺气不宣者,治以温阳行气、养心宣肺之法。在温阳利水法治疗心衰的临床报道中,多以真武汤为主方加减治疗,常以附子、桂枝、干姜为主药。

(3)益气养阴法:有学者在治疗充血性心力衰竭时,认为患者在临床上常表现为阳气虚衰,一方面阳虚可导致阴虚,另一方面长期使用利尿药物可导致阴虚,表现少气、干咳、心烦、舌红、少津等,故治疗心衰时每辅以滋阴之味。有学者认为治疗心衰重点必须调补心脾之气血阴阳,温心阳和养心阴为治疗心衰的基本原则。益气养阴主要以生脉散为主方加减。

(4)泻肺逐水法:此法主要用于肺水肿较重的患者,为急则治标的方法。常用药物有葶苈子、桑白皮、防己。此类药物大多药效峻猛,常与其他法合用,较少单独使用,对体弱者慎用。

因心衰的病理变化是一个复杂的过程,故治疗并非单守于一法,往往根据不同时期不同的病理变化选用不同的治法。

(五)辨证用药研究

1.辨证论治

根据近年发表的临床资料分析,在辨证治疗心衰的中药使用上,大多以经方为主加减,心肺气虚则多以保元汤为主,气阴两虚者多以生脉散、炙甘草汤为主,阳虚水泛者多以五苓散、真武汤、苓桂术甘汤加减,气虚血瘀者多选用补阳还五汤,水饮犯心肺者多以葶苈大枣泻肺汤为主。

2.病证结合

有学者对心衰的治疗强调必须病证结合,灵活变通,根据心衰的不同病因适当调整治疗方案。如冠心病心衰多见气虚夹痰,痰瘀互结者可用温胆汤加人参、白术、豨莶草、田七等;若属阴虚则用温胆汤合生脉散加减。风湿性心脏病者多有风寒湿邪伏留,反复发作特点,宜在原方基础上多加威灵仙、桑寄生、豨莶草、防己、鸡血藤、桃仁、红花。肺源性心脏病者可配合三子养亲汤、猴枣散及海浮石等。高血压心脏病者则配合平肝潜阳之法,常用药物有草决明、石决明、代赭石、龟甲、牡蛎、钩藤、牛膝等。原有糖尿病或甲亢者以生脉散加味。

有学者认为风湿性心脏病心衰,多伴房颤,容易出现不同部位的栓塞表现,治疗上要加用活血化瘀之品以防止血栓形成,有风湿活动时还要加用祛风胜湿、宣痹止痛之剂;肺源性心脏病心衰,多伴呼吸衰竭,而低氧血症所致的口唇发绀、颜面晦暗等症属瘀血范畴。因此临证时要痰瘀同治,同时肺心病心衰多以肺部感染为诱因,故酌情应用清热解毒药物,另外肺心病心衰水肿的患者不能过度应用利尿剂,以免使痰液黏稠难以咳出,多选用利水不伤阴之品,如猪苓、茯苓、泽泻、冬瓜皮、车前子、葶苈子等;冠心病心衰多伴有高脂血症,临证当加用具有降脂作用的药物,如山楂、葛根、泽泻、决明子、首乌、枸杞子、丹参、田七等。

3.中成药研究

目前很多医家根据多年临床经验,创立了很多有效的治疗心衰的方剂,且取得了较好疗效。

还有许多医家研制出各种剂型成药治疗慢性心衰,相对汤剂服用更方便,适合慢性心衰患者长期服用。有学者研制的暖心胶囊治疗气虚血瘀型心衰(由人参、附子、薏苡仁、茯苓、法半夏、橘红、田七组成)。有学者采用温肾益心丹(由真武汤加红参、丹参组成)治疗慢性心衰。有学者根据心衰的发病特点,研制了强心冲剂(由西洋参、桂枝、丹参、防己、葶苈子、益母草、枳壳组成)治疗慢性心衰。有学者应用强心复脉丸(由人参、附子、黄芪、当归、川芎、丹参、五味子等组成)治疗慢性心衰。有学者应用强心胶囊(由黄芪、附片、生晒参、桂枝、血竭、益母草、田七、泽兰、桑白皮、葶苈子、五加皮、关木通、车前子、枳实组成)治疗慢性心衰。上述临床研究报道均采用随机对照观察方法,其科学性较强,可信度较高。

目前有许多治疗心衰的中成药被推向了市场,且疗效肯定,尤其是在改善心功能、提高生活质量方面,优于西药治疗。如补益强心片、强心力胶囊、心宝丸等。另外,用于纠正心功能常用的注射剂有黄芪注射液、生脉注射液、参附注射液、川芎嗪注射液等。

第三节 心痛

一、定义

心痛为胸痹心痛之简称,是指因胸阳不振,阴寒、痰浊留居胸廓,或心气不足,鼓动乏力,使气血瘀阻,心失所养致病,以发作性或持续性心胸闷痛为主要表现的内脏痹证类疾病。轻者仅感胸闷、短气,心前区、膺背肩胛间隐痛、刺痛、绞痛,历时数秒钟至数分钟,经休息或治疗后症状可迅速缓解,但多反复发作;重者胸膺窒闷,痛如锥刺,痛彻肩背,持续不能缓解,伴心悸、短气、喘不得卧;甚至大汗淋漓,唇青肢厥,脉微欲绝。病位在"两乳之间,鸠尾之间",即膻中部及左胸部。

据历代文献所载,心痛有广义、狭义之不同。广义胸痹心痛,有"九心痛"等多种分类法,范围甚广,可涉及胃脘痛等许多疾病。同时,又有将胸痹心痛作为胸痛加以论述者。本节专论由心脏病损引起疼痛的辨证论治。

二、历史沿革

"心痛"病名最早见于马王堆古汉墓出土的《五十二病方》,《内经》对之有明确的论述。如《素问·标本病传论篇》有"心病先心痛"之谓,《素问·缪刺论篇》又有"卒心痛""厥心痛"之称;《灵枢·厥病》把心痛严重,并迅速造成死亡者称为"真心痛",谓:"真心痛,手足清至节,心痛甚,旦发夕死,夕发旦死。"对于本症的临床表现和病因,《内经》中也有较为明确的记载。如《素问·厥论篇》云:"手心主少阴厥逆,心痛引喉,身热,死不可治。"《素问·脏气法时论篇》云:"心病者,胸中痛,胁支满,胁下痛,膺背肩胛间痛,两臂内痛。"《素问·痹论篇》云:"心痹者,脉不通,烦则心下鼓,暴上气而喘。"《灵枢·厥病》把厥心痛分为肾心痛、肺心痛、肝心痛、脾心痛,而其中如"心痛间,动作痛益甚""色苍苍如死状""终日不得太息""痛如以锥针刺其心"等描述,与临床表现颇相符合。至于本症的病因,《素问·举痛论篇》指出:"经脉流行不止,环周不休。寒气入经而稽迟,泣而不行。客于脉外则血少,客于脉中则气不通,故卒然而痛。"此虽非专指心痛而论,但若结合《素问·痹论篇》"心痹者,脉不通"之说,显然可以认为本症与寒凝、气滞、血瘀有关。此外,《素问·刺热篇》又有"心热病者,先不乐,数日乃热,热争则卒心痛"之说,提示本症与热邪也有关系。在治疗方面,《内经》则较少药物治疗,而对针刺治疗有较系统的论述。总之,《内经》有关本证的记述,为后世对心痛的辨证论治奠定了基础。

汉代张仲景首先明确提出了"胸痹"这个病名,并在《金匮要略方论》一书中以"胸痹心痛短气病脉证治"篇进行了专门论述,且把病因病机归纳为"阳微阴弦",即上焦阳气不足,下焦阴寒气盛,认为乃本虚标实之证。症状描写也比《内经》更为具体明确,可见到胸背痛、心痛彻背、背痛彻心、喘息咳唾、短气不足以息、胸满、气塞、不得卧、胁下逆抢心等症,并指出"胸痹缓急",即心痛有时缓和,有时剧烈的发病特点。在治疗上,根据不同证候,制定了瓜蒌薤白白酒汤等九张方剂,如"胸痹之病,喘息咳唾,胸背痛,短气,寸口脉沉而迟,关上小紧数,栝楼薤白白酒汤主之"。轻症则予清轻宣气之法,"胸痹,胸中气塞,短气,茯苓杏仁甘草汤主之;橘枳姜汤亦主之"。重症则予温补胸阳,峻逐阴寒之法,"胸痹缓急者,薏苡附子散主之","心痛彻背,背痛彻心,乌头赤石脂丸生之"等,体现了辨证论治的特点。

隋代巢元方在其《诸病源候论》中对本证的认识又有进一步发展。巢氏认为"心病"可有心痛证候,心痛中又有虚实两大类,治法当异;并指出临床上有"久心痛"证候,伤于正经者病重难治。该书载:"心痛者,风冷邪气乘于心也,其痛发有死者,有不死者,有久成疹者。""久心痛候"称:"心为诸脏主,其正经不可伤,伤之而痛者,则朝发夕死,夕发朝死,不暇展治。其久心痛者,是心之支别络,为风邪冷热所乘痛也,故成疹,不死,发作有时,经久不瘥也。"还指出有的心痛胸痹者可有"不得俯仰"的表现,观察颇为细致。此外,在"心悬急懊痛候"中提出"是邪迫于阳,气不得宣畅,壅瘀生热"的病机转归。可见在病机的阐发上,较张仲景又有所提高。

唐代孙思邈在其《备急千金要方》和《千金翼方》中也列举了心痛胸痹证候的表现特点和治法,指出"心痛暴绞急欲绝,灸神府百壮……""心痛如锥刀刺,气结,灸膈俞七壮""心痛,但短气不足以息,刺手太阴""胸痹引背时寒,间使主之;胸痹心痛,天井主之"等,在针灸治疗心痛方面,积累了许多有效的经验。

宋金元时代有关心痛的论述更多,治疗方法也十分丰富。《圣济总录·心痛统论》继续阐发了《内经》中关于心痛的脏腑分类特点,并指出此证疼痛的发生与"从于外风,中脏既虚,邪气客之,痞而不散,宜通而塞"有关。另如在"胸痹门"中,还有"胸膺两乳间刺痛,甚则引肩胛"的症状记载。《太平圣惠方》在"治卒心痛诸方""治久心痛诸方""治心痛彻背诸方""治胸痹诸方""治胸痹心背痛诸方""治心痹诸方"等篇中,收集治疗本证的方剂甚丰,观其制方,具有温通理气、活血通窍的显著特点;观其所论,多将本证的病因病机归之为脏腑虚弱,风邪冷热之气所客,正气不足,邪气亢盛,特别是在"治心痹诸方"中指出:"夫思虑繁多则损心,心虚故邪乘之,邪积不去,则时害饮食,心中幅幅如满,蕴蕴而痛,是谓之心痹。"这是很有见地的。又如《太平惠民和剂局方》之苏合香丸,主治卒心痛等病证,经现代医疗实践验证,颇有效果。杨士瀛《仁斋直指方论(附补遗)》指出真心痛也可由"气血痰水所犯"而起;陈无择《三因极一病证方论》中统论各种心痛的三类病因,其所论的内因与本证关系较为密切,强调"皆脏气不平,喜怒忧郁所致",使得在本证的病因认识方面又有所发展。金代刘完素《素问病机气宜保命集·心痛论》中,根据临床表现不同,将本证分为"热厥心痛""大实心中痛""寒厥心痛"三种不同类型,并分别运用"汗""敞""利""温"等法及有关方药治疗,并提出"久痛无寒而暴痛非热"之说,对本证的辨证论治具有一定指导意义。

迨明清时期,对心痛的辨证更为细腻。如《玉机微义·心痛》中特别提出本证之属于虚者:"然亦有病久气血虚损及素作劳羸弱之人患心痛者,皆虚痛也。"补前人之未备。尤为突出的是,明清时期对心痛与胃脘痛、厥心痛与真心痛等,有了明确的鉴别。明代以前的医家多将心痛与胃脘痛混为一谈,如《丹溪心法·心脾痛》说:"心痛,即胃脘痛。"而明清不少医家均指出两者需加以区别。如《证治准绳·杂病·心痛胃脘痛》云:"或问:丹溪言心痛即胃脘痛,然乎?曰:心与胃各一脏,其病形不同。因胃脘痛处在心下,故有当心而痛之名,岂胃脘痛即心痛者哉。历代方论将二者混同,叙于一门,误自此始。"然而,又指出:"……胃脘之受邪,非止其自病者多;然胃脘逼近于心,移其邪上攻于心,为心痛者亦多。"这说明心痛与胃脘痛既有区别,又有联系。《临证指南医案·心痛》徐灵胎评注也说:"心痛、胃痛确是二病,然心痛绝少,而胃痛极多,亦有因胃痛而及心痛者,故此二症,古人不分两项,医者细心求之,自能辨其轻重也。"关于厥心痛和真心痛的区别，明代李梴《医学入门·心脾痛》称："真心痛，因内外邪犯心君，一日即死；厥心痛，因内外邪犯心之胞络，或他脏邪犯心之支脉。"清代喻嘉言《医门法律·卷二》也谓："厥心痛……去真心痛一间耳。"对于厥心痛的病因，继《难经·六十难》"其五脏气相干，名厥心痛"及《圣济总录·卷第五十五·心痛门·阙心痛》"……阳虚而阴厥，致令心痛，是为厥心痛"之说以后，明清医家也多有论述，如《医学入门·心脾痛》主以七情，曰："厥心痛……或因七情者，始终是火。"清代潘楫《医灯续焰·心腹痛脉证》则认为是由寒邪乘虚内袭，荣脉凝泣所致；《医门法律·卷二》则强调"寒逆心包"等。真心痛的病因，明代之前有因于寒，因于气、血、痰、水之论，而明代虞抟《医学正传》又指出与"污血冲心"（即瘀血）有关；清代陈士铎《辨证录·心痛门》则补充"火邪犯心"这一病因。值得重视的是明清时期不少医家，如方隅《医林绳墨》、陈士铎《辨证录》、虞抟《医学正传》、林佩琴《类证治裁》等，皆摆脱了真心痛不能救治的成说，结合他们的经验，提出"亦未尝不可生"的卓见，且列出救治方药。显然，这是本病治疗上的一大进步。

三、范围

根据本证的临床特点，可见于西医学冠状动脉粥样硬化性心脏病之心绞痛及心肌梗死，其他如心包炎等疾病引起的心前区疼痛，其临床表现与本证的特点相符者，均可参照本节辨证论治。

四、病因病机

胸痹心痛的病位在心，但其发病与心、肾、肝、脾诸脏的盛衰有关，可在心气、心阳、心血、心阴不足，或肝、肾、脾失调的基础上，兼有痰浊、血瘀、气滞、寒凝等病变，总属本虚标实之病证。其病因病机可归纳如下。

（一）寒邪犯心

气候骤变，风寒暑湿燥火六淫邪气均可诱发或加重心之脉络损伤，发生本病。然尤以风寒邪气最为常见。素体心气不足或心阳不振，复因寒邪侵袭，"两虚相得"，寒凝胸中，胸阳失展，心脉痹阻。《素问·调经论篇》曰："寒气积于胸中而不泻，不泻则温气去寒独留，则血凝泣，凝则脉不通。"故患者常易于气候突变，特别是遇寒冷卒然发生心痛。

（二）七情内伤

清代沈金鳌《杂病源流犀烛·心病源流》认为七情"除喜之气能散外，余皆足令心气郁结而为痛也"。由于忧思情恼怒，心肝之气郁滞，血脉运行不畅，而致心痛。《灵枢·口问》谓："忧思则心系急，心系急则气道约，约则不利。"《薛氏医案》认为肝气通于心气，肝气滞则心气乏。所以，七情太过，是引发心痛的常见原因。

（三）饮食失节

恣食膏粱厚味，或饥饱无常，日久损伤脾胃，运化失司，饮食不能生化气血，聚湿生痰，上犯心胸清旷之区，清阳不展，气机不畅，心脉闭阻，遂致心痛。痰浊留恋日久，则可成痰瘀交阻之证，病情转顽，故明代龚信《古今医鉴》亦云："心脾痛者，亦有顽痰死血……种种不同。"

（四）气血不足

劳倦内伤或久病之后脾胃虚弱，气血乏生化之源，以致心脏气血不足，即所谓心脾两虚之证；或失血之后，血脉不充，心失所养。心气虚可进而导致心阳不足，阳气亏虚，鼓动无力，清阳失展,血气行滞,发为心痛。心脏阴血亏乏,心脉失于濡养,拘急而痛。此外,心气心血不足也可由七情所致,"喜伤心"、思虑过度、劳伤心脾等,皆属此例。

(五)肾阳不足

不能鼓舞心阳,心阳不振,血脉失于温运,痹阻不畅,发为心痛;肾阴不足,则水不涵木,又不能上济于心,因而心肝火旺,更致阴血耗伤,心脉失于濡养,而致心痛,而心阴不足,心火燔炽下汲肾水,又可进一步耗伤肾阴。同时心肾阳虚,阴寒痰饮乘于阳位,阻滞心脉,而作心痹,即仲景"阳微阴弦"之谓,这也是心痛的重要病机之一。

总之,胸痹心痛的主要病机为心脉痹阻,其病位以心为主,然其发病多与肝、脾、肾三脏功能失调有关,表现为本虚标实、虚实夹杂。其本虚可有阳虚、气虚、阴虚、血虚,且又多阴损及阳,阳损及阴,而见气阴不足、气血两亏、阴阳两虚,甚或阳微阴竭,心阳外越;其标实有痰、饮、气滞、血瘀之不同,同时又有兼寒、兼热的区别。而痰浊可以引起或加重气滞、血瘀,痰瘀可以互结;阴虚与痰热常常互见,痰热也易于伤阴;阳虚与寒痰、寒饮常常互见,寒痰、寒饮又易损伤阳气等,复杂多变,临床必须根据证候变化,详察细辨。

五、诊断与鉴别诊断

(一)诊断

1.发病特点

本证每卒然发生,或发作有时,经久不瘥。且常兼见胸闷、气短、心悸等症。七情过极、气候变化、饮食劳倦等因素常可诱发本证。

2.临床表现

左侧胸膺或膻中处突发憋闷而痛,疼痛性质表现为压榨样痛、绞痛、刺痛或隐痛等不同。疼痛常可引及肩背、前臂、胃脘部等,甚至可沿手少阴、手厥阴经循行部放射至中指或小指,并兼心悸。疼痛移时缓解,或痛彻肩背,持续不解。

心电图应列为必备的常规检查,必要时可做动态心电图、运动试验心电图、标测心电图和心功能测定等。休息时心电图明显心肌缺血(R 波占优势的导联上有缺血型 ST 段下降超过 0.05 mV 或正常,不出现 T 波倒置的导联上倒置超过 2 mm,心电图运动试验阳性)。

参考检查项目有血压、心率、心律、白细胞总数、血沉、血脂分析、空腹血糖。必要时可做血清酶学、血液黏滞度、血小板功能、睾酮、雌二醇、血管紧张素测定。

(二)鉴别诊断

1.胃脘痛

胃脘痛多由长期饮食失节,饥饱劳倦,情志郁结,或外感寒邪,或素体阳虚、脾胃虚寒所致。但其疼痛的发生,多在食后或饥饿之时,部位主要在胃脘部,多有胃脘或闷或胀,或呕吐吞酸,或不食,或便难,或泻痢,或面浮黄、四肢倦怠等证,与胃经本病掺杂而见。而心痛则少有此类症状,多兼见胸闷、气短、心悸等症。

2.胁痛

胁痛部位主要在两胁部,且少有引及后背者,其疼痛特点或刺痛不移,或胀痛不休,或隐痛悠悠,鲜有短暂即逝者;其疼痛诱因常为情绪激动;而缘于劳累者多属气血亏损,病久体弱者。常兼见胁满不舒,善太息,善嗳气,纳呆腹胀或口干、咽干、目赤等肝胆经症状及肝郁气结乘脾之症状,这些都是心痛少见的伴随症状。

3.胸痛

凡岐骨之上的疼痛称为胸痛,可由心肺两脏的病变所引起。胸痛之因于肺者,其疼痛特点多呈持续不解,常与咳嗽或呼吸有关,而且多有咳唾、发热或吐痰等。心痛的范围较局限,且短气、心悸多与心痛同时出现,心痛缓解,短气、心悸等亦随之而减。

4.结胸

《伤寒论·辨太阳病脉证并治》:"病有结胸,有脏结,其状何如?答曰:按之痛,寸脉浮,关脉沉,名曰结胸也。"结胸指邪气结于胸中,胸胁部有触痛,颈项强硬,大便秘结或从心下到少腹硬满而痛。发病原因多由太阳病攻下太早,以致表热内陷,与胸中原有水饮互结而成。胸胁有触痛者为"水结胸";心下至少腹硬痛拒按,便秘,午后微热者为"实热结胸"。结胸虽有痛,但其特点为触痛,或疼痛拒按,与心痛不同,且其伴随症亦与心痛有异。

5.胸痞

《杂病源流犀烛·胸膈脊背乳病源流》:"至如胸痞与结胸有别……大约胸满不痛者为痞。"胸痞指胸中满闷而不痛,多由湿浊上壅,痰凝气滞,胸阳不展所致。心痛亦有胸闷,但因胸痞无痛,故易于鉴别。

六、辨证论治

心痛一证多突然发生,忽作忽止,迁延反复。日久之后,正气益虚,加之失治或治疗不当,或不善调摄,每致病情加重,甚至受某种因素刺激而卒然发生真心痛,严重者可危及生命。治疗应根据患者的不同临床表现,把握病情,分别进行处理,以求病情缓解,杜其发展。

(一)辨证

1.辨证要点

(1)辨心痛性质:心痛有闷痛、灼痛、刺痛、绞痛之别,临床中须结合伴随症状,辨明心痛的属性。①闷痛:临床最常见的一种心痛。闷重而痛轻,无定处,兼见胁胀痛,善太息者属气滞者多;若兼见多唾痰涎,阴天易作,苔腻者,属痰浊为患;心胸隐痛而闷,由劳引发,伴气短心慌者,多属心气不足之证。②灼痛:总由火热所致。若伴有烦躁,气粗,舌红苔黄,脉数,而虚象不明显者,由火邪犯心所致;痰火者,多胸闷而灼痛阵作,痰稠,苔黄腻;灼痛也可见于心阴不足,虚火内炽的患者,多伴有心悸、眩晕、升火、舌红少津等阴虚内热之症。③刺痛:《素问·脉要精微论篇》云:"夫脉者,血之府也……涩则心痛。"由血脉瘀涩所致的心痛,多为刺痛,固定不移,或伴舌色紫暗、瘀斑。但是,由于引起血瘀心脉的原因很多,病因不同,心痛的性质也常有不同,故血瘀之心痛又不限于刺痛。④绞痛:疼痛如绞,遇寒则发,得冷则剧,多伴畏寒肢冷,为寒凝心脉所致;若兼有阳虚见症,则为阳虚,乃阴寒内盛,乘于阳位。另外,这种剧烈的心痛也常因劳累过度、七情过极、过食饮酒等因素而诱发,所以临床见心胸绞痛,又不可为"寒"所囿。

(2)辨心痛轻重顺逆:一般情况下,心痛病情轻重的判别,大致可根据以下几点。①心痛发作次数:发作频繁者重;偶尔发作者轻。②每次心痛发作的持续时间:瞬息即逝者轻;持续时间长者重;若心痛持续数小时或数目不止者更重。③心痛发作部位固定与否:疼痛部位固定,病情较深、较重;不固定者,病情较浅、较轻。④心痛证候的虚实:证候属实者较轻;证候虚象明显者较重。⑤病程长短:一般说来,初发者较轻;病程迁延日久者较重。

总之，判断心痛一证病情的轻重，应把心痛的局部表现与全身状况结合起来进行综合分析，才能得出正确的结论。

心痛一旦发展成为"真心痛"，属于重症，临床须辨其顺逆，以便及时掌握病情发展变化的趋势，采取有效的救治措施。有以下情况出现时，须警惕是真心痛：心胸疼痛持续不止，达数小时乃至数日，有的疼痛剧烈，可引及肩背、左臂、腮、咽喉、脘腹等处，可伴有气短，喘息，心悸慌乱，手足欠温或冷，自汗出，精神委顿，或有恶心呕吐，烦躁，脉细或沉细，或有结代。追溯既往，大多有心痛反复发作的病史。同时，常有过度疲劳、情志刺激、饱食、寒温不调及患其他疾病，如外感热病、失血、肝胆胃肠疾病等诱发因素。

辨真心痛的顺逆，关键在防厥、防脱，重点应注意以下几个方面。①无论阴虚或阳虚的真心痛都可有厥脱之变；但阳虚者比阴虚者更容易发生厥脱变化。②神委和烦躁是真心痛常见的精神表现。如果精神委顿逐渐有所发展，或烦躁不安渐见加重，应引起充分注意。如出现神志模糊或不清，则病已危重。③真心痛患者大多有气短见症，要注意观察其变化。若气短之症逐渐有加重趋势，应提高警惕，迨见喘促之症，则病情严重。④动辄汗出或自汗也是真心痛的常见症。如果汗出增多，须防止其发生厥脱之变。⑤剧烈的疼痛可以致厥，于真心痛尤其如此。所以，若见心胸疼痛较剧烈而持续不缓解者，应谨防其变。⑥手足温度有逐渐下降趋势者，应充分重视，若四肢逆冷过肘而青紫者，表明病已垂危。正如方隅《医林绳墨》中说："或真心痛者，手足青不至节，或冷未至厥，此病未深，犹有可救……"⑦舌苔变化可帮助我们分析正邪两方面的发展情况。不少真心痛患者，在发生厥脱之前，先有舌质越变越胖，舌苔越来越腻或越滑等变化，也有的变得越来越光红而干，对于这些舌苔变化，都应仔细观察。相反，这些舌象逐渐好转，则往往提示病情在向好的方面发展。⑧在真心痛中，下列脉象变化应引起高度重视：脉象变大或越来越细、越来越无力，或越变越速、越变越迟，或脉象由匀变不匀、由没有结代脉变为有结代脉等，都表示正气越来越弱，心气越来越不足。

以上这几方面，如果观察细致，则能帮助我们及时掌握病情发展的顺逆趋势，也有利于及时发现厥脱的征象，以便及时用药，这对防脱防厥是有益的。

2.证候

根据心痛的临床表现，按标本虚实大致可分为如下几种证候。

(1)寒凝心脉：卒然心痛如绞，形寒，天气寒冷或迎寒风则心痛易作或加剧，甚则手足不温，冷汗出，短气心悸，心痛彻背，背痛彻心。舌苔薄白，脉紧。

病机分析：诸阳受气于胸中，心阳不振，复受寒邪，以致阴寒盛于心胸，阳气失展，寒凝心脉，营血运行失畅，发为本证。心脉不通故心痛彻背；寒为阴邪，本已心阳不振，感寒则阴寒益盛，故易作心痛；阳气失展，营血运行不畅，故见心悸气短，手足不温，冷汗出等症。舌苔白、脉紧为阴寒之候。本证候的辨证关键在于心痛较剧，遇寒易作，舌苔白，脉紧。

(2)气滞心胸：心胸满闷，隐痛阵阵，痛无定处，善太息，遇情志不畅则诱发、加剧，或可兼有脘胀，得嗳气、矢气则舒等症。舌苔薄或薄腻，脉细弦。

病机分析：情志抑郁，气滞上焦，胸阳失展，血脉不和，故胸闷隐痛，善太息；气走无着，故痛无定处；肝气郁结，木失条达，每易横逆犯及中焦，故有时可兼有脾胃气滞之症。本证候的主症是胸闷隐痛，痛无定处，脉弦，为临床所常见，正如清代沈金鳌《杂病源流犀烛·心病源流》云：

"心痛之不同如此,总之七情之由作心痛。"

(3)痰浊闭阻:可分为痰饮、痰浊、痰火、风痰等不同证候。痰饮者,胸闷重而心痛轻,遇阴天易作,咳唾痰涎,舌苔白腻或白滑,脉滑;兼湿者,则可见口黏、恶心、纳呆、倦怠,或便软等症。痰浊者,胸闷而兼心痛时作,痰黏,舌苔白腻而干,或淡黄腻,脉滑;若痰稠,色黄,大便偏干,舌苔腻或干,或黄腻,则为痰热。痰火者,胸闷,心胸时作灼痛,痰黄稠厚,心烦,口干,大便干或秘,舌苔黄腻,脉滑数。风痰者,胸闷时痛,并见舌謇偏瘫,眩晕,手足震颤麻木之症,舌苔腻,脉弦滑。

病机分析:痰为阴邪,其性黏滞,停于心胸,则窒塞阳气,络脉阻滞,酿成是证。痰饮多兼寒,故其痰清稀,遇阴天易作;"脾为生痰之源",脾虚运化无权,既能生痰,又多兼湿。浊者,厚浊之义,故病痰浊者,其胸闷心痛可比痰饮者重。痰浊蕴久,则可生热,见痰稠、便干、舌苔黄腻等痰热之象。痰之兼有郁火或阴虚火旺者,可为痰火之证,伤于络脉则灼痛,扰乱神明则心烦,热伤津液则口干、便秘。阳亢风动,与痰相并而为风痰,闭阻络脉而为偏瘫、麻木,风邪入络而见舌謇、震颤,扰于心胸则为闷痛。此外,痰之为患,也常可因恼怒气逆,而致痰浊气结互阻胸中,卒然而作心胸剧痛。痰浊闭阻一证,变化多端,必须据证详析。

(4)瘀血痹阻:心胸疼痛较剧,如刺如绞,痛有定处,伴有胸闷,日久不愈,或可由暴怒而致心胸剧痛。舌苔薄,舌暗红、紫暗或有瘀斑,或舌下血脉青紫,脉弦涩或结代。

病机分析:因于寒凝、热结、痰阻、气滞、气虚等因素,皆可致血脉郁滞而为瘀血。血瘀停着不散,心脉不通,故作疼痛如刺如绞,而痛处不移。故《素问·脉要精微论篇》云:"夫脉者,血之府也……涩则心痛。"血为气母,瘀血痹阻,则气机不运,而见胸闷;暴怒则肝气上逆,气与瘀交阻,闭塞心脉,故作卒然剧痛;痛则脉弦,舌紫暗、瘀斑,均瘀血之候,瘀血蓄积,心阳阻遏则脉涩或结代。由于致瘀原因有别,故又有寒凝血瘀、热结血瘀、气滞血瘀、痰瘀互结、气虚血瘀等不同,临床辨证应将各有关证候与本证候互相参照,以资鉴别。此外,尚须提及的是,无论何因所引起之心痛,即使临床上血瘀的证候不明显,但由于"心主血脉",《素问·痹论篇》云:"心痹者,脉不通。"故总与"心脉痹阻"的病机攸关,在辨证时,对病程短者,应考虑其伴有血脉涩滞的一面;对病程长者,则应顾及其伴有瘀痹心脉的一面。

(5)心气不足:心胸阵阵隐痛,胸闷气短,动则喘息,心悸且慌,倦怠乏力,或懒言,面色㿠白,或易汗出。舌淡红胖、有齿痕、苔薄,脉虚细缓或结代。

病机分析:思虑伤神,劳心过度,损伤心气。盖气为血帅,心气不足,胸阳不振,则运血无力,血滞心脉,即《灵枢·经脉》谓:"手少阴气绝则脉不通,脉不通则血不流。"故发心痛、胸闷、短气、喘息;心气鼓动无力,则心悸且慌,脉虚细缓结代;汗为心之液,气虚不摄,故易自汗;劳则气耗,故心气不足诸证,易由劳而诱发。若兼见食少乏力,腹胀便溏,或食后易作心痛且慌、气短等,为心脾气虚之证。

(6)心阴不足:心胸疼痛时作,或灼痛,或兼胸闷,心悸怔忡,心烦不寐,头晕,盗汗,口干,大便不爽,或有面红升火之象。舌红少津,苔薄或剥,脉细数或结代。

病机分析:素体阴虚,或思虑劳心过度,耗伤营阴,或火热、痰火灼伤心阴,以致心阴亏虚,心失所养,虚火内炽,营阴涸涩,心脉不畅,故心胸灼痛,心悸怔忡,脉细数或结代;阴不敛阳,心神不宁,故心烦不寐,或有面红升火之象;心火伤津,则口干,大便不爽,舌红而剥;汗为心液,阴虚火劫,迫津外泄而盗汗;虚火上扰,则为眩晕。若素有肝肾阴亏,或心阴亏虚日久,下汲肾阴,以致肾阴不足,不能上济于心,阴虚火旺加重,可更见眩晕耳鸣,五心烦热,颧红升火,舌光绛少苔等症;若心肾真阴亏竭,阴阳之气不相顺接,则可发生心痛增剧,烦躁不安,气短喘息,手足不温,脉微细等厥逆之症。

此外,临床又多见阴伤与气及气阴两虚之证,若本证兼见嗜睡、乏力等症,为阴伤及气;若见胸闷痛,心悸心慌,气短乏力,心烦口干,舌红胖苔薄,或淡胖少苔,脉虚细数,内热不甚明显,则为气阴两虚。另有心脾血虚证,由失血之后,心血不足,或思虑伤脾,脾乏生化之能所致,可见心悸不安,心胸隐痛阵作,头晕目眩,多梦健忘,面色不华,饮食无味,体倦神疲,舌淡苔薄,脉象细弱,皆血虚失荣之故。血为阴类,常称阴血,然心阴虚与心血不足的临床表现尚有区别,不可不辨。

(7)心阳亏虚:心悸动而痛,胸闷,神倦怯寒,遇冷则心痛加剧,气短,动则更甚,四肢欠温,自汗。舌质淡胖、舌苔白或腻,脉虚细迟或结代。

病机分析:素体阳气不足,或心气不足发展,为阳气亏虚,或寒湿饮邪损伤心阳,均可罹致本证。心阳亏虚,失于温振鼓动,故心悸动而胸闷,神倦气短,脉虚细迟或结代;阳虚则生内寒,寒凝心脉,不通则痛,故见心痛,遇冷加剧;阳气不达于四末,不充于肌表,故四肢欠温而畏寒;舌淡胖、苔白或腻,为阳虚寒盛之象。若肾阳素亏,不能温煦心阳,或心阳不能下交于肾,日久均可成为心肾阳虚之证。心肾阳虚,命门火衰,阳不化阴,阴寒弥漫胸中,饮邪痹阻心脉,以致心胸剧痛,胸脘满闷,四肢不温而汗出;肾不纳气,肺气上逆,或阳虚水泛饮邪上凌心肺,则见喘息不得卧,甚则可出现气喘,鼻煽,张口抬肩,四肢逆冷青紫,大汗淋漓,尿少,水肿,烦躁或神志不清,唇舌紫黯,脉微细欲绝等阳气外脱的危重证候。

此外,若本证候兼见腹胀便溏,食少乏力,夜尿频多,腰膝酸软等症,为心阳不足兼脾肾阳虚,其舌苔淡白,脉多沉细无力。

由上可见,心痛的临床表现十分复杂而多变。且上述各种证候也不是孤立的,常可几种虚实证候相兼出现,而各证候之间也可相互转化,临床辨证须灵活掌握,不可拘泥。

(二)治疗

1.治疗原则

基于本证的病机是本虚而标实,故治疗原则总不外"补""通"二法。然而具体运用时,则又须根据症情的虚实缓急而灵活掌握。实证者,当以"通脉"为主,当审其寒凝、热结、气滞、痰阻、血瘀等不同而分别给予温通、清热、疏利、化痰、祛瘀等法;虚证者,权衡心脏阴阳气血之不足,有无兼肝、脾、肾等脏之亏虚,调阴阳,补不足,纠正有关脏腑之偏衰。本证多虚实夹杂,故在治疗上尤须审度证候之虚实偏重,抑或虚实并重,而予补中寓通、通中寓补、通补兼施等法,此时不可一味浪补,或一味猛攻,总以祛邪而不伤正、扶正而不留邪为要务。如张璐在《张氏医通·诸血门》中所云:"但证有虚中夹实,治有补中寓泻,从少从多之治法,贵于临证处裁。"同时,在心痛特别是真心痛的治疗中,防脱防厥是减少死亡的关键。必须辨清症情的顺逆,一旦见到有厥脱迹象者,即应投以防治厥脱的药物,以防止其进一步恶化。若俟厥脱见证明显,始治其厥脱,则必然被动,颇难应手。

2.治法方药

(1)寒凝心脉。①治法：祛寒活血，宣痹通阳。②方药：以当归四逆汤为主方。本方以桂枝、细辛温散寒邪、通阳止痛；当归、芍药养血活血，芍药与甘草相配，能缓急止痛；通草入经通脉；大枣健脾和营，共奏祛寒活血、通阳止痛之功。若疼痛发作较剧而彻背者，可用乌头赤石脂丸。方以乌头雄烈刚燥，散寒通络止痛；附子、干姜温阳以逐寒；蜀椒温经下气而开其郁；因恐过于辛散，故用赤石脂入心经固涩而收阳气也；若痛剧而见四肢不温、冷汗出等症者，可即予含化苏合香丸，以芳香化浊，温开通窍，每能获瞬息止痛之效。同时，由于寒邪易伤阳，而阳虚又易生阴寒之邪，故临床如见有阳虚之象，宜与温补阳气之剂合用，以取温阳散寒之功，若一味辛散寒邪，则有耗伤阳气之虞。

(2)气滞心胸。①治法：疏调气机，理脾和血。②方药：用柴胡疏肝散。本方由四逆散（枳实改枳壳）加香附、川芎组成。四逆散能疏肝理气而解胸胁气机郁滞，其中柴胡与枳壳相配可调畅气机；白芍与甘草同用可缓急舒挛止痛；加香附以增强理气解郁之功；川芎为气中血药，盖载气者血也，故以活血而助调气。如胸闷心痛较明显，为气滞血瘀之象，可合失笑散，以增强活血行瘀、散结止痛之功；若兼有脾胃气滞之症，可予逍遥散，疏肝行气，理脾和血；苔腻者为兼脾湿，合丹参饮，调气行瘀、化湿畅中，二方共奏疏调气机、理脾止痛之效；气郁日久而化热者，可与丹栀逍遥散以疏肝清热；见有大便秘结者，可适当配合应用当归龙荟丸，以泻郁火。至如芳香理气及破气之品，只可根据病情的需要，权宜而用，不宜久用，以免耗散正气。

(3)痰浊闭阻。①治法：温化痰饮，或化痰清热，或泻火逐痰，或息风化痰等法为主，佐以宣痹通阳。②方药：痰饮者以瓜蒌薤白半夏汤或枳实薤白桂枝汤，合苓甘五味姜辛汤去五味子治疗。瓜蒌、薤白化痰通阳，行气止痛；半夏、厚朴、枳实辛苦温行气而破痰结；桂枝温阳化气通脉；茯苓、甘草健脾利水化饮；干姜、细辛温阳化饮，散寒止痛。痰饮之为心痛，常兼有心肾阳虚，治疗亦须顾及。痰浊者，用温胆汤，方以二陈汤的半夏、茯苓、橘红、甘草化痰理气；竹茹、枳实清泄痰热，可加入瓜蒌以助通阳宣痹之力。痰浊化热者，可用黄连温胆汤加郁金，清热而解痰郁血滞；痰火为患，则加海浮石、海蛤壳化痰火之胶结；若心烦不寐，可合朱砂安神丸清心宁神；痰火耗伤阴津则加生地黄、麦门冬、玄参之属；大便秘结加生大黄或礞石滚痰丸。证属风痰者，选用涤痰汤，方在温胆汤的基础上加胆南星、石菖蒲化痰息风通窍；人参益气补虚，斟酌而用；其他如天竺黄、竹沥、生姜汁、僵蚕、地龙、天麻等清热化痰息风之品也可选用。

由于痰性黏腻，阻于心胸，易于窒阳气，滞血运，甚至痰瘀互结，故于祛痰的同时，还宜适当配合应用活血行瘀之品，如丹参、当归、益母草、桃仁、泽兰叶、红花、赤芍、牡丹皮等。若痰闭心脉，卒然剧痛，因于痰浊者用苏合香丸；因于痰热、痰火、风痰者用行军散，以取即刻启闭、化浊、止痛之效。

(4)瘀血痹阻。①治法：活血化瘀，通脉止痛。②方药：可选用血府逐瘀汤。本方由桃红四物汤合四逆散加牛膝、桔梗而成。当归、川芎、桃仁、红花、赤芍活血祛瘀而通血脉；柴胡、桔梗与枳壳、牛膝同伍，一升一降，调畅气机，开胸通阳，行气而助活血；生地黄一味，《神农本草经》谓其能"逐血痹"，《本草求真》认为有"凉血消瘀"之功，且又能养阴而润血燥。诸药共成祛瘀通脉、行气止痛之剂。若心痛较剧，可加乳香、没药，或合失笑散，以增强祛瘀定痛的效果。由于瘀血这一病机变化，又可在其他有关证候中相兼而出现，故活血化瘀药的选择，应随临床证候表现的不同而有所区别,如寒凝或阳气亏虚兼血瘀,宜选温性活血之品;热结、阴虚火旺兼血瘀,宜选凉性活血药;气血不足而兼血瘀,宜选养血活血之品;痰瘀互结者,又需根据寒痰、痰热(火)、风痰等不同而分别选用不同性味的活血药,凡此,均应仔细斟酌。此外,心痛与真心痛,标实而本虚,且心痛一证常迁延难愈,故破血之品应慎用,以免多用、久用耗伤正气。瘀血较重须用破血药时,一俟症情有所减轻,即应改用其他活血化瘀的药物。

(5)心气不足。①治法:补养心气而振胸阳。②方药:用保元汤合甘麦大枣汤加减。方以人参、黄芪大补元气,以扶心气;甘草炙用,甘温益气,通经脉,利血气而治心悸;肉桂辛热补阳,散寒而治心痛,又能纳气归肾,而缓短气、喘息之症,或可以桂枝易肉桂,《本经疏证》谓桂枝有通阳、行瘀之功,故可用以治疗心气不足、血滞心脉之证;生姜可以除去不用,加丹参或当归,养血行瘀;甘麦大枣汤益心气,宁心神,甘润缓急。若胸闷明显而伴心痛者,可加旋覆花、桔梗、红花,以补中下气,宽胸活血。凡心气不足,兼有气滞、血瘀、痰浊者,补心气的药应先择和平轻补之品,视服药物的反应,再考虑是否加重补气之力,而活血理气化痰总应以不伤心气为准绳,破气、破血、泄痰之品应慎用或不用。心脾气虚之证,可用养心汤。此方在保元汤(去生姜)的基础上,加茯苓、茯神、远志、半夏曲,健脾和胃,补心安神;柏子仁、酸枣仁、五味子,养心而敛心气;当归、川芎,行气活血,全方有补养心脾以生气血之功。

(6)心阴不足。①治法:滋阴养心,活血清热。②方药:用天王补心丹。本方以生地黄、玄参、天门冬、麦门冬,滋水养阴而泻虚火;人参、炙甘草、茯苓益心气,也寓有从阳引阴之意;柏子仁、酸枣仁、远志、五味子养心安神,化阴敛汗;丹参、当归身养心活血而通心脉;桔梗、辰砂为佐使之品,全方能使心阴复,虚火平,血脉利而使心胸灼痛得解。若阴不敛阳,虚火内扰心神,心烦不寐,舌光红少津者,可予酸枣仁汤清热除烦安神。不效者,可再予黄连阿胶汤,滋阴清火宁神。若脉结代、心悸怔忡之症明显者,用炙甘草汤,方中惟地黄用量独重,配以阿胶、麦门冬、火麻仁滋阴补血,以养心阴;人参、大枣补气益胃,资脉之本原;桂枝、生姜以行心阳;入酒煎煮,与生地黄相得,其滋阴活血复脉之力益著,即"地黄得酒良"之谓。诸药同用,使阴血得充,阴阳调和,心脉通畅,则心悸、脉结代得以纠正。心肾阴虚者,可合左归饮补益肾阴,或河车大造丸滋肾养阴清热;眩晕心悸明显者,加镇潜之品,如珍珠母、灵磁石之类。如心肾真阴欲竭,亟宜救阴,用大剂西洋参、鲜生地黄、石斛、麦门冬、山茱萸,参以生牡蛎、五味子、甘草酸甘化阴而敛真阴;心痛甚者,宜兼行血通脉,应择牡丹皮、芍药、丹参、益母草、郁金、凌霄花等性凉、微寒的活血之品。心胸痛剧不止者,可选用至宝丹。在阴液有渐复之机时,又应及时结合针对病因的治疗,如有火热实邪者,结合清热泻火凉血;有痰火、痰热者,结合清热化痰或泻火逐痰等,方药参见有关证候。心阴不足若夹有气滞者,理气忌用温燥之品,瓜蒌、郁金、枳实、绿萼梅、玫瑰花、合欢花、金铃子、延胡索等,可供选用。

临床见到阴伤及气者,于养阴之剂中加人参,或天王补心丹中加重人参的用量。气阴两虚者,治当益气养阴并施,可用生脉散,症状较重者可在天王补心丹的基础上,加黄芪、黄精之类。

心脾两虚之证,可用归脾汤,益气补血,心脾双调;或可合用四物汤,以增强归脾汤补血之功。

(7)心阳亏虚。①治法:补益阳气,温振心阳。②方药:方用人参汤。本方由人参、甘草、干姜、白术四味组成,《金匮要略方论》用本方治胸中阳微,正气虚寒之胸痹,以温补其阳而逐其寒,正如魏念庭《金匮要略方论本义》谓:"以温补其阳,使正气旺而邪气自消,又治胸痹从本治之一法也。"尤在泾《金匮要略心典》亦云:"养阳之虚,即以逐阴。"另可加桂枝、茯苓,温阳化气,助逐阴散寒之力,振奋心阳。若心肾阳虚,可合肾气丸,以附子、桂枝(后世多用肉桂)补水中之火;以六味地黄丸壮水之主,从阴引阳,合为温补肾阳之剂,两方合用则温补心肾而消阴翳。若心肾阳虚而兼水饮上凌心肺、喘促水肿者,可与真武汤合用。真武汤以附子之辛热,温补肾阳而驱寒邪,且与芍药同用,能入阴破结,敛阴和阳;茯苓、白术健脾利水;生姜温散水气。两方合用则可温补心肾而化寒饮。阳虚寒凝心脉、心痛较明显者,可选择加入鹿角片、川椒、吴茱萸、荜茇、良姜、细辛、川乌、赤石脂等品。若因寒凝而兼气血滞涩者,可选用薤白、沉香、檀香、降香、香附、鸡血藤、泽兰、川芎、桃仁、红花、延胡索、乳香、没药等偏于温性的理气活血药。如突然心胸剧痛,四肢不温而汗出者,宜即含服苏合香丸,温开心脉,痛减即止,不宜多服久服,以免耗散阳气。至如心肾阳虚而见虚阳欲脱的厥逆之证时,则当回阳救逆,用参附汤或四逆加人参汤回阳救逆;或予六味回阳饮(炮姜改干姜),此方用四逆加人参汤回阳救逆,熟地黄从阴引阳,当归和血活血,为救治厥逆的有效之剂;若兼大汗淋漓、脉微细欲绝等亡阳之证,应予回阳固脱,用参附龙牡汤,重加山茱萸。

此外,对心阳不足兼脾肾阳虚者,可用人参汤合右归饮治疗,兼补心脾肾之阳气。

3.其他治法

(1)中成药:①复方丹参滴丸:每次3粒,每天3次。功效:活血化瘀,理气止痛。适用于心绞痛发作,辨证属气滞血瘀者。②麝香保心丸:每次1~2粒,每天3次。功效:芳香温通,益气强心。适用于心绞痛发作,辨证属寒凝血瘀者。③冠心苏合丸:嚼碎服,1次1丸,每天1~3次。功效:理气,宽胸,止痛。适用于心痛有寒者。④速效救心丸:含服每次4~6粒,每天3次。功效:行气活血,祛瘀止痛。适用于心痛有瘀者。

(2)针刺:①针刺膻中、内关,每天1次。留针20~30分钟,捻转3~5分钟。②心包经及心经两经俞穴(厥阴俞透心俞)及募穴(膻中透巨阙)为主穴,心包经的经穴内关为配穴。③主穴:华佗夹脊、第4、第5胸椎,内关;配穴:膻中,三阴交。④主穴:膻中透鸠尾,内关,足三里;配穴:通里,神门,曲池,间使,乳根,命门。⑤主穴:心俞,厥阴俞;配穴:内关,足三里,间使。⑥针刺内关、膻中,或内关、间使。⑦针刺心俞,厥阴俞配神门、后溪、大陵。⑧耳针。主穴:心,神门,皮质下;配穴:交感,内分泌,肾,胃。⑨耳针。主穴:心,皮质下,神门,肾;配穴:肾上腺等。

(3)膏药穴位敷贴:通心膏(徐长卿、当归、丹参、王不留行、鸡血藤、葛根、延胡索、红花、川芎、桃仁、姜黄、郁金、参田七、血竭、椿皮、乳香、没药、樟脑、冰片、木香、人工麝香、硫酸镁、透骨草),敷心俞、厥阴俞或膻中。

(4)推拿疗法:据报道,按摩腹部上脘、中脘、下脘、神阙、关元、心俞、厥阴俞或华佗夹脊压痛点等治疗心痛有效。

总之,胸痹心痛发作时均要立即口服速效治疗药物,待病情缓解后再按具体病情辨证论治。真心痛亦称"心厥",属临床危急重症,需要及时诊断及救治。病情严重者常合并心脱、心衰等危候,可参考相关篇章进行辨证论治。

七、转归及预后

胸痹心痛一证,以膻中或左胸部反复发作疼痛为特点。可分为虚、实两端,但实证可转为虚证,虚证也可兼有邪实,以致虚实夹杂、变化多端。尽管如此,只要辨证论治正确、及时,克服一方一药统治胸痹心痛的倾向,一般都能使病情得到控制或缓解。有些患者可因各种因素导致心胸剧痛,持续不解,伴见气短喘息,四肢不温或逆冷青紫,烦躁,神志不清,尿少水肿,脉微细等阳虚阴竭之证,古代医家称为"真心痛",为胸痹心痛中的危重不治证候。但是随着医疗经验的不断丰富,早有医家对此提出异议,如陈士铎《辨证录·心痛门》曰:"人有真正心痛,法在不救。然用药得宜,亦未尝不可生也。"虞抟《医学正传》也云:"有真心痛者……医者宜区别诸证而治之,无有不理也。"中华人民共和国成立以后,特别是近20年来,加强了中医药治疗真心痛的研究,使治疗方法日趋完善,因此病死率明显下降。但真心痛病情危急,临床诊治必须仔细、果断、正确,稍有疏忽,则易于贻误生命。

八、预防与护理

(一)预防

根据胸痹心痛一证的发病特点,在预防方面应注意以下几个方面。

(1)注意调摄精神,避免情绪波动:中医历来重视摄生养神,《素问·上古天真论篇》谓:"恬淡虚无,真气从之,精神内守,病安从来。"情志异常可导致脏腑病变,特别是与心的关系最为密切,所以《灵枢·口问》又云:"心者,五脏六腑之主也……故悲哀愁忧则心动。"说明精神情志变化可直接影响于心,导致心脏损伤,即沈金鳌指出的"七情之由作心痛"。因此,注意精神的调摄,避免过于激动或思虑过度,保持心情愉快,这对预防胸痹心痛的发生、发展是很重要的。

(2)注意生活起居,寒温适宜:气候的寒暑晴雨变化,对胸痹心痛的发生、发展也有明显的影响,如《诸病源候论·心病诸候》所载:"心痛者,风冷邪气乘于心也。"以及《杂病源流犀烛》等书所述之"大寒触犯心君"发生真心痛等认识,均指出了本病的发生与气候异常变化有关。一些单位所做的发病因素调查报告中,亦指出由阴雨寒凉等诱发胸痹心痛者占1/2以上。因此,平素注意生活起居,做到寒暖适宜十分必要。

(3)注意饮食调节,避免膏粱厚味,并注意纠正偏食:中医认为,"过食肥甘""膏粱厚味"易于产生痰浊,阻塞经络,同时进食肥甘亦可生湿,致使湿浊困脾,影响脾的运化功能,致令食物中厚浊部分壅遏脉中,"脉道不通,气不往来",影响气的正常运行,而发生胸痹心痛。近年来的病因调查中也显示喜食肥甘者其发病率高于一般人。同时,饮食有所偏嗜,尤其是咸食,亦可导致胸痹心痛的发生,《素问·五脏生成篇》指出:"多食咸,则脉凝泣而变色。"脉涩则气血不通,胸痹心痛可以发生。因此,注意调节平素饮食是十分重要的。另外,烟酒等刺激之品对脏腑功能亦有影响,应予禁烟节酒。

(4)注意劳逸结合,坚持适当的体育锻炼:在中医摄生理论中,不仅主张"饮食有节""起居有常",而且还主张"不妄作劳"。所谓"不妄作劳"表达了"要劳",但不要"过劳"的劳逸结合的思想。《素问·宣明五气篇》所说的"久视伤血,久卧伤气,久坐伤肉,久立伤骨,久行伤筋",就是说明劳逸失宜会给人体带来损害,这对胸痹心痛同样是重要的。过劳易耗伤心及其他脏腑的气血阴阳;好逸则易致气血停滞,对于胸痹心痛都是不利的。因此,必须强调在患者体力许可范围内的适当活动锻炼,也就是朱丹溪所强调的所谓"动而中节"。

(二)护理

对于胸痹心痛的护理主要有以下几点。

(1)使患者情志舒畅,建立战胜疾病的信心,减轻思想负担,舒缓工作生活压力,不致过于紧张,以利于气血畅达,脏腑功能协调。

(2)改变静息为主的生活方式,逐步引导患者循序渐进地做适当活动,根据不同的病情采取打太极拳、散步、快走等方式,并持之以恒,逐渐锻炼身体的适应能力,以达到"气血流通",利于康复。

(3)建立良好的生活习惯,饮食上避免过食肥甘厚腻,少食多餐,禁烟远酒,避免脾胃大伤、湿浊内阻,以配合药物治疗。

(4)系统诊治,规律复诊,积极配合治疗以控制血压、血脂及血糖;胸痹心痛发作时应保持心情平静,及时休息,立即给予速效止痛药物,避免加重病情,防止发生意外。

(5)疼痛缓解后亦不能过饱过劳,陈士铎在《辨证录》中所主张的"但痛止后,必须忍饥一日"(指减量)是有一定道理的。

九、现代研究

随着社会的发展,生活方式的改变,冠心病已成为我国常见、多发疾病。人们为寻求救治和预防这一常见疾病的有效疗法做出了不懈的努力。近数十年来,中医药工作者在冠心病的诊断、治疗方面进行了大量的研究,现分述如下。

(一)老中医辨证治疗胸痹心痛经验的研究

对于胸痹心痛的治疗,许多老中医积累了丰富的宝贵经验。归纳他们的治疗经验,主要在于如何运用好通、补两法。

有老中医主张先通后补,常用利膈通络消瘀散结法(全瓜蒌、京半夏、枳实、黄连、制乳没、当归须、石菖蒲、郁金、琥珀末、制鳖甲),后期好转时加丹参、当归益血,并重其制,分阶段论治。

有老中医治疗胸痹心痛重在活血顺气,反对破血攻气。推崇两和汤〔人参、丹参、没药、琥珀粉、石菖蒲、鸡血藤膏、远志、血竭(或藏红花)、香附、茯苓〕,通补兼施。

有老中医治疗胸痹心痛主张以阳药及通药廓清阴邪,不可掺杂阴柔滋敛之品,因证选方。如枳实薤白桂枝汤、变通血府逐瘀汤(归尾、川芎、桂心、瓜蒌、薤白、桔梗、枳壳、红花、桃仁、怀牛膝、柴胡)、苏合香丸等,并强调辨证论治,曾以清暑益气汤有效治疗一名每逢夏季胸痹心痛即加重之患者。

有老中医治疗胸痹心痛以补为通,以通为补,通补兼施,补而不助其阻塞,通而不损其正气,治疗多用宣痹通阳,心胃同治,扶阳抑阴,补气益血,活血利水为法,宗瓜蒌薤白半夏汤为主方随症加减;有血瘀浮肿者,加当归芍药散;阳虚浮肿时加真武汤及活血之品(当归、桃仁、红花、藕节)。

有老中医治疗胸痹心痛主张用通法以活血、通瘀、行气、豁痰,体壮者早用,体弱者减量用,当补虚者,分别温阳或滋阴,务求温而不燥,滋而不腻,通而不伤其正,正复而瘀浊除。常用补阳还五汤、失笑散、丹参饮、活血通瘀膏、人参汤、炙甘草汤、瓜蒌薤白半夏汤等合方化裁,并根据病情运用"逆者正治,从者反治"的治疗原则。

有中医治疗胸痹心痛以"益气扶阳,养血和营,宣痹涤饮,通窍宁神"十六字来概括其治疗大法。具体运用:心气不足证用黄芪桂枝五物汤加味;阳虚阴厥用乌头赤石脂丸加减;营阴失养证用人参养营汤加减;心悸脉数者用酸枣仁汤加减;阴虚阳亢证用知柏地黄汤化裁;痰饮阻塞证用瓜蒌薤白半夏汤、苓桂术甘汤、二陈汤合方。总之,关键在以扶阳通营为先务。

有中医认为急性心肌梗死应包括在"胸痹""真心痛"这两个病证之中。在辨证上主张抓住"阴"(阴虚)、"阳"(阳虚)、"痰"(分寒热)、"瘀"(因气或因邪)四字及"心脏虚弱""心脉瘀阻""胸阳不展"等基本病机。在治疗方面主要有三条经验:一是处理好补和通的关系,认为通法是治疗本病的基本法则,但据病情的标本虚实、轻重缓急,掌握好以通为主,抑或以补为主,还是通补兼施,强调"祛实通脉不伤正,扶正补虚不碍邪";二是要注意防脱防厥,并提出从神、气息、汗、疼痛、四末及素髎的温度、舌苔、脉象等方面的细微变化,及时采取措施,认为要防脱防厥,用药宜用于厥脱之先;三是要注意及时通便,但必须根据阴结、阳结的不同,采取不同的通便方法,认为正确运用通便方法,解除便秘,有利于正气恢复和缓解病情。

有中医认为治疗胸痹,应溯本求源,从导致胸阳痹阻的根本——脾胃功能失调入手。调脾胃治胸痹的辨证要点是:既有纳化失常,又有心系症状者。气虚不运者,当健脾胃,补中气,中气盛则宗气自旺。血亏不荣者,当调脾胃,助运化,脾运健则营血丰而心血足。湿蕴者,当健脾运湿,湿祛则胸阳自展。痰阻者,当健脾化痰,痰消则血脉自通。中焦虚寒者,当温中散寒,寒散则胸阳自运而痹除。

有中医认为冠心病是本虚标实之证。一般的冠心病以气虚(阳虚)而兼痰浊者为多见,当疾病到了中后期,或心肌梗死的患者,则以心阳(阴)虚兼血瘀或兼痰瘀为多见。岭南土卑地薄,气候潮湿,冠心病患者以气虚痰浊型多见。治疗重视调脾护心,益气活血祛痰。自拟冠心方用于临床,疗效显著。该方为温胆汤加减。具体运用:脾气虚弱可合四君子汤;气虚明显加黄芪、五爪龙,或吉林参 6 g 另炖,或嚼服人参五分;兼阴虚不足可合生脉散;如心痛明显,可合失笑散或田七末冲服。

有中医治疗胸痹心痛的原则是以扶正为主,强调整体治疗。组方原则:"补阴益阳,补阳护阴""补中兼通,通而勿耗"。

当然,各地老中医的经验还很多,限于篇幅,仅摘要介绍如上。

(二)胸痹心痛辨证规律研究现状

1.CHD 的中医病名及证候规范

胸痹心痛、真心痛病名首见于《内经》。1987 年 8 月中华全国中医学会内科学会确定了《心痹诊断及疗效评定标准》,统一 CHD(冠状动脉粥样硬化性心脏病,冠心病)病名为"心痹",轻者命名为"厥心痛",重者为"真心痛";1987 年 8 月全国中医急症研讨会确定了胸痹心痛(冠心病心绞痛)诊疗规范,病名沿用《金匮要略方论》"胸痹心痛"之病名[中华人民共和国卫生部(现卫健委)颁发的《中药新药临床研究指导原则》亦沿用此病名]。这两个全国性会议的召开,使 CHD 中医病名之诊断趋向标准化、规范化。根据《中医临床诊疗术语疾病部分》(GB/T 1675.1—1997)中胸痹(心痛)及厥(真)心痛的定义,基本上概括了 CHD 的基本病机及主要临床表现,可作为 CHD 的规范命名。1980 年、1985 年两次全国 CHD 辨证论治研究座谈会,确定了《冠心病心绞痛中医辨证标准》,分为本虚标实两大类 13 型,1990 年中国中西医结合学会心血管病专业委员会再次修订,仍分两类 13 证:标实证即痰浊(偏寒、偏热)、血瘀、气滞、寒凝

5证,本虚证包括气虚(心气虚、脾气虚、肾气虚)、阳虚(心阳虚、肾阳虚)、阴虚(心阴虚、肝肾阴虚)、阳脱证共8证。1987年8月全国中医急症会议确定的胸痹心痛(冠心病心绞痛)证类诊断标准为6证,1993年《中药新药治疗胸痹(冠心病心绞痛)的临床研究指导原则》也分为6证,2002年第3版《中药新药临床研究指导原则(试行)》将胸痹分为8证:心血瘀阻证、气虚血瘀证、气滞血瘀证、痰阻心脉证、阴寒凝滞证、气阴两虚证、心肾阴虚证、阳气虚衰证。

2.证候临床研究

胸痹心痛的证候辨证分型、分布规律及标准的研究是胸痹心痛研究的重点之一。旷氏等分析2 432例CHD心绞痛证型,常见6种,实证多于虚证,主要证型依次为心血瘀阻型、寒凝心脉型、气阴两虚型;其余3种为心阳不振、痰浊闭塞、气滞心胸,难分主次。吴氏等探讨37例CHD冠状动脉搭桥术围手术期的辨证规律,结果:心气阴两虚证占64.9%,兼痰浊壅肺证者占67.6%,兼瘀血内阻证者占62.2%,提示搭桥术后气虚痰瘀是基本病机;还发现围手术期证候演变与术前冠状动脉病变程度、术前心功能、术前肺功能、术中体外循环时间等因素有关。韦氏研究发现CHD虚证大于痰或瘀有关的标实;证型以气阴两虚为主,其次是气虚血瘀及痰浊闭阻型;CHD与非CHD脉象比较仅滑脉和沉脉有明显差异,但CHD脉象中滑脉占31.1%,与痰证分布相符,同时也证明瘀的脉象是多样化的,可有弦、细、结、沉、缓、涩等不同,所以单凭脉象判断瘀证不符合临床实际;舌质方面淡白舌(血虚)在CHD中出现率少于非CHD组,而黯或紫斑舌在CHD中出现率最高;舌苔方面CHD以少苔或无苔较为多见,高于非CHD组,说明阴虚证在CHD组出现率较高。

3.辨证与客观指标的研究

观察客观指标与辨证分型的关系,有助于发现新的辨证指标,提高中医的辨证水平。不少对冠脉造影结果与中医证型关系的研究表明,冠状动脉血管病变支数、狭窄程度与证型有一定的关系。血瘀、痰浊、寒凝、阳虚证患者的冠脉病变程度多较气滞、气虚、阴虚证患者为重。心电图指标与证型亦有一定的相关性。赵氏等发现冠心病心电图阳性检出率以心血瘀阻为最高,其他依次为气阴两虚、寒凝、痰浊壅塞、阳虚、心肾阴虚。不同中医证型的生化检查有一定的区别。冠心病血瘀证与血液流变学、血流动力学、微循环、血管内皮功能、血小板功能、纤溶系统、抗凝血酶系统、LPO/SOD及炎症反应、免疫功能、脂质代谢,以及氧自由基的异常状态等微观指标的相关性研究有大量的文献报道,痰浊证与脂质代谢的关系亦逐渐受到研究者的关注。对血瘀证中高凝血和低纤溶状态的研究表明,CHD血瘀证患者中,反映凝血功能的血浆 TXA_2 和 PGI_2 的稳定代谢产物 TXB_2 和 6-keto-PGF_{1a} 改变明显,TXB_2 的升高尤为显著。血小板体积(MPV)及宽度分布(PDW)、血小板颗粒膜蛋白(GMP-140)水平、β-血小板球蛋白(β-TG)、血小板第4因子(PF_4)值、α-颗粒蛋白(CD62P)、溶酶体完整膜蛋白(CD63)及凝血酶敏感蛋白(TSP)的表达、抗凝血酶Ⅲ(ATⅢ)、蛋白质C(PC)、蛋白质S(PS)、组织型纤溶酶原激活物(t-PA)活性、纤溶酶原激活物抑制物(PAI)活性等凝血功能相关指标在血瘀证患者中均被观察到有明显的改变。同时,血瘀证中血脂代谢的紊乱已得到证实,如毛氏等对CHD患者血脂研究发现,血瘀证患者的三酰甘油(TG)、总胆固醇(TC)、低密度脂蛋白胆固醇(LDL-C)的水平均较其他证型CHD为高,对心血瘀阻、痰浊壅盛和气阴亏虚证型临床研究发现,心血瘀阻和痰浊壅盛存在胰岛素抵抗(IR),但代偿性高胰岛素血症仅存在于心血瘀阻型CHD,且脂质紊乱也以心血瘀阻型最为显著。血浆同型半胱氨酸等物质与证候的关系亦得到研究。严氏等发现冠脉造影阳性者血浆同型半胱氨酸水平显著高于冠脉造影阴性者,冠状动脉病变支数越多,血浆同型半胱氨酸水平越高。在非重度狭窄者、重度狭窄者中心血瘀阻型血浆同型半胱氨酸水平均显著高于痰浊壅塞、气阴两虚两型。

(三)缓解胸痹心痛发作的中药研究现状

胸痹心痛以血脉不通为重要病机,标实的祛除有利于缓解胸痹症状,因此有部分治疗胸痹心痛药物的研究侧重于迅速缓解胸痹心痛发作时的症状,其中以活血化瘀为重点。对速效救心丸治疗冠心病心绞痛的临床疗效观察,结果表明速效救心丸治疗冠心病心绞痛临床疗效确切;其机制有钙的拮抗,抗血液黏、稠、凝、滞的作用,避免心肌细胞损伤坏死。惠氏等以复方丹参滴丸治疗冠心病劳力型心绞痛,结果在心绞痛缓解率、降低心绞痛发作率、持续时间、减少硝酸甘油用量、改善心电图心肌缺血情况、改善血流变学指标、降低血脂等方面均优于常规抗心绞痛西药治疗组。

胸痹心痛发展为真心痛时的用药,中药静脉制剂得到了很好的开发。川芎嗪注射液、丹参注射液、葛根素注射液、灯盏细辛注射液、疏血通注射液等用治冠心病不稳定型心绞痛、心肌梗死的临床研究均观察到较好的效果。秦氏等在使用尿激酶溶栓的同时加用复方丹参注射液治疗 AMI 63 例(治疗组),对照组仅用尿激酶及西医常规治疗,结果治疗组梗死血管再通率为 76.19%,对照组为 63.49%,且治疗组在减少心肌耗氧量、缩小梗死面积、减少心肌酶释放、提高左室射血功能及减轻疼痛等方面都显著优于对照组。韩氏等在静脉溶栓的同时输入参芪扶正注射液 250 mL,每天 1 次,连用 3 周治疗 AMI 38 例,结果患者再灌注心律失常发生率为 55.56%,明显低于单用溶栓疗法的对照组的 82.56%,心力衰竭及梗死后心绞痛发生率、休克及总病死率均低于对照组,表明参芪扶正注射液不仅为补气要药,同时对心脏缺血再灌注损伤有保护作用。

(四)中医药提高冠心病患者生活质量研究

近年来,由于医学模式的转变,临床上日益重视通过治疗干预提高患者的生活质量,并将之作为评价心血管药物临床价值的一个重要方面,这对反映具有整体调整特色的中医药的临床疗效更为有利。生活质量亦被用作胸痹心痛的疗效评价指标。

作为定位于胸痹心痛长期维持治疗的药物,其组方原则有治本及标本兼治的不同。纯以治本法治疗胸痹心痛的药物研究所占比例较小,有关于黄芪制剂、生脉散制剂用治胸痹心痛的报道。而以标本兼治法治疗冠心病心绞痛的研究最多,尤以益气活血法为主流,亦是近 5 年来我国中医界冠心病心绞痛临床研究的热点。补阳还五汤、黄芪注射液合复方丹参片、通心络胶囊、益气通脉口服液、心脉通胶囊、舒心胶囊、参芪通脉胶囊等药物或治疗方案用治冠心病心绞痛均取得较好的疗效,与西药合用的治疗组在缓解临床症状、减少心绞痛发作、改善心电图及血流变、降低血脂等方面均有优于单纯西药对照组的报道。标本兼治、痰瘀同治的药物,如邓老冠心胶囊、愈心络脉平胶囊、克心痛滴鼻剂对冠心病心绞痛治疗取得了满意疗效。吴氏等观察了冠心胶囊在提高冠心病心绞痛气虚痰瘀型患者生存质量方面的临床疗效,选择符合 WHO 标准,有 4 个月以上典型劳力型心绞痛患者共 93 例,随机分组,分别用冠心胶囊、硝酸异山梨酯及复方丹参滴丸治疗,疗程 6 个月,观察对心绞痛症状、生活质量等的疗效。结果表明冠心胶囊治疗组能显著提高患者在一般健康状况、精力、情感职能、精神健康及健康变化方面的得分($P<0.05$),而在生理功能、生理职能、躯体疼痛方面,3组间无明显差异;冠心胶囊组在治疗满意程度方面得分与硝酸异梨酯、复方丹参滴丸组相比有显著差异($P<0.05$)。试验亦认为SF-36量表及SAQ量表可以作为评价中成药治疗冠心病心绞痛疗效的有效手段。芳香温通类药物如麝香保心丸亦被广泛用治冠心病心绞痛,疗效显著。

纵观近5年来中医药治疗冠心病心绞痛的临床研究,总体上各家认同冠心病本虚标实的基本病机,在本多偏向于气虚阳虚,在标多偏向于血瘀,尤以对益气活血化瘀治法的研究为多。补气多投以人参、黄芪;活血化瘀多用田七、丹参。益气化痰法治疗冠心病心绞痛的研究亦开始逐渐受到重视。

(五)冠状动脉旁路移植术围术期中医药干预

阮氏等运用调脾护心法对冠脉搭桥术后患者进行中医药治疗干预,纳入106例拟行冠脉搭桥手术的患者,对照组(51例)采用常规西医学治疗,试验组(55例)在西医学治疗的基础上,采用调脾护心法,以护心方为主方加减治疗,观察两组患者临床症状、心功能的改善情况,并应用SF-36量表评价患者生存质量的改善情况。结果治疗3个月后,试验组证候积分总分较对照组明显降低($P<0.01$),中医证候疗效显著优于对照组($P<0.05$),心功能较对照组显著提高($P<0.05$);SF-36量表积分,试验组患者在"身体疼痛""活力""情感职能""精神健康""健康变化"等维度积分明显高于对照组($P<0.05$ 或 $P<0.01$)。复方丹参注射液对非体外循环下冠状动脉旁路移植术(OPCAB)中胃肠道的保护作用亦见研究。

(六)中医药降低血管再通术后再狭窄(RS)率研究

1984年,我国开展首例经皮冠状血管再通术(PTCA)后,许多医院相继开展了这一技术。传统医学(中医药)与西医学相比,对介入治疗(PCI)术后再狭窄的研究起步较晚,但是目前的研究显示,中医药在防治PCI术后再狭窄中确实取得了一定成效。有学者认为冠心病患者接受PCI术归于中医金刃外源性创伤,属血瘀证范畴,结合PCI术后再狭窄的冠心病患者的临床表现,参考动物实验结果及使用具有活血化瘀作用的药物后可明显改善PCI术后再狭窄的病理过程和临床表现,同时考虑接受PCI手术治疗的多为患有胸痹心痛之人,气阴两虚为常见证型,气虚则无力行血,阴虚则络脉不充,而PCI术更加重了血瘀的征象,还有部分患者因长期过食肥甘厚味,形体肥胖,伴糖尿病或有烟酒等不良嗜好而多有痰阻之证,从而将PCI术后出现的再狭窄之基本证型归属于血瘀痰阻、气阴两虚证的范畴之内。基于这种认识,中医药降低血管再通术后再狭窄(RS)率的基本治法以活血化瘀、益气养阴、化痰通脉为主,结合现代医学的诸多先进实验技术和检查手段,如分子生物学技术、基因芯片技术、冠脉造影等,进行了大量的基础医学和临床医学方面的研究。对血府逐瘀汤的研究最多。陈氏等首次采用活血化瘀中药芎芍胶囊进行西医学治疗基础上多中心、双盲随机、安慰对照的预防PCI术后RS的6个月临床观察,分别从冠状动脉造影(CAG)、心绞痛复发、血瘀证候计分及肝肾功能等方向评价芎芍胶囊结合西医学常规治疗干预RS的安全性和疗效,结果如下。①本研究CAG随访率为47.08%,接近国际CAG随访水平。治疗组CAG再狭窄率(20.03%)较对照组(47.22%)明显降低($P<0.05$),治疗组病变血管狭窄程度、管腔直径较对照组有明显改善($P<0.05$)。②PCI术后3个月和6个月,治疗组心绞痛复发率(7.14%和11.04%)较对照组(19.48%和

42.6%)明显降低($P<0.01$)。③PCI 术后 6 个月,治疗组临床终点事件发生率为 10.39%,对照组为 22.73%,治疗组明显低于对照组($P<0.05$)。④两组治疗 6 个月,血瘀证计分皆明显改善,但治疗组明显低于对照组($P<0.01$)。⑤证明血瘀证的轻重和 RS 形成及冠状动脉的病变程度明显相关。⑥临床观察过程中,未发现明显和本药有关的不良反应。针对血管重塑这一 PCI 术后 RS 和动脉粥样硬化(AS)的主要病理环节,研究芎芍胶囊干预 RS 的作用机制。临床超声观察表明,本药可改善 AS 的病理性血管重构,消减颈 AS 斑块,并能改善内皮细胞功能,调节血管活性物质水平;实验研究证明,单纯内皮损伤是病理血管重塑的重要因素,内膜增厚和病理性血管重构共同参与内皮损伤后血管管腔狭窄的形成。芎芍胶囊具有调脂、抗血小板聚集、影响血管活性物质水平、调控血管平滑肌细胞(SMC)增殖凋亡、改善内皮细胞结构功能、调节胶原代谢、抑制内膜增厚、消减 AS 斑块及改善病理性血管重构等作用,可作用于 RS 形成的多个病理环节。此外,亦观察心脉通胶囊、舒心益脉胶囊、通冠胶囊、复方水蛭胶囊及四逆汤等药物具有降低血管再通术后再狭窄发生率的作用。

(七)血脂异常的中医认识及治疗

1.病因病机的认识

中医学文献中尚无血脂异常和脂蛋白异常血症及一些并发症的病名,但有其相关的论述。如《素问·通评虚实论篇》曰:"凡治消瘅仆击,偏枯痿厥,气满发逆,甘肥贵人,则高粱之疾也。"《素问·经脉别论篇》曰:"食气入胃,散精于肝,淫气于筋。食气入胃,浊气归心,淫精于脉。脉气流经,经气归于肺,肺朝百脉,输精于皮毛。毛脉合精,行气于腑,腑精神明,留于四脏。气归于权衡";"饮入于胃,游溢精气,上输于脾,脾气散精,上归于肺,通调水道,下输膀胱,水精四布,五经并行。"《灵枢·营卫生会》曰:"人受气于谷,谷入于胃,以传于肺,五脏六腑,皆以受气,其清者为营,浊者为卫,营在脉中,卫在脉外。"《灵枢·五癃津液别》曰:"五谷之津液,和合而为膏者,内渗入于骨空,补益脑髓而下流于阴股。"《类经·藏象类》曰:"故通于土气,虽若指脾而言,而实总结六腑者,皆仓廪之本,无非统于脾气。"因此,多数中医学者认为,本病属于中医"痰浊""血瘀""胸痹""眩晕""肥胖"范畴,其产生与肝脾肾三脏关系最为密切,而尤以脾肾为要,其病机是在脏腑之气虚衰基础上,过食肥甘,好坐好静,七情劳伤等形成正虚邪实之证,并以正虚为本,痰瘀为标,属本虚标实之证。

2.血脂异常与痰瘀证的关系

脂质代谢紊乱多属中医学"痰浊"范畴。不少研究表明,血脂异常与痰浊及血瘀证均有关系,如毛威等发现痰浊壅塞型患者有脂质代谢紊乱。冠心病痰浊型患者血清载脂蛋白(Apo)、胆固醇总量(T-CH)、TC、LDL-C、极低密度脂蛋白胆固醇(VLDL-C)水平及动脉硬化指数、ApoB/ApoA 比值被报道明显高于非痰浊型患者及正常人组,而血清高密度脂蛋白胆固醇(HDL-C)、第 2 型高密度脂蛋白胆固醇(HDL2-C)水平及 HDL-C/T-CH、HDL-C/LDL-C、HDL2-C/T-CH 比值明显降低,认为冠心病痰浊型与脂质代谢紊乱密切相关,载脂蛋白及脂蛋白组分的异常变化被认为是痰浊病的病变基础之一。利用药物疗效反证方法的研究亦发现,化痰健脾中药能明显地降低实验性高脂血症动物血清 TO、TC、LDL 水平,并能升高 HDL/LDL 之比值和降低动脉硬化指数。张氏等对确诊的冠心病老年患者 171 例(行冠脉造影术者 81 例)进行痰瘀辨证,结果:血清脂蛋白谱异常指数顺序是痰瘀型>气滞血瘀型>血瘀型>痰浊型＞无兼夹证型。

3.降脂中药研究

我国在降血脂中药的研究方面进行了大量的工作,发现了若干有降脂活性的天然成分。除了辨证论治研究以外,认为有一定效用的药物大体归纳如下。

(1)抑制胆固醇在体内合成:一些中药通过影响脂肪的分解,减少合成胆固醇的原料乙酰辅酶A的生成来抑制内源性脂质的合成。例如:泽泻含三萜类化合物,可减少合成胆固醇原料乙酰CoA的生成;山楂水煎剂可增加肝细胞微粒体及小肠黏膜匀浆中胆固醇生物合成限速酶活力;西洋参茎叶皂苷PQS可降低血中脂质、抑制过氧化脂质生成;首乌可降低肝细胞中三磷酸腺苷酶活性,降低琥珀酸脱氢酶(SDH)、葡萄糖-6-磷酸酶活性,影响胆固醇合成;阿魏酸浓度依赖性抑制大鼠肝脏甲戊酸-5-焦磷脱羟酶,从而抑制肝脏合成胆固醇。绞股蓝总苷可使脂肪组织细胞合成分解产生的游离脂肪酸减少28%左右,使进入细胞合成中性脂肪的葡萄糖降低50%左右。

(2)抑制胆固醇在肠道吸收:中药主要通过以下途径抑制脂类吸收入体内。一是某些中药含有蒽醌类化合物,蒽醌类成分能够刺激胃肠道蠕动,促进肠内胆固醇等脂质的排泄,以减少其吸收,如大黄、草决明、生何首乌、决明子等。二是利用植物胆固醇抑制肠腔内固醇的水解和肠壁内游离固醇的再酯化,竞争性地占据微胶粒内胆固醇的位置,影响胆固醇与肠黏膜接触的机会,以妨碍其吸收。例如:蒲黄、藻类等,蒲黄含植物固醇,其固醇类物质和胆固醇结构相似,可在肠道竞争性抑制外源性胆固醇的吸收,使胆固醇经肠道排出增加;金银花可降低肠内胆固醇吸收;茵陈蒿可使内脏脂肪沉着减少,主动脉壁胆固醇减少;槐花可有效降低肝、主动脉、血液中胆固醇含量,增加胆固醇-蛋白复合物稳定性;田七可阻止胆固醇的吸收;酸枣仁可抑制胆固醇在血管壁堆积;苜蓿籽纤维在肠内与胆固醇的有关胆盐结合有利于血脂降低。三是通过不能利用的多糖类和胆盐结合形成复合物,阻碍微胶粒的吸收而减少胆固醇的吸收。枸杞总多糖有显著降低高脂血症家兔血清TC、TG和升高HDL的作用。

(3)促进体内脂质的转运和排泄:由于脂类不溶于水,必须与载脂蛋白结合成溶解度较大的脂蛋白复合体才能在血液中循环、运转,所以脂蛋白、载脂蛋白在脂类代谢中具有重要作用。研究发现许多中药能影响血脂分布、转运和清除。例如:甘草甜素能使TC的代谢和排泄增加,血TC中水平下降;泽泻有阻止类脂质在血清内滞留或渗透到动脉内壁的能力,促进血浆中TC的运输和清除。采用放射性示踪法证明,人参皂苷可促进高脂血症大鼠血中^{14}C-胆固醇放射性能下降,粪中^{14}C-胆汁酸和^{14}C-胆固醇的排泄增加两倍,有利于胆固醇的转化、分解和排泄;柴胡皂苷可使大鼠粪便中胆汁酸及胆固醇增加,并可促进血中胆固醇的转运;而老山云芝多糖通过刺激清道夫受体途径而整体发挥降脂作用;月见草子通过增加血清卵磷脂胆固醇酰基转移酶活性,促进高密度脂蛋白胆固醇亚类HDL3-C向HDL2-C转化,加速胆固醇消除,改善血脂代谢紊乱;茶叶可降低脂肪酶活性,促进肾上腺素诱致的脂解酶活性,促进不饱和脂肪酸的氧化,从而促进脂质的分解和消除;加喂大蒜素可使高胆固醇血症家兔主动脉含量维持在正常水平,在局部组织中调节脂质代谢;茶叶多糖能与脂蛋白脂酶结合,提高活力,并能促进动脉壁的脂蛋白脂酶入血,以及降低该酶对抑制剂如NaCl的敏感性,而调节脂质代谢;黄芩对乙醇诱导的高血脂具有降低血中 TG 的作用，黄芩苷元能提高 HDL-C 水平，黄酮成分可以抑制肾上腺素、去甲肾上腺素和多巴胺诱导的脂肪细胞的脂解作用。

我国各地在这方面做了观察的药物还有橡胶种子油、荷叶、桐叶、田七、白僵蚕、桑寄生、茶树根、海藻、明矾、绿豆、龙井绿茶、蘑菇等单味药，以及多种复方。有的实验还观察到带鱼鳞油及蜂胶有降脂作用。

国外证明，香菇、姜黄、洋葱、大蒜和其他含磺胺酸、果胶及其多糖，以及豆类及大豆蛋白、褐藻等药物具有降脂作用。我国有关科研实验证明了姜黄的作用，南京军区第 97 医院及重庆医科大学分别从临床和动物实验证实大蒜精油的降脂作用。日本观察到防风通圣散和防己黄芪汤分别对实证及虚证肥胖人有减肥和降脂效果。

降脂中成药的研究有较大的进展，其中以血脂康为代表。血脂康是我国开发研制的具有他汀类降脂作用的中药，是以大米为原料，用现代科技手段模拟古代红曲生产工艺，经红曲霉发酵而得到的特制红曲的提取物，富含羟甲基戊二酸单酰辅酶 A（HMG-CoA）还原酶抑制剂（洛伐他汀）、多种不饱和脂肪酸和人体必需氨基酸，以及甾醇和少量黄酮等多种有效成分，是一种有效成分明确、作用机制清楚、疗效稳定、安全有效、毒副作用小的纯天然中药。动物实验表明血脂康能降低高胆固醇饮食家兔血清 TC 与低密度脂蛋白胆固醇（LDL-C）水平及中度降低血清 TG 水平，降低主动脉粥样硬化斑块面积与主动脉总面积比值，减少高胆固醇饮食家兔血管内皮细胞超微结构损伤，抑制高胆固醇饮食家兔的主动脉弓血管平滑肌细胞（VSMC）由收缩型向合成型转变，抑制其向内膜迁移的趋势，以及抑制脂质在肝脏沉积等。

血脂康的临床研究亦有较多的报道。徐氏等报道了 243 例高脂血症患者，随机分为两组，血脂康组（150 例）给予血脂康每晚 2 粒，普伐他汀组（93）每晚 5 mg，治疗 24 周时各组血脂值变化：降 TC 血脂康组百分比为 16%，普伐他汀组为 17%；降 TG 两组为 14%；降 LDL 百分比血脂康组为 24%，普伐他汀组为 21%；降 LDL、HDL 百分比血脂康组为 27%，普伐他汀组为 28%；升 HDL 百分比血脂康组为 4%，普伐他汀组为 10%。两组间差异无显著性（$P>0.05$），但血脂康更经济。

第六章 肺系病证

第一节 感冒

感冒是感受触冒风邪,邪犯卫表而导致的常见外感疾病,临床表现以鼻塞、流涕、喷嚏、咳嗽、头痛、恶寒、发热、全身不适、脉浮为其特征。

本病四季均可发生,尤以春冬两季为多。病情轻者多为感受当令之气,称为"伤风""冒风""冒寒";病情重者多为感受非时之邪,称为"重伤风"。在一个时期内广泛流行、病情类似者,称为"时行感冒"。

早在《内经》即已有外感风邪引起感冒的论述,如《素问·骨空论篇》说:"风者,百病之始也……风从外入,令人振寒,汗出头痛,身重恶寒。"《素问·风论篇》也说:"风之伤人也,或为寒热。"汉代张仲景《伤寒论·辨太阳病脉证并治》论述太阳病时,以桂枝汤治表虚证,以麻黄汤治表实证,提示感冒风寒有轻重的不同,为感冒的辨证治疗奠定了基础。

"感冒"病名出自北宋《仁斋直指方·诸风》。元代朱丹溪《丹溪心法·中寒二》提出:"伤风属肺者多,宜辛温或辛凉之剂散之。"明确本病病位在肺,治疗应分辛温、辛凉两大法则。

及至明清,多将感冒与伤风互称,并对虚人感冒有进一步的认识,提出扶正达邪的治疗原则。至于时行感冒,隋代巢元方《诸病源候论·时气病诸候》中即已提示其属"时行病"之类,具有较强的传染性。如所述:"时行病者,春时应暖而反寒,冬时应寒而反温,非其时而有其气。是以一岁之中,病无长少,率相近似者,此则时行之气也。"即与时行感冒密切相关。

至清代,不少医家进一步强化了本病与感受时行之气的关系,林佩琴在《类证治裁·伤风论治》中明确提出了"时行感冒"之名。徐灵胎《医学源流论·伤风难治论》说:"凡人偶感风寒,头痛发热,咳嗽涕出,俗谓之伤风……乃时行之杂感也。"指出感冒乃属触冒时气所致。

凡普通感冒(伤风)、流行性感冒(时行感冒)及其他上呼吸道感染而表现感冒特征者,皆可参照本节内容进行辨证论治。

一、病因病机
感冒是因六淫、时行之邪,侵袭肺卫;以致卫表不和,肺失宣肃而为病。

(一)病因
感冒是由六淫、时行病毒侵袭人体而致病。以风邪为主因,因风为六淫之首,流动于四时之中,故外感为病,常以风为先导。

但在不同季节,每与当令之气相合伤人,而表现为不同证候,如秋冬寒冷之季,风与寒合,多为风寒证;春夏温暖之时,风与热合,多见风热证;夏秋之交,暑多夹湿,每又表现为风暑夹湿证候。但一般以风寒、风热为多见,夏令亦常夹暑湿之邪。至于梅雨季节之夹湿,秋季兼燥等,亦常可见之。再有遇时令之季,如旱天其情为火为热为燥,伤阴津,耗五脏之阴气血,其证为干燥竭液证,治多以润、清、凉育之,如冬旱、春旱、夏秋之旱都常出现,应按此调之。

若四时六气失常,非其时而有其气,伤人致病者,一般较感受当令之气为重。而非时之气夹时行疫毒伤人,则病情重而多变,往往相互传染,造成广泛的流行,且不限于季节性。正如《诸病源候论·时气病诸候》所言:"夫时气病者,此皆因岁时不和,温凉失节,人感乖戾之气而生,病者多相染易。"

(二)病机

外邪侵袭人体是否发病,关键在于卫气之强弱,同时与感邪的轻重有关。《灵枢·百病始生》曰:"风雨寒热不得虚,邪不能独伤人。"

若卫外功能减弱,肺卫调节疏解,外邪乘袭卫表,即可致病。如气候突变,冷热失常,六淫时邪猖獗,卫外之气失于调节应变,即每见本病的发生率升高。或因生活起居不当,寒温失调及过度疲劳,以致腠理不密,营卫失和,外邪侵袭为病。

若体质虚弱,卫表不固,稍有不慎,即易见虚体感邪。它如肺经素有痰热、痰湿,肺卫调节功能低下,则更易感受外邪,内外相引而发病。如素体阳虚者易受风寒,阴虚者易受风热、燥热,痰湿之体易受外湿。正如清代李用粹《证治汇补·伤风》说:"肺家素有痰热,复受风邪束缚,内火不得疏泄,谓之寒暄。此表里两因之实证也。有平昔元气虚弱,表疏腠松,略有不谨,即显风证者。此表里两因之虚证也。"

外邪侵犯肺卫的途径有二,或从口鼻而入,或从皮毛内侵。风性轻扬,为病多犯上焦。故《素问·太阴阳明论篇》说:"伤于风者,上先受之。"肺处胸中,位于上焦,主呼吸,气道为出入升降的通路,喉为其系,开窍于鼻,外合皮毛,职司卫外,为人身之藩篱。故外邪从口鼻、皮毛入侵,肺卫首当其冲,感邪之后,随即出现卫表不和及上焦肺系症状。因病邪在外、在表,故尤以卫表不和为主。

由于四时六气不同,以及体质的差异,临床常见风寒、风热、暑湿三证。若感受风寒湿邪,则皮毛闭塞,邪郁于肺,肺气失宣;感受风热暑燥,则皮毛疏泄不畅,邪热犯肺,肺失清肃。如感受时行病毒则病情多重,甚或变生他病。在病程中亦可见寒与热的转化或错杂。

一般而言,感冒预后良好,病程较短而易愈,少数可因感冒诱发其他宿疾而使病情恶化。对老年、婴幼儿、体弱患者,以及时感重症,必须加以重视,防止发生传变,或同时夹杂其他疾病。

二、诊察要点

(一)诊断依据

(1)临证以卫表及鼻咽症状为主,可见鼻塞、流涕、多嚏、咽痒、咽痛、周身酸楚不适、恶风或恶寒,或有发热等。若风邪夹暑、夹湿、夹燥,还可见相关症状。

(2)时行感冒多呈流行性,在同一时期发病人数剧增,且病证相似,多突然起病,恶寒、发热(多为高热)、周身酸痛、疲乏无力,病情一般较普通感冒为重。

(3)病程一般 3~7 日,普通感冒一般不传变,时行感冒少数可传变入里,变生他病。

(4)四季皆可发病,而以冬、春两季为多。

(二)病证鉴别

1.感冒与风温

本病与诸多温病早期症状相类似,尤其是风热感冒与风温初起颇为相似,但风温病势急骤,寒战发热甚至高热,汗出后热虽暂降,但脉数不静,身热旋即复起,咳嗽胸痛,头痛较剧,甚至出现神志昏迷、惊厥、谵妄等传变入里的证候。而感冒发热一般不高或不发热,病势轻,不传变,服解表药后,多能汗出热退,脉静身凉,病程短,预后良好。

2.普通感冒与时行感冒

普通感冒病情较轻,全身症状不重,少有传变。在气候变化时发病率可以升高,但无明显流行特点。若感冒1周以上不愈,发热不退或反见加重,应考虑感冒继发他病,传变入里。时行感冒病情较重,发病急,全身症状显著,可以发生传变,化热入里,继发或合并他病,具有广泛的传染性、流行性。

(三)相关检查

本病通常可做血白细胞计数及分类检查,胸部X射线检查。部分患者可见白细胞总数及中性粒细胞升高或降低。有咳嗽、痰多等呼吸道症状者,胸部X射线摄片可见肺纹理增粗。

三、辨证论治

(一)辨证要点

本病邪在肺卫,辨证属表、属实,但应根据证情,区别风寒、风热和暑湿兼夹之证,还需注意虚体感冒的特殊性。

(二)治疗原则

感冒的病位在卫表肺系,治疗应因势利导,从表而解,遵《素问·阴阳应象大论篇》"其在皮者,汗而发之"之义,采用解表达邪的治疗原则。风寒证治以辛温发汗;风热证治以辛凉清解;暑湿杂感者,又当清暑祛湿解表。

(三)证治分类

1.风寒束表证

(1)主症:恶寒重,发热轻,无汗,头痛,肢节酸疼,鼻塞声重,或鼻痒喷嚏。时流清涕,咽痒,咳嗽,咳痰稀薄色白,口不渴或渴喜热饮,舌苔薄白而润,脉浮或浮紧。

(2)证机概要:风寒外束,卫阳被郁,腠理闭塞,肺气不宣。

(3)治法:辛温解表。

(4)代表方:荆防达表汤或荆防败毒散加减。两方均为辛温解表剂,前方疏风散寒,用于风寒感冒轻症;后方辛温发汗,疏风祛湿,用于时行感冒,风寒夹湿证。

(5)常用药:荆芥、防风、苏叶、豆豉、葱白、生姜等解表散寒;杏仁、前胡、桔梗、甘草、橘红宣通肺气。

(6)加减:若表寒重,头痛身痛,憎寒发热,无汗者,配麻黄、桂枝以增强发表散寒之功用;表湿较重,肢体酸痛,头重头胀,身热不扬者,加羌活、独活祛风除湿,或用羌活胜湿汤加减;湿邪蕴中,脘痞食少,或有便溏,舌苔白腻者,加藿香、苍术、厚朴、半夏化湿和中;头痛甚,配白芷、川芎散寒止痛;身热较著者,加柴胡、薄荷疏表解肌。

2.风热犯表证

(1)主症:身热较著,微恶风,汗泄不畅,头胀痛,面赤,咳嗽,痰黏或黄,咽燥,或咽喉乳蛾红肿疼痛,鼻塞,流黄浊涕,口干欲饮,舌苔薄白微黄,舌边尖红,脉浮数。

(2)证机概要:风热犯表,热郁肌腠,卫表失和,肺失清肃。

(3)治法：辛凉解表。

(4)代表方：银翘散或葱豉桔梗汤加减。两方均有辛凉解表、轻宣肺气功能，但前者长于清热解毒，适用于风热表证热毒重者；后者重在清宣解表，适用于风热袭表、肺气不宣者。

(5)常用药：金银花、连翘、黑山栀、豆豉、薄荷、荆芥辛凉解表，疏风清热；竹叶、芦根清热生津；牛蒡子、桔梗、甘草宣利肺气，化痰利咽。

(6)加减：若风热上壅，头胀痛较甚，加桑叶、菊花以清利头目；痰阻于肺，咳嗽痰多，加贝母、前胡、杏仁化痰止咳；痰热较盛，咳痰黄稠，加黄芩、知母、瓜蒌皮；气分热盛，身热较著，恶风不显，口渴多饮，尿黄，加石膏、黄芩清肺泄热；热毒壅阻咽喉，乳蛾红肿疼痛，加青黛、玄参清热解毒利咽；时行感冒热毒较盛，壮热恶寒，头痛身痛，咽喉肿痛，咳嗽气粗，配大青叶、蒲公英、鱼腥草等清热解毒；若风寒外束，入里化热，热为寒遏，烦热恶寒，少汗，咳嗽气急，痰稠，声哑，苔黄白相兼，可用石膏和麻黄内清肺热，外散表寒；风热化燥伤津，或秋令感受温燥之邪，伴有呛咳痰少，口、咽、唇、鼻干燥，苔薄，舌红少津等燥象者，可酌配南沙参、天花粉、梨皮清肺润燥，禁用伍辛温之品。

3.暑湿伤表证

(1)主症：身热，微恶风，汗少，肢体酸重或疼痛，头昏重胀痛，咳嗽痰黏，鼻流浊涕，心烦口渴，或口中黏腻，渴不多饮，胸闷脘痞，泛恶，腹胀，大便或溏，小便短赤，舌苔薄黄而腻，脉濡数。

(2)证机概要：暑湿遏表，湿热伤中，表卫不和，肺气不清。

(3)治法：清暑祛湿解表。

(4)代表方：新加香薷饮加减。本方功能清暑化湿，用于夏月暑湿感冒、身热心烦、有汗不畅、胸闷等症。

(5)常用药：金银花、连翘、鲜荷叶、鲜芦根清暑解热；香薷发汗解表；厚朴、扁豆化湿和中。

(6)加减：若暑热偏盛，可加黄连、山栀、黄芩、青蒿清暑泄热；湿困卫表，肢体酸重疼痛较甚，加豆卷、藿香、佩兰等芳化宣表；里湿偏盛，口中黏腻，胸闷脘痞，泛恶，腹胀，便溏，加苍术、白蔻仁、半夏、陈皮和中化湿；小便短赤加滑石、甘草、赤茯苓清热利湿。

感冒小结：体虚感冒应选参苏饮；血虚宜不发汗，应用补血解表剂。

四、西医治疗

呼吸道病毒感染目前无特异性抗病毒药物，治疗以减轻症状，休息，多饮水，戒烟，室内保持一定的温度和湿度，缩短病程，防止继发细菌感染和并发症的发生为主。

(一)对症治疗

发热、头痛可选用阿司匹林、对乙酰氨基酚(扑热息痛)或一些抗感冒制剂，也可选用中成药。咽痛可选用咽漱液或咽含片。声音嘶哑可用雾化吸入。鼻塞流涕可用1%麻黄素滴鼻液等。

(二)抗菌药物治疗

一般患者不必用抗菌药物，如年幼体弱、有慢性呼吸道炎症或细菌感染时，可根据临床情况及病原菌选择抗菌药物，临床常首选青霉素、磺胺类、大环内酯类或第一代头孢菌素。

(三)抗病毒药物治疗

早期应用抗病毒药物有一定效果，并可缩短病程。利巴韦林对流感病毒、副流感病毒和呼吸道合胞病毒有较强的抑制作用。奥司他韦对甲、乙型流感病毒有效。也可选用金刚烷胺、吗啉胍或抗病毒中成药。

五、预防调护

(一)在流行季节须积极防治

(1)生活上应慎起居,适寒温,在冬春之际尤当注意防寒保暖,盛夏亦不可贪凉露宿。

(2)注意锻炼,增强体质,以御外邪。

(3)常易患感冒者,可坚持每天按摩迎香穴,并服用调理防治方药。

冬春风寒当令季节,可服贯众汤(贯众、紫苏子、荆芥各10 g,柴胡10 g,甘草3 g);夏令暑湿当令季节,可服藿佩汤(藿香、佩兰各10 g,薄荷3 g,鲜者用量加倍);如时邪毒盛,流行广泛,可用贯众、板蓝根、生甘草煎服。

(4)在流行季节,应尽量少去人口密集的公共场所,防止交叉感染,外出要戴口罩。室内可用食醋熏蒸,每立方米空间用食醋5~10 mL,加水1~2倍,加热熏蒸2小时,每天或隔天1次,做空气消毒,以预防传染。

(二)治疗期间应注意护理

(1)发热者须适当休息。

(2)饮食宜清淡。

(3)对时感重症及老年、婴幼儿、体虚者,须加强观察,注意病情变化,如高热动风、邪陷心包、合并或继发其他疾病等。

(4)注意煎药和服药方法。

汤剂煮沸后5~10分钟即可,过煮则降低药效。趁温热服,服后避风覆被取汗,或进热粥、米汤以助药力。得汗、脉静、身凉为病邪外达之象,无汗是邪尚未祛。出汗后尤应避风,以防复感。

第二节　咳嗽

咳嗽是由六淫之邪侵袭肺系,或脏腑功能失调,内伤及肺,肺气不清,失于宣肃所成,临床以咳嗽、咳痰为主症的疾病。咳指有声无痰,嗽指有痰无声,咳嗽则是有声有痰之症也。

《素问·宣明五气篇》曰:"五气所病……肺为咳。"《素问·咳论篇》曰:"五脏六腑皆令人咳,非独肺也。"《河间六书·咳嗽论》曰:"咳谓无痰而有声,肺气伤而不清也。嗽是无声而有痰,脾湿动而为痰也。咳嗽谓有痰而有声……"《景岳全书》曰:"咳嗽之要,止惟二证,何为二证?一曰外感,一曰内伤,而尽之矣。"

本病证相当于现代医学上的呼吸道感染,肺炎,急、慢性支气管炎,支气管扩张,肺结核,肺气肿等肺部疾病。

一、病因病机

(一)外感咳嗽

六淫外邪,侵袭肺系,多因肺的卫外功能减弱或失调,以致在天气寒暖失常、气温突变的情况下,邪从口鼻或皮毛而入,均可使肺气不宣,肃降失司而引起咳嗽。由于四时主气的不同,因而感受外邪亦有区别。风为六淫之首,其他外邪多随风邪侵袭人体,所以外感咳嗽有风寒、风热和燥热之分。

(二)内伤咳嗽

内伤致咳的原因甚多,有因肺的自身病变;有因其他脏腑功能失调、内邪干肺所致。他脏及肺的咳嗽,可因嗜好烟酒,过食辛辣,熏灼肺胃;或过食肥甘,脾失健运,痰浊内生,上干于肺致咳;或由情志刺激,肝失条达,气郁化火,火气循经上逆犯肺,引起咳嗽。因肺脏自病者,常因肺系多种疾病迁延不愈,肺脏虚弱,阴伤气耗,肺的主气及宣降功能失常,而致气逆为咳。

外感咳嗽与内伤咳嗽可相互影响。外感咳嗽如迁延失治,邪伤肺气,更易反复感邪,咳嗽屡发,肺气日损,渐转为内伤咳嗽;而内伤咳嗽患者,由于脏腑虚损,肺脏已病,表卫不固,因而易受外邪而使咳嗽加重。

二、诊断与鉴别诊断

(一)诊断

1.病史

有肺系病史或有其他脏腑功能失调伤及肺脏病史。

2.临床表现

以咳嗽为主要症状。

(二)鉴别诊断

1.哮病、喘证

哮病、喘证、咳嗽均有咳嗽的表现。哮病以喉中哮鸣有声,呼吸困难气促,甚则喘息不能平卧为主症,发作与缓解均迅速。喘证以呼吸困难,甚则张口抬肩,不能平卧为主要临床表现。咳嗽则以咳嗽、咳痰为主症。

2.肺胀

肺胀除咳嗽外,还伴有胸部膨满,咳喘上气,烦躁心慌,甚则面目紫暗,肢体浮肿,病程反复难愈。

3.肺痨

肺痨以咳嗽、咯血、潮热、盗汗、消瘦为主症的肺脏结核病,具有传染性。X射线检查可见斑片状或空洞、实变等表现。

4.肺癌

肺癌以咳嗽、咯血、胸痛、发热、气急为主要表现的恶性疾病,X射线检查可见包块,细胞学检查可见癌细胞。

三、辨证

(一)辨证要点

首先辨外感与内伤。外感咳嗽多是新病,发病急,病程短,常伴肺卫表证,属于邪实,治疗当以宣通肺气、疏散外邪为主,根据脉象、舌苔、痰色、痰质及咳痰难易等情况,辨明风寒、风热、燥热之不同,治以发散风寒、疏散风热、清热润燥等法。内伤咳嗽多为久病,常反复发作,病程长,可伴见其他脏腑病证,多属邪实正虚,治疗当以调理脏腑,扶正祛邪,分清虚实主次处理。

(二)治疗要点

外感咳嗽治以疏散外邪、宣通肺气为主。内伤咳嗽治以调理脏腑为主,健脾、清肝、养肺补肾,对虚实夹杂者应标本兼治。

四、辨证论治

(一)风寒袭肺

1.临床表现

咽痒咳嗽声重,咳痰稀薄色白;鼻塞流涕,头痛,肢体酸痛,恶寒发热,无汗;舌苔薄白,脉浮或浮紧。

2.治疗原则

疏风散寒,宣肺止咳。

3.代表处方

杏苏散:茯苓20 g,杏仁、苏叶、法夏、枳壳、桔梗、前胡、生甘草各10 g,陈皮5 g,大枣5枚,生姜3片。

4.加减应用

(1)咳嗽甚者加矮地茶、金沸草各10 g,祛痰止咳。

(2)咽痒者加葶苈子、蝉衣各10 g。

(3)鼻塞声重者加辛夷花、苍耳子各10 g。

(4)风寒咳嗽兼咽痛、口渴、痰黄稠(寒包火)者,加花粉20 g,黄芩、桑白皮、牛蒡子各10 g。

(二)风热咳嗽

1.临床表现

咳嗽频剧,咳声粗亢;痰黄稠,咳嗽汗出,咳痰不爽;发热恶风,喉干口渴,舌苔薄黄,脉浮数。

2.治疗原则

疏风清热,宣肺止咳。

3.代表处方

桑菊饮:芦根20 g,桑叶、菊花、薄荷、杏仁、桔梗、连翘、生甘草各10 g。

4.加减应用

(1)肺热内盛者加黄芩、知母各10 g,以清泻肺热。

(2)咽痛、声嘎者配射干、赤芍各10 g。

(3)口干咽燥,舌质红,加南沙参、天花粉各20 g。

(三)风燥伤肺

1.临床表现

新起咳嗽,咳声嘶哑,咽喉干痛;干咳无痰或痰少而黏连成丝状,不易咳出或痰中带血丝者;或初起伴鼻塞、头痛、微寒、身热等表证,舌质红干而少苔,苔薄白或薄黄,脉浮数或细数。

2.治疗原则

疏风清肺,润燥止咳。

3.代表处方

桑杏汤:沙参、梨皮各 20 g,浙贝母 15 g,桑叶、豆豉、杏仁、栀子各 10 g。

4.加减应用

(1)津伤甚者加麦冬、玉竹各 20 g。

(2)热重者加石膏 20 g(先煎),知母 10 g。

(3)痰中带血丝加白茅根 20 g,生地黄 10 g。

(4)另有凉燥证乃由燥证加风寒证而成,可用杏苏散加紫菀、冬花、百部各 10 g 治之,以达温而不燥,润而不凉。

(四)痰湿蕴肺

1.临床表现

咳嗽反复发作,咳声重浊,胸闷气憋,痰色白或带灰色;伴体倦、脘痞、食少、腹胀便溏;苔白腻,脉濡滑。

2.治疗原则

燥湿化痰、理气止咳。

3.代表处方

二陈汤合三子养亲汤。

二陈汤:茯苓 20 g,法夏、陈皮、生甘草各 10 g。三子养亲汤:紫苏子 15 g,白芥子 10 g,莱菔子 20 g。

4.加减应用

(1)寒痰较重者,痰黏白如泡沫者,加干姜、细辛各 10 g,温肺化痰。

(2)脾虚甚者加党参 20 g,白术 10 g,健脾益气。

(五)痰热郁肺

1.临床表现

咳嗽、气息粗促或喉中有痰声,痰稠黄、咳吐不爽或有腥味或吐血痰;胸胁胀满,咳时引痛,面赤身热,口干引饮,舌红、苔薄黄腻,脉滑数。

2.治疗原则

清热肃肺,化痰止咳。

3.代表处方

清金化痰汤:茯苓 20 g,浙贝母 15 g,黄芩、山栀、知母、麦冬、桑白皮、瓜蒌、桔梗、生甘草各 10 g,橘红 6 g。

4.加减应用

(1)痰黄而浓有热腥味者,加鱼腥草、冬瓜子各 20 g。

(2)胸满咳逆、痰多、便秘者,加葶苈子、生大黄各 10 g(先煎)。

(六)肝火犯肺

1.临床表现

气逆咳嗽,干咳无痰或少痰;咳时引胁作痛,面红喉干;舌边红、苔薄黄,脉弦数。

2.治疗原则

清肝泻火,润肺止咳化痰。

3.代表处方

黛蛤散加黄芩泻白散。

黛蛤散:海蛤壳 20 g,青黛 10 g(包煎)。黄芩泻白散:黄芩、桑白皮、地骨皮、粳米、生甘草各 10 g。

4.加减应用

(1)火旺者加冬瓜子 20 g,山栀、牡丹皮各 10 g,以清热豁痰。

(2)胸闷气逆者加葶苈子 10 g,瓜蒌皮 20 g,以理气降逆。

(3)胸胁痛者加郁金、丝瓜络各 10 g,以理气和络。

(4)痰黏难咳者加海浮石、浙贝母、冬瓜仁各 20 g,以清热豁痰。

(5)火郁伤阴者加北沙参、百合各 20 g,麦冬 15 g,五味子 10 g,以养阴生津敛肺。

(七)肺阴虚损

1.临床表现

干咳少痰或痰中带血或咯血;潮热,午后颧红,盗汗,口干;舌质红、少苔,脉细数。

2.治疗原则

滋阴润肺,化痰止咳。

3.代表处方

沙参麦冬汤:沙参、玉竹、天花粉、扁豆各 20 g,桑叶、麦冬、生甘草各 10 g。

4.加减应用

(1)咯血者加白及 20 g,田七 15 g,侧柏叶、仙鹤草、阿胶(烊服)、藕节各 10 g,以止血。

(2)午后潮热、颧红者加银柴胡、地骨皮、黄芩各 10 g。

(3)肾不纳气、久咳不愈、咳而兼喘者可用参蛤散加熟地黄、五味子各 10 g。

五、其他治法

(一)中成药疗法

(1)麻黄止嗽丸、小青龙糖浆适用于风寒袭肺咳嗽。

(2)桑菊感冒片、蛇胆川贝液适用于风热咳嗽。

(3)秋燥感冒冲剂、二母宁嗽丸适用于风燥咳嗽。

(4)半贝丸、陈夏六君丸适用于痰湿蕴肺咳嗽。

(5)琼玉膏、玄参甘桔冲剂适用于肺阴虚损咳嗽。

(6)千金化痰丸、三蛇胆川贝末适用于肝火犯肺咳嗽。

(7)双黄连口服液、清金止嗽丸适用于痰热郁肺咳嗽。

(二)针灸疗法

(1)选肺俞、脾俞、合谷、丰隆等穴,以平补平泻手法,每天 1 次,适用于脾虚痰湿咳嗽。

(2)选肺俞、足三里、三阴交等穴,针用补法,每天 1 次,适用于肺阴虚损咳嗽。

(3)选肺俞、列缺、合谷等穴,毫针浅刺用泻法,每天 1 次,适用于外感咳嗽。

(4)选肺俞、尺泽、太冲、阳陵泉等穴,以平补平泻手法,每天 1 次,适用于肝火犯肺咳嗽。

(三)饮食疗法

(1)以薏苡仁、山药各 60 g,百合、柿饼各 30 g,同煮米粥,每早晚温热服食,适用于脾虚痰湿咳嗽。

(2)大雪梨 1 个,蜂蜜适量,去梨核入蜂蜜,放炖盅内蒸熟,每晚睡前服 1 个,适用于肺阴虚损咳嗽。

(3)新鲜芦根(去节)100 g,粳米 50 g 同煮粥,每天两次温服,适用于肺热咳嗽。

(4)百合 30 g,糯米 50 g,冰糖适量,煮粥早晚温服,适用于肺燥咳嗽。

六、预防调摄

(1)平素应注意气候变化,防寒保暖,预防感冒。

(2)易感冒者可服玉屏风散。

(3)加强锻炼,增强抗病能力。

(4)咳嗽患者饮食不宜过于肥甘厚味、辛辣刺激。

(5)内伤久咳者,应戒烟。

第三节　哮病

哮病是由宿痰伏肺,遇诱因引触,导致痰阻气道、气道挛急、肺失肃降、肺气上逆所致的发作性痰鸣气喘疾患。发时喉中哮鸣有声,呼吸气促困难,甚则喘息不能平卧。

一、病因病机

哮病乃宿痰内伏于肺,复因外感、饮食、情志、劳倦等诱因,以致痰阻气道、气道挛急、肺失肃降、肺气上逆所致。

(一)外邪侵袭

外感风寒或风热之邪;未能及时表散,邪气内蕴于肺,壅遏肺气,气不布津,聚液生痰而成哮病之因。

(二)饮食不当

饮食不节致脾失健运,饮食不归正化,水湿不运,痰浊内生,上干于肺,壅阻肺气而发哮病。

(三)情志失调

情志不遂,肝气郁结,木不疏土;或郁怒伤肝,肝气横逆,木旺乘土均可致脾失健运,失于转输,水湿蕴成痰浊,上干于肺,阻遏肺气,发生哮病。

(四)体虚病后

素体禀赋薄弱,体质不强,或病后体弱(如幼年患麻疹、顿咳,或反复感冒,咳嗽日久等)导致肺、脾、肾虚损,痰浊内生,成为哮病之因。若肺气耗损,气不化津,痰饮内生;或阴虚火盛,热蒸液聚,痰热胶固;脾虚水湿不运,肾虚水湿不能蒸化,痰浊内生,均成为哮病之因。

哮病的病理因素以痰为根本,痰的产生责之于肺不能布散津液,脾不能转输精微,肾不能蒸化水液,以致津液凝聚成痰,伏藏于肺,成为哮病发生的"夙根"。此后每遇气候突变、饮食不当、情志失调、劳累过度等诱因导致气机逆乱而发作。

二、辨证论治

(一)辨证要点

1.辨已发未发

哮病发作期和缓解期临床表现不同,发作期以喉中哮鸣有声,呼吸气促困难,甚则喘息不能平卧等为典型临床表现。缓解期无典型症状,若病程日久,反复发作,导致身体虚弱,平时可有轻度哮症,而以肺、脾、肾虚损为主要表现,或肺气虚,或肺气阴两虚,或脾气虚、肾气虚、肺脾气虚、肺肾两虚等。

2.辨证候虚实

哮病属邪实正虚之证,发作时以邪实为主,症见呼吸困难,呼气延长,喉中痰鸣有声,痰黏量少,咳吐不利,甚则张口抬肩,不能平卧,端坐俯伏,胸闷窒塞,烦躁不安,或伴寒热,舌苔腻,脉实。未发时以正虚为主,肺虚者,气短声低,咳痰清稀色白,喉中常有轻度哮鸣音,自汗恶风;脾虚者,食少,便溏,痰多;肾虚者,平素短气息促,动则为甚,吸气不利,腰酸耳鸣。

3.辨痰性质

发作期痰阻气道,气道挛急,肺失肃降,以邪实为主,痰有寒痰、热痰、痰湿之异,分别引起寒哮、热哮、痰哮。一般寒哮内外皆寒,其证喉中哮鸣如水鸡声,咳痰清稀,或色白如泡沫,口不渴,舌质淡、苔白滑,脉浮紧;热哮痰热壅盛,其证喉中痰鸣如吼,胸高气粗,咳痰黄稠胶黏,咳吐不利,口渴喜饮,舌质红、苔黄腻,脉滑数。寒热征象不明显,喘咳胸满,但坐不得卧,痰涎涌盛,喉如曳锯,咳痰黏腻难出者,为痰哮。

(二)类证鉴别

与喘证相鉴别。喘证与哮病的病因病机不同,喘证由外感六淫,内伤饮食、情志,或劳欲、久病,致邪壅于肺,宣降失司所致,或肺不主气,肾失摄纳而成;哮病乃宿痰伏肺,遇诱因引触,致痰阻气道,气道挛急,肺失肃降而成。临床表现亦有明显区别,哮病与喘证都有呼吸急促的表现,但哮必兼喘,而喘未必兼哮。哮指声响言,喉中有哮鸣声,是一种反复发作的独立性疾病;喘指气息言,为呼吸气促困难,是多种急慢性疾病的一个症状。

(三)治疗原则

发时治标,平时治本为哮病治疗的基本原则。发时攻邪治标,祛痰利气,寒痰宜温化宣肺,热痰当清化肃肺,痰浊壅肺应去壅泻肺,风痰当祛风化痰,表证明显者兼以解表;反复日久,正虚邪实者又当攻补兼顾,不可拘泥;平时扶正治本,阳气虚者应温补,阴虚者宜滋养,分别采取补肺、健脾、益肾等法,以冀减轻、减少或控制其发作。

(四)分证论治

1.发作期

(1)寒哮。①证候:呼吸急促,喉中哮鸣有声,胸膈满闷如塞。咳不甚,痰少咳吐不爽,或清稀呈泡沫状,口不渴,或渴喜热饮,面色晦暗带青,形寒怕冷。或小便清,天冷或受寒易发,或恶寒、无汗、身痛。舌质淡、苔白滑。脉弦紧或浮紧。②治法:温肺散寒,化痰平喘。③方药:射干麻黄汤。若病久,本虚标实,当标本同治,温阳补虚,降气化痰,用苏子降气汤。

(2)热哮。①证候:气粗息涌,喉中痰鸣如吼,胸高胁胀。咳呛阵作,咳痰色黄或白,黏浊稠厚,咳吐不利,烦闷不安,不恶寒,汗出,面赤,口苦,口渴喜饮。舌质红,舌苔黄腻,脉滑数或弦滑。②治法：清热宣肺，化痰定喘。③方药：定喘汤。若病久痰热伤阴，可用麦门冬汤加沙参、冬虫夏草、川贝、天花粉。

(3)痰哮。①证候：喘咳胸满，但坐不得卧，痰涎涌盛，喉如曳锯，咳痰黏腻难出。呕恶，纳呆。口黏不渴，神倦乏力，或胃脘满闷，或便溏，或胸胁不舒，或唇甲青紫。舌质淡或淡胖，或舌质紫暗或淡紫，舌苔厚浊，脉滑实或带弦、涩。②治法：化浊除痰，降气平喘。③方药：二陈汤合三子养亲汤。如痰涎涌盛者，可合用葶苈大枣泻肺汤泻肺除壅；若兼意识蒙胧，似清似昧者，可合用涤痰汤涤痰开窍。

2.缓解期

(1)肺虚。①证候：气短声低，咳痰清稀色白，喉中常有轻度哮鸣音，每因气候变化而诱发。面色㿠白，平素自汗，怕风，常易感冒，发前喷嚏频作，鼻塞流清涕。舌质淡、苔薄白。脉细弱或虚大。②治法：补肺固卫。③方药：玉屏风散。

(2)脾虚。①证候：气短不足以息，少气懒言，平素食少脘痞，痰多，便溏，倦怠无力，面色萎黄不华，或食油腻易腹泻，或泛吐清水，畏寒肢冷，或少腹坠感，脱肛。舌质淡、苔薄腻或白滑，脉象细软。②治法：健脾化痰。③方药：六君子汤。若脾阳不振，形寒肢冷，便溏者，加桂枝、干姜或合用理中丸以振奋脾阳；若中气下陷，见便溏，少腹下坠，脱肛等，则可改用补中益气汤。

(3)肾虚。①证候：平素短气息促，动则为甚，吸气不利，劳累后喘哮易发。腰酸腿软，脑转耳鸣。或畏寒肢冷，面色苍白，或颧红，烦热，汗出黏手。舌淡胖嫩、苔白，或舌红苔少。脉沉细或细数。②治法：补肾摄纳。③方药：金匮肾气丸或七味都气丸。阴虚痰盛者，可用金水六君煎滋阴化痰。

第四节 喘证

喘证以呼吸困难，甚则张口抬肩，鼻煽，难以平卧为特征。是肺系疾病常见症状之一，多由邪壅肺气，宣降不利或肺气出纳失常所致。

西医学中的喘息性支气管炎、肺部感染、肺气肿、慢性肺源性心脏病、心源性哮喘等，均可参照本篇进行辨证治疗。

一、病因病机

(一)外邪犯肺

外感风寒、风热之邪，或肺素有痰饮，复感外邪，卫表闭塞，肺气壅滞，宣降失常，肺气上逆而喘。

(二)痰浊内蕴

恣食肥甘油腻，过食生冷或嗜酒伤中，脾失健运，湿浊内生，聚湿成痰，上渍于肺，阻遏气道，肃降失常，气逆而喘。

(三)久病劳欲

久病肺虚，劳欲伤肾，肺肾亏损，气失所主，肾不纳气，肺气上逆而喘。

二、辨证论治

喘证的辨证,重在辨虚实寒热。实喘一般起病急,病程短,呼吸深长有余,气粗声高,脉有力;虚喘多起病缓慢,病程长,呼吸短促难续,气怯声低,脉无力;热喘胸高气粗,痰黄黏稠难咳,面赤烦躁、唇青鼻煽,舌红、苔黄腻,脉数;寒喘面白唇青,痰涎清稀,舌苔白,脉迟。

治疗原则:实证祛邪降逆平喘;虚证培补摄纳平喘。

(一)实喘

1.风寒束肺

(1)证候:咳喘胸闷,痰稀色白,初起多兼恶寒发热,头痛无汗,身痛等表证,舌苔薄白,脉浮紧。

(2)治法:祛风散寒,宣肺平喘。

(3)方药:麻黄汤加减。方中麻黄、桂枝辛温发汗,散寒解表,宣肺平喘;杏仁、甘草降气化痰。若表寒不重,可去桂枝,即为宣肺平喘之三拗汤;痰白清稀量多起沫加细辛、生姜温肺化痰;痰多胸闷甚者加半夏、陈皮、白芥子理气化痰。

2.风热袭肺

(1)证候:喘促气粗,痰黄而黏稠,身热烦躁,口干渴,汗出恶风,舌质红、苔薄黄,脉浮数。

(2)治法:祛风清热,宣肺平喘。

(3)方药:麻杏石甘汤加减。方中麻黄、石膏相使为用疏风清热,宣肺平喘;杏仁、甘草化痰利气。若痰多黏稠、烦闷者加黄芩、桑白皮、知母、瓜蒌皮、鱼腥草,增强清热泻肺化痰之力;大便秘结者加大黄、枳实泻热通便;喘甚者加葶苈子、白果化痰平喘。

3.痰浊壅肺

(1)证候:喘咳痰多,胸闷,呕恶,纳呆,口黏不渴,舌淡胖有齿痕、苔白厚腻,脉缓滑。

(2)治法:燥湿化痰,降逆平喘。

(3)方药:二陈汤合三子养亲汤加减。方中陈皮、半夏、茯苓、甘草燥湿化痰,理气和中;莱菔子、紫苏子、白芥子化痰降逆平喘,二方合用效专力宏。若痰涌、便秘、喘不能卧加葶苈子、大黄涤痰通便。

(二)虚喘

1.肺气虚

(1)证候:喘促气短,咳声低弱,神疲乏力,自汗畏风,痰清稀,舌淡苔白,脉缓无力。

(2)治法:补肺益气定喘。

(3)方药:补肺汤合玉屏风散加减。方中人参、黄芪补益肺气;白术、甘草健脾补中助肺;五味子、紫菀、桑白皮化痰止咳,敛肺定喘;防风助黄芪益气护表。若兼见痰少质黏,口干,舌红少津,脉细数者,为气阴两虚。治宜益气养阴,敛肺定喘。方用生脉散加沙参、玉竹、川贝、桑白皮、百合养阴益气滋肺。

2.肾气虚

(1)证候:喘促日久,气不得续,动则尤甚,甚则张口抬肩,腰膝酸软,舌淡苔白,脉沉弱。

(2)治法:补肾纳气平喘。

(3)方药:七味都气丸合参蛤散加减。方中熟地黄、山茱萸、山药、牡丹皮、泽泻、茯苓、五味子补肾纳气;人参大补元气,蛤蚧肺肾两补,纳气平喘。

3.喘脱

(1)证候:喘逆加剧,张口抬肩,鼻煽气促,不能平卧,心悸,烦燥不安,面青唇紫,汗出如珠,手足逆冷,舌淡苔白,脉浮大无根。

(2)治法:扶阳固脱,镇摄纳气。

(3)方药:参附汤送服黑锡丹。方中人参、附子回阳固脱、救逆;黑锡丹降气定喘。

三、针灸治疗

(一)实喘

尺泽、列缺、天突、大柱,针刺,用泻法。

(二)虚喘

鱼际、定喘、肺俞,针刺,用补法,可灸。

(三)喘脱

定喘、肺俞、关元、神阙,灸法。

四、护理与预防

饮食宜清淡而富有营养,忌油腻酒醪及辛热助湿生痰动火食物。室内空气要保持新鲜,避免烟尘刺激。痰多者要注意排痰,保持呼吸道通畅。慎起居,适寒温,节饮食,薄滋味,戒烟酒,节房事。适当参加体育活动,增强体质。保持良好的心态。

第五节 肺胀

肺胀是指以胸部膨满,憋闷如塞,喘息气促,咳嗽痰多,烦躁,心慌等为主要临床表现的一种病证。日久可见面色晦暗,唇甲发绀,脘腹胀满,肢体浮肿。其病程缠绵,时轻时重,经久难愈,重者可出现神昏、出血、喘脱等危重证候。多种慢性肺系疾患反复发作,迁延不愈,导致肺气胀满,不能敛降。

现代医学的慢性阻塞性肺部疾患,常见如慢性支气管炎、支气管哮喘、支气管扩张、重度陈旧性肺结核等合并肺气肿,以及慢性肺源性心脏病、肺源性脑病等,出现肺胀的临床表现时,可参考本节进行辨证论治。

一、病因病机

本病的发生,多由久病肺虚,痰浊潴留,而致肺失敛降,肺气胀满,又由复感外邪诱使病情发作或加剧。

(一)久病肺虚

因内伤久咳、久哮、久喘、支饮、肺痨等慢性肺系疾患,迁延失治,以致痰浊潴留,壅阻肺气,气之出纳失常,还于肺间,日久导致肺虚,肺体胀满,张缩无力,不能敛降而成肺胀。

(二)感受外邪

久病肺虚,卫外不固,腠理疏松,六淫之邪每易反复乘袭,诱使本病发作,病情日益加重。

肺胀病变首先在肺,继则影响脾、肾,后期病及于心。外邪从口鼻、皮毛入侵,每多首先犯肺,导致肺气上逆而为咳,升降失常而为喘,久则肺虚,主气功能失常。若子耗母气,肺病及脾,脾失健运,则可导致肺脾两虚。母病及子,肺虚及肾,肺不主气,肾不纳气,则气喘日益加重,呼吸短促难续,尤以吸气困难,动则更甚。且肾主水,肾衰则不能化气行水,水邪泛溢肌表则肿,上凌心肺则喘咳心悸。肺与心脉相通,肺虚不能调节心血的运行,气病及血,则血瘀肺脉,肺病及心,临床可见心悸、发绀、水肿、舌质暗紫等症。心阳根于命门真火,肾阳不振,进一步导致心肾阳衰,可出现喘脱危候。

肺胀的病理因素主要为痰浊、水饮与血瘀。痰的产生,病初由肺气郁滞,脾失健运,津液不归正化而成;渐因肺虚不能化津,脾虚不能转输,肾虚不能蒸化,痰浊潴留益甚,喘咳持续难已。三种病理因素之间又可互相影响和转化,如痰从寒化则成饮;饮溢肌肤则为水;痰浊久留,肺气郁滞,心脉失畅则血滞为瘀;瘀阻血脉,"血不利则为水"。一般早期以痰浊为主,渐而痰瘀并见,终致痰浊、血瘀、水饮错杂为患。

肺胀的病性多属本虚标实,但有偏实、偏虚的不同,且多以标实为急。外感诱发时偏于邪实,平时偏于本虚。早期多属气虚、气阴两虚,病位以肺、脾、肾为主。晚期气虚及阳,或阴阳两虚,纯属阴虚者少见,病位以肺、肾、心为主。正虚与邪实多互为因果,阳虚致卫外不固,易感外邪,痰饮难蠲;阴虚致外邪、痰浊易从热化,故虚实诸候常夹杂出现,每致愈发愈频,甚则持续不已。

二、辨证论治

(一) 辨证要点

1. 症状

以咳逆上气,痰多,喘息,胸部膨满,憋闷如塞,动则加剧,甚则以鼻煽气促、张口抬肩、目胀如脱、烦躁不安等为主症。日久可见面色晦暗,面唇发绀,脘腹胀满,肢体浮肿,甚或出现喘脱等危重证候。病重可并发神昏、动风或出血等症。有长期慢性咳喘病史,常由外感而诱发,病程缠绵,时轻时重;发病者多为老年,中青年少见。

2. 检查

体检可见桶状胸,胸部叩诊呈过清音,心肺听诊肺部有干湿性啰音,且心音遥远。X射线检查见胸廓扩张,肋间隙增宽,膈降低且变平,两肺野透亮度增加,肺血管纹理增粗、紊乱,右下肺动脉干扩张,右心室增大。心电图检查显示右心室肥大,出现肺型P波等。血气分析检查可见低氧血症或合并高碳酸血症,动脉血氧分压(PaO_2)降低,动脉血二氧化碳分压($PaCO_2$)升高。血液检查红细胞和血红蛋白可升高。

(二) 类证鉴别

肺胀与哮病、喘证均以咳而上气,喘满为主症,其区别如下。

1. 哮证

哮证是一种反复发作性的痰鸣气喘疾患,以喉中哮鸣有声为特征,常突然发病,迅速缓解,久病可致肺胀,而肺胀以喘咳上气、胸部膨满为主要表现,为多种慢性肺系疾病日久积渐而成。

2. 喘证

喘证以呼吸困难,甚至张口抬肩,不能平卧为主要表现,可见于多种急慢性疾病的过程中。而肺胀是由多种慢性肺系疾病迁延不愈发展而来,喘咳上气,仅是肺胀的一个症状。

(三)分证论治

肺胀为多种肺病迁延不愈,反复发作而致,总属标实本虚,感邪发作时偏于标实,缓解时偏于本虚。偏实者须分清痰浊、水饮、血瘀。早期以痰浊为主,渐而痰瘀并重。后期痰瘀壅盛,正气虚衰,本虚与标实并重。偏虚者当区别气(阳)虚、阴虚。早期以气虚或气阴两虚为主,病位在肺、脾、肾。后期气虚及阳,甚则阴阳两虚,病变部位在肺、肾、心。

本病的治疗当根据标本虚实不同,有侧重地选用扶正与祛邪的不同治则。标实者,根据病邪的性质,分别采取祛邪宣肺,降气化痰,温阳利水,活血祛瘀,甚或开窍、熄风、止血等法。本虚者,当以补养心肺、益肾健脾为主,或气阴兼调,或阴阳双补。正气欲脱时则应扶正固脱,救阴回阳。

1.痰浊壅肺

(1)证候:胸膺满闷,短气喘息,稍劳即重,咳嗽痰多、色白黏腻或呈泡沫,晨风自汗,脘痞纳少,倦怠无力,舌暗、苔薄腻或浊腻,脉稍滑。

(2)病机分析:肺虚脾弱,痰浊内生,上逆于肺,肺失宣降,则胸膺满闷,咳嗽、痰多色白黏腻;痰从寒化饮,则痰呈泡沫状;肺气虚弱,复加气因痰阻,故短气喘息,稍劳即重;肺虚卫表不固,则畏风、自汗;肺病及脾,脾虚健运失常,故见脘痞纳少,倦怠无力;舌质暗、苔薄腻或浊腻,脉滑为痰浊壅肺之征。

(3)治法:化痰降气,健脾益肺。

(4)方药:苏子降气汤合三子养亲汤。二方均能降气化痰平喘,但苏子降气汤偏温,以上盛下虚,寒痰喘咳为宜;三子养亲汤偏降,以痰浊壅盛,肺实喘满,痰多黏腻为宜。其中,紫苏子、前胡、白芥子化痰降逆平喘;半夏、厚朴、陈皮燥湿化痰,行气降逆;白术、茯苓、甘草运脾和中。

(5)加减:若痰多,胸满不能平卧,加葶苈子、莱菔子泻肺祛痰平喘;症见短气乏力,易出汗,痰量不多者为肺脾气虚,酌加党参、黄芪、防风健脾益气,补肺固表;若因外感风寒诱发,痰从寒化为饮,喘咳,痰多黏白泡沫,见表寒里饮证者,宗小青龙汤意加麻黄、桂枝、细辛、干姜散寒化饮;饮郁化热,烦躁而喘,脉浮用小青龙加石膏汤兼清郁热。

2.痰热郁肺

(1)证候:咳逆,喘息气粗,胸部膨满,烦躁不安,痰黄或白、黏稠难咳,或伴身热微恶寒,微汗,口渴,溲黄便干,舌边尖红、苔黄或黄腻,脉滑数。

(2)病机分析:痰浊内蕴,感受风热或郁久化热,痰热壅肺,故痰黄、黏白难咳;肺热内郁,清肃失司,肺气上逆,则喘咳气逆息粗,胸满;热扰于心,则烦躁;风热犯肺则发热微恶寒,微汗;痰热伤津,则口渴,溲黄,便干;舌红、苔黄或黄腻,脉数或滑数均为痰热内郁之象。

(3)治法:清肺化痰,降逆平喘。

(4)方药:越婢加半夏汤或桑白皮汤。越婢加半夏汤宣泻肺热,用于饮热郁肺,外有表邪,喘咳上气,目如脱状,身热,脉浮大者;桑白皮汤清肺化痰,用于痰热壅肺,喘急胸满,咳吐黄痰或黏白稠厚者。

(5)加减:若痰热内盛,痰黄胶黏,不易咳出者,加瓜蒌皮、鱼腥草、海蛤粉、象贝母、桑白皮等清热化痰利肺;痰鸣喘息,不得平卧者,加射干、葶苈子泻肺平喘;便秘腹满者,加大黄、芒硝,通腑泻热以降肺平喘;痰热伤津,口舌干燥,加天花粉、知母、芦根以生津润燥;阴伤而痰量已少者,酌减苦寒之品,加沙参、麦门冬等养阴。

3.痰蒙神窍

(1)证候:神志恍惚,表情淡漠,谵妄烦躁,撮空理线,嗜睡神昏,或肢体瞤动,抽搐,咳逆喘促,咳痰不爽,舌质暗红或淡紫、苔白腻或淡黄腻,脉细滑数。

(2)病机分析:痰迷心窍,蒙蔽神机,故见神志恍惚,表情淡漠,谵妄烦躁,撮空理线,嗜睡神昏;肝风内动,则肢体瞤动抽搐;痰浊阻肺,肺虚痰蕴,故咳逆喘促而咳痰不爽;舌质暗红或淡紫,乃心血瘀阻之征;舌苔白腻或淡黄腻,脉细滑数皆为痰浊内蕴之象。

(3)治法:涤痰开窍,熄风醒神。

(4)方药:涤痰汤。本方可涤痰开窍,熄风止痉。方中用二陈汤理气化痰;用胆南星清热涤痰,熄风开窍;竹茹、枳实清热化痰利膈;菖蒲开窍化痰;人参扶正防脱。

(5)加减:若痰热较盛,烦躁身热,神昏谵语,舌红苔黄者,加黄芩、葶苈子、天竺黄、竹沥以清热化痰;肝风内动,抽搐加钩藤、全蝎,另服羚羊角粉以凉肝熄风;瘀血明显,唇甲青紫加桃仁、红花、丹参活血通脉;如热伤血络,见紫斑、咯血、便血色鲜者,配清热凉血止血药,如水牛角、白茅根、生地黄、牡丹皮、紫珠草、地榆等。另外,可选用安宫牛黄丸清心豁痰开窍,每次1丸,日服2次。

4.阳虚水泛

(1)证候:心悸,喘咳,咳痰清稀,面浮肢肿,甚则一身悉肿,腹部胀满有水,脘痞纳差,尿少,畏寒,面唇青紫,舌胖质黯、苔白滑,脉沉细。

(2)病机分析:久病喘咳,肺脾肾亏虚,肾阳虚不能温化水液,水邪泛滥,则面浮肢肿,甚则一身悉肿,腹部胀满有水;水液不归州都之官,则尿少;水饮上凌心肺,故心悸,喘咳,咳痰清稀;脾阳虚衰,健运失职则脘痞纳差;脾肾阳虚,不能温煦则畏寒;阳虚血瘀,则面唇青紫;舌胖质黯、苔白滑,脉沉细为阳虚水泛之征。

(3)治法:温肾健脾,化饮利水。

(4)方药:真武汤合五苓散。真武汤温阳利水,五苓散健脾渗湿利水使水湿由小便而解,两方配伍,可奏温肾健脾、利尿消肿之功。方中用附子、桂枝温肾通阳;茯苓、白术、猪苓、泽泻、生姜健脾利水;赤芍活血化瘀。

(5)加减:若水肿势剧,上凌心肺,见心悸喘满,倚息不得卧者,加沉香、黑白丑、川椒目、葶苈子行气逐水;血瘀甚,发绀明显者,加泽兰、红花、丹参、益母草、北五加皮化瘀行水。

5.肺肾气虚

(1)证候:呼吸浅短难续,声低气怯,甚则张口抬肩,倚息不能平卧,咳嗽,痰白如沫,咳吐不利,心慌胸闷,形寒汗出,面色晦暗,舌淡或黯紫,脉沉细数无力或结代。

(2)病机分析:久病咳喘,肺肾两虚,故呼吸浅短难续,声低气怯,甚则张口抬肩,倚息不能平卧;寒饮伏肺,肾虚水泛,则咳嗽痰白如沫,咳吐不利;肺病及心,心气虚弱,故心慌胸闷;阳气虚,则形寒;腠理不固,则汗出;气虚血行瘀滞,则面色晦暗,舌淡或黯紫,脉沉细数无力,或有结代。

(3)治法:补肺纳肾,降气平喘。

(4)方药:平喘固本汤合补虚汤。平喘固本汤补肺纳肾,降气化痰,补虚汤重在补肺益气方中用党参、人参、黄芪、炙甘草补肺;冬虫夏草、熟地黄、胡桃肉、坎脐益肾;五味子敛肺气;灵磁石、沉香纳气归元;紫菀、款冬、紫苏子、法半夏、橘红化痰降气。

(5)加减:若肺虚有寒,怕冷,舌质淡,加肉桂、干姜、钟乳石温肺散寒;气虚瘀阻,颈脉动甚,面唇发绀明显者,加当归、丹参、苏木活血化瘀通脉;若肺气虚兼阴伤、低热、舌红苔少者,可加麦冬、玉竹、生地黄、知母等养阴清热;如见面色苍白、冷汗淋漓、四肢厥冷、血压下降、脉微欲绝等喘脱危象者,急用参附汤送服蛤蚧粉或黑锡丹补气纳肾,回阳固脱。病情稳定阶段,可常服皱肺丸。

另外,可选用验方:紫河车1具,焙干研末,装入胶囊,每服3 g,适于肺胀之肾虚者。百合、枸杞子各250 g,研细末,白蜜为丸,每服10 g,每日3次,适于肺肾阴虚的肺胀。

三、针灸治疗

(一)基本处方

肺俞、太渊、膻中。

肺俞、太渊为俞募配穴法,宣通肺气,止咳平喘;气会膻中,调气降逆。

(二)加减运用

1.痰浊壅肺证

加中脘、足三里、丰隆以健脾和中、运化痰湿。诸穴针用平补平泻法。

2.痰热郁肺证

加大椎、曲池、丰隆以清化痰热,大椎、曲池针用泻法。余穴针用平补平泻法。

3.痰蒙神窍证

加水沟、心俞、内关以涤痰开窍、熄风醒神,针用泻法。余穴用平补平泻法。

4.阳虚水泛证

加肾俞、关元、阴陵泉以振奋元阳、化饮利水。诸穴针用补法,或加灸法。

5.肺肾气虚证

加肾俞、太溪、气海、足三里以滋肾益肺。诸穴针用补法,或加灸法。

(三)其他

1.耳针疗法

取交感、平喘、肺、心、肾上腺、胸,每次取2~3穴,毫针刺法,中等刺激,每次留针15~30分钟,每天或隔天1次,10次为1个疗程。

2.保健灸法

经常艾灸足三里、关元、肺俞、脾俞、肾俞等穴,可增强抗病能力。

第六节 肺痈

肺痈是指由热毒血瘀壅滞于肺导致肺叶生疮,形成脓疡的一种病证。临床表现以咳嗽、胸痛、发热、咳吐腥臭浊痰,甚则脓血相兼为主要特征。

一、病因病机

本病主要是风热火毒,壅滞于肺,热盛血瘀,蕴酿成痈,血败肉腐化脓,肺络损伤而致本病。病位在肺,病理性质属实属热。热壅血瘀是成痈化脓的病理基础。

(一)感受外邪

感受外邪多为风热毒邪,经口鼻或皮毛侵袭肺脏;或因风寒袭肺,未得及时表散,内蕴不解,郁而化热,邪热熏肺,肺失清肃,肺络阻滞,以致热壅血瘀,蕴毒化脓而成痈。

(二)痰热内盛

平素嗜酒太过,或嗜食辛辣煎炸厚味,蕴湿蒸痰化热,熏灼于肺,或原有其他宿疾,肺经及他脏痰浊瘀热,蕴结日久,熏蒸于肺,以致热盛血瘀,蕴酿成痈。

二、辨证论治

(一)辨证要点

辨病程阶段,初期辨证总属实证、热证。一般按病程的先后划分为初期、成痈期、溃脓期、恢复期四个阶段。初期痰白或黄,量少,质黏,无特殊气味;成痈期痰呈黄绿色,量多、质黏稠有腥臭;溃脓期为脓血痰,其量较多,质如米粥,气味腥臭异常;恢复期痰色较黄,量减少,其质清稀,臭味渐轻。

(二)类证鉴别

与风温相鉴别。风温起病多表现为发热、恶寒、咳嗽、气急、胸痛等,但肺痈之寒战、高热、胸痛、咳吐浊痰明显,且喉中有腥味,与风温有别。且风温经正确及时治疗,一般邪在气分而解,多在一周内身热下降,病情向愈。如病经一周,身热不退或更盛,或退而复升,咳吐浊痰,喉中腥味明显,应进一步考虑有肺痈之可能。

(三)治疗原则

肺痈属实热证,治疗以祛邪为总则,清热解毒、化瘀排脓是治疗肺痈的基本原则。初期治以清肺散邪;成痈期则清热解毒,化瘀消痈;溃脓期治疗应排脓解毒;恢复期对阴伤气耗者治以养阴益气,如久病邪恋正虚者,当扶正祛邪,补虚养肺。

(四)分证论治

1. 初期

(1)证候:恶寒发热,咳嗽,胸痛,咳时尤甚。咳吐白色黏痰,痰量由少渐多,呼吸不利,口干鼻燥。舌质淡红,舌苔薄黄或薄白少津。脉浮数而滑。

(2)治法:疏散风热,清肺散邪。

(3)方药:银翘散加减。

2. 成痈期

(1)证候:身热转甚,时时振寒,继则壮热,胸满作痛,转侧不利,咳吐黄稠痰,或黄绿色痰,自觉喉间有腥味。咳嗽气急,口干咽燥,烦躁不安,汗出身热不解。舌质红,舌苔黄腻。脉滑数有力。

(2)治法:清肺解毒,化瘀消痈。

(3)方药:《千金》苇茎汤合如金解毒散加减。

3.溃脓期

(1)证候:咳吐大量脓血痰,或如米粥,腥臭异常,有时咯血,胸中烦满而痛,甚则气喘不能卧。身热,面赤,烦渴喜饮。舌质红或绛、苔黄腻,脉滑数。

(2)治法:排脓解毒。

(3)方药:加味桔梗汤加减。

4.恢复期

(1)证候:身热渐退,咳嗽减轻,咳吐脓血渐少,臭味不甚,痰液转为清稀。精神渐振,食欲渐增,或见胸胁隐痛,不耐久卧,气短,自汗,盗汗,低热,午后潮热,心烦,口燥咽干,面色不华,形体消瘦,精神萎靡;或见咳嗽,咳吐脓血痰日久不净,或痰液一度清稀而复转臭浊,病情时轻时重,迁延不愈。舌质红或淡红、苔薄。脉细或细数无力。

(2)治法:养阴益气清肺。

(3)方药:沙参清肺汤或桔梗杏仁煎加减。

第七节 肺痨

肺痨是指以咳嗽、咯血、潮热、盗汗及身体逐渐消瘦为主要临床表现的一种具有传染性的慢性虚弱性肺系病证。病轻者诸症间作,重者则每多兼见。

本病名称,历代所用甚多,变迁不一,故李中梓曾有"使学者惑于多歧"之说。归纳而言,以其有传染性而定名的有尸疰、劳疰、虫疰、鬼疰、传尸等,根据症状特点定名的有肺痿疾、骨蒸、劳嗽、伏连、急痨等。《三因极一病证方论》开始以"痨瘵"定名,《济生方》用"痨瘵"以统诸称,沿用直至晚清,现今一般通称"肺痨"。

一、病因病机

肺痨的致病因素,主要有两个方面,外则痨虫传染,内伤则正气虚弱,两者多互为因果。痨虫蚀肺,肺阴耗损,可致阴虚火旺,或气阴两虚,甚则阴损及阳,其病理性质主要在于阴虚。

(一)感染"痨虫"

"痨虫"传染是形成本病的主要病因,因直接接触本病患者,导致"痨虫"入肺,侵蚀肺脏而发病。如探病、酒食、看护患者或与患者朝夕相处,都是导致感染的条件。

(二)正气虚弱

或由于先天禀赋不足,小儿发育不良,抗病能力低下,"痨虫"乘虚入侵。或因酒色过度,耗伤精血,元气受伤;或劳倦太过,忧思伤脾,脾虚肺弱,痨虫入侵而发病。或因大病、久病后身体虚弱,失于调治;或外感咳嗽,经久不愈;或胎产之后失于调养,气血不足等,皆易致"痨虫"入侵。还可因生活贫困,或厌食挑食,饮食营养不足,终致体虚不能抗邪而感染"痨虫"。

肺痨之病位主要在肺,也可累及五脏,有"其邪辗转,乘于五脏"之说,以涉及脾、肾两脏最为常见,也可涉及心、肝。痨虫从口鼻吸入,直接侵蚀肺脏,伤阴耗液,可出现干咳、咽燥、痰中带血,以及喉疮声嘶等肺系症状。脾为肺之母,肺痨日久,子盗母气,则脾气亦虚,脾虚不能化生水谷精微,上输以养肺,则肺亦虚,导致肺脾同病;肺肾相生,肾为肺之子,肺虚肾失滋生之源,或肾虚相火灼金,上耗母气,则可致肺肾两虚;若肺虚不能制肝,肾虚不能养肝,肝火偏旺,木火刑金,可兼见性急善怒、胁肋掣痛等症;如肺虚心火乘之,肾虚水不济火,可兼见虚烦不寐、盗汗等症。病延日久而病重者,可致肺、脾、肾三脏同病。

肺痨之病机特点以阴虚为主。肺喜润恶燥,痨虫蚀肺,肺体受损,首耗肺阴,而见肺阴亏损之候,继则肺肾同病,兼及心肝,导致阴虚火旺;或肺脾同病,导致气阴两伤,甚则阴损及阳,而见阴阳两虚之候。

二、辨证论治

(一)辨证要点

1.症状

初期仅感疲劳乏力、干咳、食欲缺乏、形体逐渐消瘦。病重者可出现咳嗽、咯血、潮热、颧红、盗汗、形体明显消瘦等主要临床表现。且有与肺痨患者长期密切接触史。

2.检查

X射线检查可早期发现肺结核,X射线摄片大多可见肺部结核病灶。活动性肺结核痰涂片或结核菌培养多呈阳性。听诊病灶部位呼吸音减弱或闻及支气管呼吸音及湿啰音。红细胞沉降率增快、结核菌素皮肤试验呈强阳性有助于诊断。

(二)类证鉴别

1.虚劳

肺痨与虚劳的共同点是都有正气虚表现,而主要区别在于肺痨由痨虫侵袭所致,主要病变在肺,具有传染性,以阴虚火旺为其病机特点,以咳嗽、咯血、潮热、盗汗、消瘦为主要临床症状;而虚劳则由多种原因导致,病程较长,病势缠绵,一般不具有传染性,可出现五脏气、血、阴、阳亏虚的虚损症状,是多种慢性虚损证候的总称。

2.肺痿

肺痨与肺痿两者病位均在肺,但肺痿是多种慢性肺部疾患所导致的肺叶痿弱不用。在临床上肺痿是以咳吐浊唾涎沫为主症,而肺痨是以咳嗽、咯血、潮热、盗汗为特征。肺痨后期也可致肺痿。

3.肺胀

以咳嗽、咳痰、气喘、水肿四大主症为特征,其中气喘不续症状最为显著,多为久咳、哮证等肺系疾病演变而成,而肺痨以咳嗽、咯血、潮热、盗汗、消瘦为主要临床症状。

(三)分证论治

肺痨的病变部位主要在肺,临床以肺阴亏损为多见,如进一步演变发展,则表现为阴虚火旺,或气阴耗伤,甚至阴阳两虚。病久多及脾肾,临床上以咳嗽、咯血、潮热、盗汗四大主要症状为特点。

肺痨的治疗当以补虚培元和治痨杀虫为原则。根据体质强弱分别主次,尤需重视增强正气,以提高抗病能力。调补脏器重点在肺,同时注意补益脾肾。治疗大法应以滋阴为主,火旺者兼以降火,合并气虚、阳虚者,则当同时兼顾。杀虫主要是针对病因治疗,如《医学正传·劳极》指出"一则杀其虫,以绝其根本;一则补其虚,以复其真元"的两大治则。

1.肺阴亏损

(1)证候:干咳少痰,咳声短促,或痰中带血丝,血色鲜红,胸部隐痛,午后自觉手足心热,或盗汗,皮肤干灼,口干咽燥,苔薄,舌边尖红,脉细或兼数。

(2)分析:阴虚肺燥,肺失滋润,其气上逆,故咳;虚火灼津,故少痰;肺损络伤,则痰中带血,血色鲜红,胸部隐痛;阴虚内热,故午后手足心热,皮肤干灼;肺阴耗伤,则口干咽燥;苔薄质红,脉细数属阴虚之候。

(3)治法:滋阴润肺。

(4)方药:月华丸(《医学心悟》)。本方功能补虚杀虫,滋阴镇咳,化痰止血。方中沙参、麦冬、天冬、生地黄、熟地黄滋阴润肺;百部、獭肝、川贝润肺止嗽,兼能杀虫;桑叶、白菊花疏风清热,清肺止咳;阿胶、田七有止血和营之功;茯苓、山药健脾补气,以资气血生化之源。若咳频而痰少质黏者,可加甜杏仁与方中川贝共奏润肺化痰止咳之功,并可配合琼玉膏(《洪氏集验方》)以滋阴润肺;痰中带血丝较多者,加白及、小蓟、仙鹤草、白茅根等和络止血;若低热不退者可酌配银柴胡、地骨皮、功劳叶、青蒿、胡黄连等以清热除蒸;若久咳不已,声音嘶哑者,可加诃子皮等以养肺利咽,开音止咳。

2.虚火灼肺

(1)证候:呛咳气急,痰少质黏,或吐痰黄稠量多,咯血,血色鲜红,午后潮热,骨蒸,五心烦热,颧红,盗汗量多,心烦口渴,失眠,急躁易怒,或胸胁掣痛,男子遗精,女子月经不调,形体日渐消瘦,舌红而干、苔薄黄或剥,脉细数。

(2)分析:肺病及肾,肺肾阴伤,虚火内灼,炼津成痰,故呛咳气急,痰少质黏,或吐痰黄稠量多;虚火灼伤血络,则咯血,血色鲜红;肺病及肾,不能输津滋肾,致肾水亦亏,水亏火旺,故骨蒸,潮热,盗汗,五心烦热;肝肺络脉不和,故见胸胁掣痛;心肝火盛,则心烦失眠,易怒;肾阴亏虚,相火偏旺,扰动精室,则遗精;冲任失养,则月经不调;阴精耗伤以致形体日渐消瘦;舌红而干、苔薄黄而剥,脉细数均为阴虚燥热内盛之象。

(3)治法:滋阴降火。

(4)方药:百合固金汤(《医方集解》)合秦艽鳖甲散(《卫生宝鉴》)加减。百合固金汤功能滋养肺肾,用于阴虚阳浮,肾虚肺燥之证。用百合、麦冬、玄参、生地黄、熟地黄滋阴润肺,止咳生津;当归活血养血;白芍柔润滋阴;桔梗、贝母、甘草清热化痰止咳;合鳖甲、知母滋阴清热;秦艽、柴胡、地骨皮、青蒿清热除蒸;另可加龟甲、阿胶、五味子、冬虫夏草滋养肺肾之阴,培其本元;百部、白及补肺止血,抗结核杀虫。若火旺较甚,热势明显者,酌加胡黄连、黄芩苦寒泻火、坚阴清热;痰热蕴肺,咳嗽痰黄稠浊,酌加桑白皮、花粉、知母、马兜铃、鱼腥草等清化痰热;咯血较著者,加黑山栀、牡丹皮、紫珠草、大黄炭、地榆炭等凉血止血;血出紫黯成块,伴胸胁刺痛者,可酌加田七、茜草炭、蒲黄、郁金等化瘀和络止血;盗汗甚者可选乌梅、煅牡蛎、麻黄根、浮小麦等养阴止汗。

3.气阴耗伤

(1)证候:咳嗽无力,气短声低,咳痰稀白量多,或痰中带血,午后潮热,伴有畏风寒,自汗、盗汗,纳少神疲,便溏,面色㿠白,颧红,舌质淡、边有齿痕、苔薄,脉细弱而数。

(2)分析:肺脾同病,阴伤气耗,清肃失司,肺不主气而为咳,气不化津而成痰,肺虚络损,痰中带血；阴虚内热则午后潮热，盗汗，颧红；阴虚日久而致气虚，气虚不能卫外，故畏风，自汗；脾虚不健，则纳少神疲，便溏；舌质淡、边有齿痕、苔薄，脉细弱而数均为气阴两虚之候。

(3)治法：益气养阴。

(4)方药：保真汤(《十药神书》)加减。本方功能补气养阴，兼清虚热。药用人参、黄芪、白术、茯苓、大枣、炙甘草补肺益脾，培土生金；天冬、麦冬、五味子滋阴润肺止咳；熟地黄、生地黄、当归、白芍以育阴养荣，填补精血；地骨皮、银柴胡清退虚热；黄柏、知母滋阴清热；陈皮、生姜运脾化痰。也可加白及、百部以补肺杀虫。若夹有湿痰者，可加姜半夏、橘红、茯苓等燥湿化痰；咯血量多者可酌加蒲黄、仙鹤草、田七等，配合补气药，以补气摄血；咳嗽痰稀者，可加紫菀、款冬花、紫苏子温润止嗽；有骨蒸、盗汗等伤阴症状者，可加鳖甲、牡蛎、乌梅、地骨皮、银柴胡等补阴配阳，清热除蒸；如纳少腹胀、大便溏薄者，酌加扁豆、薏苡仁、莲子肉、山药等甘淡健脾。

4.阴阳虚损

(1)证候：咳逆喘息，少气，咳痰色白有沫，或夹血丝，血色暗淡，潮热，盗汗，自汗，声嘶或失音，面浮肢肿，心慌，唇紫，形寒肢冷，或见五更泄泻，口舌生糜，大肉尽脱，男子滑精阳痿，女子经少、经闭，舌质光淡隐紫、少津，脉微细而数或虚大无力。

(2)分析：肺痨日久，阴伤及阳，出现阴阳两虚，肺、脾、肾三脏并损的证候。肺不主气，肾不纳气，故咳喘少气，咳痰色白；咳伤血络则痰中带血，血色暗淡；阴伤则潮热盗汗；阴伤声道失润，金碎不鸣而声嘶；脾肾两虚则见水肿，肾泄；病及于心，则心慌，唇紫；虚火上炎，则口舌生糜；卫虚则形寒自汗；精气衰竭，无以充养形体、资助冲任之化源，故女子经少、经闭，大肉尽脱；命门火衰，故男子滑精、阳痿；舌脉均为阴阳俱损之象。

(3)治法：滋阴补阳。

(4)方药：补天大造丸(《医学心悟》)加减。本方温养精气，培补阴阳。方中用人参、黄芪、白术、山药、茯苓以补肺脾之气；白芍、当归、枣仁、远志养血宁心；枸杞、熟地黄、龟甲培补阴精；鹿角、紫河车助真阳而填精髓。另可酌加麦冬、阿胶、五味子滋养肺肾。若肾虚气逆喘息者，配钟乳石、冬虫夏草、诃子、蛤蚧、五味子等摄纳肾气以定喘；心悸者加丹参、远志镇心安神；五更泄泻者配用煨肉豆蔻、山茱萸、补骨脂以补火暖土，并去地黄、阿胶等滋腻碍脾的药物。

三、针灸治疗

(一)基本处方

膏肓、肺俞、膻中、太溪、足三里。

膏肓功擅补肺滋阴；肺俞、膻中属前后配穴法，可补肺止咳；太溪补肾水以滋肺阴；足三里疗诸劳虚损。

(二)加减运用

1.肺阴亏损证

加肾俞、复溜、三阴交以养阴润肺。诸穴针用补法，膏肓、肺俞可用灸法。

2.虚火灼肺证

加尺泽、阴郄、孔最以滋阴清热、凉血止血。诸穴针用平补平泻法，膏肓、肺俞可用灸法。

3.气阴耗伤证

加气海、三阴交以益气养阴。诸穴针用补法，膏肓、肺俞可用灸法。

4.阴阳虚损证

加肾俞、脾俞、关元以填补精血、温补脾肾。诸穴针用补法,膏肓、肺俞可用灸法。

5.胸痛

加内关以理气宽胸。诸穴针用平补平泻法。

6.心烦失眠

加神门以养心安神。诸穴针用平补平泻法。

7.急躁易怒

加太冲以疏肝理气。诸穴针用平补平泻法。

8.面浮肢肿

加关元、阴陵泉以温肾健脾利水。诸穴针用平补平泻法,关元可用灸法。

(三)其他

1.耳针疗法

取肺区敏感点、脾、肾、内分泌、神门,每次取双耳穴 2～3 穴,毫针刺法,留针 15～20 分钟,隔天 1 次,10 次为 1 个疗程。

2.穴位敷贴法

(1)取穴:颈椎至腰椎旁膀胱经第一侧线。

(2)药物:五灵脂、白芥子各 15 g,甘草 6 g,大蒜 15 g。

(3)方法:五灵脂、白芥子研末,与大蒜同捣匀,入醋少量,摊纱布上,敷于颈椎至腰椎旁膀胱经第一侧线上,1～2 小时,皮肤有灼热感则去之,7 天 1 次。

第七章 脾胃病证

第一节 口疮

一、概述

口疮,又名口疡、口㾞、口破,是指口舌疮疡或溃烂的一种病证,局部灼痛,常反复发作,经久不愈。多由心脾积热,外感热邪,阴虚阳亢或虚阳浮越而致。本病主要涵盖口腔颊腭、唇舌黏膜发生的点状溃疡性损害的病变,如复发性口疮、白塞综合征、创伤性口腔黏膜溃疡、口腔黏膜结核性溃疡、某些感染性疾病伴发的口腔溃疡,以及肝硬化、胃炎、十二指肠溃疡、糖尿病、甲状腺功能亢进症、高血压、B族维生素缺乏症、坏血病、白细胞减少症、白血病等所并发的口腔溃疡。

二、病因病机

口疮主要由外感邪热、饮食不节、情志所伤和体质虚弱等因素导致实火或虚火上炎,热熏口腔发为口疮。

(一)病因

1.外感邪热

口腔为肺胃之门户,外邪入侵,肺胃邪热上蒸,势必导致口舌生疮。

2.饮食不节

暴饮暴食,过食肥甘,恣食辛辣煎炒炙煿,嗜酒无度,损伤脾胃,内蕴化热,致使心脾积热而成口疮。

3.情志所伤

思虑过度,郁怒忧伤,气机不畅,郁而化火,亦致心脾积热而成口疮。

4.体质虚弱

素体阴虚,或热病伤阴,或劳倦过度,耗伤真阴,均可致阴液不足而生内热,热灼口腔而发口疮。临床常见消瘦之人易患口疮,并在失眠、过劳、思虑过度后复发、加重,肺痨患者,亦多有口疮,均属阴虚火旺之证。素体虚弱,过食寒凉,或素体脾肾阳虚,致阳虚浮火上越而发口疮。这类口疮微红微肿貌似火热证,其实质则是阳虚寒证,故称阳虚浮火。

(二)病机

1.病机关键

由于心脾积热、肺胃邪热、阴虚火旺或阳虚浮火,导致火热熏灼口腔发为口疮。

2.病位在口腔,与心、脾、肺、胃、肾有关

口疮虽只生在口腔,而口腔与内脏有密切的联系。口腔为肺胃之门户,外邪入侵,肺胃邪热上蒸,导致口舌生疮;舌为心之苗窍,诸痛疡疮皆属于心;脾开窍于口,脾脉挟舌本、散舌下,故口疮之患,与心脾之关系最为密切。肾脉连咽系舌本,两颊及齿龈属胃与大肠,牙齿属肾,任督等经脉均上络口腔唇舌,因此阴虚火旺或阳虚浮火上炎亦致口疮发作。

3. 病理性质以火邪为主,有虚实之分,总以实火者为多

口疮病理性质有实火、虚火之分,实者多属心脾积热、肺胃邪热,如暴饮暴食,过食甘肥辛辣、煎炒炙煿,嗜酒等损伤脾胃,内蕴化热;或思虑过度,郁怒忧伤化火,致使心脾积热;或外邪入侵,致使肺胃邪热上蒸者,属于实火。虚者多属阴虚火旺、阳虚浮火,如素体阴虚或热病伤阴,或劳倦过度,耗亏真阴所致阴虚虚火上炎;或身体虚弱而过食寒凉,或素体脾肾阳虚患者,由阳虚而致无根之火上浮者,属于虚火。

4. 起病有缓急,病程有新久之分

因饮食不节,外感邪热而致的心脾积热,肺胃邪热,口疮发病较急;阴虚火旺而致的口疮多反复发作,缠绵不愈;由阳虚火浮而致的口疮,发病缓慢,日久不愈。

5. 病延日久,虚实转化,变证衍生

病理机转的变化,实际上就是虚实之转化,暴病多属实火,久病多为虚火。实火迁延不除,则灼阴耗气转为虚火;虚火不除,亦伤气阴,易患外邪,转为虚实兼夹。各证类间的病机在一定条件也可发生转化。肺胃邪热,因肺心相辅,脾胃相表里,如调治不当,热毒乘心,胃火灼脾,转为心脾积热;心脾积热、肺胃邪热迁延不除,必灼伤阴液,转为阴虚火旺;阴虚日久,由阴及气,转为气阴两虚;阴虚误用苦寒过度,或阴损及阳,则转为阳虚浮火。

三、诊断与病证鉴别

(一)诊断依据

(1) 口疮的诊断,主要靠局部望诊,凡口舌出现单个或多个黄白色的溃烂点者,即可诊为口疮。

(2) 此证多发于唇内侧,其次是舌尖、舌缘、舌腹、两颊、舌底、上腭等部位,通常每次只出现一个或几个,初起为细小的红点,局部灼热,随后红点逐渐扩大并溃烂,形成黄豆大小的有凹、黄、红、痛四个特征的溃烂点,凹指溃烂点凹陷,浅者较轻,深者较重。黄指溃烂处覆盖黄色或黄白色或黄灰色的分泌物,红指口疮局部红肿及口疮周围有红晕微肿,其色越红,其热越盛,淡红或淡白属虚寒,越是淡白,越是虚寒。痛指口疮灼热疼痛,咀嚼进食时更为明显,甚至连说话亦痛。

(3) 一般口疮10天左右逐渐愈合,不留瘢痕,但如调治不当,多延久不愈,或此伏彼起,反复发作。恶化时,口疮数目增多,几个至十几个,疼痛剧烈,甚至伴发热等全身症状。有日久不愈者,可逐渐扩大变深,如花生米大,愈后亦可留下瘢痕。

(二)病证鉴别

1. 口疮与口糜

口糜是口舌片状糜烂,而口疮是口舌点状溃烂。

2. 口疮与舌岩

舌岩多发于舌的两侧或舌尖的下面,初期肿物如豆、坚硬,渐大如菌,故又称"舌菌",头大蒂小,色红紫,甚痛,不久溃破向深部及四周蔓延,边缘隆起如鸡冠,触之易出血,有恶臭,局部有渗液,一般难治。其突起、坚硬、紫红与口疮的凹陷、柔软、黄红自不相同。

3. 口疮与狐惑病

狐惑病虽亦有口疮,但更兼有眼病、皮肤二阴疮疡、默默欲眠、卧起不安、状如伤寒等复杂症状。

四、辨证论治

(一)辨证思路

1. 辨虚实

虚实不同,治法迥异(表 7-1)。

表 7-1 口疮虚实辨证要点

	实	虚
起病	急,病程短	慢,反复发作,日久不愈
局部外观	大小不等,表面多黄白分泌物,基底红赤,疮周红肿显著	较小,表面少量灰白色分泌物,基底淡白色,疮周红肿不明显
口臭	明显	无
疼痛	剧烈	轻微
渗出物	多,黄浊	少,浅淡
全身症状	较多,有全身实热证	较少,多有脏腑虚损证

2. 辨局部病变

(1) 斑块:疮周见红色斑块多属热证,见浅红或淡白块多属虚寒,红而带紫为热盛,红斑压之不退色多为血热或血瘀。

(2) 水疱:疮周有水疱,多属风热夹湿。

(3) 浮肿:疮周红肿多属湿热,肿而不红为湿盛。

(4) 疮痂:黄色脓痂为热毒,黄而黏腻为湿热,黑色血痂为血热。

(5) 鳞屑:疮周起鳞屑、急性发作者多为实证。日久口疮起鳞屑或见龟裂者多为血虚阴亏。

(6) 深浅:疮浅者病轻,疮深者病重,深陷如穴如坑者更重。

3. 辨脏腑

口疮生于口腔,与肺、脾、心、肾有关。伴见寒热身痛,咳嗽喉痛者,病变与肺有关;伴见腹胀便秘、口渴口臭,或口淡纳呆、泄泻便溏者,病变与脾胃有关;伴见心烦、心悸、失眠、多梦者,病变与心有关;伴腰膝酸软、头晕耳鸣等证者,病变与肾有关。

4. 辨病性

病性以心脾积热、肺胃邪热为多。症见起病较急、疮面红肿、口渴便秘、舌红苔黄、脉数有力,病性为实热;若口燥咽干,但舌红少苔或无苔,脉细数无力,病性属阴虚火旺;若疮面色淡、反复不愈且见肢冷畏寒、口淡食少、倦怠乏力、舌淡苔白、脉沉弱,病性为阳虚浮火。

临证还要考虑病史、生活史、体质等因素决定诊治方案。有的患者有外感、热病史;有的有饮食不节,劳倦过度的生活史;有的素体偏阴虚,有的为阳虚之体。

(二)治疗原则

治疗口疮,遵循"热者寒之,寒者热之,实者泻之,虚者补之"的原则。属实热者应清热泻火;属阴虚火旺者应滋阴泻火;属阳虚浮火者应温阳引火归元。还应当内外结合,辨证论治。口疮不只是局部病变,常与心、脾、胃、肠、肺、肾等脏腑有密切联系,它常是全身疾病的局部表现。而口疮的局部刺激,也可以进一步促使内脏失调。所以治疗上必须内外结合,局部与整体并重,掌握辨证论治的原则,收效始佳。

(三)分证论治

1.心脾积热证

(1)症状:口疮三五不等,灼热疼痛,表面多黄白分泌物,周围鲜红微肿,心烦失眠,口渴口臭,大便干少,小便黄短,舌红、苔黄,脉滑数。常因酒食燥热、七情刺激而诱发加重。

(2)病机分析:脾开窍于口,心开窍于舌,饮食及七情因素致心脾积热,上熏于口,乃生口疮。

(3)治法:清热泻火。

(4)代表方药:泻黄散合导赤散加减。泻黄散善泻脾胃伏火。用石膏、山栀以清脾热,藿香醒脾辟秽,防风升发伏火取"火郁发之"之意。导赤散善泻心火,用生地黄、木通、竹叶以清心凉血,导心经之热从小便而出。二方合用,共奏清泻心脾积热之效。热甚可酌加黄芩、黄连、玄参之属。

(5)加减:心脾积热伤阴,更兼湿热,口疮表面黄白黏腻之分泌物多,疮周红肿,烦躁口干,舌红、苔黄而腻,脉细数或滑数者,可用甘露饮。方以二冬、生地黄等清心脾而养阴,黄芩、茵陈清热利湿。疮周紫红或疮深火盛者,可加黄连、水牛角。

2.肺胃邪热证

(1)症状:口疮起病较急,数量较多,大小不等,表面多黄白色分泌物,疮周红肿或有水疱,常伴有发热头痛,咽喉痹痛,咳嗽,口渴,便秘尿黄。舌红苔黄,脉洪数。

(2)病机分析:口腔为肺胃之门户,六淫邪毒侵袭肺胃,必上熏口腔发为口疮。其起病急,发热头痛为邪热之征,喉痛咳嗽为邪壅肺系,咽痛口渴为胃热上熏,口疮之红肿热病及舌脉表现均属实热之征。

(3)治法:清肺胃热,祛邪解毒。

(4)代表方药:可用凉膈散或清胃泻火汤加减。凉膈散以连翘、栀子、黄芩解毒而清膈上之热,芒硝、大黄以泻火清热,薄荷疏邪辟秽,甘草解毒、调和诸药。

(5)加减:兼咳嗽咽喉痛者,可加桔梗、牛蒡子、板蓝根、山豆根;口疮周围浮肿起水疱者,可加木贼、木通、薏苡仁、滑石、车前子之类,以化湿清热。

3.阴虚火旺证

(1)症状:口疮反复发作,灼热疼痛,疮周红肿稍窄,口燥咽干,头晕耳鸣,失眠多梦,心悸健忘,腰膝酸痛,手足心热,舌红少苔,脉细数。

(2)病机分析:头晕耳鸣,失眠多梦,心悸健忘,腰膝酸软,为肾阴亏损之征;阴虚生内热,故口燥咽干,手足心热,舌红脉细数;虚火上炎,故口舌生疮红痛;究属虚热,故疮周红肿稍窄。

(3)治法:滋阴降火。

(4)代表方药:可用知柏地黄丸。本方以六味地黄丸滋阴,知母、黄柏降火,其他养阴清热之药,如天冬、麦冬、沙参、石斛、白芍、玄参之类,亦可随症加入。

(5)加减:阴虚火旺兼湿热内盛,口疮红肿,分泌物呈黄浊垢腻,其量较多,热痛较著者可用甘露饮或黄连阿胶汤加减。

4.阳虚浮火证

(1)症状:口疮淡而不红,大而深,表面灰白,日久不愈,服凉药则加重。腹胀,纳少,便溏,头晕乏力,或腰膝酸软,面青肢凉,口淡无味,苔白质淡,脉沉弱或浮大无力。

(2)病机分析:口疮不红,日久不愈,服凉药更甚,可知此口疮不是热证。口淡肢凉、舌淡脉沉弱为阳虚之征。若兼腹胀、纳少、便溏等症为脾阳虚。若兼腰膝酸软、头晕耳鸣等症为肾阳虚。虚阳上浮,浮火上熏,发为口疮。

(3)治法:扶正温阳,敛火止痛。

(4)代表方药:偏脾阳虚,可用理中汤加附子以温脾阳;偏肾阳虚,可用桂附八味丸或黑锡丹以温肾阳。

(5)加减:气血虚弱者,可加用八珍汤,或十全大补汤之类。诸方均可随症加入牡蛎、五味子、山茱萸、白及之类,以敛火生肌。

(四)其他疗法

1.单方验方

(1)莲子心 3 g,水煎温服。

(2)芦根、茅根各 45 g,玄参 9 g,水煎分数次服。

(3)生蒲公英 30 g,水煎服。

(4)天冬、麦冬、玄参各 9 g,水煎服,或制为蜜丸,含服亦可。

(5)生地黄、蒲公英、天花粉各 6 g,甘草 3 g,水煎服。

2.常用中成药

(1)银翘解毒颗粒。

1)功用主治:辛凉解表,清热解毒。用于风热感冒,发热头痛,咳嗽,口干,咽喉疼痛。口疮证属外感实热者可用。

2)用法用量:开水冲服,1 次 1 袋,每天 3 次。

(2)牛黄解毒片。

1)功用主治:清热解毒,散风止痛。用于肺胃蕴热引起:头目眩晕,口鼻生疮,风火牙痛,暴发火眼,咽喉疼痛,耳鸣肿痛,大便秘结,皮肤刺痒。口疮证属胃火上燔者可用。

2)用法用量:口服,1 次 3 片,每天 2~3 次。

(3)甘露消毒丸。

1)功用主治:利湿化浊,清热解毒。用于湿温时疫、邪在气分。证见发热、倦怠、胸闷、腹胀、肢酸、咽肿、身黄、颐肿、口渴、小便短赤或淋浊。舌苔淡白或厚或干黄者。口疮证属湿热上蒸者可用。

2)用法用量:口服,6~9 g,每天 3 次。

(4)补中益气丸合三黄片。

1)功用主治:补中益气丸补中益气,升阳举陷。用于脾胃虚弱、中气下陷所致的泻泄,症见体倦乏力,食少腹胀,便溏久泻,肛门下坠。三黄片清热解毒,泻火通便,用于三焦热盛所致的目赤肿痛,口鼻生疮,咽喉肿痛,牙龈肿痛,心烦口渴,尿黄便秘。口疮证属脾虚火郁者可用。

2)用法用量:补中益气丸每次6 g,三黄片1片,每天3次。

(5)知柏地黄丸。

1)功用主治:滋阴清热。用于潮热盗汗,耳鸣遗精,口干咽燥。口疮证属阴虚火旺者可用。

2)用法用量:每次9 g,每天2～3次。

(6)桂附理中丸合三黄片。

1)功用主治:桂附理中丸补肾助阳,温中健脾,用于肾阳衰弱,脾胃虚寒,脘腹冷痛,呕吐泄泻,四肢厥冷。合用三黄片,用于治疗口疮证属阳虚火越者。

2)用法用量:桂附理中丸6 g,三黄片1片,每天3次。

3.针灸疗法

(1)体针。

1)主穴:承浆、地仓、阿是穴。配穴:合谷、曲池、足三里、三阴交;舌部口疮加金津、玉液;唇及两颊加迎香。

2)阿是穴位置:局部溃疡面。

3)操作:主穴均取,配穴酌加。阿是穴、金津、玉液均为点刺。点刺前先漱口,阿是穴用毫针点刺,小溃疡面只需刺一下,疮面直径大于0.3 cm,点刺2～4下;金津、玉液用消毒三棱针点刺出血。余穴针刺得气后,施平补平泻手法,留针15～30分钟。每天或隔天1次,10次为1个疗程。

(2)艾灸。

1)取穴:神阙。

2)操作:用艾绒或加入其他药物(丁香、吴茱萸等)做成艾条,点燃对准脐部进行熏烤,直到患者感到温热舒适后,将艾条燃端固定在一定的高度(一般距2 cm左右),连续灸烤5～10分钟,以局部潮红为适度,也可采取雀啄灸。每天1次,孕妇忌灸。

(3)刺血。

1)取穴:阿是穴(位置同前)。

2)操作:常规消毒后,根据溃疡面积大小可取3～5处,用三棱针垂直刺入以0.2～0.3 cm深为宜,稍加挤压,以利血液渗出。刺出血量以数滴或0.2～0.3 mL为度。术毕用1%甲紫溶液涂患处,隔天1次。

(4)穴位注射。

1)取穴:三阴交、极泉。

2)操作:药液用TF制剂(转移因子)2 mL。注射时先用无菌蒸馏水稀释,然后选用5号注射针头2 mL注射器,取双侧三阴交或极泉穴,皮肤消毒后,快速进针,提插捻转,以得酸胀、麻木针感为好,抽无回血后缓慢注射TF,每侧注入1 mL。每周1～2次,4次为1个疗程。

(5)耳针。

1)主穴:口、舌、神门、交感。配穴:肺、心、肝、脾、肾、肾上腺、大肠。

2)操作:以主穴为主,每次取2～3穴,根据临床病变部位酌加配穴。寻得敏感点后,速刺进针,得气后,再捻转数下,以加强刺激,留针30分钟,每天1次,5次为1个疗程,出针后用消毒棉球轻按孔穴1~2分钟,以免出血。

4.外治疗法

(1)外敷法:①石榴壳煅炭研末,每天两次搽口内,亦可加青黛少许。②阳虚浮火证者,用乌梅1个,火煨后加冰片1.5 g,同研极细末,吹入口中患处。③蔷薇根(冬取根、夏取茎叶)煎浓汁含漱,吐出,每天六七次。④人中白(煅)三钱、冰片二分研细末,吹,每天3次。

(2)推拿疗法。

1)治疗原则:实火清之,虚火滋阴清热。

2)取穴:心俞、肝俞、胆俞、脾俞、胃俞、神门、蠡沟、中封、解溪、照海、筑宾、交信。以上穴位以找到压痛敏感点为主,一般每次重点取4~5个穴位。

3)操作:患者俯卧位。用拇指指腹轻微点揉以上穴位,以探测手法轻重的标准,掌握操作力度。继之以压痛敏感点为重点,按揉以上穴位,力度由轻到重,以患者能够耐受为度。背俞穴采用一指禅法,强调将力量渗透进去。

五、临证参考

(一)判断虚实,尤其注意虚实夹杂、寒热错杂证的辨治

李翰卿先生曾云:急性者,多实,但一两剂不愈者不可不注意虚;慢性久久不愈者多虚,但尤多兼实火;若火证为主者,不可仅注意火,因其多兼寒邪,故临证时必须审慎考虑。虚实夹杂者,以寒积不化,郁而化火,上热下寒者为多,此证往往具有胃脘、脐腹隐痛,压之则疼痛加剧,或吃肉、油腻以后加重,大便兼有黏液或不消化状的食物残渣,治宜理中大黄汤或理中承气合方,但攻下之时只可缓攻,不可大泻下,否则胃、腹疼痛加剧而口疮不除。脾肺俱虚,虚火上炎者,往往疲乏无力,胃脘痞满,脉象虚大或右大于左,治宜补中益气汤加元参、知母、黄柏。若寒热夹杂者,亦有脾肾之别,脾胃者,症见胃脘痞满,嘈杂或冷痛,两脉弦,治宜黄连汤加减;肾者,症见腰困腰冷,脉沉细尺大而弦,治宜十味地黄汤加减。

(二)口疮之泻火宜从大小便解

口疮、口糜,必须察其大小便,若大便秘结,或大便黄臭呈不消化状,或有黏液者,治宜通下;大便正常,小便黄赤者,宜利小便,使其火从小便而解;但下之不可太过,利之不可不及。若胃脘有压痛,大便秘结或不秘结者,宜下。心火尿赤者,宜利小便。总之,或从心火以泻小肠,或从胃热以通腑。

六、预防与调护

(一)注意口腔卫生

(1)勤漱口:早晨起床后、餐后、睡前要漱口,以去除食物碎屑和口腔污物,保持口腔的清洁,可以减少口疮的发生。

(2)常叩齿:叩齿可以促进唾液分泌,辅助消化,可以减少脾胃运化失常所酿成的脾火。局部运动增多,促进气血流畅,亦可增进局部的抵抗力,减少口疮的生成。

(3)细咀嚼:进食时要充分咀嚼食物,使之变成糜,再吞咽下去,可以避免粗硬难化形成食滞,酿生脾胃湿热,导致口疮,并注意缓慢细嚼,避免咬伤唇舌,防止咬伤溃烂成疮。

(二)调节饮食

饮食有节,饥饱适宜,去除不良嗜好,勿暴饮暴食,避免烟酒及辛辣煎炒之品。

(三)加强锻炼

注意身心健康,锻炼身体,增强体质。避免过劳和精神刺激,可以防止心脾积热或阴虚内热等的形成。

(四)注意调护

(1)选用适当中药煎剂频漱口,可以排除疮面污物,并有治疗作用。

(2)避免粗硬食品,宜半流质或流质饮食。

(3)实火口疮,饮食宜清淡,戒吃辛辣燥热酒食。阳虚浮火口疮,戒食生冷瓜果寒凉食品。

(4)避免过劳或熬夜而伤神动火。

第二节 呃逆

一、概述

呃逆即打嗝,指胃失和降,气逆动膈,上冲喉间,呃呃连声。声短而频,不能自制的疾病。呃逆是一个生理上常见的现象,由横隔膜痉挛收缩引起的。发作中胸部透视可判断膈肌痉挛为一侧性或两侧性,必要时做胸部CT,排除膈神经受刺激的疾病,做心电图判断有无心包炎和心肌梗死。疑中枢神经病变时可做头部CT、MRI、脑电图等。疑有消化系统病变时,进行腹部X射线透视、B超、胃肠造影,必要时做腹部CT和肝胰功能检查,为排除中毒与代谢性疾病可做临床生化检查。

二、病因病机

呃逆发生的常见原因有饮食不当、情志不和、正气亏虚等几方面。

(一)病因

1.饮食不当

如过食生冷或寒冷药物致寒气蕴蓄于胃,胃气失于和降,气逆而上动膈,故呃呃声短而频,不能自制。若过食辛热煎炒之品,或过用温补之剂、燥热之剂,阳明腑实,气不顺行,亦可动膈而发生呃逆。

2.情志不和

恼怒抑郁,气机不利,肝木犯土,胃失和降,气逆动膈。也有肝气郁结导致津液失布而滋生痰浊,忧思伤脾,脾失健运,滋生痰浊,或气郁化火,灼津成痰,亦能逆气夹痰浊上逆动膈而发生呃逆。

3.正气亏虚

素体不足,脾胃虚弱,或久病大病后,或劳倦过度,导致脾肾阳虚不能温养胃阳,清气不升,浊气不降,气逆动膈成为呃逆。

(二)病机

1.呃逆总由胃气上逆动膈而成

病机关键在胃失和降、胃气上逆动膈。

2.病位在胃,与肺、肾、肝有关

呃逆总由胃气上逆动膈而成,肺气失宣在发病过程中起到了重要作用,呃逆与肺关系密切。阴液亏虚,筋脉失养,则变生内风。膈肌失于阴液濡养,也会发生痉挛,而引起呃逆。肾气失于摄纳,引动冲气上乘夹胃气上逆动膈,发为呃逆。

3.呃逆的主要病理因素及虚实转化

呃逆的主要病理因素不外气郁、食滞、痰饮等。

呃逆的病理性质不外虚实两方面,凡寒积于胃、燥热内盛、气逆痰阻等皆属实证。而脾胃虚弱,或胃阴不足者则属虚证。本病之初以实证为主,日久则为虚实夹杂证或纯为虚证。寒邪为病者,胃中寒冷损伤阳气,日久可致脾胃虚寒之证。热邪为病者,如胃中积热或肝郁日久化火,易于损阴耗液而转化为胃阴亏虚。气郁、食滞、痰饮为病者,皆能伤及脾胃转化为脾胃虚弱证。急危重症及年老正虚患者可致脾胃阳虚与胃阴亏虚,后期可致元气衰败,出现呃逆持续,呃声低微,气不得续的危候。

三、诊断与病证鉴别

(一)诊断依据

(1)呃逆以气逆上冲,喉间呃呃连声,声短而频,不能自制为主症,其呃声或高或低,或疏或密,间歇时间不定。

(2)常伴有胸膈痞闷,脘中不适,情绪不安等症状。

(3)多有受凉、饮食、情志等诱发因素,起病多较急。

(4)X射线钡餐、胃镜检查、肝肾功能检查、B超有助于诊断。

(二)辅助检查

发作中胸部透视可判断膈肌痉挛为一侧性或两侧性,必要时做胸部CT,排除膈神经受刺激的疾病,做心电图判断有无心包炎和心肌梗死。疑中枢神经病变时可做头部CT、磁共振、脑电图等。疑有消化系统病变时,进行腹部X射线透视、B超、胃肠造影,必要时做腹部CT和肝胰功能检查,为排除中毒与代谢性疾病可做临床生化检查。

(三)病证鉴别

1.呃逆与干呕

干呕与呃逆同属胃气上逆的表现,干呕属于有声无物的呕吐,乃胃气上逆,冲咽而出,发出呕吐之声。呃逆则气从膈间上逆,气冲喉间,呃呃连声,声短而频,不能自制。

2.呃逆与嗳气

嗳气与呃逆同属胃气上逆,有声无物之证。但嗳气多见于饱餐之后或肝失疏泄,因胃气阻郁,气逆于上,冲咽而出,其特点是声长而沉缓;因饱食而致者,多伴酸腐气味,食后好发,因肝气犯胃者,多随情志而增减,可自行减轻或控制;而呃逆为胃气上逆动膈,上冲喉间,其特点为声短而频,不能自制。

四、辨证论治

(一)辨证思路

呃逆的辨证应着重围绕其发病、病程、呃声有力与否及其他伴随症状来进行。

1.辨病情轻重

呃逆辨证,首先应了解病情轻重,若属一时性气逆而致,无反复发作史,呃声响亮,无明显兼证者,则病情较轻,往往采用转移注意力或简易治疗即可痊愈;若呃逆反复发作,持续时间较长,呃声低微,伴有乏力、纳呆等虚弱证候,或出现在其他急慢性疾病过程中,简易治疗不能取效者,病情较重。若年老体虚,重病后期及急危病中,出现呃逆时断时续,呃声低微,气不得续,饮食难进,脉细沉弱者,则属元气衰败、胃气将绝之危重证。

2.辨虚实寒热

(1)实证:呃逆初起,呃声响亮有力,连续发作,脉多弦滑。若兼食滞者,则呃而脘闷嗳腐;如属气滞者,则呃而胸胁胀满;痰饮内停者,则呃而胸闷痰多,或心悸、目眩。

(2)虚证:呃逆时间较长,呃声时断时续,气怯声低无力。若属阳虚者,可兼畏寒,食少便溏,腰膝酸软,手足欠温,甚至四肢厥冷;若为阴虚者,可见心烦不安,口舌干燥,脉细数等证。

(3)寒证:呃声沉缓有力,胃脘不舒,得热则减,遇寒则甚,面青肢冷便溏,舌苔白润。

(4)热证:呃声响亮,声音短促,胃脘灼热,口臭烦渴,面色红赤,便秘溲赤,舌苔黄厚。

3.辨证结合临床辅助检查

如属持续时间较长,难以控制的呃逆,应在呃止后,做胸部 X 射线摄片、胃肠钡剂 X 射线摄片或内镜检查以排除肺部炎症、肿瘤、胃炎、胃扩张、胃癌等;如兼有黄疸、神昏及鼓胀、呕血、便血者,须做肝功能及肝脏 B 超或 CT 检查,以排除肝硬化、消化道肿瘤;如兼有尿少水肿者,须做尿常规、内生肌酐清除率、肾功能、肾脏 B 超检查排除肾脏病变;若兼有中风失语表现者须做头颅 CT 检查以排除脑血管意外等疾病。

(二)治疗原则

呃逆一证,总由胃气上逆动膈而成,故应以和胃降逆平呃为基本治则,并在分清寒热虚实的基础上,分别施以祛寒、清热、补虚、泻实之法。对于重危病证中出现的呃逆,急当救护胃气。

1.调整气机,和降为顺

气机调整应以和胃降气为基本原则,结合宣降肺气、摄纳肾气。和胃之法应辨寒热虚实之不同,分别施以祛寒、清热、补虚、泻实之法,同时在此基础上,酌加降逆平呃之品。

2.辨别病机,依证变法

一般来说,实证中寒呃治宜温中祛寒;热呃宜清降泄热;饮食停滞者宜消食导滞;气机郁滞者宜顺气降逆;痰饮内停者,则宜化痰蠲饮。虚证中脾胃阳虚者宜温补脾胃,降逆和胃;胃阴不足者则宜养胃生津。同时各证均可酌加平降气逆之品。对于在重病中出现的呃逆,为元气衰败之证,应急予温补脾肾,扶持元气或用益气养阴等法以顾其本。

(三)分证论治

1.胃中寒冷证

(1)症状:呃声沉缓有力,胸膈及胃脘不舒,得热则减,遇寒则甚,口淡不渴,食少,舌苔白润,脉迟缓。

(2)病机分析:寒邪阻遏,肺胃之气失于和降,故呃声沉缓有力,膈间及胃脘不舒。寒邪遇热则易于消散,遇寒则更增邪势,故得热则减,遇寒则甚。胃中寒冷,中阳被遏,运化迟缓,故食欲减少,口不渴。舌脉均属胃中有寒之象。

(3)治法：温中祛寒，降逆止呃。

(4)代表方药：丁香散为主方。方中丁香暖胃降逆、柿蒂温中下气，二药均为祛寒降逆止呃之常用要药；高良姜温中祛寒；甘草和胃。

(5)加减：若寒重者，加吴茱萸、肉桂以温阳散寒降逆；若夹寒滞不化，脘闷嗳腐者，可加厚朴、枳实、陈皮、半夏、茯苓等以行气化痰消滞。

2.胃火上逆证

(1)症状：呃声洪亮，冲逆而出，口臭烦渴，喜冷饮，小便短赤，大便秘结，舌苔黄，脉滑数。

(2)病机分析：胃火上冲，故呃声洪亮。胃热伤津，肠间燥结，则口臭烦渴而喜冷饮，便结尿赤。舌苔黄，脉象滑数，为胃热内盛之象。

(3)治法：清热养胃，生津止呃。

(4)代表方药：竹叶石膏汤加竹茹、柿蒂。方中竹叶、生石膏清泻胃火，人参可改沙参，合麦冬养胃生津，半夏、柿蒂化痰降逆，粳米、甘草调养胃气。

(5)加减：若大便秘结，脘腹痞满，可合用小承气汤通腑泄热，使腑气通，胃气降，呃逆自止。

3.气机郁滞证

(1)症状：呃逆连声，常因情志不畅而诱发或加重，伴胸闷纳减，脘胁胀闷，肠鸣矢气，舌苔薄白，脉弦。

(2)病机分析：肝强乘胃，胃气上冲，故呃声连续。病由情志而起，故疾病发作与情志关系密切。肝脉挟胃布胸胁，肝郁气滞，故胸胁胀闷不舒。痰气交阻，胃失和降，故恶心嗳气，肠鸣矢气，胸闷。舌脉亦为气机郁滞之象。

(3)治法：顺气解郁，降逆止呃。

(4)代表方药：五磨饮子加减。方中木香、乌药解郁顺气，枳壳、沉香、槟榔宽中降气。可加丁香、代赭石降逆止呃，川楝子、郁金疏肝解郁。

(5)加减：若气郁化火，心烦，便秘，口苦，舌红脉弦数者，可加山栀、黄连等泄肝和胃；若气逆痰阻，头目昏眩，时有恶心，舌苔薄腻者，可合旋覆代赭汤、二陈汤化裁，以顺气降逆，化痰和胃。

4.脾胃阳虚证

(1)症状：呃声低缓无力，气不得续，面色㿠白，手足不温，食少困倦，泛吐清水，脘腹不舒，喜温喜按，乏力，大便溏薄，舌淡苔白，脉沉细弱。

(2)病机分析：脾胃虚弱，虚气上逆，则呃声低弱无力，气不得续，食少困倦；甚者生化之源不足，可见面色苍白无华。阳气不布，故手足不温。舌脉为脾胃阳虚之象。

(3)治法：温补脾胃，和中降逆。

(4)代表方药：理中汤加吴茱萸、丁香。方中人参、白术、甘草甘温益气，干姜温中祛寒，吴茱萸、丁香温胃透膈以平呃逆，另可加刀豆子温中止呃。

(5)加减：若呃逆不止，心下痞硬，可合用旋覆代赭汤以重镇和中降逆。如肾阳亦虚，见形寒肢冷，腰膝酸软，舌质胖嫩，脉沉迟者，可加附子、肉桂以温肾助阳；如夹有食滞，可稍佐陈皮、麦芽之类以理气化滞；若中气大亏，呃声低弱难续，食少便溏，体倦乏力，脉虚者，宜用补中益气汤。

5. 胃阴不足证

(1)症状:呃声短促而不连续,口干舌燥,烦躁不安,不思饮食,或食后饱胀,大便干结,舌红而干或有裂纹,脉细数。

(2)病机分析:胃阴不足,失于濡润,气机不得顺降,故呃声短促而不连续。津液损伤,内有虚热,故口干舌燥,烦躁不安,口渴,大便干结。舌脉亦为胃阴不足之象。

(3)治法:生津养胃,降逆止呃。

(4)代表方药:益胃汤加枇杷叶、石斛、柿蒂。方中沙参、麦冬、玉竹、生地黄甘寒生津,滋养胃阴。

(5)加减:加石斛以加强养阴之力,又加枇杷叶、柿蒂以和降肺胃而平呃逆。若胃气大虚,不思饮食,则合用橘皮竹茹汤以益气和中。

(四)其他疗法

1. 单方验方

(1)艾条点燃放置患者床头 3~5 分钟;若点燃 10 分钟,可治疗顽固性呃逆。

(2)五味子 5 粒,慢慢咀嚼,3 分钟可止呃。

(3)生山楂 5~10 个,煮熟,细嚼慢咽,并饮少量温开水,一般 3~5 次可止呃逆。或山楂 30 g 水煎代茶饮。

(4)砂仁 2 g,细嚼慢咽,每天 3 次。

(5)炒韭菜籽 30 g,加水 300 mL,煎至 100 mL,每天 1 次;或韭菜籽炒黄研末,每次 9 g,每天 3 次,温开水送服。

2. 常用中成药

达立通颗粒。

(1)功用主治:清热解郁,和胃降逆,通利消滞,用于肝胃郁热所致痞满证,症见胃脘胀满、嗳气、纳差、胃中灼热、嘈杂泛酸、脘腹疼痛、口干口苦,以及运动障碍型功能性消化不良见上述症状者。

(2)用法用量:温开水冲服,1 次 1 袋,每天 3 次。于饭前服用。

3. 针灸疗法

(1)基本治疗。

1)治则:胃寒积滞、脾胃阳虚者温中散寒、通降腑气,针灸并用,虚补泻实;肝郁气滞、胃火上逆者疏肝理气、和胃降逆,只针不灸,泻法;胃阴不足者养阴清热、降逆止呃,只针不灸,平补平泻。

2)处方:以任脉腧穴为主。选穴膈俞、内关、中脘、天突、膻中、足三里。

3)方义:本病病位在膈,故不论何种呃逆,均可用膈俞利膈止呃;内关穴通阴维脉,且为手厥阴心包经络穴,可宽胸利膈,畅通三焦气机,为降逆要穴;中脘、足三里和胃降逆,不论胃腑寒热虚实所致胃气上逆动膈者用之均宜;天突位于咽喉,可利咽止呃;膻中穴位近膈,又为气会穴,功擅理气降逆,使气调则呃止。

4)加减:胃寒积滞、胃火上逆、胃阴不足者加胃俞和胃止呃;脾胃阳虚者加脾俞、胃俞温补脾胃,肝郁气滞者加期门、太冲疏肝理气。

5)操作:诸穴常规针刺;膈俞、期门等穴不可深刺,以免伤及内脏;胃寒积滞、脾胃阳虚者,诸穴可用艾条灸或隔姜灸;中脘、内关、足三里、胃俞亦可用温针灸,并可加拔火罐。

(2)其他针法。

1)指针:翳风、攒竹、鱼腰、天突。任取一穴,用拇指或中指重力按压,以患者能耐受为度,连续按揉1~3分钟,同时令患者深吸气后屏住呼吸,常能立即止呃。

2)耳针:取膈、胃、神门、相应病变脏腑(肺、脾、肝、肾),毫针强刺激;也可耳针埋藏或用王不留行贴压。

(3)穴位贴敷:麝香粉0.5 g,放入神阙穴内,伤湿止痛膏固定,适用于实证呃逆,尤其以肝郁气滞者取效更捷;吴茱萸10 g,研细末,用醋调成膏状,敷于双侧涌泉穴,胶布或伤湿止痛膏固定,可引气火下行。适用于各种呃逆,对肝、肾气逆引起的呃逆尤为适宜。

(4)穴位注射:常用穴分两组。①天突、内关。②中脘、足三里。治法:阿托品、1%普鲁卡因注射液、维生素B_1注射液、维生素B_6注射液。每次取一组穴,亦可仅取内关或足三里。1%普鲁卡因注射液每穴0.5 mL;维生素B_1注射液、维生素B_6注射液各2 mL,予以混合,每穴2 mL;阿托品每次仅取一侧穴,每穴0.5 mg。如3小时后无效再注入另一侧穴。其余药物每天1次。

4.简易疗法

(1)分散注意力,消除紧张情绪及不良刺激。

(2)先深吸一口气,然后憋住,尽量憋长一些时间,然后呼出,反复进行几次。

(3)喝开水,特别是喝稍热的开水,喝一大口,分次咽下。

(4)洗干净手,将示指插入口内,轻轻刺激咽部。

(5)将含90%氧气和10%的二氧化碳的混合气体装入塑料袋中吸入。

(6)嚼服生姜片。

五、临证参考

(一)和降则上逆之胃气可平

呃逆病因虽有不同,但"致呃之由,总由气逆"。胃气上逆动膈即见呃逆,故治疗呃逆的基本原则是和胃、降逆、平呃。针对其病位则宜和胃,针对其病势则宜降逆平呃,这一基本原则贯穿于呃逆证治的始终。然而和降之法,各有不同,有的用丁香、吴茱萸、高良姜、生姜汁等散寒以降逆,有的用柿蒂、竹茹等辛凉以降逆,有的用旋覆花、陈皮、厚朴、沉香等顺气以降逆,有的用代赭石重镇以降逆,凡此种种,皆立意于和胃降逆之中,气逆平仄呃逆可止。

和胃降气之法,应根据兼证不同而分别施治,《证治汇补·呃逆》谓本证"治当降气化痰和胃为主,随其所感而用药。气逆者,疏导之;食停者,消化之;痰滞者,涌吐之;热郁者,清下之;血瘀者,破导之。若汗吐下后,服凉药过多者,当温补;阴火上冲者,当平补;虚而夹热者,当凉补"。系统论述了本证以和降为主的治疗大法。

张兴斌认为,丁香与郁金同用,组成呃畏一二汤(丁香、郁金、柿蒂、旋覆花、赭石、法半夏、陈皮),其和降胃气的作用增强。姚庆云常用加味芍药甘草汤(白芍、炙甘草、灵仙、厚朴、木香)。认为方中芍药、甘草舒挛缓急有助于胃气的和降。

(二)活血则难愈之久呃可止

呃逆日久不愈,诸药罔效,此即《医林改错·呃逆》所谓"血府血瘀",宜用血府逐瘀汤,并谓

"一见呃逆,速用此方,无论轻重,一付即效"。

印会河认为本病来去匆匆,即"数变"之病,例属"风"之为病,宜用血府逐瘀汤加地龙、䗪虫,血行则风自灭。崔金才亦用血府逐瘀汤治疗中风并发呃逆。刘光汉用暖胃活血降逆汤(炮姜、木香、枳壳、郁金、紫苏子、当归、桃仁、白芍、赤芍、红花、丹参、赭石、磁石、厚朴、牛膝、麦芽)治疗流行性出血热、肝硬化、肝癌等所致本病,均取得了较好疗效。

六、预防与调护

(1)寒温适宜,注意避免外邪侵袭犯胃。

(2)饮食有节,不要过食生冷及辛辣煎炸之品,患热病时不过服寒凉之药,患寒证时不妄投温燥之剂。

(3)调畅情志,以免肝气逆乘肺胃。

(4)若呃逆出现于某些急慢性疾病的过程中,则要积极治疗原发病证,这是十分重要的预防措施。

(5)呃逆的轻症,多能逐渐自愈。取嚏、饮水、转移注意力可加速痊愈。

(6)若呃逆发作频频,则饮食中要进易消化的食物,粥面中可加姜汁少许以温宣胃阳,降逆止呃。

(7)一些虚弱患者,如因服食补气药过多而呃逆频作者,可用橘皮、竹茹煎汤温服。

第三节 噎膈

一、概述

噎膈是指由食管干涩或狭窄导致吞咽食物哽噎不顺、饮食难下,或食而复出的疾患。噎即噎塞,指吞咽之时哽噎不顺;膈为格拒,指饮食不下。噎可单独为病,亦可为膈的前驱表现,故临床常以噎膈并称。本病主要涵盖了西医学中的食管癌、贲门癌、贲门失弛缓症、食管失弛缓症、食管憩室、食管炎等。胃肠功能紊乱、胃神经症、胃食管反流征等疾病引起的食物难下不在本病证范围。

二、病因病机

噎膈的病因主要为七情内伤,饮食所伤,年老肾虚,脾、胃、肝、肾功能失调等,且几者之间常相互影响,互为因果,共同致病。

(一)病因

1.七情失调

导致噎膈的七情因素中,以忧思恼怒多见。忧思伤脾则气结,脾伤则水湿失运,滋生痰浊,痰气相搏;恼怒伤肝则气郁,气机郁结则津行不畅,瘀血内停,已结之气与后生之痰、瘀交阻于食管、贲门,使食管不畅,久则使食管、贲门狭窄,而成噎膈。

2.饮食所伤

嗜酒无度,过食肥甘,恣食辛辣,助湿生热,酿成痰浊,阻于食管、贲门,或津伤血燥,失于濡润,使食管干涩,均可引起进食噎塞,而成噎膈。此外,饮食过热,食物粗糙发霉,既可损伤食管脉络,又可损伤胃气,气滞血瘀阻于食管、贲门,也可成噎膈。

3.年老肾虚

年老肾虚,精血渐枯,食管失养,干涩枯槁,发为此病。若阴损及阳,命门火衰,脾胃失于温煦,脾胃阳虚,运化无力,痰瘀互结,阻于食管,也可形成噎膈。

(二)病机

1.病位在食管,属胃所主,与肝、脾、肾三脏有关

噎膈的病位在食管,属胃所主,又因肝、脾、肾三脏之经络皆与食管相连,七情内伤、饮食不节、年老肾虚可致肝、脾、肾三脏功能失常,故病变与肝、脾、肾密切相关。肝之疏泄失常,则气失条达,可使气滞血瘀或气郁化火;脾之功能失调,健运失司,水湿聚而为痰,痰气交阻或痰瘀互结;肾阴不足,精血亏耗,则不能濡养咽嗌,肾阳亏虚,不能温运脾土,运化失司,以致气滞、痰阻、血瘀,使食管狭窄,胃失通降,津液干涸失濡而成噎膈。

2.病机关键为津枯血燥,气痰瘀互结,食管干涩、狭窄

内伤饮食、情志不遂、年老肾亏三者之间相互影响,互为因果,共同致病,使气机不畅、痰浊不化,痰气交阻于食管和胃,致哽噎不顺,梗塞难下,继则瘀血内结,痰、气、瘀三者交结,胃之通降阻塞,上下不通,因此饮食难下,食而复出;久病则气郁化火,或痰瘀生热,伤阴耗液,失于濡润,食管干涩,食饮难下。以上各种原因造成食管干涩、狭窄,因而产生噎膈。

3.病理性质为本虚标实,各有偏重

病理性质总属本虚标实,标实为痰、气、瘀阻塞食管。初起以邪实为主,随着病情发展,气结、痰阻、血瘀愈显,食管、贲门狭窄更甚,邪实有加;久病则气郁化火,或痰瘀生热,伤阴耗液,阴津日益枯槁,胃腑失其濡养,或阴损及阳,脾胃阳气衰败,不能输化津液,痰气瘀结益甚,多形成虚实夹杂之候;胃津亏耗,进而损及肾阴,以致精血虚衰,虚者愈虚,疾病由标实转为正虚。

4.病程有新久之分,病情有轻重之别

噎膈初起,常由饮食、情志所致,以痰气瘀交阻之邪实为主,病位偏上;日久损及脾肾阴津,则以本虚为主,病位偏下。部分患者病情继续发展,由阴损以致阳衰,则肾之精气并耗,脾之化源告竭,终成不救。

三、诊断与病证鉴别

(一)诊断依据

(1)咽下饮食梗塞不顺,食物在食管内有停滞感,甚则不能下咽到胃,或食入即吐。

(2)常伴有胃脘不适,胸膈疼痛,甚则有形体消瘦、肌肤甲错、精神衰惫等症。

(3)起病缓慢,常表现为由噎至膈的病变过程,常由饮食、情志等因素诱发,多发于中老年男性,特别是在高发区。

(4)食管、胃的X射线检查、内镜及病理组织学检查、食管脱落细胞检查,以及胸腹部CT检查等有助于早期诊断。

(二)辅助检查

食管、胃的X射线检查,胸腹部CT检查可以鉴别上消化道占位或憩室病变,也可作为贲门失弛缓症、食管失弛缓症的诊断条件之一;内镜及病理组织学检查、食管脱落细胞检查有助于食管癌、贲门癌的确诊。

(三)病证鉴别

1.噎膈与反胃

两者皆有食入即吐的症状。噎膈多系阴虚有热,主要表现为吞咽困难,食不能下,旋食旋吐,或徐徐吐出;反胃多属阳虚有寒,主要表现为食尚能入,停留胃中,朝食暮吐,暮食朝吐。

2.噎膈与梅核气

两者均见咽中梗塞不舒的症状。噎膈是有形之物瘀阻于食管,吞咽困难。梅核气则是气逆痰阻于咽喉,为无形之气,以咽部异物感为主,无吞咽困难及饮食不下的症状。

四、辨证论治

(一)辨证思路

1.辨轻重

本病早期轻症仅有吞咽之时哽噎不顺,全身症状不明显,病情严重则吞咽困难呈进行性加重,食常复出,甚则胸膈疼痛,滴水难入。

2.辨虚实

本虚多由热邪伤津、房劳伤肾、年老肾虚而致阴津枯槁,渐至而成气虚阳微,临床表现为形体消瘦,皮肤干枯,舌红少津,或面色苍白,形寒气短,面浮足肿;标实多因忧思恼怒,饮食所伤,寒温失宜,以气滞、痰凝、瘀阻为主,后期可出现虚实夹杂之证,临床表现为胸膈胀痛、刺痛,痛处不移,胸膈满闷,泛吐痰涎。

3.辨病理因素

临床应根据气、痰、瘀三者之偏重来辨病理因素。偏于气滞者,症见吞咽不顺,时觉胸膈痞闷,症状随情绪变化而波动,伴有嗳气频频,大便不畅,此证多见于食管炎、食管憩室、食管神经症等病变。偏于痰凝者,症见咽食梗阻,吞咽时食管疼痛,胸膈痞闷或热痛,呕吐痰涎,口干咽燥,大便干结或不爽。偏于瘀阻者,症见吞咽梗阻,胸膈刺痛,痛处固定,肌肤甲错,面色晦暗。

(二)治疗原则

依据噎膈的病机,其治疗原则为理气开郁,化痰消瘀,滋阴养血润燥,分清标本虚实而治。初起以标实为主,重在治标,以理气开郁、化痰消瘀为法,可少佐滋阴养血润燥之品;后期以正虚为主,或虚实并重,但治疗重在扶正,以滋阴养血润燥,或益气温阳为法,也可少佐理气开郁、化痰消瘀之品。但治标当顾护津液,不可过用辛散香燥之药;治本应保护胃气,不宜过用甘酸滋腻之品。存得一分津液,留得一分胃气,在噎膈的辨证论治过程中有着重要的意义。

(三)分证论治

1.痰气交阻证

(1)症状:进食梗阻,脘膈痞满,甚则疼痛,情志舒畅则减轻,精神抑郁则加重。嗳气呃逆,呕吐痰涎,口干咽燥,大便艰涩,舌质红、苔薄腻,脉弦滑。

(2)病机分析:气郁痰阻,食管不利,则进食梗阻,脘膈痞满,甚则疼痛,情志舒畅则减轻,精神抑郁则加重;痰气交阻,胃气上逆,则嗳气呃逆,呕吐痰涎;气结津液不能上承,且郁热伤津,故口干咽燥,大便艰涩;舌质红、苔薄腻,脉弦滑为气郁痰阻,兼有郁热伤津之象。

(3)治法:开郁化痰,润燥降气。

(4)代表方药:启膈散加减。方中丹参、郁金、砂仁理气化痰解郁,沙参、贝母、茯苓润燥化痰,杵头糠和胃降逆。可加瓜蒌、半夏、天南星以助化痰之力,加麦冬、玄参、天花粉以增润燥之效。

(5)加减:若郁久化热,心烦口苦者,可加栀子、黄连、山豆根以清热;若津伤便秘,可加增液汤和白蜜,以助生津润燥之力;若胃失和降,泛吐痰涎者,加半夏、陈皮、旋覆花以和胃降逆。

2.津亏热结证

(1)症状:进食时梗涩而痛,水饮可下,食物难进,食后复出,胸背灼痛。形体消瘦,肌肤枯燥,五心烦热,口燥咽干,渴欲饮冷,大便干结,舌红而干,或有裂纹,脉弦细数。

(2)病机分析:阴津亏耗,食管失于濡润,故进食时梗涩而痛,尤以进食固体食物为甚;热结痰凝,阻于食管,故食后复出,胸背灼痛;热结灼津,胃肠枯槁,则口燥咽干,渴欲饮冷,大便干结;胃不受纳,无以化生精微,故形体消瘦,肌肤枯燥,五心烦热;舌红而干,或有裂纹,脉弦细数为津亏热结之象。

(3)治法:养阴生津,泄热散结。

(4)代表方药:沙参麦冬汤加减。方中沙参、麦冬、玉竹滋养津液,桑叶、天花粉养阴泄热,扁豆、甘草安中和胃。可加玄参、生地黄、石斛以助养阴之力,加栀子、黄连、黄芩以清肺胃之热。

(5)加减:若肠燥失润,大便干结,可加火麻仁、瓜蒌仁、何首乌润肠通便;若腹中胀满,大便不通,胃肠热盛,可用大黄甘草汤泄热存阴,但应中病即止,以免重伤津液;若食管干涩,口燥咽干,可饮五汁安中饮以生津养胃。

3.瘀血内结证

(1)症状:进食梗阻,胸膈疼痛,食不得下,甚则滴水难进,食入即吐。面色黧黑,肌肤枯燥,形体消瘦,大便坚如羊屎,或吐下物如赤豆汁,或便血,舌质紫黯,或舌红少津,脉细涩。

(2)病机分析:痰瘀内结,阻于食管或胃口,道路狭窄,故进食梗阻,胸膈疼痛,食不得下,甚则滴水难进,食入即吐;面色黧黑,肌肤枯燥为瘀血之象;长期饮食难下,化源告竭,故形体消瘦,阴伤肠燥,故大便坚如羊屎;瘀热伤络,血溢脉外,则吐下物如赤豆汁,或便血;舌质紫黯,或舌红少津,脉细涩为血亏瘀结之象。

(3)治法:破结行瘀,滋阴养血。

(4)代表方药:通幽汤加减。方中桃仁、红花活血化瘀,破结行血用以为君药;当归、生地黄、熟地黄滋阴养血润燥;槟榔下行而破气滞,升麻升清而降浊阴,一升一降,其气乃通,噎膈得开。可加乳香、没药、丹参、赤芍、田七、三棱、莪术破结行瘀,加海藻、昆布、瓜蒌、贝母、玄参化痰软坚,加沙参、麦冬、白芍滋阴养血。

(5)加减:若气滞血瘀,胸膈胀痛者,可用血府逐瘀汤;若服药即吐,难以下咽,可先服玉枢丹,可用烟斗盛该药,点燃吸入,以开膈降逆,其后再服汤剂。

4.气虚阳微证

(1)症状:进食梗阻不断加重,饮食不下,面色㿠白,精神衰惫,形寒气短。面浮足肿,泛吐清涎,腹胀便溏,舌淡苔白,脉细弱。

(2)病机分析:阴损及阳,脾肾阳微,饮食无以受纳和运化,浊气上逆,故进食梗阻不断加重,饮食不下,泛吐清涎;脾肾衰微,气化功能丧失,寒湿停滞,故面色㿠白,精神衰惫,形寒气短,面浮足肿,腹胀便溏;舌淡苔白,脉细弱为气虚阳微之象。

(3)治法:温补脾肾,益气回阳。

(4)代表方药:温脾用补气运脾汤加减,温肾用右归丸加减。常用药:前方以人参、黄芪、白术、茯苓、甘草补脾益气,砂仁、陈皮、半夏和胃降逆。可加旋覆花、代赭石降逆止呕,加附子、干姜温补脾阳;若气阴两虚,加石斛、麦冬、沙参,以滋阴生津。后方用附子、肉桂、鹿角胶、杜仲、菟丝子补肾助阳,熟地黄、山茱萸、山药、枸杞子、当归补肾滋阴。

(5)加减:若中气下陷,少气懒言,可用补中益气汤;若脾虚血亏,心悸气短,可用十全大补汤加减。噎膈至脾肾俱败阶段,一般宜先进温脾益气之剂,以救后天生化之源,待能稍进饮食与药物,再以暖脾温肾之方,汤丸并进,或两方交替服用。在此阶段,如因阳竭于上而水谷不入,阴竭于下而二便不通,称为关格,系开阖之机已废、阴阳离决的一种表现,当积极救治。

(四)其他疗法

1.单方验方

(1)威灵仙、白蜜各30 g,山慈菇10 g。水煎3次,每煎分两次服,每4小时服1次。适用于痰气交阻证。

(2)韭汁、牛乳各等分,调匀,频频呷服。适用于津亏热结证。

(3)代赭石50 g,牛膝50 g。上药共研成微细粉末,分为24等分,每天3次,每次1包。适用于津亏热结证。

(4)蟛蚱、蜣螂各7个,广木香10 g,当归15 g,共为细末,用黑牛涎半碗和药,黄酒送下。适用于噎膈之瘀血内结者。

(5)山慈菇120 g,海藻、浙贝母、柿蒂、柿霜各60 g,法半夏、红花各30 g,乳香、没药各15 g,田七18 g,共为细末。每次6 g,加适量白蜜,每天两次。适用于噎膈之瘀血内结者。

2.常用中成药

(1)沉香透膈丸。

1)功用主治:行气散瘀。用于气滞血瘀之噎膈。

2)用法用量:每次10粒,每天两次,含服或温姜水送服。

(2)紫金锭。

1)功用主治:清热解毒、化湿散结。用于痰气交阻,湿热毒蕴之噎膈。

2)用法用量:每次0.6～1.5 g,每天两次,温开水磨服或外用。

(3)梅花点舌丹。

1)功用主治:清热化痰、活血化瘀。用于痰热交阻,气血不畅之噎膈。

2)用法用量:每次3粒,每天两次,将药放于舌上,以口麻为度,用温黄酒或温开水送下。

(4)西黄丸。

1)功用主治:益气活血、软坚散结。用于瘀血内阻,气滞痰凝之噎膈。

2)用法用量:每次3～6 g,每天1次,温开水送服。

3.针灸疗法

(1)体针:以取足阳明经、足太阴经、足阳明经、手厥阴经、任脉穴为主。

1)处方:天突、中脘、足三里、膏肓、膻中、膈俞、心俞、天府、乳根。

2)配穴:吞咽困难者,可配合天鼎、巨阙、内关、膈俞、脾俞等穴;痰气交阻者,可配合太冲、中脘、丰隆;津亏热结者,可配合天枢、照海;瘀血内阻者,可配合合谷、血海、三阴交;气虚阳微者,可配合命门、气海、关元;肝胃不和者,可配合期门、内关、阳陵泉。

3)操作:毫针刺,实证用泻法,虚证用补法,胃寒及脾胃虚寒宜加灸。

(2)耳针:取咽喉、食管、贲门、胃、胸。毫针刺中等强度刺激,或用王不留行贴压或埋针。

4.外治疗法

(1)外敷法:苍术、白术、川乌、生半夏、生大黄、生五灵脂、生延胡索、枳实、当归、黄芩、巴豆仁、三棱、莪术、连翘、防风、芫花、大戟等中药制成药膏,外敷或选穴外贴。

(2)推拿疗法:以理气开郁、化痰消瘀、滋阴养血为治疗大法,用推、按、揉、摩、拿、搓、擦等法。

1)取穴及部位:天突、中脘、足三里、内关、膈俞、脾俞、丰隆、照海、血海、三阴交、气海、关元。

2)操作:①推揉胸壁舒气法,两手掌及多指交叉分推前胸,双手掌叠揉胸骨前面,重点在剑突表面操作。②推抹、捏拿上腹,往返施术5~10遍,时间约为5分钟,以透热为度。③敲击上腹,在叠掌揉上腹部的基础上,侧指快速敲击以上部位。④双掌左右分推上背部,单掌推督脉及膀胱经路线,从大椎至背腰交界处,双拇指同时沿膀胱经路线,从大杼推按至三焦俞向下用力,以按为主,叠掌揉背部膀胱经路线。

五、临证参考

(一)区分"噎膈"与"食管癌"的不同

噎膈之症状表现与西医的食管癌具有相似之处,但两者不完全等同。噎膈是根据症状命名的,包括了除食管癌以外的贲门失弛缓症、食管炎、食管狭窄等以吞咽困难为主症的其他疾病。食管癌是根据局部病理命名的,属于噎膈的范畴,是噎膈范围中的一个疾病。

(二)注意顾护津液及胃气

阴津亏耗是噎膈之本,疾病初期,阴津未必不损,使用行气、祛痰、活血之品当适当兼顾益气养阴,以免生变。后期津液枯槁,阴血亏损,治当滋阴补血。但滋腻之品亦不可用,防滋腻太过有碍于脾胃,胃气一绝,则诸药罔效。所以养阴,可选用沙参、麦冬、天花粉、玉竹等,不能用生地黄、熟地黄之辈,以防腻胃碍气,并配合生白术、生山药、木香、砂仁健脾益气,芳香开胃。

(三)祛邪应重视邪毒夹杂

噎膈之病的病机复杂,多兼有顽痰、瘀血、气滞、热郁诸多因素,阻碍胃气,少有单一证型,所以在治疗时应通权达变,灵活遣方用药。若顽痰凝结,宜咸以散结,可加海藻、昆布、海蛤壳、瓦楞子等以化痰消积。若久病瘀血在络,化瘀用三棱、莪术、桃仁、红花,宜配合虫类药物搜络祛邪。方中可加用全蝎、水蛭、蜈蚣、壁虎等,搜剔削坚,散结避恶解毒。若气机阻滞,胸膈痞满者,可加用枳实、厚朴、柿蒂、刀豆子等开胸顺气,降逆和胃。如津伤热结者,可加白花蛇舌草、菝葜、冬凌草、山慈菇、半枝莲、山豆根、白英等清热解毒,和胃降逆。

(四)及早检查,确定病性

噎膈的病变范围较广,故应及早做相关检查,明确疾病的性质。食管痉挛属于功能性疾病,治疗以调理气机、和胃降逆为主。食管炎、贲门炎属于炎症性疾病,治予清热解毒、理气和胃之法。食管癌、贲门癌则为恶性肿瘤,早期无转移及严重并发症,应积极采用手术治疗,配合中药益气扶正、化痰活血、解毒散结。因为这三种情况疾病性质不同,治疗方法也不同,预后转归也不同,须把握病性,采用相应的治疗方法,提高临床疗效。

六、预防调护

(1)养成良好的饮食习惯,保持愉快的心情,为预防之要。

(2)如进食不宜过快,不吃过烫、辛辣、变质、发霉食物,忌饮烈性酒;多吃新鲜蔬菜、水果;宜进食营养丰富的食物,后期可进食牛奶、羊奶、肉汁、蜂蜜、藕汁、梨汁等流质饮食,顾护胃气。

(3)起居有常,勿妄作劳,避触秽浊之气。

(4)树立战胜疾病的信心。

第四节 呕吐

一、概述

呕吐是指胃失和降,气逆于上,迫使胃内容物从口中吐出或仅有干呕恶心为主症的一种病证。有声有物谓之呕,有物无声谓之吐,有声无物谓之干呕。呕与吐常同时发生,故一般合称为呕吐。本病涵盖了西医学的胃肠道、肝胆胰疾病等引起的反射性呕吐。其他如精神心理因素引起的神经性呕吐,梅尼埃病、晕动病等前庭障碍性疾病所导致的呕吐,脑血管疾病等引起的中枢性呕吐,某些全身性疾病如心力衰竭、糖尿病酮症酸中毒、急性肾盂肾炎、尿毒症、肿瘤及肿瘤化疗引发的呕吐,霍乱、药物中毒等引起的呕吐,妊娠呕吐,均不在此证范畴。

二、病因病机

呕吐的发生多由外邪侵袭、饮食不节、情志失调和脾胃虚弱等因素导致胃失和降,胃气上逆。

(一)病因

1.外邪侵袭

感受六淫之邪,或秽浊之气,内扰胃腑,浊气上逆,胃失和降而致呕吐。

2.饮食不节

食入不洁之品,或暴饮暴食,温凉失宜,食积胃脘,损伤脾胃;恣食生冷油腻或辛辣刺激之品,食滞内阻,均可使脾胃升降失司、浊气上逆而致呕吐。

3.情志失调

七情不和,郁怒伤肝,肝气郁结,横逆犯胃,胃失和降;或忧思过度,脾运失常,食停难化,胃气壅滞,均可致胃气上逆而致呕吐。

4.脾胃虚弱

脾胃素虚,正气不足,或因后天饮食不当、情志失调、劳倦过度、病后体虚等诱因,致脾胃受损,积聚胃中;或因药食不当,长期服用苦寒败胃之品,中阳不足,虚寒内生,胃失温养、濡润;或因久服辛辣温燥之品或久呕不愈,胃阴不足,胃失濡润,胃失和降,胃气上逆所致。

(二)病机

1. 病机关键为胃失和降,气逆于上

胃居中焦,主受纳腐熟水谷,其气以降为顺,以通为用。外邪、食滞、痰饮、气郁等邪气犯胃,干于胃腑;或因脾胃虚弱,正气不足,使胃失温养、濡润致胃失和降,胃气上逆而发为呕吐。

初病多实,日久损伤脾胃,可由实转虚;或脾胃素虚,复因饮食等外邪所伤,或脾虚生痰饮,因虚致实,出现虚实并见的证候。无论邪气犯胃,或脾胃虚弱,发生呕吐的病机关键均为胃失和降,胃气上逆。

2. 病位在胃,与肝脾密切相关,可涉及胆、肾

呕吐病位在胃,与肝脾相关。脾胃为水谷之海,气血生化之源,脾升胃降,同处中焦,对立统一,共司纳化之职,从而使气血充盈,营卫调和。若脾失健运,则胃气失和,升降失职;或脾阳不足,虚寒内生,胃失温濡,均可上逆致呕。肝与胃一升一降,肝宜升,胃宜降,肝木条达,中土疏利,五脏安和。若肝气郁结,木抑土壅,或肝气太过,木旺乘土,横逆犯胃,均使胃失和降,气逆于上致呕。足少阳胆,秉肝之气,主持枢机,性喜疏泄。阳气内外通达,气机上下升降,若邪犯少阳,枢机不利,疏泄失常,胆气犯胃,致胃气不降,则逆而作呕。肾为"先天之本",脾胃为"后天之本",肾与脾胃在生理功能上互存互助。肾气亏虚,失于化气行水,水聚于内,上攻于胃,冲逆于上,则发为呕吐。

3. 病性有虚实之分,且可相互转化,兼杂致病

呕吐的病理性质无外乎虚实两类,实者由外邪、饮食、痰饮、气郁等邪气犯胃,致胃失和降,胃气上逆而发;虚者由气虚、阳虚、阴虚等正气不足,使胃失温养、濡润,不得润降,胃气上逆所致。一般来说,初病暴病多实,若呕吐日久,损伤脾胃,中气不足,可由实转虚;亦有脾胃素虚,复因饮食、情志所伤,或成痰生饮,则又可因虚致实,出现虚实夹杂的复杂病机。

4. 病程有新久之分,治疗有难易之别

暴病呕吐,多属邪实,常由外邪、饮食、情志所致,病位较浅,正气未虚,治疗较易;久病呕吐,多属正虚或虚实夹杂,病程较长,病位较深,易反复发作,较为难治。

5. 病延日久,易生变证

呕吐病久,或失治误治,日久不愈,多耗气伤津,引起气随津脱等变证。如久病、大病之中见呕吐而食不得入,面色㿠白,肢厥不温,脉微细欲绝,为阴损及阳,脾胃之气衰败,真阳欲脱之危证。

三、诊断与病证鉴别

(一)诊断依据

(1)以呕吐食物、痰涎、水液诸物,或干呕无物为主症,1天数次不等,持续或反复发作。

(2)常伴有恶心,纳谷减少,胸脘痞胀,泛酸嘈杂,或胁肋疼痛等症。

(3)起病或急或缓,常先有恶心欲吐之感,多由气味、饮食、情志、冷热等因素而诱发。

(4)上消化道X射线检查及内镜检查、腹部B超、头颅CT、妊娠试验等常有助于诊断及鉴别诊断。

(二)辅助检查

电子胃镜、上消化道钡餐可做出急、慢性胃炎,胃、十二指肠溃疡病,胃黏膜脱垂等的诊断,并可与胃癌做鉴别诊断；肝功能、淀粉酶化验和 B 超、CT、MRI 等检查，可与肝、胆、胰疾病做鉴别诊断；血常规、腹部 X 射线检查，可与肠梗阻、肠穿孔等做鉴别诊断；心肌酶谱、肌钙蛋白、心电图检查，可与心绞痛、心肌梗死做鉴别诊断。育龄妇女应化验小便，查妊娠试验。头部 CT 及 MRI：如患者暴吐，呈喷射状，应做头部 CT 或 MRI，以排除颅脑占位性病变；肾功能检查以排除肾衰竭和尿毒症所致呕吐。

(三)病证鉴别

1.呕吐与反胃

反胃亦属胃部病变，系胃失和降、气逆于上而成，也有呕吐的临床表现，所以可属呕吐范畴，但因又有其特殊的表现和病机，因此又当与呕吐相区别。反胃多系脾胃虚寒，胃中无火，难以腐熟，食入不化所致。表现为食饮入胃，滞停胃中，良久尽吐而出，吐后转舒。古人称"朝食暮吐，暮食朝吐"。而呕吐是以有声有物为特征，病机为邪气干扰，胃失和降所致，实者食入吐，或不食亦吐，并无规律，虚者时吐时止，或干呕恶心，但多吐出当日之食。

2.呕吐与噎膈

噎膈虽有呕吐症状，但以进食梗阻不畅，或食不得入，或食入即吐为主要表现，食入即吐是指咽食不能入胃，随即吐出。呕吐病在胃，噎膈病在食管。呕吐病程较短，病情较轻，多能治愈，预后良好。噎膈伴有食入即吐，则病情较重，病程较长，治疗困难。

3.呕吐与呃逆

两者均由胃气上逆所致，尤其注意与有声无物之干呕相鉴别。呃逆指喉间呃呃连声，声短而频，令人不能自止的病症，多为胃气上逆动膈，膈间气机不利，上冲于喉间所致，一般无物吐出。呕吐的病位在胃，多伴有呕吐物。干呕虽无物吐出，多伴有恶心，冲逆之气从咽而出，其声长而浊。

四、辨证论治

(一)辨证思路

1.辨虚实

实证呕吐，多由外邪、饮食、情志因素，病邪犯胃所致，发病急骤，病程较短，呕吐量多。因外感者，突发呕吐多伴有表证，脉实有力；因食滞者，呕吐物多酸腐臭秽，脘腹满闷，吐后得舒；因气逆者，呕吐吞酸，嗳气频频，胸胁胀痛，与情志刺激有关；因痰饮者，呕吐清水痰涎，脘闷不适，不思饮食。虚证呕吐，常为脾胃虚寒、胃阴不足而成，起病缓慢，病程较长，呕而无力，时作时止，吐物不多，酸臭不甚。若脾胃气虚者，常伴有精神萎靡，倦怠乏力，脉弱无力；若胃阴不足者，可有时作干呕，口干咽燥，舌红苔少，脉细数。

2.辨寒热

外感寒邪，过食生冷，寒邪客胃，损伤胃气，胃气痞塞，气逆于上，突发呕吐，兼发热恶寒，头身疼痛；日久可致脾阳不足，寒从内生，寒凝气滞，无力行使和降之职，可见泛吐清水，腹痛喜温喜按。伤寒伏热不解，过食辛辣之物，热邪犯胃，胃火上逆致呕，呕吐苦水、酸水，舌红苔黄；热病日久，胃阴不足，胃失濡养，不得润降，上逆致呕，见呕吐量少，或时作干呕，饥不欲食，舌红少苔，脉细数。

3.辨脏腑

呕吐病位在胃,与肝胆、脾、肾相关,辨证时要注意辨别病变脏腑的不同。如肝气犯胃的呕吐多与情志因素有关,嗳气频频,胸胁胀痛,若伴有口苦、咽干,胸胁苦满等少阳枢机不利的症状,多为胆气犯胃;脾胃虚弱,中焦虚寒所致呕吐,常伴腹痛喜按,完谷不化,面色少华,精神不振,舌淡脉弱等征象;长期呕吐,伴有肢冷,小便清长,腰膝酸软者,多为久病及肾。

4.辨呕吐物

呕吐物的性质常反映病变的寒热虚实、病变脏腑等,所以临证时应仔细询问,甚至亲自观察。如呕吐酸腐量多,气味难闻,多为饮食停滞,食积内腐;呕吐黄水味苦,多为胆热犯胃;呕吐酸水、绿水,多为肝气犯胃;呕吐痰浊涎沫,多为痰饮中阻;泛吐清水,多属胃中虚寒,呕吐黏沫量少,多属胃阴不足。

5.辨可吐与止呕

呕吐一证,要注意原发病因,不可见呕止呕,本病既是病态,又是祛除胃中之邪的一种反应。一般病理反应的呕吐可用降逆止呕之剂,祛除病因,和胃止呕,以达收邪止呕之效。若胃中有痈脓、痰饮、食滞、毒物等有害之物时,不可妄用止呕之法,因为这类呕吐是机体的保护性反应,是邪之去路,邪去则呕吐自止。若呕吐不畅时,尚可选用探吐之法,因势利导,使邪去病除。

6.辨可下与禁下

呕吐病需灵活辨证,审因论治,正确处理可下与禁下的原则。病在胃不宜攻肠(禁下),以免引邪内陷,且呕吐尚能排出积食、败脓等,若属虚者更不宜下,兼表者下之亦误。但若确属胃肠实热,大便秘结,腑气不通,而致浊气上逆,气逆作呕者,可用下法,通其便,折其逆,使浊气下行,呕吐自止。

呕吐辨证应根据病史、病程、呕吐特点及伴随症状,以分清寒热、虚实、食积、气郁、外感、内伤等。呕吐经正确治疗,邪去正复,此为顺证。若失治误治,或感新邪,可使本病反复发作,虚实寒热之间,相兼为病。若实证失于调治,可转化为虚证;虚证复受外邪、食积、气郁等所伤又可致虚实夹杂。寒吐日久化热,可变为热吐;热吐久不愈也可伤阳,而形成寒热错杂之证。

(二)治疗原则

呕吐基本治疗原则为"和胃降逆止呕"。根据虚实进行辨证论治,实者重在祛邪,分别施以解表、消食、化痰、理气之法,辅以和胃降逆之品以求邪去胃安呕止之效;虚者重在扶正,分别施以益气、温阳、养阴之法,辅以降逆止呕之药,以求正复胃和呕止之功;虚实并见者,则予攻补兼施。

(三)分证论治

1.实证

(1)外邪犯胃证。

1)症状:突然呕吐,吐出有力,起病较急,如感受风寒,常伴有发热恶寒,头身疼痛,舌苔薄白,脉浮紧;如感受夏秋暑湿之邪,呕吐频繁,胸脘痞满,不思饮食或腹痛泄泻,或头昏如蒙,舌质红、苔黄腻,脉濡数。

2)病机分析:外邪犯胃,胃失和降,上逆为病。感受风寒或暑湿,秽浊之气,内扰胃腑,胃失和降,浊气上逆,故呕吐势急;恶寒发热、头痛,舌苔白,脉浮,为感受外邪的征象。

3)治法:解表祛邪,降逆和胃。

4)代表方药:藿香正气散加减。方中藿香、紫苏子、厚朴疏邪化浊,制半夏、陈皮、茯苓、大腹皮和胃降逆。

5)加减:若风寒重者,恶寒无汗,头痛者,可加防风、羌活、荆芥、生姜等散寒解表;若胸闷腹胀兼宿食者,去白术、大枣、甘草,加神曲、鸡内金、麦芽消积导滞;积滞较甚、腹满便秘者,可加制大黄、枳实之类;心烦口渴者,去香燥甘温之品,加黄连、佩兰、荷叶清暑解热。

(2)饮食停滞证。

1)症状:呕吐酸腐,脘腹满闷拒按,得食更甚,吐后反舒,嗳气厌食,大便臭秽,或溏或结,舌苔厚腻,脉滑实。

2)病机分析:饮食不节,食滞内阻,脾胃受损,气机升降失司,胃气壅滞,浊气上逆致呕吐酸腐;食积湿热,阻于胃肠,中焦气机受阻,传导失司,故脘腹胀满拒按,大便不调;舌苔厚腻,脉滑实,为食滞内停的征象。

3)治法:消食导滞,和胃降逆。

4)代表方药:保和丸加减。方中神曲、山楂、莱菔子消食化滞,陈皮、半夏、茯苓和胃降逆,连翘清散积热。

5)加减:若食积较重,可加谷芽、麦芽、鸡内金等加强消食和胃之功;若积滞化热,腹胀便秘,可用小承气汤通腑泄热,使浊气下行,呕吐自止;若食已即吐,口臭而渴,胃中积热上冲,可用竹茹汤清胃降逆,多再加黄连、栀子清热泻火;若饮食停滞兼有脾胃虚弱者,可用枳术丸消食健脾;若食滞兼湿热内阻胃肠者,可选用枳实导滞丸;若误食不洁、酸腐败物,而见腹中疼痛,欲吐不得者,可因势利导,用烧盐方或瓜蒂散探吐祛邪。

(3)痰饮内阻证。

1)症状:呕吐多为清水痰涎,胸脘痞闷,不思饮食,头昏目眩,或心悸,或呕而肠鸣有声,舌苔白腻,脉滑。

2)病机分析:饮食不节,或素体脾虚,脾失健运,聚而生痰饮,停于胃中,胃失和降,故呕吐清水痰涎,脘闷食少;痰饮上干清阳,故头晕心悸;苔白腻,脉滑,为痰饮停滞的征象。

3)治法:温化痰饮,和胃降逆。

4)代表方药:小半夏汤合苓桂术甘汤加减。前者半夏、生姜和胃降逆;后者茯苓、桂枝、白术、甘草健脾燥湿,温化痰饮。

5)加减:若脾气受困,脘闷不食,可加砂仁、白豆蔻、苍术开胃醒脾;若气滞腹痛者,可加厚朴、枳壳行气除满;兼有心下痞、头眩心悸、先渴后呕等,用小半夏加茯苓汤降逆止呕,行水消痞;若兼有口苦胸闷,舌苔黄腻,脉滑实有力者,用黄连温胆汤和胃降逆,清热化痰。

(4)肝气犯胃证。

1)症状:呕吐吞酸,嗳气频作,胃脘不适,胸胁胀满,烦闷不舒,每因情志不遂而病情加剧,舌边红,苔薄白,脉弦。

2)病机分析:肝失疏泄,郁结横行,肝气犯胃,胃失和降,气逆于上,故呕吐吞酸,嗳气;肝性条达,布胁肋,情志不遂,肝气不舒则见胸胁胀痛,病情加剧;舌苔薄白,脉弦,为气滞肝旺的征象。

3)治法:疏肝和胃,降逆止呕。

4)代表方药:四逆散合半夏厚朴汤加减。前方疏肝解郁和脾,适用于肝脾不和,阳气内郁者;后方行气散结,降逆化痰,用于气郁痰阻,情志不畅者。方中柴胡、枳壳、白芍疏肝理气,厚朴、紫苏子行气开郁,半夏、茯苓、生姜、甘草和胃降逆止呕。

5)加减:若气郁化火,心烦口苦咽干,可合左金丸清热止呕;若肝郁化火兼脾胃气滞,蕴湿生痰者,可用越鞠丸行气解郁,宽中除胀;若胸胁胀痛明显,可用柴胡疏肝散疏肝解郁;若兼腹气不通,大便秘结,可用大柴胡汤清热通腑;若气滞血瘀,胁肋刺痛,可用膈下逐瘀汤活血化瘀。

(5)胃肠积热证。

1)症状:呕吐酸苦,吐势急,胸中烦热,口渴喜冷饮,小便黄,大便干燥,舌红苔黄,脉滑实。

2)病机分析:实热积于胃肠,气机升降失常,在上胃气不降,且火性炎上,故呕吐势急;在下肠传导失司,且热伤津亏,肠失濡润,故大便干燥;胃络上通于心,热随胃的经脉逆走于上,故胸中烦热;热灼胃津,故口渴,舌红苔黄;热积胃中,阳气有余,故脉洪数。

3)治法:通腑泄热,和胃降逆。

4)代表方药:大黄甘草汤加减。方中大黄荡涤肠胃实热,甘草缓急和胃,使攻下而不伤正。

5)加减:若胃中积热明显者,可加竹茹、生姜、半夏、葛根等清热和胃降逆;若食积湿热明显者,可加枳实、黄连、黄芩、山楂、麦芽、莱菔子等消食导滞,清热化湿;若余热未尽,留扰胸膈兼有呕吐者,可用栀子生姜豉汤以清宣郁热,降逆止呕。

(6)胆热犯胃证。

1)症状:呕吐苦水,寒热往来,胸胁苦满,纳少,心烦口苦,咽干不适,舌质红、苔薄白,脉弦。

2)病机分析:邪犯少阳,少阳相火内郁,胆气横逆,胆热犯胃,胃失和降,胆味为苦,胆气上逆,故呕吐苦水;少阳枢机不利,疏泄失司,胆热内郁,故有寒热往来,胸胁苦满,咽干等邪犯少阳病症。

3)治法:和解少阳,降逆止呕。

4)代表方药:小柴胡汤加减。方中柴胡、黄芩解少阳胆经郁热,半夏、生姜和胃降逆止呕,人参、甘草、大枣健脾益气和胃。

5)加减:若兼呕吐嗳气,胸胁胀满,可用柴胡疏肝散疏肝和胃,降逆止呕;若兼阳明里实,见呕吐心下急,用大柴胡汤和解少阳、通里攻下;若兼邪热炽盛,见呕吐下利,用黄芩加半夏生姜汤;因寒热互结中焦,脾胃升降失调,所致呕而肠鸣下利、心下痞满,用半夏泻心汤辛开苦降,调中寒热。

2.虚证

(1)脾胃气虚证。

1)症状:饮食稍多即易呕吐,时作时止,面色萎黄,倦怠乏力,大便溏薄,舌质淡、苔薄白,脉细弱。

2)病机分析:病后或饮食不节,内伤脾胃,脾虚不运,胃气上逆致呕;脾胃为气血生化之源,脾胃虚弱,故面色少华,倦怠乏力;舌质淡、苔薄白,脉细弱均为脾气虚气血不足的征象。

3)治法:补气健脾,和胃降逆。

4)代表方药:香砂六君子汤加减。方中党参、白术、茯苓、炙甘草共奏补中健脾,益气养胃之功;陈皮、半夏降逆和胃止呕;砂仁、木香理气和中。

5)加减:若食滞不化,嗳腐酸臭,可加麦芽、神曲、鸡内金等消食和胃;若胃虚气逆,心下痞硬,干噫食臭,可用旋覆代赭汤降逆止呕;若脾虚湿盛泄泻,可加泽泻、薏苡仁、白扁豆等健脾化湿;若中气大亏,少气乏力,可用补中益气汤补中益气;若病久及肾,肾阳不足,腰膝酸软,肢冷汗出,可用附子理中汤加肉桂、吴茱萸等温补脾肾。

(2)脾胃阳虚证。

1)症状:呕吐频频,口泛清水,腹中冷痛,喜温喜按,纳少,面色无华,精神不振,四肢不温,完谷不化,舌质淡,苔白,脉沉迟无力。

2)病机分析:恣食生冷,或素体脾虚,损伤脾阳,脾胃虚寒,致脾阳虚不能温暖胃肠,寒气自内而生,胃失濡降,故呕吐频;脾阳不足,运化失健,则纳食减少;阳虚阴盛,寒从中生,寒凝气滞,故腹痛喜温喜按;阴寒之气内盛,水湿不化,见口泛清水,大便溏泄,甚则完谷不化。

3)治法:温中健脾,祛寒降逆。

4)代表方药:理中汤加减。方中干姜温中散寒;人参、甘草补中益气,助干姜温运中焦,振奋脾阳;白术健脾燥湿。

5)加减:若脾阳不振,畏寒肢冷,可加附子、干姜,或用附子理中丸或桂附理中丸温中健脾;若颠顶头痛,干呕吐涎沫或食谷欲呕,或呕而胸满,少阴吐利,手足逆冷,烦躁者,可用吴茱萸汤温肝暖胃,降逆止呕。

(3)胃阴不足证。

1)症状:呕吐反复发作,呕吐量少,或仅唾涎沫,时作干呕,口燥咽干,胃中嘈杂,似饥而不欲食,舌红少津,脉细数。

2)病机分析:热病,或过食辛辣温燥之品等,耗伤胃阴,胃阴不足,津亏失于润降,故呕吐或干呕;津不上润,则口燥咽干;胃阴不足,胃失濡养,故饥不欲食;舌红少津,脉细数为胃阴不足的征象。

3)治法:滋养胃阴,降逆止呕。

4)代表方药:麦门冬汤加减。方中人参、麦冬、粳米、甘草滋养胃阴,半夏降逆止呕。

5)加减:若阴虚甚,五心烦热者,可加麦冬、石斛、知母养阴清热;若倦怠乏力,烦热口渴,可用益胃汤以益胃生津;若呕吐较甚,可加橘皮、竹茹、枇杷叶;若阴虚便秘,可加火麻仁、瓜蒌仁润肠通便。若虚弱少气,呕逆烦渴,或虚烦不得眠,发热多汗,可用竹叶石膏汤清热生津,益气和胃。

(四)其他疗法

1.单方验方

(1)藿香12 g,半夏9 g,水煎服,用于治疗外邪犯胃的呕吐。

(2)饭锅巴如掌大1块,焙焦研细末,用生姜汤送下,适用于饮食停滞之呕吐。

(3)黄连3 g,苏叶3 g,水煎服,可用于治疗胃热呕吐者。

(4)干姜6 g,炙甘草3 g,水煎服,治疗胃虚寒呕吐。

(5)百合75 g,用清水浸一夜,洗净后加水煮熟,再取蛋黄入百合汤中,兑少量冰糖,温服,适用于胃阳不足之呕吐。

(6)乌梅肉120 g,蜂蜜120 g,熬膏。每天三服,每服30 mL,适用于胃阴不足之呕吐。

2.常用中成药

(1)藿香正气胶囊。

1)功用主治:解表化湿,理气和中。用于外感风寒,内伤湿滞,头痛昏重,胸膈痞闷,呕吐腹泻等症。

2)用法用量:每次 1.2 g,每天两次。

(2)保和丸。

1)功用主治:消食和胃。用于食积停滞,脘腹胀满,嗳腐吞酸,嘈杂不适。

2)用法用量:每次 8 丸,每天 3 次。

(3)戊己丸。

1)功用主治:泻肝和胃,降逆止呕。用于肝火犯胃、肝胃不和所致的胃脘灼痛,呕吐吞酸、口苦嘈杂等症。

2)用法用量:每次 3~6 g,每天两次。

(4)木香顺气丸。

1)功用主治:健脾和胃,行气化湿。用于湿浊中阻,脾胃不和所致的胸膈痞闷、脘腹胀痛、呕吐恶心、嗳气纳呆。

2)用法用量:每次 6~9 g,每天 3 次。

(5)平胃丸。

1)功用主治:健脾燥湿,宽胸消胀。用于脾胃湿盛,不思饮食,脘腹胀满,恶心呕吐,吞酸嗳气等症。

2)用法用量:每次 6 g,每天两次。

(6)香砂养胃丸。

1)功用主治:温中和胃。用于不思饮食、胃脘满闷、泛吐清水等症。

2)用法用量:每次 8 丸,每天 3 次。

3.针灸疗法

(1)体针:以胃之募穴、背俞穴、足阳明经穴、手厥阴经穴为主。

1)处方:中脘、胃俞、内关、足三里。

2)配穴:外邪犯胃加外关、合谷解表散邪;饮食停滞加梁门、天枢消食和胃;肝气犯胃加太冲、期门疏肝理气;胆热犯胃加阳陵泉、足临泣;脾胃气虚加脾俞、气海;脾胃阳虚加脾俞、关元;胃阴不足加脾俞、三阴交。

3)操作:毫针法,各穴均常规针刺;脾胃气虚、阳虚者可行艾条灸、温针灸;每天 1 次,呕吐甚者每天可治疗两次。

(2)耳针:根据病变部位取胃、贲门、幽门、十二指肠、肝、胆、脾、神门、交感,每次选用 2~4 穴,毫针浅刺,亦可埋针或用王不留行贴压。

(3)穴位注射:取足三里、至阳、灵台等穴。每穴注射生理盐水 1~2 mL。

(4)穴位敷贴:取神阙、中脘、内关、足三里等穴。切 2~3 mm 厚生姜片如硬币大,贴于穴上,用伤湿止痛膏固定。

4.外治疗法

(1)外敷法:①大蒜适量,捣烂,敷于足心。②炒吴茱萸 30 g,葱、姜各少许,共捣烂,敷脐眼,外用纱布覆盖。③蓖麻仁 30 g,捣烂,敷于涌泉穴。④棉花子适量,炒焦研末,先将桐油煮沸,把棉花子末放入调匀,布包热敷于脐上。

(2)推拿疗法:以降逆止呕为治疗原则,主要手法有一指禅推法、点按法、摩法、指揉法等。

1)取穴及部位:中脘、天枢、神阙、脘腹部、脾俞、胃俞、膈俞、背部两侧膀胱经、内关、足三里。

2)操作:腹部,患者屈膝仰卧位,用轻快的一指禅推法沿腹部任脉从上而下往返治疗,尤其在中脘穴,时间约 5 分钟;用掌摩法在上腹部做顺时针方向治疗,时间约 3 分钟;点按中脘、天枢、神阙穴,每穴 2~3 分钟。背部,患者俯卧位,用一指禅推法沿背部两侧膀胱经,往返操作 5~8 遍;用指揉法在脾俞、胃俞、膈俞穴治疗,以有酸胀感为度。四肢,用指揉法在内关、足三里穴治疗,每穴 1~2 分钟。

3)加减:实证呕吐者,可用指揉、点按背俞穴上的压痛敏感点,并根据病邪性质,选不同的穴位治疗。例如:外邪犯胃者,可重手法按压、指揉内关、合谷和胃止呕,掌揉膀胱经并拿捏肩井疏散表邪;饮食积滞者,点按内关,揉摩腹部消食导滞;肝气犯胃者,配合肝俞、胆俞至症状缓解,点按期门、内关、太冲等穴;虚证呕吐者,掌揉膀胱经,以脾俞、胃俞为主,一指禅推天枢、关元,指揉足三里、上巨虚、下巨虚、三阴交,得气为度。脾胃虚寒者,可配以擦法,使热透胃脘为佳。

五、临证参考

(一)分析临床特点,审证求因

1.详查虚实,明确诊断

呕吐辨证不外乎虚实。通过虚实辨证,可以了解病体的邪正盛衰,为治疗提供依据。病变初期,多由外邪、饮食、情志等伤人致病,此时正气多不虚,可抗邪于外,治疗上遵循"实邪宜除"的原则,针对不同病因予以疏解表邪、消食通利、疏肝和胃等治法,同时注重开结和降。若先天禀赋不足或疾病失治误治,引起人体正气亏虚者,治疗上应遵循"虚呕宜补",针对气血阴阳不足,给予相应治疗,同时注重温通柔润。对于虚实夹杂者,治应"攻补兼施",并以补虚为主,泻实为辅。临床用药需明辨虚实,并结合胃的生理病理特点适当运用芳香降逆之品,以达悦脾和胃之效。

2.不同疾病呕吐特点不同

在临床治疗过程中通过辨析外在的表现,通过内外相袭整体性规律,探求疾病的实质。呕吐由胃气上逆所致,胃中之物多随上逆之气吐出,不同病因病机所致的呕吐不尽相同。因此,可根据呕吐物的性质、形态等来辨胃腑的寒热虚实;根据呕吐的呕势观察邪气的进退出入,病邪的深浅轻重。外邪、食滞或胃肠有热等所致的实证之呕吐,吐势多急;脾胃虚弱等致纳运不化,食积气滞之虚证呕吐,吐势多缓。从西医学角度看,结合呕吐的特点、呕吐物的性质和相应的实验室检查,对疾病的诊断也具有重要的提示意义。例如:喷射状呕吐为颅内高压性呕吐的特点,反射性或周围性呕吐常伴有恶心,呕吐为非喷射性。呕吐物带发酵、腐败气味,多提示胃潴留；带粪臭味多提示低位小肠梗阻；含大量胆汁者提示梗阻平面多在十二指肠乳头以下，含大量酸性液体者多有胃泌素瘤或十二指肠溃疡。

3. 根据病情特点，审因论治

呕吐相关的疾病病情轻重不一，急性胃肠炎导致的呕吐，诊治较易，预后佳。但幽门梗阻、肠梗阻等导致的呕吐，如不解除梗阻，单纯止吐反可加重病情，这两者均为腑气不通所致，中医辨证属实热积滞于肠胃，腑气不通，气逆于上，选用大黄甘草汤加减通腑泄热。急性胰腺炎所致呕吐，西医学研究认为该病主要治疗手段为禁食水，抑制胰酶活性，临床研究发现早期口服柴芩承气汤或留置胃管减压并注入柴芩承气汤，可显著缩短住院时间。由于呕吐病因繁杂，可涉及西医学的多种疾病，在临床上应详细询问病史，仔细检查，总结呕吐特点。在降逆止呕的基础上，根据不同病情进行相应治疗。

（二）明确可吐与止呕，可下与禁下

临证见呕吐患者，应区别不同情况，予以正确处理，不可一味止呕。一般来说，呕吐一证，多为病理反应，可用降逆止呕之剂，在祛除病因的同时，和胃止呕，以达祛邪止呕之效。但若属人体自身祛除有害物质的一种保护性反应，如胃中有食积、痰饮、痈脓而致呕吐者，不应止呕，待有害物质排出，再辨证治疗；若属误食毒物所致的呕吐，应按中毒治疗，这类呕吐应予解毒，并使邪有出路，邪去毒解则呕吐自止，止呕则留邪，于机体有害。

仲景有"患者欲吐者，不可下之"之戒，呕吐一般不宜用下法。兼表邪者，下之则邪陷入里；脾胃虚者，下之则伤脾胃；若胃中无有形实邪，下之则伤胃气；呕吐排痈脓等有害物质时，可涌吐，而不宜下。但临床上应辨证论治，若确属胃肠实热，大便秘结，腑气不通，而致浊气上逆作呕者，可用下法，通其便，折其逆，使浊气下降，呕吐自止。

（三）从整体出发，调整脏腑平衡

1. 胃以通为用，以降为顺

胃主受纳水谷，以通为用，以降为顺。降则和，不降则滞，反升则逆，通降是胃的生理特点的集中体现。治疗上重在调运气机，不宜壅塞脾胃升降之气。呕吐皆由胃失和降所致，治疗上应承胃腑下降之性，疏塞通滞，引浊下行。若肝气犯胃，应理气通降，可用香附、陈皮、枳壳、佛手、柴胡等；若饮食积滞停胃，应消食化滞通降，可用山楂、莱菔子、厚朴等；若胃肠积热，应通腑泄热，用大黄、枳实、瓜蒌、大腹皮等；若脾胃虚寒者，应辛甘通阳，可用黄芪、生姜、桂枝、甘草等；若胃阴不足者，应滋阴通降，可用麦冬、石斛、沙参、白芍等。虽有温、清、补、泻的不同，但均寓有通降的法则。

2. 肝失疏泄，胃腑受邪

肝与胃，脏腑功能相关，一主疏泄藏血，性喜条达，一为多气多血之腑主受纳运化，通降为顺；五行之理相系，肝属木，胃属土，木能疏土；肝胃经络相连，肝足厥阴之脉，"挟胃属肝络胆"，肝脉通畅，胃气和降。若七情所伤，肝气被郁，肝失于条达疏泄，最易侵及胃腑，使胃失和降，上逆为呕。故在治疗上疏泄厥阴以和肝用，调理阳明以降胃气。临床应用时应注意用药升降之别，柔润之宜，肝气当升，胃气须降，又因肝体阴而用阳，胃为阳脏，喜润恶燥，调理肝胃用药柔润相宜。

3.胆胃同为阳腑,同气相求

胆胃同居中焦,相与为邻,均有以降为顺、以通为用的六腑特性,同主水谷之运化。若胆经受热,失于转枢,横逆克伐胃土,使胃失和降,出现一系列呕吐苦水,口苦,脘胁疼痛等症状,治疗上应通顺阳明胃腑,清泄少阳胆热,同时注意"胆随胃降"的特点,适量加用沉降和胃之品。

4.肾气通于胃,久病及肾

肾阳为胃纳之动力,肾阴为胃阴之化源。胃气以降为顺,这种通降作用既依赖肺之肃降功能,还须肾气的摄纳和温煦作用。若呕吐日久,肾气虚衰,使肾失摄纳,浊气上逆,胃失和降,则致呕吐。故在治疗呕吐时,应适当应用滋补肾阴或温补肾阳之品。

(四)呕吐服药时的注意事项

(1)服中药汤剂要注意药温适度,可采用小量频服法。即先让患者服一小口试探,若吐就让其吐出,如此两三次后,一般就可适应,然后再一次服下,就不会再吐。

(2)服药前可先饮一小口生姜汁,或在服用的中药汤剂中加入适量的生姜汁(生姜 10～15 g洗净切碎捣拦,加少量白开水泡 10 分钟应用)。生姜有良好的止呕功能,能明显减轻呕吐症状。

(3)因高热或肝胃火盛而呕逆者,若采用凉药温服法,以顺应疾病之性,便可减轻呕吐现象。

(4)去滓再煎首见于《伤寒论》《金匮要略方论》,其适应证均有呕吐症状或得药则剧吐的临床表现。临床报道认为,再煎可减轻药物异常气味或毒性,从而减少对咽、胃等不良刺激,且通过再煎还可使药液浓缩,减少服用量,便于服用。

(五)呕吐日久易生变证

顽固性呕吐日久,多伤津耗气,引起气随津脱等变证。需结合临床实际,可进行补充液体,或静脉注射生脉注射液,或口服淡盐水等治疗。

(六)用药经验

(1)治呕半夏、生姜为首选之药:治疗呕吐当以降逆为主。止呕者当首推半夏、生姜。《伤寒论》《金匮要略方论》中,仲景止呕方必用半夏,而且以之为君,不用生姜者仅大半夏汤一方。而《医宗金鉴》则明谓"呕吐,半姜为圣药"。临床亦证实,半夏止呕之功效非他药所能及,近代实验研究证明生姜有协同半夏止呕的功效,二药相伍(小半夏汤)可谓相得益彰。

(2)不辨寒热,用大黄甘草汤:"食已即吐者,大黄甘草汤主之"出自《金匮要略方论·呕吐哕下利病脉证治》,历代医家多以方测证,从火、热立论。据临床疗效分析,大黄甘草汤的辨证要点,应为食已即吐,临床不必拘于阳明胃热腑实证,无论寒热虚实,内伤外感、宿食痰饮,均可服用此方。

(3)寒热错杂者,黄芩干姜茶频服(黄芩 3 g,酒大黄 3 g,吴茱萸 3 g,干姜 3 g):方中黄芩、酒大黄清热通腑、降胃气;吴茱萸、干姜温中止呕。

六、预防与调护

(1)避免风寒暑湿之邪或秽浊之气的侵袭,生活有节,适当进行锻炼。

(2)注意饮食卫生,不可暴饮暴食,忌食生冷油腻、酸腐不洁之品,不宜食用辛辣刺激之品,不宜抽烟、喝酒,可适量食用一些有营养的流质饮食,如稀粥、山药粥、薏米粥等。

(3)注重精神情志调养,避免过度精神刺激,保持心情舒畅。

(4)对于呕吐剧烈者,应卧床休息,并密切观察病情变化。在选药方面,尽量选用芳香悦胃之品。服药方法,应少量频服,或在药中加入少量姜汁,以助药力。对于神昏及年老体弱、呕吐频繁者,应注意防止呕吐物误吸,必要时可插入胃管。

第五节 反胃

一、概述

反胃是指饮食入胃,宿谷不化,经过良久,由胃反出的病证。反胃一证,古称"翻胃",亦名"胃反",以朝食暮吐、暮食朝吐、吐出不消化食物为其特点。本病主要涵盖了西医学中的胃、十二指肠以反胃为主要临床表现的疾病,如幽门痉挛、幽门梗阻等疾病。由于胆囊疾病、颈椎病等疾病引起的反胃不在本病症范围。

二、病因病机

反胃多因饮食不节,或嗜食生冷,或忧思劳倦太过,或服寒凉药太多中阳受损,而脾胃受伤,饮食入胃,停而不化,逆而吐出,发为本证。本病日久可致气滞、血瘀、痰凝而成,继而导致症状加重。

(一)病因

1.酗饮无度,伤于酒食

饮酒过度或多食辛香燥热之品,胃内积热,热久伤阴,以致郁热停聚胃脘,发为本病。

2.纵食生冷,败其中阳

嗜食生冷,饮食不节,损伤脾胃,失其运化功能,气血无以化生,而致气血两亏;久则阳气亦衰,而见脾胃虚寒的表现。脾胃既伤,病延旷日致中焦虚寒,不能消化谷食。又脾运不旺,痰饮谷食阻于下脘,宿食不化不能下导终致尽吐而出。

3.七情忧郁,痰瘀互结

思伤脾,脾伤则气结,气结则津液不能输布,聚而成痰;怒伤肝,肝伤则气郁,气郁则血液不能畅行,积而为瘀,痰瘀互结,阻隔胃气,而引起食入良久反吐而出。

(二)病机

反胃的基本病机是肝失疏泄,气机郁滞,脾不健运致气滞痰瘀阻于胃脘,胃失通降,气逆而上,反胃而出。

1.病机关键在于脾伤

本病病机关键在于脾伤。脾伤指脾主运化水谷精微功能减退,脾运正常饮食水谷无以停聚,反胃者往往畏惧纳谷,精微摄入减少,导致肾精亏、肾气衰、肾阳虚,见下焦火衰。

2.病位在胃,与肝脾肾密切相关

饮食物的受纳与运化无不与肝气疏利息息相关,肝气条达则脾气健旺,脾气升清,胃气降浊。若肝气郁结甚而横逆犯胃,可致脾胃产生脾运失健、胃失和降现象。又脾与胃相连以膜,其性一湿一燥,气机一升一降,功能一运一纳,协调配合共同完成饮食水谷在体内的代谢。肝脾二脏的生理功能正常与否决定着胃腑"传化物而不藏"的生理功能。反胃长久,脾胃失其后天之本,使肾精乏源,肾阳虚亏,下焦无火以腐熟水谷,致使病情加剧。

3. 当辨其新久及所致之因

治反胃之法,当辨其新久及所致之因,或以酷饮无度,伤于酒湿,或以纵食生冷,败其真阳;或因七情忧郁,竭其中气。总之,无非内伤之甚,致损胃气而然。若寒在上焦,则多为恶心,或泛泛欲吐者,此胃脘之阳虚也。若寒在中焦,则食入不化,每食至中脘,或少顷或半日复出者,此胃中之阳虚也。若寒在下焦,则朝食暮吐,或暮食朝吐,乃以食入幽门,丙火不能传化,故久而复出,此命门之阳虚也。故凡治此者,必宜以扶助正气,健脾养胃为主。但新病者胃气犹未尽坏,若果饮食未消,则当兼去其滞;若有逆气未调,则当兼解其郁;若病稍久,或素体禀弱之辈,则当专用温补,不可标本杂进,妄行峻利、开导、消食、化痰等剂,以致重伤胃气,必致不起也。

三、诊断与病证鉴别

(一) 诊断依据

(1) 脘腹胀满,朝食暮吐,暮食朝吐,或一两时而吐,或积至一日一夜,吐出不消化食物。

(2) 常伴食欲减退、腹胀、嘈杂、泛酸、嗳气等上消化道症状,振摇腹部,可听到漉漉的水声。

(3) 多有反复发作病史,发病前多有明显的诱因,如情志不畅、劳累、饮食不当等。

(4) 胃镜、上消化道钡餐等理化检查有明确的胃、十二指肠疾病,并排除其他引起反胃的疾病。

(二) 辅助检查

电子胃镜、上消化道钡餐可做急、慢性胃炎,胃、十二指肠溃疡病,幽门水肿、梗阻,胃癌等诊断;肝功能、淀粉酶化验和 B 超、CT、MRI 等检查可与肝、胆、胰疾病做鉴别诊断;血常规、腹部 X 射线检查可与肠梗阻等做鉴别诊断;颈椎摄片或 MRI 等检查可与颈椎病做鉴别诊断。

(三) 病证鉴别

1. 反胃与噎膈

反胃与噎膈皆有"食入即吐"的症状,但噎膈的特征"食噎不下,故反而上出",反胃则是"朝食暮吐,暮食朝吐,宿谷不化"。

2. 反胃与呕吐

反胃与呕吐都有呕吐的症状,但呕吐以"有声有物,吐无定时"为其特征;而反胃以饮食入胃,宿谷不化,经过良久,由胃反出为特征。

四、辨证论治

(一) 辨证思路

临证辨治应肝、脾、胃三者结合,以疏肝健脾治其本,通降和胃治其标。做到疏而不伤正气,补而不碍运气,降而不伐胃气。急性反胃多是邪盛,辨治较易。慢性反胃多因正虚,更须详察细辨。用药须轻灵,顾护胃气,不悖"慢性病有方有守"之古训。如因肿瘤毒瘀等致病,宜合清热解毒、化瘀散结和络之品。

(二)治疗原则

治疗各种因素所致的反胃,总的治则离不开和胃降逆。

(三)分证论治

1.肝胃不和证

(1)症状:反胃发作频繁,逢恼怒或抑郁则复发或加重,伴两胁隐痛,攻窜不定,时有太息,舌淡苔薄,脉弦或弦滑。

(2)病机分析:土虚木贼,肝气横逆犯胃,每致胃失和降,故反胃频作;肝性条达,布两胁,情志不遂,肝气不疏则见两胁隐痛,攻窜不定,时有太息,病情加剧;舌苔薄白,脉弦或弦滑,为气滞肝旺的征象。

(3)治法:疏肝理气,和胃降逆。

(4)代表方药:柴胡疏肝散合香苏饮。前方疏肝理气,解郁散结,适用于肝气郁滞者;后方疏肝解郁,降逆止呕,适用于肝胃不和者。方中柴胡疏肝解郁,制香附理气疏肝,陈皮、枳壳理气行滞,苏梗开胸顺气、降逆止呕,芍药、甘草养血柔肝、缓急止痛。

(5)加减:若兼见脾胃气滞,加半夏、黄连、木香,辛开苦降,宽中除胀;若肝郁化火,心烦口苦咽干,加黄连、吴萸、焦山栀清泻肝火和胃;若兼腹气不通,大便秘结,加大黄、枳实、厚朴清热通腑;若气滞血瘀,胁肋刺痛,可加延胡索、当归、赤芍行气活血。

2.脾胃虚寒证

(1)症状:食后脘腹胀满,朝食暮吐,暮食朝吐,吐出宿食不化,吐后即觉舒适,神疲乏力,面色少华,舌淡、苔薄,脉细缓无力。若兼见面色㿠白,四肢清冷,舌淡白,脉沉细,为久吐累及肾阳。

(2)病机分析:饮食失调,或过食生冷,损伤脾阳,脾胃虚寒,致脾胃不能消谷,饮食不化,停滞胃中,故食后脘腹胀满,朝食暮吐,暮食朝吐,吐出宿食不化;脾阳不足,脾阳不能实四肢,故神疲乏力;脾阳不运,气血不能上呈,故面色少华;若久病及肾,肾阳不足,不能温养脏腑,则出现面色㿠白,四肢清冷。

(3)治法:温中健脾,和胃降逆。

(4)代表方药:丁蔻理中汤。方中丁香、肉豆蔻温中降逆,干姜温中祛寒,白术健脾燥湿,人参补气益脾,甘草和中补土。诸药合用,具有温中健脾、降逆止呕之功。

(5)加减:若肾阳不足,畏寒肢冷,可加附子、肉桂补火助阳;若兼胃虚气逆,呕吐甚者,加旋覆花、代赭石降逆止呕;兼见吐甚而气阴耗伤者,酌加沙参、麦冬养胃润燥。

3.胃中积热证

(1)症状:食后脘腹胀满,朝食暮吐,暮食朝吐,吐出宿食不化及酸腐稠液,面红,心烦口渴,便秘尿赤,舌干红、苔黄厚腻,脉滑数。

(2)病机分析:邪热壅滞胃腑,不降则滞,反升为逆,胃气上逆,故见脘腹胀满,朝食暮吐,暮食朝吐,吐出宿食不化及酸腐稠液;且火性炎上,热灼胃津,故面红、心烦口渴;热伤津亏,肠失濡润,故便秘尿赤;实热积于胃中,故舌干红,苔黄厚腻;热积胃中,阳气有余,故脉滑数。

(3)治法:清胃泄热,降逆止吐。
(4)代表方药:竹茹汤。方中葛根清泻胃火,生津止渴;半夏降逆止呕;竹茹善清胃热,止呕吐;生姜和胃止呕,与半夏、竹茹合用,增其降逆止呕之力。
(5)加减:若兼大便秘结者,加大黄、枳实、厚朴清热通腑;热甚伤阴者,加生地黄、玄参、石斛滋阴润燥;兼气阴两伤者,可加麦冬、茯苓、玉竹以养阴和胃。

4.痰浊阻胃证
(1)症状:脘腹胀满,食后尤甚,上腹或有积块,朝食暮吐,暮食朝吐,吐出宿食不化,或为痰涎水饮,眩晕,心悸,舌苔白滑,脉滑数。
(2)病机分析:脾失健运,水湿内停而为痰为饮,痰饮之邪停于中焦则脘腹胀满,食后尤甚;痰浊阻滞胃脘,胃气不和,故见上腹积块,朝食暮吐,暮食朝吐,吐出宿食不化,或痰涎水饮;津液布散失常,脑窍失养则眩晕,痰阻心气则心悸;舌苔白滑,脉滑数为痰浊内蕴的征象。
(3)治法:涤痰化浊,和胃降逆。
(4)代表方药:导痰汤。方中南星燥湿化痰,祛风散结;枳实下气行痰;半夏燥湿祛痰;橘红消痰顺气;茯苓渗湿;甘草和中。全方共奏燥湿化痰、行气开郁之功。
(5)加减:若口苦口腻,舌苔黄腻,痰郁化热者,加黄连、黄芩清热燥湿,藿香、佩兰芳香化浊;兼见胸脘痞闷者,可加枳壳、瓜蒌宽胸理气化痰。

5.瘀血内结证
(1)症状:脘腹胀满,食后尤甚,上腹有积块,坚硬且推之不移,朝食暮吐,暮食朝吐,吐出宿食不化,或吐血便血,或上腹胀满刺痛拒按,舌质黯红或有瘀点,脉弦涩。
(2)病机分析:瘀血内结于胃,故上腹有积块,坚硬且推之不移;胃口梗阻不畅,故见脘腹胀满,食后尤甚,朝食暮吐,暮食朝吐,吐出宿食不化;瘀血阻络,血溢脉外,可见吐血便血;舌黯红或有瘀点,脉弦涩为血亏瘀结的征象。
(3)治法:活血化瘀,和胃降逆。
(4)代表方药:膈下逐瘀汤。方中川芎、当归、赤芍活血;桃仁、红花、五灵脂化瘀;牡丹皮清血热;香附、乌药、枳壳、延胡索理气止痛,和胃降逆。
(5)加减:若呕吐甚者,可加旋覆花、代赭石、半夏、竹茹降逆止呕;脘腹有积块者,可加三棱、莪术、鳖甲、夏枯草祛瘀软坚;若呕吐物夹有血丝或血块者,可加田七、仙鹤草等止血凉血之品。

(四)其他疗法

1.单方验方
(1)将麦门冬洗净绞汁1盏、生地黄煮绞汁100 g,生姜汁半盏,三样汁一起下到薏苡仁、白米中,煮成稀粥来食用。
(2)新鲜韭汁1匙和牛奶1杯煮沸,口服。
(3)用牛奶6份,韭汁、生姜汁、藕汁、梨汁各1份,混合煮食。
(4)刺猬皮砂炒,研成细末,与高良姜等分,研和成蜜丸,每次服6 g,每天两次,饭前服。
(5)蒲公英(干品)5~7 g,切细,水煎服。
(6)半夏6 g,生姜6 g,水煎服。

(7)制大黄 6 g,甘草 12 g,水煎服。
(8)芦根 12 g,白茅根 12 g,水煎服。

2.常用中成药

附子理中丸,每次 1 丸,每天两次。

3.针灸疗法

(1)针刺疗法:取脾俞、胃俞、中脘、章门、关元、足三里等穴,针刺可用平补平泻法。

(2)灸法:主穴取脾俞、胃俞、中脘。用艾条温和灸,各灸 5~10 分钟,每天灸 1 次,10 次为 1 个疗程。

五、临证参考

(一)辨证与辨病相参

治疗上应注意辨证辨病相结合,辨证时必须注意辨别病情的轻重缓急,病性的寒热虚实,审察阴阳气血,观察整个病程中的证情转化,做到随证化裁。同时采用相应的理化检查以明确疾病诊断,病证结合,进一步判断疾病的特点,既不延误病情,又能有针对性地指导治疗。

(二)注意祛除病因,辨证施治用药

针对胃腑蕴热,当以清热泻火、理气平冲之法。如唐·孙思邈《备急千金要方·胃腑方》云:"治胃反,食即吐出,上气方:芦根、茅根各二两,细切。"寒气凝滞当以温通,如明代皇甫中《明医指掌·翻胃证》云:"下焦有寒者,其脉沉而迟,其症朝食暮吐、暮食朝吐,小便清,大便闭而不通,治法当以通其闭塞,温其寒气。"脾胃气虚当健脾和胃,如清代陈念祖《医学从众录·膈症反胃》云:"食入反出,脾失其消谷之能,胃失其容受之能,宜理中汤温脾,加麦芽以畅达一阳之气,与参术消补同行,土木不害,而脾得尽其所能。"癌毒瘀结当予活血化瘀、消痰散结,如清代张锡纯《医学衷中参西录·论胃病噎膈(即胃癌)治法及反胃治法》载:"于变质化瘀丸中加生水蛭细末八钱。"较早地创制了活血化瘀法治疗反胃。

(三)治血治气,以平为要

胃为多气多血之腑,初病在经,久病入络,气滞血瘀、痰凝为患。应根据病情,或调气以和血,调血以和气,或气血同治。戴原礼曰:"翻胃证,血虚者,脉必数而无力。气虚者,脉必缓而无力。气血俱虚者,则口中多出沫,但见沫大出者,必死。有热者脉数而有力,有痰者脉滑数,二者可治。血虚者,四物为主。气虚,四君子为主。热以解毒为主,痰以二陈为主。"

六、预防与调护

(1)少吃多餐,细嚼慢咽,饮食宜清淡流质,避免进食过烫、过冷的食物和辛辣刺激性食品,避免进食不易消化的食物,如坚硬、粗糙、油腻及粗纤维的食品,戒烟酒等。

(2)保持心情舒畅,保持正常的生活作息规律,劳逸结合,可适当参加健身活动。

第八章 肝胆病证

第一节 胁痛

一、临床诊断

(1)以胁肋部一侧或两侧疼痛为主要表现。
(2)疼痛性质可表现为胀痛、刺痛、窜痛、隐痛,多为拒按,间有喜按者。
(3)可伴有胸闷、腹胀、口苦纳呆、嗳气及恶心等症状。
(4)反复发作的病史。
西医学可进行血常规、肝功能、腹部B超、腹部CT等检查,有助于疾病的诊断。

二、病证鉴别

胁痛可与胸痛、胃痛相鉴别(表8-1)。

表 8-1 胸痛、胃痛与胁痛的鉴别要点

	胸痛	胃痛	胁痛
部位	整个胸部	上腹中部胃脘部	胁肋部
主症	胸部疼痛	胃脘部疼痛	胁肋疼痛
兼症	心悸短气,咳嗽喘息,痰多等心肺病证候	恶心嗳气,吞酸,嘈杂等胃失和降的症状	恶心,口苦等肝胆病症状
实验室检查	心电图、胸片检查	电子胃镜检查	腹部B超检查

三、病机转化

胁痛的病位在肝胆,涉及脾、胃、肾等多个脏腑;基本病机主要是肝络失和,其病理变化主要有"不通则痛""不荣则痛"两类。病性属有虚有实,而以实证多见。实证中主要以气滞、血瘀、湿热为主,肝气郁结、瘀血阻滞胁络、湿热壅滞、肝胆疏泄不利均导致气机阻滞,不通则痛,而成胁痛。虚证主要是以阴血亏虚,水不涵木,肝络失养,不荣则痛,而成胁痛。虚实之间可相互转化,临床可见虚实夹杂证(图8-1)。

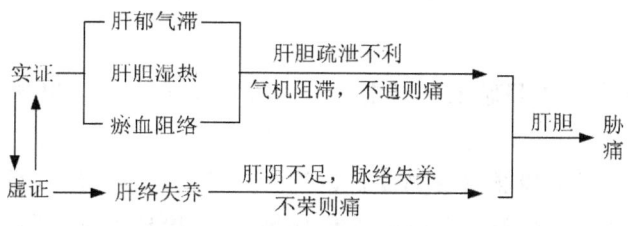

图 8-1 胁痛病机转化示意图

四、辨证论治

(一)治则治法

胁痛病机主要分为"不通则痛""不荣则痛"两者。前者为实证,治则主要是以疏肝通络止痛为主,采用理气、活血、清利湿热之法,遵循"通则不痛"的机理;后者为虚证,治则主要是以补益肝阴,滋养肝络为主,采用滋阴养血柔肝之法,遵循"荣则不痛"的机理。

(二)分证论治

胁痛主要分为实证和虚证,其中实证主要是由肝气郁结、瘀血阻滞胁络、湿热壅滞、肝胆疏泄不利导致气机阻滞发为胁痛,因此实证主要分为肝郁气滞证、瘀血阻络证及肝胆湿热证。虚证主要是以阴血亏虚,肝络失养发为胁痛,主要有肝络失养证。

(三)临证备要

1.治疗胁痛宜采用柔肝疏肝之品,切忌辛燥伤肝之类

肝脏为刚脏,体阴而用阳,治疗时宜柔肝不宜伐肝,多采用轻灵平和之品,如苏梗、香附、香橼、佛手、砂仁等,切忌伤肝的中药,如姜半夏、蒲黄、桑寄生、山慈菇等,可出现肝区不适,疼痛,肝功异常;超量服用川楝子、黄药子、蓖麻子、雷公藤等,可致药物性肝损害等。

2.龙胆泻肝汤中关于"关木通"的应用

马兜铃科的关木通具有肾毒性,现在改用无毒或小毒的毛茛科的川木通或通草代替关木通。川木通一般用量为3～6 g。

(四)其他疗法

1.中成药疗法

(1)当飞利肝宁片:清热利湿,益肝退黄。适用于湿热郁蒸而致的黄疸,急性黄疸型肝炎,传染性肝炎,慢性肝炎而见湿热证候者。

(2)茵栀黄口服液:清热解毒,利湿退黄。适用于湿热毒邪内蕴所致急性、迁延性、慢性肝炎和重症肝炎(Ⅰ型),也可用于其他型重症肝炎的综合治疗。

2.针灸疗法

胁部为足少阳胆经、足厥阴肝经、足太阴脾经所过之处。辨证取穴,主要分为:治疗来源于肝脏的胁痛,应疏肝理气、通络止痛;治疗来源于胆腑的胁痛,应疏肝利胆、行气止痛。

第二节 黄疸

一、临床诊断

(1)目黄、身黄、尿黄。以目睛发黄为主。因为目睛发黄是最早出现、消退最晚,而且是易于发现的指征之一。

(2)患病初期,常有类似胃肠感冒的症状,三五天以后,才逐渐出现目黄,随之溲黄与身黄。急黄表现为黄疸起病急骤,身黄迅即加深,伴见高热,甚或出现内陷心包、神昏痉厥等危候。

(3)有饮食不节或饮食不洁、肝炎接触或使用化学制品、药物等病史。

(4)血常规、尿常规检查,血生化肝功能检查,如血清总胆红素、尿胆红素、尿胆原、直接或间接胆红素、转氨酶测定,B超、CT、胆囊造影等,以及肝炎病毒学指标、自身免疫性肝病检测指标等,有助于黄疸诊断,并有利于区别细胞性黄疸(病毒性肝炎等)、梗阻性黄疸(肝胆及胰腺肿瘤、胆石症等)、溶血性黄疸。

二、病证鉴别

(一)黄疸与萎黄相鉴别

黄疸与萎黄相鉴别(表8-2)。

表8-2 黄疸与萎黄鉴别要点

	黄疸	萎黄
病因	感受时疫毒邪、饮食所伤、脾胃虚弱、瘀血、砂石阻滞	大失血或重病之后
病机要点	湿浊阻滞,胆液外溢	气血不足,血不华色
目黄	目黄、身黄、溲黄	颜面皮肤萎黄不华,无目黄
兼症	恶心呕吐,腹胀纳呆,大便不调	眩晕、气短、心悸

(二)阳黄、阴黄与急黄相鉴别

阳黄、阴黄与急黄相鉴别(表8-3)。

表8-3 阳黄、阴黄与急黄鉴别要点

	阳黄	阴黄	急黄
病因	湿热	寒湿	热毒
病机要点	湿热壅滞	寒湿瘀滞	热毒炽盛,迫及营血
证候特征	黄色鲜明如橘色,伴口干发热,小便短赤,大便秘结,舌苔黄腻,脉弦数	黄色晦暗如烟熏,伴脘闷腹胀,畏寒神疲、口淡不渴,舌质淡、苔白腻,脉濡缓或沉迟	黄色如金,发病迅速,伴神昏,谵语、衄血、便血,肌肤瘀斑,舌质红绛,苔黄燥
预后	治疗及时,预后良好	病情缠绵,不易速愈	病情凶险,预后多差

三、病机转化

黄疸的病位在脾、胃、肝、胆,病性有虚有实,初病多实,久病多虚。发病与湿邪内郁相关。急黄为感受湿热疫毒为患,热毒炽盛,迫及营血,病情急重;阳黄为中阳偏盛,湿从热化,湿热瘀滞,"瘀热以行",或肝胆郁热,胆汁外溢所致;阴黄为中阳不足,湿从寒化,寒湿瘀滞为患,或脾胃虚弱,血败不荣于色所致。总之,黄疸形成的病机,可概括为湿热瘀滞、肝胆郁热与脾虚血败、不荣于色三个方面(见图8-2)。

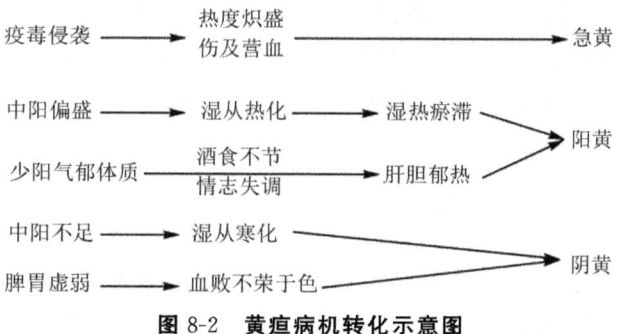

图8-2 黄疸病机转化示意图

四、辨证论治

(一)治则治法

黄疸初期以实证为主,治疗重在攻逐体内邪气,据其邪气特性,采用相应的治疗方法。阳黄证以清热利湿为主,通利二便是驱逐体内湿邪的主要途径。阳黄证无论湿热之轻重,苦寒攻下法的应用均有利于黄疸的消退,但须中病即止,以防损伤脾阳。急黄证的治疗以清热解毒凉血为主,并随病证变化,灵活应用攻下、开窍之法。阴黄证治疗则依据寒湿或血瘀的病机特点,可采用温化寒湿、化瘀退黄治法。而虚黄的治疗则以健脾生血为原则。久病黄疸的治疗,更当重视健脾疏肝、活血化瘀,以避免黄疸进一步发为积聚、鼓胀等顽症。

(二)分证论治

湿、毒、虚、瘀是黄疸的主要证候要素。阳黄可分为湿热兼表、热重于湿、湿重于热、肝胆郁热。湿热兼表,多见于黄疸初起,双目白睛微黄或不明显,小便黄,伴恶寒发热等表证;热重于湿以身目俱黄,黄色鲜明,发热口渴为特征;湿重于热也表现为身目俱黄,但黄色不如热重者鲜明,可见头身困重等;肝胆郁热以身目发黄鲜明,右胁剧痛放射至肩背,壮热或寒热往来为特征。阴黄可分为寒湿证和脾虚证,寒湿证以身目俱黄,黄色晦黯,或如烟熏为特征;脾虚证以身目发黄,黄色较淡而不鲜明,肢体倦怠乏力为特征。急黄以发病迅速,身目俱黄,其色如金,高热烦渴甚至发生神昏痉厥为特征。

(三)临证备要

茵陈蒿是治疗黄疸的专药,可用于多种原因所致的黄疸,用量一般为30～50 g。此外,青叶胆、金钱草、虎杖、郁金、败酱草、车前草等均有退黄之效,临床可酌情选用。

大黄治疗黄疸,古方常用。清代温病学家吴又更认为"退黄以大黄为专攻",主张较大剂量应用大黄。实践证明,在治疗阳黄时,大黄确有很好的疗效,大便干结时,可加玄明粉;大便溏时,可用制大黄。

黄疸多湿热邪毒所致,今人有"治黄需解毒,毒去黄易除"之说。除了茵陈、山栀子、大黄、虎杖以外,蒲公英、连翘、板蓝根、大青叶、白花蛇舌草等清热解毒药或金钱草、车前草等利湿解毒药,临床也很常用。

黄疸多湿热瘀滞,《金匮要略方论》认为"瘀热以行,脾色必黄",所以黄疸治疗当重视活血化瘀或凉血散血。丹参、茜草、牡丹皮、赤白芍等,临床常用。所谓"治黄需活血,血行黄易灭",就是在强调黄疸活血化瘀治法的重要。

黄疸病位在脾胃肝胆,久病黄疸表现为肝郁脾虚者也不少见。所以治疗黄疸应该重视疏肝柔肝,调理气血,健脾护胃。同时应该注意扶正益气、化瘀散结、祛邪解毒,方剂可用当归补血汤、当归芍药散、鳖甲煎丸、三甲散等,以防止病情进展到积聚以致引发鼓胀。

虚黄为黄疸的特殊类型,可见于进食蚕豆,或药毒所伤引发,常见面色无华,乏力体倦,小便赤褐色,多虚,当用小建中汤等调补。

(四)常见变证的治疗

1. 鼓胀

气、血、水瘀积于腹内,常表现为腹大如鼓、皮色苍黄、腹壁青筋暴露,常伴有胁下或腹部痞块、四肢枯瘦等症,舌黯有瘀斑,舌苔腻或舌淡胖、苔白,脉弦滑或细弱,初期以理气和血,利水行湿为法,可以木香顺气散为主方;中期以益气活血,行气利水为法,可用四君子汤合调营饮为主方;晚期当重视并发症,出血者,可用泻心汤或大黄、白及、田七粉凉开水调为糊状,慢慢吐服;神昏者,可用至宝丹或苏合香丸以醒神开窍。

2.积聚

胁下可有症积,固定不移,胸胁刺痛,拒按,舌黯或淡黯、有瘀斑,脉涩,可用鳖甲煎丸以活血散瘀,软坚散结,如有气血亏虚可合用当归补血汤或人参养荣汤。

(五)其他疗法

1.中成药疗法

(1)茵栀黄口服液:清热解毒,利湿退黄。适用于湿热毒邪内蕴所致急性、迁延性、慢性肝炎和重症肝炎(Ⅰ型)。也可用于其他型重症肝炎的综合治疗。

(2)清肝利胆胶囊:清利肝胆湿热。适用于肝郁气滞、肝胆湿热未清等症。

(3)茵陈五苓丸:清湿热,利小便。适用于肝胆湿热,脾肺郁结引起的湿热黄疸,胆腹胀满,小便不利。

(4)乙肝解毒胶囊:清热解毒,疏肝利胆。适用于乙型肝炎,辨证属于肝胆湿热内蕴者。

2.针灸疗法

针刺以足三里、阳陵泉、行间、胆囊、至阳等穴为主,发热者可加曲池;湿浊重者可加阴陵泉、地机;胁痛者可加日月、期门;恶心呕吐者可加内关、中脘。多用泻法,留针30分钟,每天1次,两周1个疗程。

第三节　积聚

一、临床诊断

(一)疾病诊断

(1)腹腔内有可扪及的包块。

(2)常有腹部胀闷或疼痛不适等症状。

(3)常有情志失调、饮食不节、感受寒邪或黄疸、虫毒等病史。

腹部X射线摄片、B超、CT、MBI、病理组织活检及有关血液检查有助于明确相关疾病的诊断。

(二)病类诊断

1.积证

积属有形,结块固定不移,痛有定处,病在血分,是为脏病。

2.聚证

聚属无形,包块聚散无常,痛有定处,病在气分,是为腑病。

(三)病期诊断

1.初期

正气未至大虚,邪气虽实而不甚。表现为积块较小,质地较软,虽有胀痛不适,而一般情况尚较好。

2.中期

正气渐衰而邪气渐甚,表现为积块增大,质地较硬,持续疼痛,舌质紫黯或有瘀点、瘀斑,并有饮食日少,倦怠乏力,面色渐黯,形体逐渐消瘦等。

3.末期

正气大虚,而邪气实甚,表现为积块较大,质地坚硬,疼痛剧烈,舌质青紫或淡紫,有瘀点、瘀斑,并有饮食大减,神疲乏力,面色萎黄或黧黑,明显消瘦等衰弱表现。

二、病证鉴别

(一)积聚与痞满相鉴别

痞满是指脘腹部痞塞胀满,系自觉症状,而无块状物可扪及。积聚则是腹内结块,或痛或胀,不仅有自觉症状,而且有结块可扪及。

(二)症积与瘕聚相鉴别

症就是积,症积指腹内结块有形可征,固定不移,痛有定处,病属血分,多为脏病,形成的时间较长,病情一般较重;瘕聚是指腹内结块聚散无常,痛无定处,病在气分,多为腑病,病史较短,病情一般较轻。

三、病机转化

积聚病的病位在于肝脾。因肝主疏泄,司藏血;脾主运化,司统血。其发生主要关系到肝、脾、胃、肠等脏腑。由情志、饮食、寒湿、病后等原因,引起肝气不畅,脾运失职,肝脾失调,气血涩滞,壅塞不通,形成腹内结块,导致积聚。积聚的形成,总与正气亏虚有关。聚证病性多属实证,病程较短,预后良好。少数聚证日久不愈,可以由气入血转化成积证。积证初起,病理性质多实,日久病势较深,正气耗伤,可转为虚实夹杂之证。病至后期,气血衰少,身体羸弱,则以正虚为主。病机主要是气机阻滞,瘀血内结。病理因素虽有寒邪、湿热、痰浊、食滞、虫积等,但主要是气滞血瘀。聚证以气滞为多,积证以血瘀为主(图8-3)。

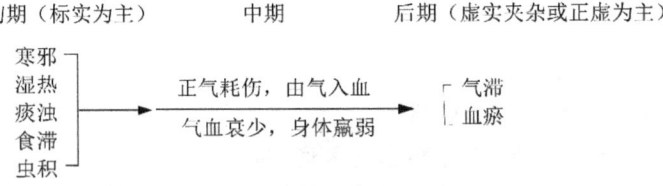

图8-3 积聚病机转化示意图

四、辨证论治

(一)治则治法

1.区分不同阶段,掌握攻补分寸

积证可根据病程、临床表现,分作初期、中期、末期三个阶段。初期属邪实,积块不大,软而不坚,正气尚未大虚,应予消散,治宜行气活血、软坚消积为主;中期邪实正虚,积块渐大,质渐坚硬,正气渐伤,邪盛正虚,治宜消补兼施;后期以正虚为主,积块坚硬,形瘦神疲,正气伤残,应予养正除积,治宜扶正培本为主,酌加理气、化瘀、消积之品,切勿攻伐太过。

2.聚证重调气,积证重活血

聚证病在气分,以疏肝理气、行气消聚为基本治则,重在调气;积证病在血分,以活血化瘀、软坚散结为基本治则,重在活血。

(二)分证论治

积聚的辨证必须根据病史长短、邪正盛衰,以及伴随症状,辨其虚实之主次。聚证多实证。积证初起,正气未虚,以邪实为主;中期,积块较硬,正气渐伤,邪实正虚;后期日久,瘀结不去,则以正虚为主。

1.肝气郁结证

(1)症状:腹中结块柔软,时聚时散,攻窜胀痛,脘胁胀闷不适,舌苔薄,脉弦等。

(2)治法:疏肝解郁,行气散结。

(3)方药:逍遥散、木香顺气散加减。

(4)常用药:柴胡、当归、白芍、甘草、生姜、薄荷、香附、青皮、枳壳、郁金、乌药。

2.食滞痰阻证

(1)症状:腹胀或痛,腹部时有条索状物聚起,按之胀痛更甚,便秘,纳呆,舌苔腻,脉弦滑等。

(2)治法:理气化痰,导滞散结。

(3)方药:六磨汤加减。

(4)常用药:大黄、槟榔、枳实、沉香、木香、乌药。

3.气滞血阻证

(1)症状:腹部积块质软不坚,固定不移,胀痛不适,舌苔薄,脉弦等。

(2)治法:理气消积,活血散瘀。

(3)方药:柴胡疏肝散合失笑散加减。

(4)常用药:柴胡、青皮、川楝子、丹参、延胡索、蒲黄、五灵脂。

4.瘀血内结证

(1)症状:腹部积块明显,质地较硬,固定不移,隐痛或刺痛,形体消瘦,纳谷减少,面色晦暗黧黑,面颈胸臂或有血痣赤缕。女子可见月事不下,舌质紫或有瘀斑瘀点,脉细涩等。

(2)治法:祛瘀软坚,佐以扶正健脾。

(3)方药:膈下逐瘀汤合六君子汤加减。

(4)常用药:当归、川芎、桃仁、三棱、莪术、香附、乌药、陈皮、人参、白术、黄精、甘草。

5.正虚瘀结证

(1)症状:久病体弱,积块坚硬,隐痛或剧痛,饮食大减,肌肉瘦削,神倦乏力,面色萎黄或黧黑,甚则面肢浮肿,舌质淡紫,或光剥无苔,脉细数或弦细。

(2)治法:补益气血,活血化瘀。

(3)方药:八珍汤合化积丸加减。

(4)常用药:人参、白术、茯苓、甘草、当归、白芍、地黄、川芎、三棱、莪术、阿魏、瓦楞子、五灵脂、香附、槟榔。

(三)临证备要

临床上治疗症积,应重视其邪正兼夹的特点,症积按初中末三个阶段,可分为气滞血阻、瘀血内结、正虚瘀结三个证候,但在临床中,往往可兼有寒、湿、热、痰等病理表现。其中,兼郁热、湿热者较为多见。正气亏虚亦有偏于阴虚、血虚、气虚、阳虚的不同。临证应根据邪气兼夹与阴阳气血亏虚的差异,相应调整治法方药。

积聚治疗上始终要注意顾护正气,攻伐药物不可过用。《素问·六元正纪大论篇》说:"大积大聚,其可犯也,衰其大半而止。"聚证以实证居多,但如反复发作,脾气易损,应适当予以培脾运中。积证系日积月累而成,其消亦缓,切不可急功近利。如过用、久用攻伐之品,易于损正伤胃;过用香燥理气之品,则易耗气伤阴蕴热,加重病情。《医宗必读·积聚》提出"屡攻屡补,以平为期"的原则,颇有深意。

(四)其他疗法

1.中成药疗法

(1)鳖甲煎丸:消痞化积、活血化瘀、疏肝解郁。适用于积聚之血瘀肝郁证。

(2)大黄䗪虫丸:活血破瘀、通经消癥。适用于瘀血内停所致的癥瘕。

(3)养正消积胶囊:健脾益肾、化瘀解毒。适用于脾肾两虚,瘀毒内阻型原发性肝癌。

2.单方验方

(1)肿节风15 g,水煎服。可用于脘腹部、右上腹及下腹部的多种肿瘤。

(2)藤梨根、生薏苡仁、连苗荸荠各30 g,每天1剂,水煎服;或龙葵、黄毛耳草各15 g,白花蛇舌草、蜀羊泉各30 g,每天1剂,水煎分3次服;或浙江三根汤:藤梨根、水杨梅根、虎杖根各30 g,水煎服。用于脘腹积块(胃癌)。

(3)三棱、莪术各15 g,水煎服;或三白草、大蓟、地骨皮各30 g,水煎服;或双半煎:半边莲、半枝莲、薏苡仁、天胡荽各20 g,水煎服。可用于右上腹积块(肝癌)。

(4)苦参、生熟薏苡仁、煅牡蛎、土茯苓、紫参、生地黄、地榆各30 g,水煎服;或白花蛇舌草、菝葜、垂盆草、土茯苓各30 g,水煎服;或蒲公英、半枝莲各24 g,白花蛇舌草、金银花藤、野葡萄根各30 g,露蜂房9 g,蜈蚣2条,水煎服。另用牛黄醒消丸,每次服1.5 g,每天两次。可用于下腹之积块(肠癌)。

第四节 胆胀

一、临床诊断

(一)症状与体征

(1)以一侧或两侧胁肋部疼痛为主要临床表现,疼痛性质可表现为胀痛、窜痛、刺痛、隐痛,多为拒按,间有喜按者。

(2)可伴见胸闷、腹胀、嗳气、呃逆、急躁易怒、口苦纳呆、厌食恶心等症。

(3)常有情志不舒,跌仆损伤,饮食不节,久病耗伤,劳倦过度,或外感湿热等病因。

(4)血常规、肝功能、胆囊造影、B超等实验室检查,有助于诊断。

(二)辅助检查

胁痛以右侧为主者,多与肝胆疾患相关。肝功能、乙肝五项、甲肝抗体、丙肝抗体、戊肝抗体、自身免疫性肝病抗体、肝脏病理等检查可以作为诊断肝炎的指标;腹部B超、CT、MRI等检查可做肝硬化,肝胆结石,急、慢性胆囊炎,脂肪肝,胆道蛔虫,肝脓肿等疾病的诊断依据。检测血中的甲胎蛋白、碱性磷酸酶及超声造影、CT、MRI 增强扫描可以与肝癌相鉴别;电子胃镜、上消化道钡餐可与胃病相鉴别;血常规、腹部 X 射线检查可与肠梗阻、肠穿孔等做鉴别诊断;胸部 X 射线、CT 等检查可与胸膜炎相鉴别。

二、病证鉴别

(一)胁痛与悬饮

胁痛发病与情志不遂、饮食不节、跌仆损伤、久病体虚有关,其病机为肝络失和,主要表现为一侧或两侧胁肋部疼痛。悬饮多由素体虚弱,时邪外袭,肺失宣通,饮停胸胁而致络气不和,其表现为饮停胸胁,胸胁咳唾引痛,呼吸或转侧加重,患侧肋间饱满,叩诊呈浊音,或兼见发热。

(二)胁痛与胃痛

两者疼痛主要部位不同。胁痛是以一侧或两侧胁肋部疼痛为主症,可伴发热恶寒,或目黄肤黄,或胸闷太息。肝气犯胃之胃痛可有攻痛连胁,但仍以上腹中部胃脘部疼痛为主症,且常伴嘈杂泛酸,嗳气吐腐。

(三)胁痛与黄疸、鼓胀、肝癌等

黄疸、鼓胀、肝癌等在病程中或早或晚均伴有一侧或两侧胁肋部疼痛。其鉴别要点在于:黄疸以身目发黄为主症;鼓胀为气、血、水互结,腹大如鼓;肝癌有胁下积块。

三、病机转化

胁痛主要由情志不舒、跌仆损伤、饮食不节,久病耗伤,劳倦过度,或外感湿热等病因,导致肝气郁结、血瘀阻络、湿热蕴结、肝失疏泄,肝阴不足、络脉失养等,最终导致胁痛发生。

(一)基本病机

肝络失和,"不通则痛"或"不荣则痛"肝为刚脏,主疏泄,喜条达而恶抑郁,肝体属阴,体阴而用阳。若肝的疏泄功能失常,气机郁结,血脉瘀滞,或阴血不足,肝失濡润,均可导致肝络失和,产生胁痛。由肝气郁滞、瘀血停滞、湿热蕴结所致的胁痛多属实证,是为"不通则痛";由阴血不足,肝络失养所致的胁痛为虚证,属"不荣则痛"。

(二)病位在肝胆,与脾胃肾密切相关

肝居胁下,经脉布于两胁,胆附于肝,与肝成表里关系,其脉亦循于胁,故胁痛之病,主要责之肝胆;胃居中焦,主受纳水谷,运化水湿,若因饮食所伤,脾失健运,湿热内生,郁遏肝胆,疏泄不畅,亦可发为胁痛;肝肾同源,精血互生,若因肝肾阴虚,精亏血少,肝脉失于濡养,则胁肋隐隐作痛。

(三)病理性质有虚有实,而以实证多见

胃痛病理性质有虚有实,实者多属不通而痛,以气滞、血瘀、湿热为主,三者尤以气滞为先。虚者多属不荣而痛,如阴血亏虚,肝失所养。虚实之间可以相互转化,故临床常见虚实夹杂之证。

(四)病程有新久之分,在气在血之别

一般来说,胁痛初病在气,由肝郁气滞、气机不畅所致;气为血帅,气行则血行,故气滞日久,血行不畅,病变由气滞转为血瘀,或气滞、血瘀并见;气滞日久,易于化火伤阴;由饮食所伤,肝胆湿热所致之胁痛,日久亦可耗伤阴津,皆可致肝阴耗伤,脉络失养,而转为虚证或虚实夹杂

证。外邪、饮食、情志所致,以气机郁滞为主,病位较浅,多在气分;日久由经入络,气郁血瘀,病位较深,多为气血同病。

(五)病延日久,变证衍生

胁痛病延日久,可衍生变证,如气血壅结,肝体失和,腹内结块,形成积聚;如湿热壅滞,肝失疏泄,胆汁泛滥,则发生黄疸;肝脾肾失调,气血水互结,酿生鼓胀。胁痛日久,痰瘀互结,阻于肝络,或酿毒生变,转为肝癌。

四、辨证论治

(一)辨证思路

1.辨气血

一般来说,胁痛在气,以胀痛为主,且痛无定处,游走不定,时轻时重,症状的轻重每与情绪变化有关;胁痛在血,以刺痛为主,且痛处固定不移,疼痛持续不已,局部拒按,入夜尤甚,或胁下有积块。

2.辨虚实

实证多由肝郁气滞,瘀血阻络,外感湿热之邪所致,起病急,病程短,疼痛剧烈而拒按,脉实有力;虚证多属肝阴不足,络脉失养所引起,常由劳累而诱发,起病缓,病程长,疼痛隐隐,悠悠不休而喜按,脉虚无力。

3.辨表里

外感胁痛是由湿热外邪侵袭肝胆,肝胆失于疏泄条达而致,伴有寒、热表证,且起病急骤,同时可出现恶心呕吐,目睛发黄,舌苔黄腻等肝胆湿热症状;内伤胁痛则由肝郁气滞,瘀血内阻,或肝阴不足所引起,不伴恶寒、发热等表证,且起病缓慢,病程较长。

4.辨脏腑

胁痛病位主要在肝胆,但与脾、胃、肾密切相关,辨证时要注意辨别病变脏腑的不同。如肝郁气滞证多发病与情志因素有关,胁痛以胀痛为主,痛无定处,心烦易怒、胸闷腹胀、嗳气频作,属于肝脏病;肝胆湿热证口干口苦,胸闷纳呆,或兼有身热恶寒,身目发黄,为肝胆脏腑同病;若肝胃不和症见胸脘痞闷,恶心呕吐,胁痛隐隐,为肝胃同病。

(二)治疗原则

胁痛的治疗原则当基于肝络失和的基本病机,根据"不通则痛""不荣则痛"的理论,以疏肝活络止痛为基本治则,结合肝胆的生理特点,灵活应用。实证宜理气、活血通络、清热祛湿,通则不痛;虚证宜补中寓通,滋阴、养血、柔肝,荣则不痛。

(三)分证论治

1.肝郁气滞

(1)症状:胁肋胀痛,走窜不定,甚则连及胸肩背臂,疼痛每因情志变化而增减,胸闷,善太息,得嗳气则舒,纳食减少,脘腹胀满,舌苔薄白,脉弦。

(2)病机分析:肝失条达,气机不畅,阻于胁络,肝气横逆,犯及脾胃。

(3)治法:疏肝解郁,理气止痛。

(4)代表方药:柴胡疏肝散加减。方中柴胡疏肝解郁,香附、枳壳、陈皮理气除胀,川芎活血行气通络,白芍、甘草缓急止痛,全方共奏疏肝理气止痛之功。

(5)加减:若气滞及血,胁痛重者,酌加郁金、川楝子、延胡索、青皮以增强理气活血止痛之功;若兼见心烦急躁,口干口苦,尿黄便干,舌红苔黄,脉弦数等气郁化火之象,酌加栀子、黄芩、胆草等清肝之品;若伴胁痛,肠鸣,腹泻者,为肝气横逆,脾失健运之证,酌加白术、茯苓、泽泻、薏苡仁以健脾止泻;若伴有恶心呕吐,是为肝胃不和,胃失和降,酌加半夏、陈皮、藿香、生姜等以和胃降逆止呕。

2.肝胆湿热

(1)症状:胁肋胀痛,触痛明显而拒按,或引及肩背,伴有脘闷纳呆,恶心呕吐,厌食油腻,口干口苦,腹胀尿少,或兼有身热恶,或寒有黄疸,舌苔黄腻,脉弦滑。

(2)病机分析:外湿或内热蕴积肝胆,肝络失和,胆失疏泄。

(3)治法:疏肝利胆,清热利湿。

(4)代表方药:龙胆泻肝汤加减。方中龙胆草、栀子、黄芩清肝泻火,柴胡疏肝理气,木通、泽泻、车前子清热利湿,生地黄、当归养血清热益肝。

(5)加减:可酌加郁金、半夏、青皮、川楝子以疏肝和胃,理气止痛。若便秘,腹胀满者为热重于湿,肠中津液耗伤,可加大黄、芒硝以泄热通便存阴。若白睛发黄,尿黄,发热口渴者,可加茵陈、黄柏、金钱草以清热除湿,利胆退黄。久延不愈者,可加三棱、莪术、丹参、当归尾等活血化瘀。对于湿热蕴结的胁痛,祛邪务必要早,除邪务尽,以防湿热胶固,酿成热毒,导致治疗的困难。

3.瘀血阻络

(1)症状:胁肋刺痛,痛处固定而拒按,疼痛持续不已,入夜尤甚,或胁下有积块,或面色晦暗,舌质紫黯,脉沉弦。

(2)病机分析:肝郁日久,气滞血瘀,或阴伤血滞,脉络瘀阻。

(3)治法:活血化瘀,通络止痛。

(4)代表方药:血府逐瘀汤加减。方用桃仁、红花、当归、生地黄、川芎、赤芍活血化瘀而养血;柴胡行气疏肝;桔梗开肺气;枳壳行气宽中;牛膝通利血脉,引血下行。

(5)加减:若瘀血严重,有明显外伤史者,应以逐瘀为主,方选复元活血汤。当归养血祛瘀;柴胡疏肝理气;天花粉消肿化痰;甘草缓急止痛,调和诸药。还可加田七粉另服,以助祛瘀生新之效。

4.胆腑郁热

(1)症状:右胁灼热疼痛,口苦咽干,面红目赤,大便秘结,小便短赤,心烦、失眠易怒,舌红、苔黄厚而干,脉弦数。

(2)病机分析:由饮食偏嗜,忧思暴怒,外感湿热,虚损劳倦,胆石等原因导致胆腑气机郁滞,或郁而化火,胆液失于通降。此型胆胀多见。

(3)治法:清泻肝胆,解郁通腑。

(4)代表方药:清胆汤加减。方中栀子、黄连、柴胡、白芍、蒲公英、金钱草、瓜蒌清泻肝火,郁金、延胡索、川楝子理气解郁止痛,大黄利胆通腑泄热。

(5)加减:心烦失眠者,加丹参、炒枣仁;黄疸加茵陈、枳壳;口渴喜饮者,加天花粉、麦冬;恶心呕吐者,加半夏、竹茹。方中金钱草用量宜大,可用30～60 g。

5.肝络失养

(1)症状:胁肋隐痛,绵绵不已,遇劳加重,口干咽燥,两目干涩,心中烦热,头晕目眩,舌红少苔,脉弦细数。

(2)病机分析:肝郁日久化热,或湿热久蕴伤阴,或病久体虚阴亏,导致精血亏损,肝络失养。

(3)治法:养阴柔肝,理气止痛。

(4)代表方药:一贯煎加减。方中生地黄、枸杞滋养肝肾,沙参、麦冬、当归滋阴养血柔肝,川楝子疏肝理气止痛。

(5)加减:若阴亏过甚,舌红而干,可酌加石斛、玄参、天冬;两目干涩,视物昏花,可加草决明、女贞子;头晕目眩甚者,可加钩藤、天麻、菊花;若心中烦热,口苦甚者,可加炒栀子、丹参。

(四)其他疗法

1.单方验方

(1)鸡内金、郁金、金钱草、海金沙各 30 g,水煎服,每天 1 剂,用于肝胆湿热、沙石阻于胆道者。

(2)玫瑰花、代代花、茉莉花、川芎、荷叶各等分,开水冲服,用于肝气郁滞者。

(3)蒲公英 30 g,茵陈 30 g,红枣 6 枚,水煎服,每天 1 剂,用于肝胆湿热者。

(4)威灵仙 30 g,水煎服,每天 1 剂,用于肝气郁滞者。

(5)金钱草 15 g,鸡内金 15 g,茵陈 15 g,水煎服,每天 1 剂,用于肝胆湿热者。

(6)川芎 15 g,香附 10 g,枳壳 15 g,水煎服,每天 1 剂,用于气滞血瘀者。

(7)川楝子 10 g,郁金 12 g,山楂 30 g,水煎服,每天 1 剂,用于肝气郁滞者。

(8)白茅根 30 g,黑木耳 10 g,竹叶 6 g,水煎服,每天 1 剂,用于热盛伤阴之实证。

(9)百合 30 g,枸杞 15 g,水煎服,每天 1 剂,用于阴虚胁痛。

(10)田七粉 3 g,每天 1 剂,开水送服,孕妇忌服。用于血瘀胁痛。

2.中成药疗法

(1)龙胆泻肝丸。

1)功用主治:清肝胆,利湿热。用于肝胆湿热,胁痛口苦,头晕目赤,耳鸣耳聋,耳肿疼痛,尿赤涩痛,湿热带下。

2)用法用量:口服,每次 3~6 g,每天两次。

(2)红花逍遥片。

1)功用主治:疏肝,理气,活血。用于肝气不舒,胸胁胀痛,月经不调,头晕目眩,食欲减退等症。

2)用法用量:口服,每次 2~4 片,每天 3 次。

(3)肝苏片。

1)功用主治:清利湿热。用于急性病毒性肝炎、慢性活动性肝炎属湿热证者。

2)用法用量:口服,每次 5 片,每天 3 次,小儿酌减。

(4)元胡止痛颗粒。

1)功用主治:理气,活血,止痛。用于行经腹痛,胃痛,胁痛,头痛。

2)用法用量:口服,每次 4~6 片,每天 3 次。

(5)当飞利肝宁胶囊。

1)功用主治:清利湿热,益肝退黄。用于湿热郁蒸而致的黄疸,急性黄疸型肝炎,传染性肝炎,慢性肝炎而见湿热证候者。

2)用法用量:口服,每次 4 粒,每天 3 次或遵医嘱。

(6)胆宁片。

1)功用主治:疏肝利胆,清热通下。用于肝郁气滞、湿热未清所致的右上腹隐隐作痛、食入作胀、胃纳不香、嗳气、便秘;慢性胆囊炎见上述证候者。

2)用法用量:口服,每次 5 片,每天 3 次,饭后服用。

(7)六味地黄丸。

1)功用主治:滋阴补肾。用于肾阴亏损,头晕耳鸣,腰膝酸软,骨蒸潮热,盗汗遗精。

2)用法用量:口服,每次 1 丸,每天两次。

(8)鸡骨草丸。

1)功用主治:清肝利胆,清热解毒,消炎止痛。用于急性黄疸型病毒性肝炎、慢性活动性肝炎、慢性迁延性肝炎。

2)用法用量:口服,每次 4 粒,每天 3 次。

(9)清肝利胆口服液。

1)功用主治:清利肝胆湿热。主治纳呆、胁痛、疲倦乏力、尿黄、舌苔腻、脉弦等肝郁气滞、肝胆湿热未清之症。

2)用法用量:口服,每次 20~30 mL,每天两次,10 天为 1 个疗程。

(10)消炎利胆片。

1)功用主治:清热,祛湿,利胆。用于肝胆湿热引起的口苦,胁痛;急性胆囊炎,胆管炎。

2)用法用量:口服,每次两片,每天 3 次。

(11)胆舒胶囊

1)功用主治:疏肝解郁,利胆融石。主要用于慢性结石性胆囊炎、慢性胆囊炎及胆石症。

2)用法用量:口服,每次 1~2 粒,每天 3 次。

3.针灸疗法

(1)体针:以取足厥阴肝经、足少阳胆经、足阳明胃经为主。主穴:期门、支沟、阳陵泉、足三里。配穴:肝郁气滞者,加行间、太冲;血瘀阻络者,加膈俞、血海;湿热蕴结者,加中脘、三阴交;肝阴不足者,加肝俞、肾俞。

操作:毫针刺,实证用泻法,虚证用补法。

(2)耳针:取穴肝、胆、胸、神门,毫针中等强度刺激,也可用王不留行贴压。

(3)皮肤针:用皮肤针叩打胸胁痛处,加拔火罐。

(4)穴位注射:取大椎、肝俞、脾俞、心俞、胃俞、肝炎点、胆囊穴,每次选两穴,用丹参或当归注射液,每穴注射药液 1 mL,每天 1 次,15 次为 1 个疗程。

4.外治疗法

(1)穴位贴敷:①用中药穴位敷贴透皮制剂"肝舒贴"(主要由黄芪、莪术等药物组成)通过穴位给药,可治疗胁肋疼痛。②取大黄、黄连、黄芩、黄柏各等分,研为细末,用纱布包扎,外敷胆囊区,每次4~6小时。③取琥珀末或吴茱萸1.5 g,盐少许,炒热后,热敷疼痛部位,药包冷则更换,每天两次,每次30分钟;或以疼痛缓解为度。

(2)推拿疗法。①背俞穴综合手法:首先在背俞穴上寻找压痛敏感点,找到后即以此为输行指揉法,得气为度。反复寻找,治疗2~3遍,如遇有结节或条索状阳性反应物,可在此施以弹拨法、捋顺法、散法,手法轻重以患者能耐受为度,如无压痛敏感点及阳性反应物,则在胆俞穴上施术。②胆囊区掌揉法:以右掌根置于患者右肋下,行掌揉法,顺逆时针均可,轻重以病位得气,患者感觉舒适为度,行10~15分钟。③摩腹:多采用大摩腹泻法,或视虚实言补泻,但第1次治疗宜只泻不补,10分钟后或至肠蠕动加快。④胆囊穴点按法:点按双侧胆囊穴、足三里、内关,得气为度。⑤辨证加减。肝郁气滞:循肋合推两胁,点膻中;揉章门、期门。瘀血阻络:揉肝俞、胆俞;点血海、足三里、三阴交。肝阴不足:一指禅推中脘、天枢;揉脾俞、胃俞、足三里。肝胆湿热:点足三里、条口、丰隆。

第五节　鼓胀

一、临床诊断

(一)临床表现

初起脘腹作胀,食后尤甚。继而腹部胀满如鼓,重者腹壁青筋显露,脐孔突起。

(二)伴随症状

常伴乏力、纳差、尿少及齿衄、鼻衄、皮肤紫斑等出血现象,可见面色萎黄、黄疸、手掌殷红、面颈胸部红丝赤缕、血痣及蟹爪纹。

(三)病史

本病常有酒食不节、情志内伤、虫毒感染或黄疸、胁痛、症积等病史。

腹腔穿刺液检查、血清病毒学相关指标检查、肝功能、B超、CT、MRI、腹腔镜、肝脏穿刺等检查有助于腹腔积液原因的鉴别。

二、病证鉴别

(一)鼓胀与水肿相鉴别

水肿是指体内水液潴留,泛滥肌肤,引起头面、眼睑、四肢、腹背甚至全身浮肿的一种病证。严重的水肿患者也可出现胸腔积液、腹腔积液,因此需与鼓胀鉴别。

(二)鼓胀与肠覃相鉴别

肠覃是一种小腹内生长肿物,而月经又能按时来潮的病证,类似卵巢囊肿。肠覃重症也可表现为腹部胀大膨隆,故需鉴别。

三、病机转化

鼓胀的基本病理变化总属肝脾肾受损,气滞、血瘀、水停腹中。病变脏器主要在肝脾,久则及肾。喻嘉言曾概括为"胀病亦不外水裹、气结、血瘀"。气、血、水三者既各有侧重,又常相互为因,错杂同病。病理性质总属本虚标实。初起,肝脾先伤,肝失疏泄,脾失健运,两者互为影响,乃至气滞湿阻,清浊相混,此时以实为主;进而湿浊内蕴中焦,阻滞气机,既可郁而化热,而致水热蕴结,亦可因湿从寒化,出现水湿困脾;久则气血凝滞,隧道壅塞,瘀结水留更甚。肝脾日虚,病延及肾,肾火虚衰,不但无力温助脾阳,蒸化水湿,且开阖失司,气化不利,而致阳虚水盛;若阳伤及阴,或湿热耗伤阴津,则见肝肾阴虚,阳无以化,水津失布,故后期以虚为主。至此因肝、脾、肾三脏俱虚,运行蒸化水湿的功能更差,气滞、水停、血瘀三者错杂为患,壅结更甚,其胀日重,由于邪愈盛而正愈虚,故本虚标实,更为错综复杂,病势日益深重(图8-4)。

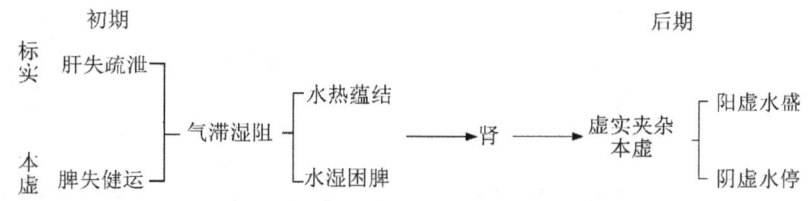

图 8-4 鼓胀病机转化示意图

四、辨证论治

(一)治则治法

根据标本虚实的主次确定相应治法。标实为主者,按气、血、水的偏盛,分别采用行气、活血、祛湿利水,并可暂用攻逐之法,同时配以疏肝健脾;本虚为主者,根据阴阳的不同,分别采取温补脾肾或滋养肝肾法,同时配合行气活血利水。由于本病总属本虚标实错杂,故治当攻补兼施,补虚不忘泻实,泻实不忘补虚。

(二)分证论治

1.气滞湿阻证

(1)证候:腹部胀大,按之不坚,胁下胀满或疼痛,饮食减少,食后腹胀,嗳气后稍减,尿量减少,舌白腻,脉弦细。

(2)治则:疏肝理气,健脾利水。

(3)主方:柴胡疏肝散合胃苓汤。

(4)方药:柴胡、枳壳、芍药、川芎、香附、白术、茯苓、猪苓、泽泻、桂枝、苍术、厚朴、陈皮。

若苔腻微黄,口干口苦,脉弦数,为气郁化火,可酌加牡丹皮、栀子;若胁下刺痛不移,面青舌紫,脉弦涩,为气滞血瘀者,可加延胡索、丹参、莪术;若见头晕失眠,舌质红,脉弦细数者,可加制首乌、枸杞子、女贞子等。

2.寒湿困脾证

(1)证候:腹大胀满,按之如囊裹水,胸脘胀闷,得热则舒,周身困重,畏寒肢肿,面浮或下肢微肿,大便溏薄,小便短少,舌苔白腻水滑,脉弦迟。

(2)治则:温中健脾,行气利水。

(3)主方:实脾饮。

(4)方药:附子、干姜、白术、木瓜、槟榔、茯苓、厚朴、木香、草果、甘草、生姜、大枣。

水肿重者,可加桂枝、猪苓、泽泻;脘胁胀痛者,可加青皮、香附、延胡索、丹参;脘腹胀满者,可加郁金、枳壳、砂仁;气虚少气者,加黄芪、党参。

3.湿热蕴结证

(1)证候:腹大坚满,脘腹绷急,外坚内胀,拒按,烦热口苦,渴不欲饮,小便赤涩,大便秘结或溏垢,或有面目肌肤发黄,舌边尖红、苔黄腻或灰黑而润,脉弦数。

(2)治则:清热利湿,攻下逐水。

(3)主方:中满分消丸合茵陈蒿汤、舟车丸。

(4)方药:黄芩、黄连、知母、茯苓、猪苓、泽泻、厚朴、枳壳、半夏、陈皮、砂仁、姜黄、干姜、人参、白术、甘草(中满分消丸)。茵陈、栀子、大黄(茵陈蒿汤)。甘遂、大戟、芫花、大黄、黑丑、青皮、陈皮、槟榔、木香、轻粉(舟车丸)。

湿热壅盛者,去人参、干姜、甘草,加栀子、虎杖。攻下逐水用舟车丸,视病情与服药反应调整服用剂量。

4.肝脾血瘀证

(1)证候:腹大坚满,按之不陷而硬,青筋怒张,胁腹刺痛拒按,面色晦暗,头颈胸臂等处可见红点赤缕,唇色紫褐,大便色黑,肌肤甲错,口干饮水不欲下咽,舌质紫暗或边有瘀斑,脉细涩。

(2)治则:活血化瘀,行气利水。

(3)主方:调营饮。

(4)方药:川芎、赤芍、大黄、莪术、延胡索、当归、瞿麦、槟榔、葶苈子、赤茯苓、桑白皮、大腹皮、陈皮、官桂、细辛、甘草。

大便色黑可加参田七、侧柏叶;积块甚者加水蛭;瘀痰互结者,加白芥子、半夏等;水停过多,胀满过甚者,可用十枣汤以攻逐水饮。

5.脾肾阳虚证

(1)证候:腹大胀满,形如蛙腹,撑胀不甚,朝宽暮急,面色苍黄,胸脘满闷,食少便溏,畏寒肢冷,尿少腿肿,舌淡胖边有齿痕、苔厚腻水滑,脉沉弱。

(2)治则:温补脾肾,化气行水。

(3)主方:附子理中丸合五苓散、济生肾气丸。

(4)方药:附子、干姜、党参、白术、甘草(附子理中丸)。猪苓、茯苓、泽泻、白术、桂枝(五苓散)。附子、肉桂、熟地黄、山茱萸、山药、牛膝、茯苓、泽泻、车前子、牡丹皮(济生肾气丸)。偏于脾阳虚者可用附子理中丸合五苓散;偏于肾阳虚者用济生肾气丸,或与附子理中丸交替使用。

食少腹胀,食后尤甚,可加黄芪、山药、薏苡仁、白扁豆;畏寒神疲,面色青灰,脉弱无力者,酌加仙灵脾、巴戟天、仙茅;腹筋暴露者,稍加赤芍、泽兰、三棱、莪术等。

6.肝肾阴虚证

(1)证候:腹大坚满,甚则腹部青筋暴露,形体反见消瘦,面色晦暗,口燥咽干,心烦失眠,时或衄血,小便短少,舌红绛少津,脉弦细数。

(2)治则:滋养肝肾,凉血化瘀。

(3)主方:六味地黄丸或一贯煎合膈下逐瘀汤。

(4)方药:熟地黄、山茱萸、山药、茯苓、泽泻、牡丹皮(六味地黄丸)。生地黄、沙参、麦冬、枸杞、当归、川楝子(一贯煎)。五灵脂、赤芍、桃仁、红花、牡丹皮、川芎、乌药、延胡索、香附、枳壳、甘草(膈下逐瘀汤)。

偏肾阴虚以六味地黄丸为主,合用膈下逐瘀汤;偏肝阴虚以一贯煎为主,合用膈下逐瘀汤。

若津伤口干,加石斛、花粉、芦根、知母;午后发热,酌加银柴胡、鳖甲、地骨皮、白薇、青蒿;齿鼻出血加栀子、芦根、藕节炭;肌肤发黄加茵陈、黄柏;若兼面赤颧红者,可加龟甲、鳖甲、牡蛎等。

7.鼓胀出血证

(1)证候:轻者齿鼻出血,重者病势突变,大量吐血或便血,脘腹胀满,胃脘不适,吐血鲜红或大便油黑,舌红苔黄,脉弦数。

(2)治则:清胃泻火,化瘀止血。

(3)主方:泻心汤合十灰散。

(4)方药:大黄、黄连、黄芩。

十灰散凉血化瘀止血。酌加参田七化瘀止血;若出血过多,气随血脱,汗出肢冷,可急用独参汤以扶正救脱。还应中西医结合抢救治疗。

8.鼓胀神昏证

(1)证候:神志昏迷,高热烦躁,怒目狂叫,或手足抽搐,口臭便秘,尿短赤,舌红苔黄,脉弦数。

(2)治则:清心开窍。

(3)主方:安宫牛黄丸、紫雪丹、至宝丹或用醒脑静脉注射液。

上方皆为清心开窍之剂,皆适用于上述高热,神昏,抽风诸症,各有侧重,热势尤盛,内陷心包者,选用安宫牛黄丸;痰热内闭,昏迷较深者,选用至宝丹;抽搐痉厥较甚者,选用紫雪丹。可用醒脑静脉注射液静脉滴注。若症见神情淡漠呆滞,口中秽气,舌淡苔浊腻,脉弦细者,当治以化浊开窍,选用苏合香丸、玉枢丹等。若病情进一步恶化,症见昏睡不醒,汗出肢冷,双手撮空,不时抖动,脉微欲绝,此乃气阴耗竭,元气将绝的脱证,可依据病情急用生脉注射液静脉滴注及参附牡蛎汤急煎,敛阴固脱。并应中西医结合积极抢救。

(三)临证备要

1.关于逐水法的应用

鼓胀患者病程较短,正气尚未过度消耗,而腹胀殊甚。腹腔积液不退,尿少便秘,脉实有力者,可酌情使用逐水之法,以缓其苦急,主要适用于水热蕴结和水湿困脾证。常用逐水方药如牵牛子粉、舟车丸、控涎丹、十枣汤等。攻逐药物,一般以2~3天为1个疗程,必要时停3~5天后再用,临床应注意。①中病即止:在使用过程中,药物剂量不可过大,攻逐时间不可过久,遵循"衰其大半而止"的原则,以免损伤脾胃,引起昏迷、出血之变。②严密观察:服药时必须严密观察病情,注意药后反应,加强调护。一旦发现有严重呕吐、腹痛、腹泻者,即应停药,并做相应处理。③明确禁忌证:鼓胀日久,正虚体弱;或发热,黄疸日渐加深;或有消化道溃疡,曾并发消化道出血,或见出血倾向者,均不宜使用。

2.要注意祛邪与扶正的配合

本病患者腹胀腹大,气、血、水壅塞,治疗每用祛邪消胀诸法。若邪实而正虚,在使用行气、活血、利水、攻逐等法时,又常需配合扶正药物。临证还可根据病情采用先攻后补,或先补后攻,或攻补兼施等方法,扶助正气,调理脾胃,减少不良反应,增强疗效。

3. 鼓胀"阳虚易治,阴虚难调"

水为阴邪,得阳则化,故阳虚患者使用温阳利水药物,腹腔积液较易消退。若是阴虚型鼓胀,利水易伤阴,滋阴又助湿,治疗颇为棘手。临证可选用甘寒淡渗之品,以达到滋阴生津而不黏腻助湿的效果。亦可在滋阴药中少佐温化之品,既有助于通阳化气,又可防止滋腻太过。

4. 腹腔积液消退后仍须调治

经过治疗,腹腔积液可能消退,但肝脾肾正气未复,气滞血络不畅,腹腔积液仍然可能再起,此时必须抓紧时机,疏肝健脾,活血利水,培补正气,进行善后调理,以巩固疗效。

5. 鼓胀危重症宜中西医结合

及时处理肝硬化后期腹腔积液明显,伴有上消化道大出血,重度黄疸或感染,甚则肝昏迷者,病势重笃,应审察病情,配合有关西医抢救方法及时处理。

(四)常见变证的治疗

鼓胀病后期,肝、脾、肾受损,水湿瘀热互结,正虚邪盛。若药食不当,或复感外邪,病情可迅速恶化,导致大出血、昏迷、虚脱多种危重证候。

由于本病虚实错综,先后演变发展阶段不同,故临床表现的证型不一,一般说来,气滞湿阻证多为腹腔积液形成早期;水热蕴结证为水湿与邪热互结,湿热壅塞,且往往有合并感染存在,常易发生变证;水湿困脾与阳虚水盛,多为由标实转为本虚的两个相关证型;瘀结水留和阴虚水停两证最重,前者经脉瘀阻较著,应防并发大出血,后者为鼓胀之特殊证候,较其他证型更易诱发肝昏迷。

1. 大出血

如见骤然大量呕血,血色鲜红,大便下血,黯红或油黑,多属瘀热互结,热迫血溢,治宜清热凉血,活血止血,方用犀角地黄汤加参田七、仙鹤草、地榆炭、血余炭、大黄炭;若大出血之后,气随血脱,阳气衰微,汗出如油,四肢厥冷,呼吸低弱,脉细微欲绝,治宜扶正固脱,益气摄血,方用大剂独参汤加山茱萸或参附汤加味。

2. 昏迷

如痰热内扰,蒙蔽心窍,症见神识昏迷,烦躁不安,四肢抽搐颤动,口臭、便秘,舌红苔黄,脉弦滑数,治当清热豁痰,开窍息风,方用安宫牛黄丸合龙胆泻肝汤加减,亦可用醒脑静脉注射液静脉滴注。若为痰浊壅盛,蒙蔽心窍,症见静卧嗜睡,语无伦次,神情淡漠,舌苔厚腻,治当化痰泄浊开窍,方用苏合香丸合菖蒲郁金汤加减。如病情继续恶化,昏迷加深,汗出肤冷,气促撮空,两手抖动,脉细微弱者,为气阴耗竭,正气衰败,急予生脉散、参附龙牡汤以敛阴回阳固脱。

(五)其他疗法

1. 中成药疗法

(1)中满分消丸:健脾行气,利湿清热。适用于脾虚气滞,湿热郁结引起宿食蓄水,脘腹胀痛。

(2)济生肾气丸:温补肾阳,化气行水。适用于肾虚水肿,腰膝酸软,小便不利,畏寒肢冷。

(3)六味地黄丸:滋阴补肾。适用于肾阴亏损,头晕耳鸣,腰膝酸软,骨蒸潮热,盗汗遗精。

2. 敷脐疗法

脐对应中医的神阙穴位,中药敷脐可促进肠道蠕动与气体排出,缓解胃肠静脉血瘀,改善内毒素血症,提高利尿效果。

3.中药煎出液灌肠疗法

可采用温补肾阳、益气活血、健脾利水、清热通腑之法。可选用基本方:补骨脂、桂枝、茯苓、赤芍、大腹皮、生大黄、生山楂等,伴肝性脑病者加栀子、石菖蒲。每剂中药浓煎至150～200 mL,每天1剂,分两次给药。

4.穴位注射疗法

委中穴常规消毒,用注射针快速刺入,上下提插,得气后注入呋塞米10～40 mg,出针后按压针孔,勿令出血。每天1次,左右两次委中穴交替注射。

还可在中药、西药内服的基础上,并以黄芪注射液、丹参注射液等量混合进行穴位注射,每穴1 mL,以双肝俞、脾俞、足三里与双胃俞、胆俞、足三里相交替,每周3次。

中药在腧穴的贴敷、中药在腧穴进行离子导入、中药注射液在穴位注射等疗法,对于肝硬化腹腔积液这一疑难杂症的治疗无疑增加了治疗方法的选择。

第九章 肾系病证

第一节 水肿

一、概述

体内水液潴留,泛滥肌肤,引起头面、目窠、四肢、腹部,甚至全身浮肿者,称为"水肿"。本病在《内经》称为"水",《金匮要略方论》称为"水气"。究其致病之因,由于外感风邪水湿,或因内伤饮食劳倦,水液的正常运行发生障碍,遂泛滥而为肿。按人体内水液的运行,依靠肺气之通调,脾气之转输,肾气之开阖,而司决渎之权,能使膀胱气化畅行,小便因而通利。故肺、脾、肾三脏功能的障碍,对于水肿的形成,实有重大的关系。

本病的分类,《内经》曾按证候分为风水、石水、涌水。《金匮要略方论》从病因脉证而分为风水、皮水、正水、石水;又按五脏的证候而分为心水、肝水、肺水、脾水、肾水。至元代朱丹溪总结前人的理论与经验,将水肿分为阴水与阳水两大类。后人根据朱氏之说,在阴水、阳水两大类的基础上加以分型,对辨证有进一步的认识。

本病的治疗,在汉唐以前,主要以攻逐、发汗、利小便等为大法。其后乃增入健脾、补肾、温阳,以及攻补兼施等法,在治疗上有了很大的发展。

二、病因病机

(1)风邪外袭,肺气不宣。肺主一身之表,外合皮毛,如肺为风邪所袭,则肺气不能通调水道,下输膀胱,以致风遏水阻,风水相搏,流溢于肌肤,发为水肿。

(2)居处卑湿,或涉水冒雨,水湿之气内侵,或平素饮食不节,湿蕴于中,脾失健运,不能升清降浊,致水湿不得下行,泛于肌肤,而成水肿。如湿郁化热,湿热交蒸,而小便不利,亦可形成水肿。

(3)劳倦伤脾,兼之饥饱不调,致脾气日渐亏损。脾主为胃行其津液,散精于肺,以输布全身;今脾虚则水液不能蒸化,停聚不行,一旦土不制水,泛滥横溢,遂成水肿。

(4)房室不节,或精神过用,肾气内伤;肾虚则开阖不利,膀胱气化失常,水液停积,以致泛滥横溢,形成水肿。

综上所述,凡因风邪外侵(肺)、雨湿浸淫、饮食不节等因素而成水肿者,多为阳水;其因劳倦内伤、房室过度,致脾。肾虚而成水肿者,多为阴水。但阳水久延不退,致正气日衰,水邪日盛,亦可转为阴水。若阴水复感外邪,水肿增剧,标证占据主要地位时,又当急则治标,从阳水论治(与初起阳水实证治法,当然有所区别)。不但如此,在发病机理上,肺、脾、肾三者又是相互联系、相互影响的。正如张景岳说:"凡水肿等证,乃肺脾肾三脏相干之病。盖水为至阴,故其本在肾;水化于气,故其标在肺;水唯畏土,故其制在脾。今肺虚则气不化精而化水,脾虚则土不制水而反克,肾虚则水无所主而妄行。"这段文字说明在本病中肺与肾的关系上是母子相传。如果肾水上泛,传入肺经,而使肺气不降,失去通调水道的功能,可促使肾气更虚,水邪更盛;相反,肺经受邪而传入肾经时,亦能引起同样的结果。他又说明在本病中脾与肾的关系是相制相助。如脾虚不能制水,水湿壅盛,必损其阳,故脾虚的进一步发展,必然导致肾阳亦衰;倘肾阳衰微,不能温养脾土,可使本病更加严重。因此,肺、脾、肾三脏之间的关系,以肾为本,以肺为标,而以脾为中流的砥柱,实为治疗本病的关键所在。

三、辨证施治

水肿初起,大都从目睑部开始,继则延及头面四肢以至全身。也有从下肢开始,然后及于全身的。如病势严重,可兼见腹满胸闷、气喘不得平卧等证。在治疗方法上,如《素问·汤液醪醴论篇》说:"平治于权衡,去菀陈莝……开鬼门,洁净府。"《金匮要略方论》也说:"诸有水者,腰以下肿,当利小便;腰以上肿,当发汗乃愈。"目前在临床上根据这些原则,主要有发汗、利尿、逐水,以及健脾益气、温肾降浊等法;而这几种方法,或一法独进,或数法合施,须视疾病的轻重和需要而选择应用。兹将阳水与阴水的分型证治,分别叙述如下。

(一)阳水

1.风水泛滥

(1)主症:目睑浮肿,继则四肢及全身皆肿,来势迅速,肢节酸重。小便不利,多有恶寒、恶风、发热等证,或咳嗽而喘,舌苔薄白,脉浮紧。或喉关红肿,舌质红而脉浮数。

(2)证候分析:水气内停,风邪外袭,风为阳邪,其性上行,风水相搏,故其肿自上起而发展迅速。邪在肌表,壅遏经隧,故肢节酸重。膀胱气化失常,故小便不利,且有恶风、寒热等表证。风水上犯于肺,则咳嗽而喘。若风热交侵,亦有喉痛或喉蛾肿大者。舌苔薄白,脉浮紧,是风水偏寒;舌质红,脉浮数,则是风水兼热。

(3)治法:祛风行水。

(4)方药:越婢加术汤为主方。方中麻黄、石膏宣肺清热,白术健脾制水,使肺气得通,水湿得下,则风水自除。热不甚的去石膏,加鲜茅根以清热利小便,收效亦速。表邪甚而偏寒的,去石膏,加羌活、防风。咳喘可加杏仁、陈皮;甚者加桑白皮、葶苈子以泻肺气。如咽喉红肿疼痛,则加牛蒡、象贝、黄芩之类以清肺热。

若汗出恶风,身重而水肿不退,卫阳已虚者,则宜助卫气以行水湿之邪,用防己黄芪汤加味。

2.水湿浸渍

(1)主症:肢体浮肿,按之没指,小便短少,身体重而困倦,舌苔白腻,脉沉缓。

(2)证候分析:水湿之邪,浸渍肌肤,壅阻不行,故肢体浮肿。水湿内聚,三焦决渎失司,膀胱气化不行,所以小便不利。水湿日增而无出路,故肿势日甚,按之凹陷没指。身重而倦,脉沉缓,舌苔白腻,都是水湿内停、阳气不运的征象。

(3)治法:通阳利水。

(4)方药:五苓散合五皮饮为主方。五苓散温阳利水,五皮饮消肿行水,二方合用,利水消肿之力更大。如上半身肿甚而喘者,加麻黄、杏仁。舌苔白厚,口淡,神倦脘胀,下半身重难行者,去桑白皮,加厚朴、川椒目、防己以行气化湿;如怯寒肢冷,脉沉迟者,再加附子、干姜以助阳化气,而行水湿。

3.湿热壅盛

(1)主症:遍身浮肿,皮色润泽光亮,胸腹痞闷,烦热,小便短赤,或大便干结,舌苔黄腻,脉沉数。

(2)证候分析:水湿之邪化热,壅于肌肤经隧之间,故身浮肿而润泽光亮。湿热熏蒸,气机升降失常,故胸腹痞闷而烦热。湿热下注,膀胱输化无权,故小便短赤。湿热壅滞,肠失传导,故大便干结。舌苔黄腻,脉沉数,乃湿热壅盛,已属里实之征。

(3)治法:分利湿热。

(4)方药:疏凿饮子为主方。本方能攻逐水湿,具有上下表里分消之力,使蓄积之水从二便排去,水去热清,则肿势自退。此为治湿热水肿实证的一般泻剂。若腹满不减,大便秘结的,可合用己椒苈黄丸以助攻泻之力,使水从大便而下泄。若证势严重,兼见气粗喘满,倚息不得卧,脉弦数有力者,为水在胸中,上迫于肺,肺气不降,宜泻肺行水为主,可用五苓、五皮等方,合葶苈大枣泻肺汤,以泻胸中的水气。

(二)阴水

1.脾阳不运

(1)主症:身肿腰以下为甚,按之凹陷不易恢复,脘闷腹胀,纳减便溏,面色萎黄,神倦肢冷,小便短少,舌质淡、苔白滑,脉沉缓。

(2)证候分析:由于中阳不足,气不化水,致下焦水邪泛滥,故身肿腰以下为甚,按之凹陷而不起。脾阳不振,运化无力,故脘闷纳减,腹胀便溏。脾虚则气不华色,阳不卫外,故面色萎黄,神倦肢冷。阳不化气,则水湿不行而小便短少。舌淡、苔白滑,脉沉缓,是脾虚水聚、阳气不运之征。治法:温运脾阳,以利水湿。

(3)方药:实脾饮为主方。方中有白术、茯苓、附子、干姜之温运脾阳,化气行水,为本方的主力。如水湿过重,可加入桂枝、猪苓、泽泻,以助膀胱之气化而利小便;便溏者,去大腹子;气虚息短者,可加人参以补元气。

又有浮肿一证,由于较长期的饮食失调,或营养不足,损及脾胃而起。症见遍身浮肿,晨起则头面较甚,劳动则下肢肿胀,能食而疲软乏力,大便如常,小便反多,与上述水肿不同。舌苔薄腻,脉象软弱。由于脾虚生湿,气失舒展,郁滞为肿,治宜健脾化湿,不宜分利,可用参苓白术散为主方。或加黄芪、桂枝以益气通阳,或加附子、补骨脂以温肾助阳,并可用豆类、米糠等煮服,作为辅助治疗。

2.肾阳衰弱

(1)主症:面浮,腰以下肿甚,按之凹陷不起,阴下冷湿,腰痛酸重,尿量减少,四肢厥冷,怯寒神倦,面色灰暗,舌质胖,色淡苔白,脉沉细,尺弱。

(2)证候分析:腰膝以下,肾气主之。肾阳衰微,阴盛于下,故见腰以下肿及阴下冷湿等证。腰为肾之府,肾虚而水气内盛,故腰痛酸重。肾与膀胱相表里,肾气虚弱,致膀胱气化不利,故小便量少。肾阳不足,命门火衰,不能温养肢体,故四肢厥冷,怯寒神倦。面色灰暗无华,舌质淡而胖、苔白,脉沉细尺弱,均是肾阳虚衰、水湿内盛之象。

(3)治法:温暖肾阳,化气行水。

(4)方药:真武汤为主方。本方温肾利水,使阳气得复,寒水得化,小便得利,则肿自消退。

如虚寒过甚,可加葫芦巴、巴戟天、肉桂心等以温补肾阳。如喘息自汗,不得卧,可加人参、炙甘草、五味子、煅牡蛎等以防喘脱。

3.兼症

(1)如果复感寒邪,寒水相搏,肿势转甚,恶寒无汗者,本方去白芍,暂加麻黄、细辛、甘草、大枣,以温经散寒。

(2)久病阳虚未复,又见阴虚之证,浮肿反复发作,精神疲倦,头晕耳鸣,腰痛遗精,牙龈出血,为阳损及阴,阴虚不能敛阳,虚阳扰动所致。治宜扶元阳,滋阴液,兼利小便以去水邪,可用大补元煎,合《济生》肾气丸同时并进。

凡水肿病,宜戒忿怒,远酒色,适寒温,禁食盐、醋、虾、蟹及生冷等品。一般在肿退三个月后,可少盐进食,渐渐增加。

本病久而不愈,如见唇黑,脐突,足下平满,背平者,为五脏俱伤,乃属危候。又有屡次反复发作,致腹胀喘急,恶心呕吐,不思饮食,大便稀溏,或有下血者,是脾胃衰败,气不统血,亦为危重之候。

第二节 淋证

淋证是指小便频数短涩、滴沥刺痛,欲出未尽,小便拘急,或痛引腰腹的病症。

淋之病证名称,最早见于《内经》,《金匮要略方论》称"淋秘"。"淋"是小便涩痛,淋沥不爽;"秘"指小便秘涩难通,又曰:淋之为病,小便如粟状,小腹弦急,痛引脐中。清代顾靖远《顾松园医镜》曰:"淋者,欲尿而不能出,胀急痛甚;不欲尿而点滴淋沥。"对本病症状,做了形象的描述。

淋证的分类,在《中藏经》载:有冷、热、气、血、劳、膏、虚、实八种。《备急千金要方》提出"五淋"之名。《外台秘要》指出五淋是石淋、气淋、膏淋、劳淋、热淋。后代医家沿用五淋之名,现代医家分为气淋、血淋、热淋、膏淋、石淋、劳淋六种。

一、病因病机

淋证病位在于膀胱和肾,且与肝、脾有关。中医认为,肾与膀胱通过静脉互为络属,膀胱的贮尿和排尿功能依赖于肾阳的气化,肾气充足,则固摄有权,膀胱开阖有度,反之肾的气化失常,固摄无权,则出现尿频尿急、尿痛或是小便不利等症。又肝主疏泄,有调畅气机,促进脾脏运化的功能。脾的运化水液功能减退,必致水液停滞在体内,产生湿浊等病理产物。

淋证的病因是以膀胱湿热为主,亦有因肾虚和气郁而发,其病机主要是湿热蕴结下焦,导致膀胱气化不利。

据临床所见,淋证以实证居多,若病延日久,又可从实转虚,或以虚实并见,多食辛辣肥甘之品,或嗜酒太过酿成湿热,影响膀胱的气化功能。若小便灼热刺痛者为热淋;若湿热蕴积,尿液受其煎熬,日积月累,尿中杂质凝结为砂仁,则为石淋;若湿热蕴结于下,以致气化不利,肾气亏虚,下元不固无以分清泌浊,脂液随小便而去,小便如脂如膏,尿液混浊,则为膏淋;若热盛伤络,迫血妄行,小便涩制痛有血,或肾阴亏虚,虚火灼络,尿中夹血,则为血淋;如久淋不愈,湿热之邪,耗伤正气或年老久病,房劳等可致脾肾亏虚,遇劳即发者,为劳淋;恼怒伤肝,气郁化火,或气火郁于下焦,或中气不足,气虚下陷者,则为气淋。

淋证多见于现代医学的泌尿系统感染,肾结核,尿路结石,肾盂肾炎,膀胱癌,前列腺炎,老年前列腺肥大,前列腺癌及各种原因引起的乳糜尿等疾病。

二、辨证论治

(一)热淋

(1)主症:小便短数,灼热刺痛,溺色黄赤,小腹拘急胀痛,或有寒热等,舌苔黄腻,脉滑数。

(2)治法:清热利湿通淋。

(3)方药:用八正散加减。

(4)处方:萹蓄、瞿麦、木通、车前子、滑石、大黄、山栀子、甘草梢、川楝子、土茯苓。

(5)加减:大便秘结者,可重用生大黄,并加枳实以通腑泄热;小便涩痛剧烈,可配用琥珀、川牛膝、天台乌,行气止痛。

(二)石淋

(1)主症:尿中挟砂石,小便难涩,或突然中断,腰腹剧痛难忍,舌红苔黄,脉数。

(2)治法:清热利湿,通淋排石。

(3)方药:方选石韦散合三金汤。

(4)处方:石韦、冬葵子、金钱草、鸡内金、瞿麦、滑石、海金砂、川楝子、玄胡等。

(5)加减:若体壮者,可重用金钱草50~80 g;如见尿中带血,可加小蓟、生地黄、藕节。

(三)气淋

(1)主症:属肝郁气滞者,小便涩滞,淋沥不尽,少腹满痛,舌苔薄白,脉沉弦。

(2)治法:利气疏导。

(3)方药:可选用沉香散。

(4)处方:沉香、石韦、滑石、当归、橘皮、白芍、王不留行、青皮等。如属中气不足者,可用补中益气汤。

(四)血淋

(1)主症:属湿热下注者,小便热涩刺痛,尿涩深红,或排出血丝,血块,舌红苔黄腻,脉滑数。

(2)方药:方选小蓟饮子合导赤散。

(3)处方:生地黄、小蓟、通草、滑石、蒲黄、竹叶、甘草梢、当归、瞿麦、白茅根、木通、侧柏炭、茜草炭、车前草、炒栀子炭。属阴虚火旺者用知柏地黄汤加味。属心脾两虚者用归脾汤。

(五)膏淋

(1)主症:属湿热下注者,小便混浊,如米泔水,尿道热涩疼痛,舌红、苔腻,脉滑数。

(2)治法:清热利湿,分清泌浊。

(3)方药:萆薢分清饮加减。

(4)处方:川萆薢、石菖蒲、黄柏、茯苓、丹参、泽泻、薏苡仁、益智仁、车前子、白术、莲子芯等。

属肾虚不固者vk淋久不已,淋出如脂,涩痛虽见减轻,见形体日渐消瘦者治以补肾固涩。方选都气丸加味(五味子、熟地黄、枣皮、山药、茯苓、泽泻、牡丹皮、芡实、金樱子、煅龙骨、煅牡蛎)。

(六)劳淋

(1)主症:尿涩痛不甚明显,但淋沥不已,时作时止,遇劳即发,腰酸膝软,神疲乏力,舌质淡,脉虚弱。

(2)治法:健脾益肾。

(3)方药:方用无比山药丸加减。

(4)处方:山药、茯苓、泽泻、熟地黄、枣皮、巴戟天、菟丝子、杜仲、怀牛膝、五味子、淡大云、赤石脂等。属肾阴不足者,用六味地黄丸。属肾气虚者,用菟丝子汤(丸)。兼见畏寒肢冷者为肾阳虚,用金匮肾气丸。

结语:淋证是多种原因引起的疾病。临床但见有小便淋沥而痛者,不论起病缓急,均可诊为淋病(证)。而六淋之症各有特殊。例如:石淋,以排出砂石为主;膏淋,排出小便混浊如米泔水,或滑利如晦膏;血淋,溺血而痛;气淋,则少腹胀满明显,尿有余沥;热淋,必见小便刺痛;劳淋,常遇劳复发,小便淋沥不已。淋证虽有六淋之分,但各淋之间可相互转化,病情的转归亦有虚实相兼,故辨治上要分清虚实审查证候的标本缓急,并应注意以下几点。

(1)热淋多初起伴有发热恶寒,此为湿热熏蒸,邪正相搏所致,虽非外邪袭表,发汗解表自非所宜,况且热淋乃膀胱有热,阴液易耗,若妄投辛散发表之品,不仅不能退热,反有劫伤营阴之弊。故仲景曾告诫:"淋家不可发汗。"后世尚有"淋家忌补"之说。这是治疗淋证初起和虚实夹杂时,必须注意的。如若过早滥用温补、腻补,易造成湿热化燥,或寇邪留恋,使病情迁延难愈。若见本虚标实,也宜育阴清化,标本兼顾,方能奏效。

(2)淋证初起,多由下焦湿热引起,湿热交结,得热易发,故治疗剂量要足,要有连贯性,"祛邪务尽"。后期亦虚实夹杂居多,治疗应持续"祛邪扶正"发则,使之邪去正安。

(3)治疗气淋、石淋,可配用理气药,如沉香、木香、青皮、枳壳、乌药等,意在舒展宣通气机。另石淋兼有大便秘结者,可配用大黄、芒硝是取其通腑散结助排石之用。

(4)淋证在治疗期间,应嘱患者多饮开水,增加尿液使邪有出路。规劝患者饮食宜清淡,禁食肥腻、辛辣、香燥之品,防湿热内生,注意休息,节房事,防损肾气。保持外阴清洁,防外感,以免病情反复影响治疗效果。

附:尿路感染的中医辨证论治

(一)概述

尿路感染统属于中医学"淋证"范畴。中医学对本病的定义为"小便频数短涩,滴沥刺痛,少腹拘急,痛引腰腹的病症"。"热"在本病发生发展中极为重要,或为湿热,或为郁热,或为虚热,总与"热"有关。因于此,《丹溪心法·淋》提出"淋有五,皆属于'热'"的观点,为后人称道。

但是对于本病,我们不得不正视其容易反复发作的特性。因为此特性,致久病而伤正,导致虚实夹杂,治疗时需要祛邪扶正兼顾。这也是巢元方《诸病源候论·淋病诸候》提出"诸淋者,由肾虚而膀胱热故也"。上述两种观点的有机结合也是现今治疗尿路感染的主要中医理论基石,临证不可不思。

(二)辨证论治

1.膀胱湿热型

(1)主症:小便频数,短涩刺痛,点滴而下,急迫灼热,溺色黄赤,少腹拘急胀痛,或发热恶寒,口苦呕恶,或腹痛拒按,大便秘结,舌红、苔黄腻,脉滑数。

(2)病机:多食辛辣肥甘之品,或嗜酒过度,酿成湿热,下注膀胱;或下阴不洁,湿热秽浊毒邪侵入膀胱,酿成湿热,或肝胆湿热下注皆可使湿热蕴结下焦,膀胱气化不利,发为淋证。甚至湿热炽盛,可灼伤脉络,迫血妄下,可导致血随尿出;另外湿热久蕴,煎熬尿液,日积月累,可结成砂石,同时湿热蕴结,膀胱气化不利,不能分清别浊,亦可导致脂液随小便而出。

(3)治法:清热解毒,利湿通淋。

(4)方药:八正散加减。

(5)基本方:丝通草10 g,瞿麦15 g,萹蓄15 g,车前草30 g,滑石30 g(包),炒山栀10 g,制大黄12 g,灯心草10 g,甘草6 g。

(6)加减:如伴有砂石集聚,可加金钱草、海金沙、鸡内金各30 g以加强排石消坚,同时配合车前子、冬葵子、留行子加强排石通淋。如伴有尿血滴沥,可加小蓟草、生地黄、生蒲黄、白茅根等加强清热凉血止血;如伴有尿中如脂如膏,可加用萆薢、菖蒲、黄柏、莲子心、茯苓等清利湿浊;如伴有少腹胀闷疼痛,可加用沉香、陈皮、小茴香利气,当归、白芍柔肝,甚至可配合青皮、乌药、川楝子、槟榔加强理气止痛之力。

同时,大肠埃希菌仍是尿路感染主要的致病菌,按照现代药理学研究成果诸如红藤、败酱草、蒲公英等对此类细菌效果较好,临床亦可参照使用。

2.肝郁气滞型

(1)主症:小便涩痛,淋漓不尽,小腹胀满疼痛,舌苔薄白,脉多沉弦。兼虚者可表现为尿时涩滞,小便坠胀,尿有余沥,面色不华,舌质淡,脉虚细无力。

(2)病机:因情志失和,恼怒伤肝,肝失疏泄;或气郁于下焦,久郁化火,循经下注膀胱,均可导致肝气郁结,膀胱气化不利,发为本病。

(3)治法:实证宜利气疏导,虚证宜补中益气,实证用沉香散,虚证用补中益气汤。

(4)基本方一(无虚证):沉香5 g,橘皮10 g,当归10 g,白芍15 g,甘草6 g,石韦15 g,冬葵子15 g,滑石30 g(包),王不留行15 g。胸闷胁胀者,可加青皮、乌药、小茴香以疏肝理气;日久气滞血瘀者,可加红花、赤芍、川牛膝以活血化瘀。

(5)基本方二(有虚证):生黄芪15 g,党参10 g,炙甘草6 g,白术15 g,当归10 g,陈皮10 g,升麻6 g,柴胡6 g,滑石30 g,车前草30 g,黄柏10 g,土茯苓30 g。

3.脾肾亏虚型

(1)主症:小便不甚赤涩,但淋沥不已,时感小便涩滞,时作时止,遇劳即发,腰膝酸软,神疲乏力,舌质淡,脉细弱。

(2)病机:久淋不愈,湿热耗伤正气;或劳累过度,房事不节或年老,久病,体弱,皆可致脾肾亏虚。脾虚而中气不足,气虚下陷;或肾虚而下元不固,肾失固摄,不能制约脂液,脂液下注,随尿而去;或肾虚而阴虚火旺,火热灼伤脉络,血随尿出;或病久伤正,遇劳即发者,发则为淋。

(3)治法:健脾补肾,佐以清化湿热。

(4)方药:知母地黄汤加减。

(5)基本方:知母10 g,黄柏10 g,生地黄15 g,山药15 g,枣皮10 g,牡丹皮12 g,茯苓15 g,泽泻12 g,金樱子30 g,车前子15 g(布包),滑石30 g(布包),玉米须15 g。

(6)加减：如伴有阴虚火旺,尿血明显者,加女贞子、旱莲草各20 g;如神疲乏力明显,气短自汗,加用生黄芪30 g,党参15 g,生薏苡仁30 g,竹叶10 g。

第三节　癃闭

癃闭主要是由于肾和膀胱气化失司而导致尿量减少,排尿困难,甚则小便闭塞不通为主症的一种疾患。其中又以小便不利、点滴而短少、病势较缓者称为"癃";以小便闭塞、点滴不通,病势较急者称为"闭"。癃和闭虽有区别,但都是指排尿困难,只有程度上的不同,因此多合称为"癃闭"。

一、病因病机

本病的发生,除与肾、膀胱密切相关外,还和肺、脾、三焦有关。若肺失肃降,不能通调水道;脾失转输,不能升清降浊;肾失蒸化,关门开阖不利;肝郁气滞、瘀血阻塞影响三焦的气化,均可导致癃闭的发生。

(一)湿热蕴结

过食辛辣厚味,酿湿生热,湿热不解,下注膀胱,或湿热素盛,肾热下移膀胱,膀胱湿热阻滞,气化不利,而为癃闭。

(二)肺热气壅

肺为水之上源,热壅于肺,肺气不能肃降,津液输布失常,水道通调不利,不能下输膀胱;又因热气过盛,下移膀胱,以致上下焦均为热气闭阻,而成癃闭。

(三)脾气不升

劳倦伤脾,饮食不节,或久病体弱,导致脾虚而清气不能上升,则浊气难以下降,小便因而不利。

(四)肾元亏虚

年老体弱或久病体虚,肾阳不足,命门火衰,气不化水,是以"无阳则阴无以化",而致尿不得出;或因下焦积热,日久不愈,耗损津液,以致肾阴亏耗,水府枯竭而无尿。

(五)肝郁气滞

七情所伤,引起肝气郁结,疏泄不及,从而影响三焦水液的运化及气化功能,致使水道通调受阻,形成癃闭。且从经脉的分布来看,肝经绕阴器,抵少腹,这也是肝经有病,导致癃闭的原因。

(六)尿路阻塞

瘀血败精,或肿块结石,阻塞尿路,小便难以排出,因而形成癃闭。

二、辨证要点

(1)小便不利,点滴不畅,或小便闭塞不通,尿道无涩痛,小腹胀满。

(2)多见于老年男性,或产后妇女及手术后的患者。

三、类证鉴别

与淋证相鉴别。淋证以小便频数短涩,滴沥刺痛,欲出未尽为特征,其小便量少,排尿困难与癃闭相似,但淋证尿频而疼痛,每天排出小便的总量多正常。癃闭无排尿刺痛,每天小便总量少于正常,甚则无尿排出。

四、辨证论治

若尿热赤短涩,舌红苔黄,脉数者属热;若口渴欲饮、咽干、气促者,为热壅于肺;若口渴不欲饮,小腹胀满者,为热积膀胱;若时欲小便而不得出、神疲乏力者,属虚;若年老排尿无力,腰膝酸冷,为肾虚命门火衰;若小便不利兼有少腹坠胀,肛门下坠者,为脾虚中气不足;若尿线变细或排尿中断,腰腹疼痛,舌质紫黯者,属浊瘀阻滞。

辨别虚实的主要依据:若起病较急,病程较短,体质较好,尿流窘迫,赤热或短涩,舌苔黄腻或薄黄,脉弦涩或数,属于实证;若起病较缓,病程较长,体质较差,尿流无力,精神疲乏,舌质淡,脉沉细弱,属于虚证。

治疗原则:癃闭的治疗应根据"腑以通为用"的原则,着眼于通。实证治宜清湿热、散瘀结、利气机而通水道;虚证治宜补脾肾、助气化,使气化得行,小便自通。此外,根据"上窍开则下窍自通"的理论,尚可应用开提肺气的治法,开上以通下,即所谓"提壶揭盖"之法治疗。若小腹胀急,小便点滴不下,内服药物缓不济急,应配合导尿或针灸以急通小便。

(一)实证

1.膀胱湿热

(1)主症:小便点滴不通,或量少而短赤灼热,小腹胀满。口苦口黏,或口渴不欲饮或大便不畅。舌苔根黄腻,舌质红,脉濡数。

(2)治法:清热利湿,通利小便。

(3)方药:八正散加减。若兼心烦,口舌生疮糜烂者,可合导赤散;若湿热久恋下焦,又可导致肾阴灼伤,可改用滋肾通关丸加生地黄、车前子、牛膝等,以滋肾阴,清湿热而助气化;若因湿热蕴结日久,三焦气化不利,小便量极少或无尿,面色晦滞,胸闷烦躁,恶心呕吐,口中尿臭,甚则神昏谵语,舌暗红、有瘀点、瘀斑等,治宜降浊和胃,清热化湿,方用黄连温胆汤加大黄、丹参、车前子、白茅根、泽兰叶等。

2.肺热壅盛

(1)主症:小便不畅或点滴不通,呼吸急促或咳嗽,咽干,烦渴欲饮。舌苔薄黄,脉滑数。

(2)治法:清肺热,利水道。

(3)方药:清肺饮。

3.肝郁气滞

(1)主症:小便不通或通而不爽,胁腹胀满,多烦善怒。舌苔薄黄,舌红,脉弦。

(2)治法:疏调气机,通利小便。

(3)方药:沉香散加减。可合六磨汤加减。

4.尿道阻塞

(1)主症:小便点滴而下,或尿如细线,甚则阻塞不通,小腹胀满疼痛,舌紫暗或有瘀点、瘀斑,脉细涩。

(2)治法:行瘀散结,通利水道。

(3)方药:代抵当丸。

(二)虚证

1.脾气不升

(1)主症:时欲小便而不得出,或尿量少而不爽利,小腹坠胀。气短,语声低微,精神疲乏,食欲不振,舌质淡,舌边有齿印,脉细弱。

(2)治法:升清降浊,化气利尿。

(3)方药:补中益气汤合春泽汤。若气虚及阴,脾阴不足,清气不升,气阴两虚,症见舌质红者,可改用补阴益气煎;若脾虚及肾,而见肾虚证候者,可加用《济生》肾气丸,以温补脾肾,化气利尿。

2.肾阳衰惫

(1)主症:小便不通或点滴不爽,排出无力,畏寒怕冷,腰膝冷而酸软无力。面色㿠白,神气怯弱,舌质淡、苔白,脉沉细尺弱。

(2)治法:温补肾阳,化气利尿。

(3)方药:《济生》肾气丸为主方。若兼有脾虚证候者,可合补中益气汤或春泽汤同用。若肾阳衰惫,命火式微,致三焦气化无权,浊阴内蕴,症见小便量少,甚至无尿、呕吐、烦躁、神昏者,治宜《千金》温脾汤合吴茱萸汤,以温补脾肾,和胃降浊。

第四节 阳痿

阳痿是指性交时阴茎不能勃起,或勃起不能维持,以致不能完成性交全过程的一种病证。多由虚损、惊恐或湿热等原因致使宗筋失养而弛纵,引起阴茎萎弱不起,临房举而不坚。古代又称"阴痿""筋痿""阴器不用""不起"等。明代《慎斋遗书》始见"阳痿"病名,此后该病名逐渐被后世医家所沿用。勃起障碍亦是阳痿的同义词。

一、历史沿革

现存最早的中医文献《马王堆医书》,已对阳痿有了初步的认识。竹简《十问》认为,生殖器官"与身俱生而先身死"的原因为"其使甚多,而无宽礼"。竹简《天下至道谈》指出,性功能早衰的原因是"卒而暴用,不待其壮,不忍两热,是故亟伤"。这是对阳痿最早的病因学认识。帛书《养生方》和竹简《天下至道谈》认为,勃起"不大""不坚""不热"的病机为肌(肤)、筋、气三者不至,而正常须"三至乃入",这是对阳痿病机的最早论述。

阳痿一病,《内经》称为"阴痿"(《灵枢·邪气脏腑病形》)、"阴器不用"(《灵枢·经筋》)或"宗筋弛纵"(《素问·痿论篇》)。《内经》把阳痿的成因,归之于"气大衰而不起不用"(《素问·五常政大论篇》)、"热则筋弛纵不收,阴痿不用"(《灵枢·经筋》),认识到虚衰和邪热均可引起本病。《内经》认识到阳痿的发病与肝关系密切,为后世医家从肝论治阳痿提供了理论依据。其肾气理论,对补肾法治疗阳痿理论的形成有一定影响。

隋唐诸家多从劳伤、肾虚立论。如《诸病源候论·虚劳阴痿候》说:"劳伤于肾,肾虚不能荣于阴器,故萎弱也。"孙思邈特别注重男子的阳气,认为阳气在男子性功能活动中,起着至关重要的作用,指出:"男子者,众阳所归,常居于燥,阳气游动,强力施泄,则成虚损损伤之病。"其治阳痿,多从温肾壮阳入手,并注重顾护阴精,在其所列的约30首治阳痿方中,如五补丸、肾气丸、天雄丸、硫黄散等,均以补肾壮阳药为主。《外台秘要·虚劳阴痿方》说:"病源肾开窍于阴,若劳伤于肾,肾虚不能荣于阴气,故痿弱也","五劳七伤阴痿,十年阳不起,皆繇少小房多损阳。"认识到阳痿是虚劳的一种病机反应,起于房劳伤肾,肾中精气亏损,阳气不足所致。故《外台秘要》在治疗上多选用菟丝子、蛇床子、肉苁蓉、续断、巴戟天等温肾壮阳、填精补髓之品。

宋明诸家对阳痿的理法方药大有发挥。《济生方·虚损》说:"五劳七伤,真阳衰惫……阳事不举。"进一步确认阳痿是虚劳所致。张景岳认为"肾者主水,受五脏六腑之精而藏之",倡"阳非有余,真阴不足"论,提出"壮水之主,以制阳光;益火之源,以消阴翳",在"六味""八味"启发下,创"阴中求阳""阳中求阴"之左归、右归,以峻补肾阴肾阳治疗阳痿,提出"凡男子阳痿不起,多由命门火衰,精气清冷……但火衰者,十居七八,而火盛者,仅有之耳"的著名论断。然而,亦有医家从肾虚论治阳痿之外另立法门,王纶在《明医杂著》中指出:"男子阳痿不起,古方多云命门火衰,精气虚冷,固有之矣。然亦有郁火甚而致痿者。"并主张肝经湿热和肝经燥热分别用龙胆泻肝汤和六味地黄丸治疗。

清代医家对阳痿的研究各有补充。《杂病源流犀烛·前阴后阴病源流》指出:"又有精出非法,或强忍房事,有伤宗筋……又有失志之人,抑郁伤肝,肝木不能疏达,亦致阴痿不起。"《类证治裁·阳痿》提出"先天精弱者"也可引起阳痿的观点。这些论述表明对阳痿成因的认识,越来越深入。《辨证录》主张阳痿应治心,创制"心包火大动"之莲心清火汤,治"君火先衰,不能自主"之起阴汤,治"心火抑郁而不开"之宣志汤、启阳娱心丹,治"心包火衰"之救阳汤,善用莲子、远志、柏子仁、石菖蒲、酸枣仁、茯神等治疗阳痿。《临证指南医案》将阳痿分为六种证候,并分列治法,少壮及中年患此,色欲伤及肝肾,用峻补真元、兼血肉温润之品缓调之;恐惧伤肾,治宜固肾,稍佐升阳;思虑烦劳而成者,心脾肾兼治;郁损生阳者,必从胆治;湿热为患者,治用苦味坚阴,淡渗去湿,湿去热清而病退;阳明虚宗筋纵者,通补阳明。韩善徵《阳痿论》重视辨证,以虚实论阳痿,反对滥用燥烈温补,指出:"独怪世之医家,一遇阳痿,不问虚实内外,概与温补燥热。若系阳虚,幸而偶中,遂自以为切病;凡遇阴虚及他因者,皆施此法,每用阴茎反见强硬,流精不止,而为强中者;且有坐受温热之酷烈,而精枯液涸以死者。"说明古代医家已经认识到不问病机,但求温肾壮阳之危害。至此,阳痿的理法方药已具有相当丰富的内容。

西医学的功能性勃起功能障碍,血管、神经、内分泌等因素引起的器质性勃起功能障碍和某些慢性疾病表现有阳痿症状者,可参考本篇内容进行辨证施治。

二、病因病机

阳痿乃宗筋失养而弛纵。有由于恣情纵欲,耗伤真元,命门火衰,宗筋失于温煦而致;有由先天禀弱或后天食少,禀赋不足而引起;有由忧思气结,伤及肝脾,精微失布,宗筋失养而引起;有由湿热侵袭,或内蕴湿热,循肝经下注宗筋,宗筋弛纵而引起;还有由瘀血阻塞阳道而致者。上述种种原因均可导致阳痿,其病机各有特点。

(一)命门火衰

多由房劳过度,或少年误犯手淫,以致精气虚损,命门火衰引起阳事不举。《诸病源候论·虚劳阴痿候》说:"劳伤于肾,肾虚不能荣于阴器,故萎弱也。"

(二)抑郁伤肝

情志不遂,所愿不得,或悲伤过度,郁郁寡欢,致肝气郁结;暴怒气逆,肝疏泄太过,均可致肝失条达,气血不畅,宗筋失充,致阳痿不举。《素问·痿论篇》曰:"思想无穷,所愿不得,意淫于外,入房太甚,宗筋弛纵,发为筋痿,乃为白淫。"《杂病源流犀烛·前阴后阴病源流》曰:"又有失志之人,抑郁伤肝,肝木不能疏达,亦致阴痿不起。"

(三)湿热下注

水道失畅,水湿留滞经络,郁久变生湿热;过食肥甘,嗜酒过度,亦可变生湿热,浸淫肝经,下注宗筋,而致阳痿。《灵枢·经筋》曰:"伤于热则筋弛纵不收,阴痿不用。"《临证指南医案·阳痿》曰:"更有湿热为患者,宗筋弛纵而不坚。"《类证治裁》曰:"亦有湿热下注,宗筋弛纵而致阳痿者。"郭诚勋《证治针经》曰:"湿热为患,宗筋必弛纵而不坚举。"

(四)阳明受损

思虑忧郁,损伤心脾,则病及阳明、冲脉。且脾胃为水谷之海,生化之源,脾胃虚必致气血不足,宗筋失养,而导致阳痿。《素问·痿论篇》曰:"阳明者,五脏六腑之海,主润宗筋。"《景岳全书·阳痿》曰:"凡思虑、焦劳、忧郁太过者,多致阳痿。盖阳明总宗筋之会……若以忧思太过,抑损心脾,则病及阳明冲脉,而水谷气血之海,必有所亏,气血亏而阳道斯不振矣。"

(五)血脉瘀滞

无论何种病因形成的瘀血,均可导致阳痿,瘀血阻于络脉,宗筋失养,难以充盈,致阴器不用。《证治概要》曰:"阴茎以筋为体,宗筋亦赖气煦血濡,而后自强劲有力。"清代韩善徵《阳痿论》曰:"盖跌仆则血妄行,每有瘀滞精窍,真阳之气难达阴茎,势遂不举。"

三、诊断与鉴别诊断

(一)诊断

凡男子阴茎痿弱不起,临房不举,或举而不坚,不能完成性事者,均可诊断为阳痿。

(二)鉴别诊断

1. 老年生理性阳痿

此为正常的生理现象,应与病理性阳痿相鉴别。

2. 勃起不坚

勃起不坚通常是指在性交时,射精之前阴茎勃起不坚硬,但可完成性交过程。往往因性交勃起不坚硬求诊,与阳痿患者之阴茎不能纳入阴道或性交过程中因勃起不坚硬、勃起难以维持以致不能完成性交过程不同。

四、辨证

(一)辨证要点

1. 辨别有火无火

阳痿而兼见面色㿠白、畏寒肢冷、舌淡苔白、脉沉细者,是为无火;阳痿而兼见烦躁易怒、小便黄赤、苔黄腻、脉濡数或弦数者,是为有火。其中辨证的依据,以脉象、舌苔为主。

2. 分清虚实

由恣情纵欲、思虑、抑郁、惊恐所伤者,多为脾肾亏虚,命门火衰,属于虚证;由肝郁化火,湿热下注、瘀血阻络致宗筋弛纵者,属于实证。青壮年多实证,老年人多虚证。

3.明辨病位

因病因涉及的部位不同,阳痿的病位亦不同。因郁、怒等情志所伤者,病位在肝;湿热外袭者,病位多在肝经;内蕴湿热者,往往先犯脾,后侮肝;房室劳伤、命门火衰者,则病在肾。临床上有时单一脏腑发病,亦可累及多个脏腑经络。

此外,阳痿尚有虚寒和虚热证者。阳痿虚寒证,多表现为命门火衰,临床可兼见腰膝酸冷、肢体畏寒、夜尿频作、小便清长、舌质淡、脉沉细迟。阳痿虚热证,多表现为肾阴亏虚、阴虚火旺,临床可兼见五心烦热、潮热盗汗、舌质红、舌苔薄黄或剥脱、脉象细数。

(二)证候

1.命门火衰

症状:阳事不举,精薄清冷,头晕耳鸣,面色㿠白,精神萎靡,腰膝酸软,畏寒肢冷。舌淡苔白,脉沉细。

病机分析:恣情纵欲,斫丧太过,精气亏虚,命门火衰,故见阳事不举,精薄清冷;肾精亏耗,髓海空虚,故见头晕耳鸣,五脏之精气不能上荣于面,故见面色㿠白;腰为肾之府,精气亏乏,故见腰膝酸软;精神委靡、畏寒肢冷、舌淡苔白、脉沉细,均为命门火衰之象。

2.抑郁伤肝

症状:阳痿伴见胸胁胀满,或窜痛,善太息,情志抑郁,咽部如物梗阻。舌淡少苔,脉弦。

病机分析:肝主宗筋,肝气抑郁可致阳痿;肝主疏泄,疏泄不及则为肝气郁结,情志抑郁不畅;肝为刚脏,其性躁烈,肝气郁结,气机紊乱则胸胁窜痛或胀满;气机不畅,阻于咽部则为梅核气;脉弦为肝气郁结的表现。阳痿之肝气郁结证患者,往往平素多疑善虑,性情懦弱,难以抵制外界之情志刺激。

3.湿热下注

症状:阴茎痿软,阴囊潮湿、臊臭,下肢酸困,小便黄赤。舌苔黄腻,脉濡数。

病机分析:湿热下注,宗筋弛纵,故见阴茎痿软;湿阻下焦,故见阴囊潮湿、下肢酸困;热蕴于内,故见小便黄赤、阴囊臊臭;舌苔黄腻、脉濡数,均为湿热内阻之征。

4.阳明受损

症状:阳事不举,面色欠华,纳少腹胀,少气懒言。舌淡苔白,脉缓弱。

病机分析:阳明主胃,胃为水谷之海,主化营卫而润宗筋,饮食劳倦或思虑过度伤及脾胃,气血生化受损,宗筋失润,故"阳道外衰";脾主运化,运化失职则纳少、腹胀,饭后尤甚;脾虚精微无以敷布,则面色萎黄或㿠白;舌淡苔白,脉缓弱,均为脾胃气虚之征象。

5.血脉瘀滞

症状:阳痿不举,面色黧黑,阴茎色泽紫黯发凉或睾丸刺痛。舌紫黯或有瘀斑,舌下静脉怒张,脉涩。

病机分析:跌打损伤,或强力入房,久病伤络,气血运行不畅,瘀血阻滞阴茎脉络,不能充盈宗筋,宗筋失其润养而难振;经络不通,瘀血阻于睾丸,则阳痿伴见睾丸刺痛;舌质紫黯或有瘀斑、瘀点、脉涩是瘀血阻络典型的征象。

五、治疗

(一)治疗原则

阳痿属虚者宜补,属实者宜泻;有火者宜清,无火者宜温。命门火衰者,阳气既虚,真阴多损,且肾恶燥,故温补之法,忌纯用刚热燥涩之剂,宜血肉温润之品。肝气郁结者,应以疏达肝气为主。湿热下注者,治用苦味坚阴,淡渗祛湿,即《内经》所谓"肾欲坚,急食苦以坚之"的原则。瘀血阻络者,以活血通络为治。

阳痿单纯由命门火衰所致者,临床上并不多见。若阳痿他证误用温肾壮火治疗,则可导致复杂的变证。如肝气郁结误用壮阳,则可肝郁化火,抑或徒伤肝肾之阴;肝经湿热误用壮阳,犹如火上加炭,使肝木焦萎;瘀血阻络误用壮阳,则伤津耗血,血液黏稠,血行更加不畅,反加重阳痿,临床尤应注意。

(二)治法方药

1. 命门火衰

治法:温补下元。

方药:可选用右归丸、赞育丹、扶命生火丹、壮火丹等。诸方中既有温肾壮阳的药物,如鹿角胶、菟丝子、淫羊藿、肉苁蓉、韭子、蛇床子、杜仲、附子、肉桂、仙茅、巴戟天、鹿茸、补骨脂等;又配伍养血滋阴的药物,如熟地黄、当归、枸杞子、山茱萸、五味子等,以达到阴阳相济的目的,所谓"阳得阴助而生化无穷"。若火不甚衰,只因气血薄弱者,治宜左归丸、全鹿丸、火土既济丹等。

2. 抑郁伤肝

治法:疏肝解郁。

方药:逍遥散合四逆散加白蒺藜、紫梢花、川楝子、醋延胡索。方中柴胡、枳实、薄荷疏肝解郁;当归、白芍柔肝养阴;炙甘草缓肝之急;白蒺藜入肝经,通阳气;紫梢花入肝经,专治阳痿;川楝子、醋延胡索一入气分,一入血分,可疏肝解郁止痛。诸药合用,共奏疏肝理气治疗阳痿之功。

3. 湿热下注

治法:清化湿热。

方药:龙胆泻肝汤加减。方中龙胆草、黄芩、栀子清肝泻火,柴胡疏肝达郁,木通、车前、泽泻清利湿热;当归、生地黄养阴、活血、凉血,与清热泻火药物配伍,泻中有补,使泻火之药不致苦燥伤阴。若症见梦中举阳,举则遗精,寐则盗汗,五心烦热,腰酸膝软,舌红少津,脉弦细数,为肝肾阴伤,虚火妄动,治宜滋阴降火,方用知柏地黄丸合大补阴丸加减。若症见阴囊潮湿,阳事不举,腰膝沉重,或腰冷而重,尿清便溏,舌苔白腻,脉濡缓,为阴湿伤阳,治用九仙灵应散外洗。

4. 阳明受损

治法:补气、健脾、和胃。

方药:九香长春饮加减。方中九香虫为君药,健脾益胃,善治阳痿;露蜂房、人参健脾益气起痿,黄芪、白术、茯苓、泽泻运脾治湿,为臣药;山药、白芍药补脾益阴,防诸药之过,为佐药;桂枝醒脾通络,引药直达病所,炙甘草健脾和胃,调和诸药,为使药。诸药配伍,共奏治疗中焦气虚之阳痿的功效。

5.血脉瘀滞

治法:活血化瘀通络。

方药:蜈蚣达络汤加减。方中蜈蚣为君药,通瘀达络,走窜之力最强;川芎、丹参、赤芍、水蛭、九香虫、白僵蚕为臣药,助蜈蚣达络之力;柴胡理气、黄芪补气、紫梢花理气壮阳,共为佐药;牛膝引药下行为使药。诸药配伍,共奏理气活血、通瘀达络以治阳痿之效。亦可用血府逐瘀汤加水蛭、地龙、路路通。方中水蛭、地龙、路路通活血入络脉;当归、牛膝、红花、桃仁、赤芍、川芎养血活血化瘀;生地黄滋阴,柴胡疏肝理气;枳壳、桔梗、甘草宣利肺气,通利血脉。统观全方,共奏益气、和血、通络之功效。

(三)其他治法

1.单方验方

抗痿灵:蜈蚣18 g,当归、白芍、甘草各60 g,共研细末,分成40包,每服半包至1包,早晚各1次,空腹白酒或黄酒送服。15日为1个疗程。

2.针灸

针灸对本病有较好的疗效,可以同时配合应用。常用的穴位有关元、中极、命门、三阴交等。

六、转归及预后

阳痿属功能性病变者,经过适宜的治疗后,大多数可以治愈或改善,预后良好。器质性阳痿的预后差异较大。

内分泌性阳痿,一旦确认系某种疾病所致(除先天性因素外),经相应治疗,其原发病改善后,阳痿也会得到纠正。血管性阳痿采用保守治疗,原发病得到妥善治疗后,预后会更好一些。药物性阳痿,在找出某种药物所致之后,根据病情程度,停药或换药后,性能力通常也会迅速恢复。

七、预防和护理

(一)舒情怀

青壮年阳痿多与精神情志有密切关系,因此立志向、舒情怀、防郁怒,是预防阳痿的重要一环。情绪要开朗,清心寡欲,注意生活调摄,加强锻炼,以增强体质,提高抗病能力。

(二)调饮食

要饮食有节,起居有常,不可以酒为浆、过食肥甘。以免湿热内生,酿成此患。

(三)节房劳

性生活是人类生活的一部分,不可无,亦不可过。切勿恣情纵欲,或手淫过度。在感到情绪不快、身体不适或性能力下降时,应暂时避免性的刺激,停止性生活一段时间,以保证性中枢和性器官得以调节和休息。

(四)积极治疗原发疾病

积极治疗可能引致阳痿的各种疾病。避免服用可能引起阳痿的药物。与此同时,配合妻子良好的精神护理,女方要体贴、谅解男方,帮助男方树立战胜疾病的信心。

第五节 遗精

遗精是指不因性交而精液自行泄出,甚至频繁遗泄的病证。有梦而遗者,名为"梦遗";无梦而遗,甚至清醒时精自滑出者,名为"滑精",是遗精的两种轻重不同的证候。此外,中医又有"失精""精时自下""漏精""溢精""精漏""梦泄精""梦失精""梦泄""精滑"等名称。

一、历史沿革

遗精之病早在《内经》中就有记载,如《灵枢·本神》有"恐惧而不解则伤精,精伤则骨酸痿厥,精时自下"之语,可见当时已认识到,惊恐等情志因素可致精液滑泄。汉代张仲景《金匮要略方论·血痹虚劳病脉证治》曰:"夫失精家,少腹弦急,阴头寒,目眩发落,脉极虚芤迟,为清谷、亡血、失精。脉得诸芤动微紧,男子失精……桂枝加龙骨牡蛎汤主之。"文中指出了遗精得之于阴阳失调的证候及治疗方药,较《内经》更为全面。

隋代巢元方《诸病源候论·虚劳病诸候》明确提出遗精是由肾气亏虚所致。如"虚劳失精候"说:"肾气虚损,不能藏精,故精漏失。""虚劳梦泄精候"又说:"肾虚,为邪所乘,邪客于阴则梦交接。肾藏精,今肾虚不能制精,因梦感动而泄也。"巢氏治疗多以补肾固精为主,为后世遗精多属肾虚的理论奠定了基础。

唐宋时期治疗遗精的方药已比较丰富。《备急千金要方·卷十九》载有治遗精方14首;《外台秘要·中卷十六》收录治虚劳失精方5首,虚劳梦泄精方10首;《普济本事方·卷三·膀胱疝气小肠精漏》载有治遗精方4首,该书正式提出遗精和梦遗的名称,其论述病因较为详细。如说:"梦遗有数种,下元虚惫,精不禁者,宜服茴香丸;年壮气盛,久节淫欲,经络壅滞者,宜服清心丸;有情欲动中,经所谓所愿不得,名曰白淫,宜《良方》茯苓散。正如瓶中煎汤,气盛盈溢者,如瓶中汤沸而溢;欲动心邪者,如瓶之倾侧而出;虚惫不禁者,如瓶中有罅而漏,不可一概用药也。"此实为遗精辨证论治的雏形。

金元时期对遗精病因病机有了更进一步的认识,如朱丹溪对遗精的病因,除承袭前人主虚之说外,进一步认识到也有实证,为湿热遗精提供了理论根据,他在《丹溪心法·梦遗》强调:"精滑,专主湿热,黄柏、知母降火,牡蛎粉、蛤粉燥湿。"对湿热所致遗精提出了具体治疗方法。

明代对遗精的认识,渐臻完善。戴思恭在《秘传证治要诀及类方·遗精》一书中将遗精的病因归纳为:"有用心过度,心不摄肾,以致失精者;有因思欲不遂,精色失位,输泻而出者;有欲太过,滑泄不禁者;有年壮气盛,久无色欲,精气满泄者。"并且提出:"失精梦泄,亦有经络热而得者,若心虚冷用热剂,则精愈失。"楼英在《医学纲目·卷二十九·肾膀胱部·梦遗》总结先贤治疗遗精的方法有五:"用辰砂、磁石、龙骨之类,镇坠神之浮游,是其一也;其二,思想结成痰饮,迷于心窍而遗者,许学士用猪苓丸之类,导利其痰是也;其三,思想伤阴者,洁古珍珠粉丸,用蛤粉、黄柏降火补阴是也;其四,思想伤阳者,谦甫鹿茸、苁蓉、菟丝子等补阳是也;其五,阴阳俱虚者,丹溪治一形瘦人,便浊梦遗,作心虚治,用珍珠粉丸、定志丸服之。定志丸者,远志、菖蒲、茯苓、人参是也。"张景岳对遗精的证治归纳,更为全面。《景岳全书·遗精》说:"遗精之证有九：凡有所注恋而梦者，此精为神动也，其因在心；有欲事不遂而梦者，此精失其位也，其因在肾；有值劳倦即遗者，此筋力有不胜，肝脾之气弱也；有因心思索过度辄遗者，此中气有不足，心脾之虚陷也；有因湿热下流，或相火妄动而遗者，此脾肾之火不清也；有无故滑而不禁者，此下元虚，肺、肾之不固也；有素禀不足，而精易滑者，此先天元气之单薄也；有久服冷利等剂，以致元阳失守而滑泄者，此误药之所致也；有壮年气盛，久节房欲而遗者，此满而溢者也。凡此之类，是皆遗精之病。然心主神，肺主气，脾主湿，肝主疏泄，肾主闭藏。则凡此诸病，五脏皆有所主，故治此者，亦当各求所因也。"又说："凡心火盛者，当清心降火；相火盛者，当壮水滋阴；气陷者，当升举；滑泄者，当固涩；湿热相乘者，当分利；虚寒冷利者，当温补下元；元阳不足，精气两虚者，当专培根本。"这些论述和治疗法则至今仍有积极的临床意义。另外，明代王纶在《明医杂著·梦遗精滑》中指出："梦遗精滑，世人多作肾虚治，而为补肾涩精之药不效，殊不知此症多属脾胃，饮酒浓味痰火湿热之人多有之。"提出了遗精由脾胃湿热所致的新观点。

清代医家在继承明代医家理论基础上有了进一步发挥。提出有梦为心病，无梦为肾病的观点。《医学心悟·遗精》说："梦而遗者，谓之梦遗；不梦而遗者，谓之精滑。大抵有梦者，由于相火之强；不梦者，由于心肾之虚。然今人体薄，火旺者，十中之一；虚弱者，十中之九。予因以二丸分主之，一曰清心丸，泻火止遗之法也；一曰十补丸，大补气血，俾气旺则能摄精也。"《临证指南医案·遗精》："以有梦为心病，无梦为肾病，湿热为小肠膀胱病。夫精之藏制虽在肾，而精之主宰则在心。"这种以有梦无梦定脏腑之法，虽有一定道理，但从临床来看，不能以此作为判定脏腑部位的唯一标准，否则将形成治疗上的僵化。《张氏医通》在本病的辨证论治上有较大发挥。尤为可贵的是提倡根据年龄、体质等详辨寒热虚实，颇为切合临床实际。例如："壮年火盛，多有流溢者，若以虚冷用热剂，则精愈失，滋肾丸加生地、茯神、枣仁、菖蒲；梦遗为肝热胆寒，以肝热则火淫于外，魂不内守，故多淫梦失精，或时心悸，肥人多此，宜清肝，不必补肾，温胆汤加人参、茯神、枣仁、莲肉；遗精腰疼，六味丸加杜仲、五味、菟丝子、苁蓉；中年以后，还少丹；精气不足，呼吸短气，……滑泄不禁，兼心脾气虚，饮食少进者，金锁玉关丸加参芪；脾肾俱虚，败精失道，精滑不固者，九龙丹去当归加萆薢、五味；然不若萃仙丸尤妙。"

综上，早在《内经》《伤寒杂病论》中对遗精就有了一定认识，历代医家对其病因病机不断完善和补充，至明清时期，在辨证论治方面更加具体，其治则和方药至今仍有临床意义。

病理性遗精可见于西医学的性神经症、前列腺炎、阴茎包皮炎、精囊炎、精阜炎及某些慢性疾病，可以认为遗精只是某些疾病的临床症状，其临床表现与本证的特点相符者，均可参照本篇辨证论治。

二、病因病机

本病病因较多，病机复杂，但其基本病机可概括为两点：一是火热或湿热之邪循经下扰精室，开阖失度，以致精液因邪扰而外泄，病变与心肝脾关系最为密切；二是因脾肾本身亏虚，失于封藏固摄之职，以致精关失守，精不能闭藏，因虚而精液滑脱不固，病变主要涉及脾肾。

(一) 肾虚不藏

(1)恣情纵欲：青年早婚，房室过度，或少年频犯手淫，导致肾精亏耗。肾阴虚者，多因阴虚火旺，相火偏盛，扰动精室，使封藏失职；肾气虚者，多因肾气不能固摄，精关失约而出现自遗。

《医贯·梦遗并滑精论》说:"肾之阴虚则精不藏,肝之阳强则火不秘,以不秘之火,加临不藏之精,除不梦,梦即泄矣。"《秘传证治要诀及类方·遗精》说:"有色欲太过,而滑泄不禁者。"前者是属于阴虚阳亢,后者是属于阴阳两虚,下元虚惫。

(2)禀赋不足:先天不足,禀赋素亏,下元虚惫,精关不固,易于滑泄。如《景岳全书·遗精》说:"有素禀不足,而精易滑者。此先天元气单薄也。"

(二)君相火旺

(1)劳心过度:劳神太过,心阴暗耗,心阳独亢,心火不能下交于肾,肾水不能上济于心,心肾不交,水亏火旺,扰动精室而遗。如《秘传证治要诀及类方·遗精》说:"有用心过度,心不摄肾,以致失精者。"《折肱漫录·遗精》也说:"梦遗之证,其因不同……非必尽因色欲过度,以致滑泄,大半起于心肾不交。凡人用心太过则火亢而上,火亢则水不升,而心肾不交,士子读书过劳,功名心急者每有此病。"

(2)妄想不遂:心有妄想,所欲不遂,心神不宁,君火偏亢,相火妄动,亦能促使精液自遗。正如《金匮翼·梦遗滑精》所说:"动于心者,神摇于上,则精遗于下也。"

(三)气不摄精

思虑过度,损伤心脾,或饮食不节,脾虚气陷,失于固摄,精关不固,精液遗泄。正如《景岳全书·遗精》说:"有因用心思索过度辄遗者,此中气有不足,心脾之虚陷也。"

(四)湿热痰火下注

饮食不节,醇酒厚味,损伤脾胃,酿湿生热,或蕴痰化火,湿热痰火,流注于下,扰动精室,亦可发生精液自遗。正如《杂病源流犀烛·遗泄源流》曰:"有因脾胃湿热,气不化清,而分注膀胱者,亦混浊稠厚,阴火一动,精随而出,……"。

综上,遗精的发病机制,主要责之于心、肝、脾、肾四脏。且多由房室不节、先天不足、用心过度、思欲不遂、饮食不节等原因引起。

三、诊断与鉴别诊断

(一)诊断

每周两次以上,或一日数次,在睡梦中发生遗泄,或在清醒时精白滑出,并有头昏、耳鸣、精神委靡、腰酸腿软等症状,即可诊断为遗精。

(二)鉴别诊断

1. 生理性溢精

一般未婚成年男子或婚后长期分居者,平均每月遗精1~2次,或虽偶有次数稍增多,但不伴有其他症状者,均为生理性溢精。正如《景岳全书·遗精》说:"有壮年气盛,久节房欲而遗者,此满而溢者也。"又说:"若满而溢者,则去者自去,生者自生,势出自然,无足为意也。"此时无须进行治疗,应多了解性知识,消除不必要的紧张恐惧心理。病理性遗精则为每周两次以上,甚则每晚遗精数次。

2. 早泄

早泄是男子在性交时阴茎刚插入阴道或尚未进入阴道即泄精,以致不能完成正常性交过程。其诊断要点在于性交时过早射精。而遗精则是在非人为情况下频繁出现精液遗泄,当进行性交时,却可能是完全正常的。其诊断要点在于非人为情况下精液遗泄,但以睡眠梦中多见。有时临床上两者可同时并存。

3.小便尿精

小便尿精是精液随尿排出,或排尿结束后又流出精液,尿色正常而不混浊,古人将本症归于"便浊""白浊""白淫""淋浊"等疾病门中。其诊断要点是精液和尿同时排出或尿后流出精液。多由酒色无度、阴虚阳亢、湿热扰动精室、脾肾气虚等引起。

4.尿道球腺分泌物

当性兴奋时尿道外口排出少量黏稠无色的分泌物。其镜下虽偶见有精子,但并非精液,故要与遗精相鉴别。

5.前列腺溢液

某些中青年,因纵欲、酗酒、禁欲、手淫等,致使前列腺充血,腺泡分泌增加,腺管松弛扩张,在搬重物、惊吓、大便用力时,腹压增加,会阴肌肉松弛,会有数量不等的白色分泌物流出,称为前列腺溢液,亦称前列腺漏。

四、辨证

(一)辨证要点

1.审察病位

一般认为用心过度,或杂念妄想,君相火旺,引起遗精的多为心病;精关不固,无梦遗泄的多为肾病。故前人有"有梦为心病,无梦为肾病"之说。但还须结合发病的新久,以及脉证的表现等,才能正确地辨别病位。

2.分清虚实

初起以实证为多,日久则以虚证为多。实证以君相火旺及湿热痰火下注,扰动精室者为主;虚证则属肾虚不固,脾虚气不摄精,封藏失职。若虚而有热象者,多为阴虚火旺。

3.辨别阴阳

遗精属于肾虚不藏者,又当辨别是偏于阴虚还是偏于阳虚。偏于阴虚者,多见头昏目眩,腰酸耳鸣,舌质红,脉细数;偏于阳虚者,多见面白少华,畏寒肢冷,舌质淡,脉沉细。

4.洞察转归

遗精的发生发展与体质、病程、治疗恰当与否有密切关系。病变初期及青壮年患者多为火盛或湿热所致,此时若及时清泻则可邪退病愈;遗精日久必耗伤肾阴,甚则阴损及阳,阴阳俱虚,此时可导致阳痿、早泄、男子不育等。故对遗精日久不愈、有明显虚象或年老体衰者,治疗又当以补血为主。若治疗后遗精次数减少,体质渐强,全身症状减轻,则为病势好转,病将痊愈之象。

(二)证候

1.心肾不交

主症:每多梦中遗精,次日头昏且晕,心悸,精神不振,体倦无力,小便短黄而有热感。舌质红,脉细数。

病机分析:君火亢盛、心阴暗耗,心火不能下交于肾、肾水不能上济于心,水亏火旺,扰动精室,致精液走泄;心火偏亢,火热耗伤心营,营虚不能养心则心惊,外不能充养机体则体倦无力、精神不振,上不能奉养于脑则头昏且晕;小便短黄而有热感,乃属心火下移小肠,热入膀胱之征;舌质红,脉细数,均为心营被耗,阴血不足之象。

2. 肾阴亏虚

主症:遗精,头昏目眩,耳鸣腰酸,神疲乏力,形体瘦弱。舌红少津,脉弦细带数。

病机分析:恣情纵欲,耗伤肾阴,肾阴虚则相火妄动,干扰精室,致使封藏失职,精液泄出;肾虚于下,真阴暗耗,则精气营血俱不足,不能上承,故见头昏、目眩;不能充养肌肉,则形体瘦弱,神疲乏力;腰为肾之府,肾虚则腰酸;肾开窍于耳,肾亏则耳鸣;舌红少苔,脉弦细带数,均为阴虚内热之象。

3. 肾气不固

主症:滑精频作,面白少华,精神萎靡,畏寒肢冷。舌质淡、苔白,脉沉细而弱。

病机分析:病久不愈,阴精内涸,阴伤及阳,以致下元虚惫,气失所摄,肾关因而不固,故滑精频作;其真阴亏耗,元阳虚衰,五脏之精华不能上荣于面,则面白少华,精神萎靡,畏寒肢冷;舌淡、苔白,脉沉细而弱,均为元阳已虚,气血不足之征。

4. 脾虚不摄

主症:遗精频作,劳则加重,甚则滑精,精液清稀,伴食少便溏,少气懒言,面色少华,身倦乏力。舌淡、苔薄白,脉虚无力。

病机分析:脾气亏虚,精失固摄,而见遗精频作;劳则更伤中气,气虚不摄,精关不固,则见滑精;频繁遗滑,故精液清稀;脾气亏虚,不能化成气血,心脉失养故心悸,气短,面色无华;脾虚气陷,无力升举故食少便溏,少气懒言;舌淡、苔薄白,脉虚无力,均为脾气亏虚之象。

5. 肝火偏盛

主症:多为梦中遗泄,阳物易举,烦躁易怒,胸胁不舒,面红目赤,口苦咽干,小便短赤。舌红苔黄,脉弦数。

病机分析:肝胆经绕阴器,肾脉上贯肝,两脏经络相连,如情志不遂,肝失条达,气郁化火,扰动精舍,则引起遗精;肝火亢盛,则阳物易举,烦躁易怒,胸胁不舒;肝火上逆则面红目赤,口苦咽干;小便短赤,舌红苔黄,脉来弦数,均为肝火偏盛之征。

6. 湿热下注

主症:遗精频作,或尿时有精液外流,口苦或渴,小便热赤。舌苔黄腻,脉濡数。

病机分析:湿热下注,扰动精室,则遗精频作,甚则尿时流精;湿热上蒸,则口苦而渴;湿热下注膀胱,则小便热赤;舌苔黄腻,脉濡数,均为内有湿热之象。

7. 痰火内蕴

主症:遗精频作,胸闷脘胀,口苦痰多,小便热赤不爽,少腹及阴部作胀。舌苔黄腻,脉滑数。

病机分析:痰火扰动精舍,故见遗精频作;痰火郁结中焦,故见胸闷脘胀,口苦痰多;痰火互结下焦,故见小便热赤不爽,少腹及阴部作胀;苔黄腻,脉滑数,均为痰火内蕴之征。

五、治疗

(一)治疗原则

遗精的基本病机包括两个方面,一是火邪或湿热之邪,扰及精室;二是正气亏虚,精关不固。治疗遗精切忌只用固肾涩精一法,而应该分清虚实,实证以清泄为主;虚证方可补肾固精。同时还应区分阴虚阳虚的不同情况,而分别采用滋养肾阴及温补肾阳的治法。至于虚而有热者,又当予以养阴清火,审证施治。

(二)治法方药

1.心肾不交

治法:清心滋肾,交通心肾。

方药:三才封髓丹加黄连、灯心草之类。方中天门冬补肺,地黄滋肾,金水相生也;黄柏泻相火,黄连、灯心草清心泻火,俾水升火降,心肾交泰,则遗泄自止。若所欲不遂,心神不安,君火偏亢,相火妄动,干扰精室,而精液泄出者,宜养心安神,以安神定志丸治之。

2.肾阴亏虚

治法:壮水制火,佐以固涩。

方药:知柏地黄丸合水陆二仙丹化裁。方中知母、黄柏泻火,牡丹皮清热,地黄、山药、山茱萸、芡实、金樱子填精止遗。若遗精频作,日久不愈者,用金锁固精丸以固肾摄精。

3.肾气不固

治法:补肾固精。

方药:偏于阴虚者,用六味地黄丸,以滋养肾阴;偏于阳虚者,用《济生》秘精丸和斑龙丸主之。前方偏于温涩,后者温补之力尤胜。

4.脾虚不摄

治法:益气健脾,摄精止遗。

方药:妙香散合水陆二仙丹或补中益气汤加减。方中人参、黄芪益气健脾生精;山药、茯苓健脾补中,兼以安神;远志、辰砂清心调神;木香调气;桔梗升清;芡实、金樱子摄精止遗。若以中气下陷为主可用补中益气汤加减。

5.肝火偏盛

治法:清肝泻火。

方药:龙胆泻肝汤加减。方中龙胆草直折肝火,栀子、黄芩清肝,柴胡疏肝,当归、生地黄滋养肝血,泽泻、车前子、木通导湿热下行,肝火平则精宫自宁。久病肝肾阴虚者,可去木通、泽泻、车前子、柴胡等,酌加何首乌、女贞子、白芍等滋养肝肾之品。

6.湿热下注

治法:清热化湿。

方药:猪肚丸。猪肚益胃,白术健脾,苦参、牡蛎清热固涩,尚可酌加车前子、泽泻、猪苓、黄柏、萆薢等,以增强清热化湿之力。

7.痰火内蕴

治法:化痰清火。

方药:猪苓丸加味。方中半夏化痰,猪苓利湿。还可加黄柏、黄连、蛤粉等泻火豁痰之品。如患者尿时不爽,少腹及阴部作胀,为病久夹有瘀热之征,可加败酱草、赤芍以化瘀清热。

六、转归及预后

遗精初起,尤其是青壮年、体质强壮者,多为实证,此时一经清泻,往往邪退遗精自止。若不及时治疗或用补益固涩则邪热更盛,反致遗精频作。遗精日久不愈,肾精亏耗,可逐渐转变为虚证。在病机演变过程中还可见虚实夹杂,或阴虚兼火旺,或脾肾虚兼湿热痰火等。日久阴损及阳,造成阴阳俱损,可进一步导致阳痿、早泄等性功能障碍。遗精若能及时用药物及精神调治,多可治愈,预后一般良好。

七、预防和护理

(1)注意精神调养,排除杂念,清心寡欲,是治疗本病的关键。

(2)避免过度的脑力紧张,丰富文体活动,适当参加体力劳动。

(3)注意生活起居,节制性欲,戒除手淫,夜晚进食不宜过饱,睡前用温水洗脚,养成仰卧的习惯,被褥不宜过厚,脚部不宜盖得太暖,衬裤不宜过紧。

(4)少食辛辣刺激性食品,禁烟限酒,少饮咖啡等。

(5)正确对待遗精。出现遗精后,应首先分清是生理现象还是病理性遗精。生理性遗精可不必治疗;病理性遗精,则应及时就诊,弄清疾病的原因,针对其病因进行调理,一般效果均较理想。

第十章 气血津液病证

第一节 虚劳

虚劳是指以五脏虚证为主要临床表现的多种慢性虚弱证候的总称,又称"虚损"。

一、历史沿革

历代医籍对虚劳的论述甚多。《素问·通评虚实论篇》提出的"精气夺则虚"是虚证的提纲,而《素问·调经论篇》所谓"阳虚则外寒,阴虚则内热",进一步说明虚证有阴虚、阳虚之别,并明确了阴虚、阳虚的主要特点。《难经·十四难》论述了"五损"的症状及病势传变,并根据五脏的所主及其特性提出相应的治疗大法,如"损其肺者益其气,损其心者调其营卫,损其脾者调其饮食、适其寒温,损其肝者缓其中,损其肾者益其精"。汉代张仲景在《金匮要略方论·血痹虚劳病脉证并治》首先提出了"虚劳"的病名,分阳虚、阴虚、阴阳两虚三类,详述症、因、脉、治,治疗着重于温补脾肾,并提出扶正祛邪、祛瘀生新等治法,首倡补虚不忘治实的治疗要点。《诸病源候论·虚劳病诸候》比较详细地论述了虚劳的原因及各类症状,对五劳(心劳、肝劳、肺劳、脾劳、肾劳)、六极(气极、血极、筋极、骨极、肌极、精极)、七伤(大饱伤脾,大怒气逆伤肝,强力举重、久坐湿地伤肾,形寒、寒饮伤肺,忧愁思虑伤心,风雨寒暑伤形,大恐惧不节伤志)等内容作了具体阐释。金元以后,对虚劳的理论认识及临床治疗都有较大的发展。如李东垣重视脾胃,长于甘温补中。朱丹溪重视肝肾,善用滋阴降火。明代张景岳深刻地阐发了阴阳互根的理论,提出"阴中求阳,阳中求阴"的治则,在治疗肾阴虚、肾阳虚的理论及方药方面有新的发展。汪绮石重视肺、脾、肾在虚劳中的重要性,所著《理虚元鉴》中明确指出:"治虚有三本,肺、脾、肾是也。肺为五脏之天,脾为百骸之母,肾为性命之根,治脾、治肺、治肾,治虚之道毕矣。"清代吴澄的《不居集》系统汇集整理了虚劳的资料,是研究虚劳的一部有价值的参考书。

虚劳所涉内容很广,是中医内科中范围最广的一种病证。凡先天禀赋不足,后天调护失当,病久体虚,积劳内伤,久虚不复等导致的多种以脏腑气血阴阳亏损为主要表现的病证,均属于本病证的范畴。

现代医学中多系统的众多慢性消耗性疾病及功能衰退性疾病,出现虚劳的临床表现时,可参考本节进行辨证论治。

二、病因病机

引起虚劳的原因很多。《理虚元鉴·虚症有六因》全面归纳了虚劳之因,提出"有先天之因,有后天之因,有痘疹及病后之因,有外感之因,有境遇之因,有医药之因",表明多种病因作用于人体,引起脏腑亏损,气血阴阳亏虚,日久不复,皆可发展为虚劳。概言之,其病因不外先天、后天两大因素。以脏腑亏损、气血阴阳虚衰为主要病机。

(一)禀赋不足

父母体虚,禀赋薄弱,或孕育不足,胎中失养,或后天喂养不当,水谷精气不充,均可导致先天禀赋不足,体质不强,易于患病,病后久虚不复,脏腑气血阴阳日渐亏虚,发为虚劳。

(二)烦劳过度

烦劳过度,因劳致虚,损伤五脏。如《素问·宣明五气篇》指出:"久视伤血,久卧伤气,久坐伤肉,久立伤骨,久行伤筋。"《医家四要·病机约论》也说:"曲运神机则劳心,尽心谋虑则劳肝,意外过思则劳脾,预事而忧则劳肺,色欲过度则劳肾。"在各种劳损中,尤以劳神过度及恣情纵欲较为常见。

(三)饮食不节

暴饮暴食,饥饱无常,或嗜欲偏食,营养不良,或饮酒过度,均会损伤脾胃,久则气血无以生化,内不能和调于五脏六腑,外不能洒陈于营卫经脉,形成虚劳。

(四)大病久病

邪气强盛,正气短时难复,损伤脏气,耗伤气血阴阳,复以病后失于调养,每易发展为虚劳;或久病迁延失治,邪气留恋,病情传变日深,损耗人体的气血阴阳;或妇人产后调理失当,正虚难复,均可演变为虚劳。

(五)误治失治

因误诊误治,或遣方用药不当,以致精气耗损,既延误治疗,又损及阴精或阳气,从而发为虚劳。

虚劳之病位主要在五脏,尤以脾肾为主。由于五脏相关,气血同源,阴阳互根,所以一脏受病,可以累及他脏,互相影响和转化。虽病因各异,或是因虚致病,因病致劳,或是因病致虚,久虚不复成劳,但究其病理性质,主要为气、血、阴、阳的亏耗。气虚不能生血,血虚无以载气。气虚日久阳亦渐衰,血虚日久阴也不足。阳损日久,累及于阴;阴亏日久,累及于阳。病势日渐发展,而病情趋于复杂。

三、诊断要点

(一)症状

虚劳多见于形神衰败,身体瘦弱,大肉尽脱,心悸气短,自汗盗汗,面容憔悴,食少厌食,或五心烦热,或畏寒肢冷,脉虚无力等症。具有引起虚劳的致病因素及较长的病史。

(二)检查

虚劳涉及的病种甚多,必须结合患者的具体情况,针对主要症状有选择地做相应的检查,以便重点掌握病情。一般常选用血常规、血生化、心电图、X射线摄片、免疫功能测定等检查,特别要结合原发病做相关检查。

四、鉴别诊断

(一)肺痨

宋代严用和在《济生方·五劳六极论治》中指出:"医经载五劳六极之证,非传尸、骨蒸之比,多由不能卫生,始于过用,逆于阴阳,伤于荣卫,遂成五劳六极之病焉。"两者鉴别的要点:肺痨乃正气不足而被痨虫侵袭所致,病位主要在肺,具有传染性,以阴虚火旺为其病理特点,以咳嗽、咳痰、咯血、潮热、盗汗、消瘦为主要临床症状;而虚劳由多种原因所导致,久虚不复,病程较长,一般无传染性,以脏腑气、血、阴、阳亏虚为其基本病机,可分别出现五脏气、血、阴、阳亏虚的多种临床症状。

(二)其他疾病中的虚证

虚劳与内科其他病证中的虚证证型虽然在临床表现、治疗方药方面有类似之处,但两者仍有区别:虚劳的各种证候,均以出现一系列精气亏虚的症状为特征;而其他病证的虚证则各以其病证的主要症状为突出表现。例如:眩晕一证的气血亏虚型,虽有气血亏虚的症状,但以眩晕为最突出、最基本的表现;水肿一证的脾阳不振型,虽有脾阳亏虚的症状,但以水肿为最基本、最突出的表现。此外,虚劳一般都有比较长的病程,且病势缠绵,往往涉及多脏甚至整体。而其他病证的虚证类型虽然也以久病属虚者居多,但亦有病程较短而表现虚证者。例如,泄泻一证的脾胃虚弱型,以泄泻为主要临床表现,有病程长者,亦有病程短者。

五、辨证

《杂病源流犀烛·虚损痨瘵源流》说:"五脏虽分,而五脏所藏无非精气,其所以致损者有四,曰气虚,曰血虚,曰阳虚,曰阴虚。""气血阴阳,各有专主,认得真确,方可施治"。一般来说,病情单纯者,病变比较局限,容易辨清受累脏腑及其气、血、阴、阳亏虚的属性。但由于气血同源,阴阳互根,五脏相关,所以各种原因所致的虚损往往相互影响,由一虚而渐致多虚,由一脏而累及他脏,使病情趋于复杂和严重,辨证时应加以注意。

虚劳的证候虽繁,但总离不开五脏,而五脏之虚损,又不外乎气、血、阴、阳。因此,现以气、血、阴、阳为纲,五脏虚证为目,分类列述其证治。

(一)气虚

症见面色㿠白或萎黄,少气懒言,声音低怯,头昏神疲,肢体无力,舌苔淡白,脉细软弱。

1.肺气虚

主症:咳嗽无力,痰液清稀,自汗气短,语声低微,时寒时热,平素易于感冒,面白,舌质淡,脉弱。

病机分析:肺气不足,则咳嗽无力,痰液清稀;表卫不固,故自汗气短,语声低微;肺气亏虚,营卫失和则时寒时热;肺主皮毛,肺虚则腠理疏松,故易感受外邪;肺气亏虚,不能朝百脉,故见面白、舌淡、脉弱。

2.心气虚

主症:心悸,气短,动则尤甚,神疲体倦,自汗,面色㿠白,舌质淡,脉弱。

病机分析:心气虚弱,心失所养,则心悸、气短;因心开窍于舌,其华在面,故心气不足则面色㿠白,舌质淡;心主血脉,故心气虚则脉道空虚;汗为心之液,故心气不足则摄津无力,而见自汗;心主神志,心气不足,则神疲体倦,劳则尤甚,舌淡、脉弱。

3.脾气虚

主症:纳食减少,食后胃脘不适,神疲乏力,大便溏薄,面色萎黄,舌淡苔薄,脉弱。

病机分析:脾虚不能健运,胃肠受纳及传化功能失常,故纳食减少,食后胃脘不适,大便溏薄;脾虚不能化生水谷精微,气血来源不充,形体失养,故倦怠乏力,面色萎黄,舌淡,脉弱。

4.肾气虚

主症:神疲乏力,腰膝酸软,小便频数而清长,白带清稀,舌质淡,脉弱。

病机分析:肾气亏虚则固摄无力,故小便频数而清长,白带清稀;腰为肾之府,故肾虚则腰膝酸软;神疲乏力,舌质淡,脉弱,均为气虚之征。

(二)血虚

症见面色淡黄或淡白无华,唇、舌、指甲色淡,头晕目眩,肌肤枯燥,舌质淡红、苔少,脉细。心主血,脾统血,肝藏血,故血虚之中以心、脾、肝的血虚较为多见。

1.心血虚

主症:心悸怔忡,健忘,失眠,多梦,面色不华,舌质淡,脉细或结代。

病机分析:心血亏虚,血不养心,则心神不宁,故致心悸怔忡,健忘,失眠或多梦;血虚不能上荣头面,故面色不华,舌质淡;血虚气少,血脉不充,故脉细或结代。

2.肝血虚

主症:头晕目眩,胁肋疼痛,肢体麻木,筋脉拘急,或筋惕肉瞤,妇女月经不调甚则闭经,面色无华,舌质淡,脉弦细或细涩。

病机分析:肝血亏虚,不能上养头目,故致头晕目眩;血不养肝,肝气郁滞故胁肋疼痛;血虚生风,筋脉失养,以致肢体麻木,筋脉拘急,或筋惕肉瞤;肝血不足,妇女冲任空虚,则月经不调甚或闭经;面色无华,舌淡,脉弦细或细涩,为肝血不足,血脉不充之象。

(三)阴虚

症见面赤颧红,唇红,手足心热,虚烦不安,潮热盗汗,口干,舌质光红少津,脉细数无力。五脏的阴虚在临床上均较常见,而以肾、肝、肺为主,且以肝肾为根本。病情较重时,可出现气阴两虚或阴阳两虚。

1.肺阴虚

主症:咳嗽,咽干,咯血,甚或失音,潮热盗汗,颧红如妆,舌红少津,脉细数。

病机分析:肺阴亏耗,肺失濡润,故干咳;肺络损伤,则咯血;阴虚津不上承,故咽干,甚则失音;阴虚火旺,虚热迫津外泄,则潮热盗汗;颧红如妆,舌红少津,脉细数,均为阴虚有热之象。

2.心阴虚

主症:心悸,失眠,烦躁,潮热,盗汗,面部潮红,口舌生疮,舌红少津,脉细数。

病机分析:心阴亏虚,心失濡养,故心悸,失眠;阴虚生内热,虚火亢盛,故烦躁,面部潮红,口舌生疮;虚热迫津外泄,则盗汗;舌红少津,脉细数,为阴虚内热,津液不足之象。

3.胃阴虚

主症:口干唇燥,不思饮食,大便秘结,甚则干呕,呃逆,面部潮红,舌干、少苔或无苔,脉细数。

病机分析:脾胃阴虚,运化失常,故不思饮食;津亏不能上承,故口干;胃肠失于滋润则大便秘结;若阴亏较甚,胃气失于和降,上逆为患,则干呕、呃逆;面部潮红,舌红、苔少,脉细数,均为阴虚内热之象。

4.肝阴虚

主症:头痛,眩晕,耳鸣,视物不明,目干畏光,急躁易怒,或肢体麻木,筋惕肉瞤,面部潮红,舌干红,脉弦细数。

病机分析:肝阴不足,肝阳偏亢,上扰清窍,故头痛,眩晕,耳鸣;肝阴不能上荣于目,故视物不明,目干畏光;阴血不能濡养筋脉,虚风内动,故肢体麻木,筋惕肉瞤;阴虚火旺,肝火上炎,则面部潮红;舌红少津,脉弦细数为阴虚肝旺之象。

5.肾阴虚

主症:腰酸,遗精,两足痿软,眩晕,耳鸣,甚则耳聋,口干,咽痛,颧红,舌红少津,脉沉细数。

病机分析:肾虚失养,故感腰酸;肾阴亏损,相火妄动,精关不固,则遗精;肾阴亏虚,髓海不充,脑失濡养,则眩晕,耳鸣;虚火上炎,故口干、咽痛、颧红;舌红少津、脉沉细数,均为肾阴亏虚之征。

(四)阳虚

症见面色苍白或晦暗,畏寒肢冷,出冷汗,神疲乏力,气息微弱,或浮肿,下肢较甚,舌质胖嫩,边有齿印,苔淡白而润,脉沉迟或虚大。阳虚常由气虚进一步发展而成,阳虚则寒,其症比气虚更重,并出现里寒的征象。阳虚之中,以心、脾、肾的阳虚为多见。由于肾阳为人身之元阳,所以心、脾阳虚日久,必累及于肾,而出现心肾阳虚或脾肾阳虚的病变。

1.心阳虚

主症:心悸,自汗,神倦嗜卧,形寒肢冷,心胸憋闷疼痛,面色苍白,舌淡或紫黯,脉细弱或沉迟。

病机分析:心阳不足,心气亏虚,故心悸、自汗、神倦嗜卧;阳虚不能温养四肢百骸,故形寒肢冷;阳虚气弱,不能推动血液运行,心脉瘀阻,气机滞塞,故心胸憋闷疼痛,舌质紫黯;面色苍白,舌淡,脉沉迟,均属心阳亏虚,运血无力之征。

2.脾阳虚

主症:面色萎黄,形寒,食少,神倦乏力,少气懒言,大便溏泄,肠鸣腹痛,每因遇寒或饮食不慎而加剧,舌质淡、苔白,脉弱。

病机分析:脾阳亏虚,不能运化水谷,充养四肢百骸,故形寒,食少,神倦乏力,少气懒言;气虚中寒,清阳不升,寒凝气滞则腹痛肠鸣,大便溏泄;感受寒邪或饮食不慎,以致中阳更虚,更易加重病情;面色萎黄,舌淡苔白,脉弱均为中阳虚衰之征。

3.肾阳虚

主症:腰背酸痛,遗精,阳痿,多尿或尿失禁,面色苍白,形寒肢冷,下利清谷或五更泄泻,舌质淡胖、有齿痕、苔白,脉沉迟。

病机分析:肾阳不足,失于温煦,故腰背酸痛,形寒肢冷;阳气衰微,精关不固,故遗精,阳痿;肾气不固,则小便失禁;气化不及,则尿多;命门火衰,火不生土,不能蒸化腐熟水谷,故下利清谷或五更泄泻;面色苍白,舌淡胖有齿痕,脉沉迟,均为阳气亏虚,阴寒内盛之象。

六、治疗

对于虚劳的治疗,根据"虚则补之""损者益之"的理论,当以补益为原则。在进行补益的时候,一是必须根据病理属性的不同,分别采取益气、养血、滋阴、温阳的治疗方药;二是要密切结合五脏病位的不同而选用方药,以加强治疗的针对性。此外,由于脾为后天之本,是水谷、气血生化之源;肾为先天之本,寓元阴元阳,是生命的本源,所以补益脾肾在虚劳的治疗中具有比较重要的意义。

(一)气虚

1.中药治疗

(1)肺气虚。

治法：补益肺气。

处方：补肺汤。

方中人参、黄芪益气补肺固表；因肺气根于肾，故以熟地黄、五味子益肾固元敛肺；桑白皮、紫菀清肃肺气。

若自汗较多者，加牡蛎、麻黄根固表止汗；若气阴两虚，而兼见潮热盗汗者，加鳖甲、地骨皮、秦艽等养阴清热；肺气虚损，卫阳不固，易感外邪，症见发热恶寒，身重，头目眩冒，治宜扶正祛邪，可仿《金匮要略方论》薯蓣丸意，佐防风、豆卷、桂枝、生姜、杏仁、桔梗之品，以疏风散表。

(2)心气虚。

治法：益气养心。

处方：七福饮。

方中人参、白术、炙甘草益气养心；熟地黄、当归滋阴补血；酸枣仁、远志养心安神。

若自汗多者，加黄芪、五味子益气敛汗；不思饮食，加砂仁、茯苓开胃健脾。

(3)脾气虚。

治法：健脾益气。

处方：加味四君子汤。

方中以人参、黄芪、白术、甘草益气健脾；茯苓、扁豆健脾除湿。

若兼胃脘胀满，嗳气呕吐者，加陈皮、半夏理气和胃降逆；腹胀脘闷，嗳气，舌苔腻者，证属食积停滞，酌加神曲、麦芽、山楂、鸡内金消食健胃；若气虚及阳，脾阳渐虚而兼见腹痛泄泻，手足欠温者，加肉桂、炮姜温中散寒止痛；若脾气虚损而主要表现为中气下陷，症见脘腹坠胀、气短、脱肛者，可改用补中益气汤以补益中气，升阳举陷。

(4)肾气虚。

治法：益气补肾。

处方：大补元煎。

方中用人参、山药、炙甘草益气强肾固本；杜仲、山茱萸温补肾气；熟地黄、枸杞、当归补精养血。

若神疲乏力较甚者，加黄芪补气；尿频较甚及小便失禁者，加菟丝子、五味子、益智仁补肾摄精；脾失健运而兼见大便溏薄者，去熟地黄、当归，加肉豆蔻、补骨脂以温补脾肾，涩肠止泄。

在气、血、阴、阳的亏虚中，气虚是临床最常见的一类，尤以肺、脾气虚为多见，而心、肾气虚亦不少。肝病而出现神疲乏力，纳少便溏，舌质淡，脉弱等气虚症状时，多在治肝的基础上结合脾气亏虚论治。

2.针灸治疗

(1)基本处方：膻中、中脘、气海。

膻中补上焦肺气；中脘补中焦水谷之气；气海补下焦元气。

(2)加减运用:①肺气虚证,加肺俞、膏肓俞以培补肺气。诸穴针用补法,或加灸法。②心气虚证:加心俞、内关以培补心气。诸穴针用补法,或加灸法。③脾气虚证:加百会、足三里以升阳举陷。诸穴针用补法,或加灸法。④肾气虚证:加肾俞关元以补肾纳气。诸穴针用补法,或加灸法。

(二)血虚

1.中药治疗

(1)心血虚。

治法:养血宁心。

处方:养心汤。

方中人参、黄芪、茯苓、甘草益气养血;当归、川芎、五味子、柏子仁、酸枣仁、远志养血宁心安神;肉桂、半夏曲温中健脾,以助气血之生化。

若失眠、多梦,加夜交藤、合欢花养心安神。

脾血虚常与心血虚同时并见,临床常称"心脾血虚"。除养心汤外,还可选用归脾汤。归脾汤为补脾与养心并进,益气与养血相融之剂,具有补益心脾、益气摄血的功能,是治疗心脾血虚的常用方剂。

(2)肝血虚。

治法:补血养肝。

处方:四物汤。

方中熟地黄、当归补血养肝;芍药、川芎调和营血。

血虚甚者,加制首乌、枸杞子、鸡血藤以增强补血养肝的作用;胁痛,加丝瓜络、郁金、香附理气通络止痛;肝血不足,目失所养所致视物模糊,加枸杞子、决明子养肝明目。

若肝郁血瘀,新血不生,羸瘦,腹满,腹部触有瘕块、质硬而痛、拒按,肌肤甲错,状如鱼鳞,妇女经闭,两目黯黑,舌有青紫瘀点、瘀斑,脉细涩者,可同服大黄䗪虫丸祛瘀生新。

2.针灸治疗

(1)基本处方:膈俞、肝俞、足三里、三阴交。

血会膈俞,辅以肝俞,养血补血;足三里、三阴交健脾养胃,补气养血。

(2)加减运用:①心血虚证,加心俞、内关、神门以养血安神。诸穴针用补法。②肝血虚证:加期门、太冲、阳陵泉以补血养肝、柔筋缓急。诸穴针用补法。

(三)阴虚

1.中药治疗

(1)肺阴虚。

治法:养阴润肺。

处方:沙参麦冬汤。

方中用沙参、麦冬、玉竹滋补肺阴;天花粉、桑叶、甘草清热润燥生津。

咳甚者,加百部、款冬花肃肺止咳;咯血,酌加白及、仙鹤草、鲜茅根凉血止血;潮热,加地骨皮、银柴胡、秦艽、鳖甲养阴清热;盗汗,加五味子、乌梅、瘪桃干敛阴止汗。

(2)心阴虚。

治法:滋阴养心。

处方：天王补心丹。

方中以生地黄、玄参、麦冬、天冬养阴清热；人参、茯苓、五味子、当归益气养血；丹参、柏子仁、酸枣仁、远志养心安神；桔梗载药上行。本方重在滋阴养心，适用于阴虚较甚而火热不亢者。

若火热旺盛而见烦躁不安，口舌生疮者，去当归、远志之辛温，加黄连、木通、淡竹叶清泻心火，导热下行；若见潮热，加地骨皮、银柴胡清虚热；盗汗，加牡蛎、浮小麦固表敛汗。

(3)胃阴虚。

治法：养阴和胃。

处方：益胃汤。

方中以沙参、麦冬、生地黄、玉竹滋阴养液；配伍冰糖养胃和中。

若口唇干燥、津亏较甚者，加石斛、花粉养阴生津；不思饮食者，加麦芽、扁豆、山药益胃健脾；呃逆，加刀豆、柿蒂、竹茹和胃降逆止呃；大便干结者，用蜂蜜润肠通便。

(4)肝阴虚。

治法：滋养肝阴。

处方：补肝汤。方中以四物汤养血柔肝；木瓜、甘草、酸枣仁酸甘化阴。

若头痛、眩晕、耳鸣较甚，或筋惕肉瞤，为肝风内动之征，加石决明、菊花、钩藤、刺蒺藜镇肝熄风潜阳；目干涩畏光，或视物不明者，加枸杞子、女贞子、草决明养肝明目；若肝火亢盛而见急躁易怒，尿赤便秘，舌红脉数者，加夏枯草、龙胆草、山栀清肝泻火。若肝阴虚证而表现为以胁痛为主要症状者，可改用一贯煎。

(5)肾阴虚。

治法：滋补肾阴。

处方：左归丸。

方中以熟地黄、龟甲胶、枸杞、山药、牛膝滋阴补肾；山茱萸、菟丝子、鹿角胶补肾填精。

若精关不固，腰酸遗精，加牡蛎、金樱子、芡实、莲须固肾涩精；虚火较甚，而见潮热、口干、咽痛、舌红、脉细数者，去鹿角胶、山茱萸，加知母、黄柏、地骨皮滋阴泻火。

2.针灸治疗

(1)基本处方：肾俞、足三里、三阴交。肾俞、足三里补先后天而益阴；三阴交为精血之穴，益肝脾肾之阴。

(2)加减运用：①肺阴虚证，加肺俞、膏肓、太渊以养阴润肺。诸穴针用补法。②心阴虚证，加心俞、神门以滋阴养心。诸穴针用补法。③胃阴虚证：加胃俞、中脘以养阴和胃。诸穴针用补法。④肝阴虚证：加肝俞、期门、太冲以滋养肝阴。诸穴针用补法。⑤肾阴虚证，加志室、太溪以滋补肾阴。诸穴针用补法。

(四)阳虚

1.中药治疗

(1)心阳虚。

治法：益气温阳。

处方：保元汤。

方中以人参、黄芪益气扶正；肉桂、甘草、生姜温通心阳。

若血脉瘀阻,而见心胸疼痛者,酌加郁金、丹参、川芎、田七活血定痛;阳虚较甚,而见形寒肢冷,脉迟者,酌加附子、巴戟天、仙茅、仙灵脾、鹿茸温补阳气。

(2)脾阳虚。

治法:温中健脾。

处方:附子理中汤。

方中以党参、白术、甘草益气健脾,燥湿和中;附子、干姜温中祛寒。若腹中冷痛较甚,为寒凝气滞,可加高良姜、香附或丁香、吴茱萸温中散寒,理气止痛;食后腹胀及呕逆者,为胃寒气逆,加砂仁、半夏、陈皮温中和胃,降逆止呃;腹泻较甚,为阳虚寒甚,加肉豆蔻、补骨脂、薏苡仁温补脾肾,涩肠止泻。

(3)肾阳虚。

治法:温补肾阳。

处方:右归丸。

方中以附子、肉桂温肾补阳;杜仲、山茱萸、菟丝子、鹿角胶补益肾气;熟地黄、山药、枸杞、当归补益精血,滋阴以助阳。

若精关不固而见遗精,加金樱子、桑螵蛸、莲须,或金锁固精丸以收涩固精;若脾虚而见下利清谷,则去熟地黄、当归等滋腻滑润之品,加党参、白术、薏苡仁补气健脾,渗湿止泻;若命门火衰而见五更泄泻,宜合四神丸(《证治准绳》)温补脾肾,固肠止泻;若阳虚水泛而见浮肿、尿少者,加茯苓、泽泻、车前子、白术利水消肿;若肾阳虚衰,肾不纳气而见喘促短气,动则尤甚,加补骨脂、五味子、蛤蚧补肾纳气。

2.针灸治疗

(1)基本处方:关元、命门、肾俞。关元、命门温肾固本,培养下元;肾为水火之宅,肾俞温阳化气。

(2)加减运用:①心阳虚证,加心俞、内关、少海、膻中以益气温阳。诸穴针用补法,或加灸法。②脾阳虚证,加脾俞、胃俞、中脘以温中健脾。诸穴针用补法,或加灸法。③肾阳虚证,加志室、神阙以温补肾阳。诸穴针用补法,或加灸法。

第二节 汗证

汗证是指人体阴阳失调、营卫不和、腠理不固引起汗液外泄失常的一类病证。根据汗出的临床表现,可分为自汗、盗汗、脱汗、战汗、黄汗五种。

一、历史沿革

早在《内经》中就有对汗的生理和病机的精辟论述,《素问·宣明五气篇》载"心为汗",《素问·阴阳别论篇》载"阳加于阴,谓之汗",明确指出汗为心液,为心所主,是阳气蒸化阴液而形成。《灵枢·五癃津液别》曰:"天暑衣厚则腠理开,故汗出……天寒则腠理闭,气湿不行,水下留于膀胱,则为溺与气。"《素问·经脉别论篇》曰:"故饮食饱甚,汗出于胃;惊而夺精,汗出于心;持重远行,汗出于肾;疾走恐惧,汗出于肝;摇体劳苦,汗出于脾。"均阐明了出汗与外界环境的关系,以及汗证与脏腑的关系。在病机上《灵枢·经脉》曰:"六阳气绝,则阴与阳相离,离则腠理发泄,绝汗乃出。"这些论述为后世认识和治疗汗证奠定了理论基础。汉代张仲景将外感病汗出的症状分为汗出、自汗出、大汗出、手足漐然汗出、头汗出、额汗出、汗出而喘、盗汗和黄汗等,并根据汗出的性质、程度、部位来推断疾病的病机,判别表、里、寒、热、虚、实的差异,拟定了桂枝汤、白虎汤、承气汤、茵陈蒿汤等,给予对证治疗。有关盗汗,《金匮要略方论·水气病脉证并治》指出:"食已汗出,又常暮盗汗出者,此劳气也。"《金匮要略方论·血痹虚劳病脉证并治》又指出:"男子平人,脉虚弱细微者,善盗汗也。"有关战汗,《伤寒论·辨太阳病脉证并治》指出:"太阳病未解,脉阴阳俱实,必先振栗,汗出而解。"有关黄汗,《金匮要略方论·水气病脉证并治》指出:"黄汗之为病,身体肿,发热汗出而渴,状如风水,汗沾衣,……腰髋弛痛,如有物在皮中状,剧者不能食,身疼重,烦躁,小便不利。"以上论述对后世认识和治疗汗证很有启发。

前人有自汗属阳虚,盗汗属阴虚之说,系指自汗、盗汗发病的一般规律,但不能概括全部,如《丹溪心法》载:"自汗属气虚、血虚、湿、阳虚、痰。""盗汗属血虚、气虚。"《景岳全书·汗证》载:"自汗、盗汗亦各有阴阳之证,不得谓自汗必属阳虚,盗汗必属阴虚也。""凡伤寒欲解,将汗之时,若其正气内盛,邪不能与之争,汗出自不作战,所谓不战,应知体不虚也。若其人本虚,邪与正争,微者为振,甚者为战,正胜则战而汗解矣。"《温疫论》对战汗的发生机制,以及病情转归的关系都有一定见解,认为战汗在临床上常作为观察病情变化和预后的一个重要标志。清代王清任《医林改错·血府逐瘀汤所治症目》曰:"竟有用补气、固表、滋阴、降火,服之不效,而反加重者,不知血瘀亦令人自汗、盗汗,用血府逐瘀汤。"对血瘀导致自汗、盗汗的治疗作了补充。

西医学多种疾病如甲状腺功能亢进、自主神经功能紊乱、更年期综合征、风湿热、结核病、低血糖、虚脱、休克及肝病、黄疸等某些传染病以汗出为主要症状者,均可参考本篇进行辨证论治。

二、病因病机

本病大多由邪客表虚、营卫不和,肺气亏虚、卫表不固,阳气虚衰、津液失摄,阴虚火旺、虚火烁津,热邪郁蒸、迫津外泄等所致。

(一)营卫不和

阴阳偏盛、偏衰之体,或表虚之人,卒感风邪,可使营卫不和,卫强营弱,卫外失司,营阴不能内守而汗出。

(二)肺气亏虚

素体虚弱,病后体虚,或久患咳喘之人,肺气不足,肌表疏松,腠理不固而汗自出。如明代王肯堂《证治准绳·杂病·自汗》曰:"或肺气微弱,不能宣行荣卫而津脱者。"

(三)阳气虚衰

《素问·生气通天论篇》云:"阳者,卫外而为固也。"久病重病,脏气不足,阳气过耗,不能敛阴,卫外不固而汗液外泄,甚则发生大汗亡阳之变。

(四)虚火扰津

烦劳过度,精神过用,伤血失精,致血虚精亏,或邪热伤阴,阴液不足,虚火内生,心液被扰,不能自藏而外泄作汗,如《素问·评热病论篇》云:"阴虚者,阳必凑之,故少气时热而汗出也。"

(五)心血不足

劳心过度,或久病血虚,致心血不足,心失所养,心液不藏而外泄则盗汗。

(六)热邪郁蒸

风寒入里化热或感受风热、暑热之邪,热淫于内,迫津外泄则大汗出,如《素问·举痛论篇》载:"炅则腠理开,荣卫通,汗大泄。"或因饮食不节,湿热蕴结,熏蒸肝胆,见汗出色黄等。

综上所述,汗证的病位在卫表肌腠,其发生与肺、心、肾密切相关。病机性质有虚、实两端。由热邪郁蒸,迫津外泄者属实;由肺气亏虚、阳气衰微、阴虚火旺所致者属虚,因气属阳,血属阴,故此类汗证总由阴阳失衡所导致,或为阴血不足,虚火内生,津液被扰而汗出,或为阳气不足,固摄无权,心液外泄而汗出;至于邪客表虚、营卫不和则为本虚标实之证。古有自汗多阳气虚、盗汗多阴血虚之说,此为常理,但临证每见兼夹错杂,需详加鉴别。

三、诊断

1.症状

(1)不因外界环境影响,在头面、颈胸、四肢、全身出汗超出正常者为诊断的主要依据。

(2)昼日汗出溱溱,动则益甚者为自汗;寐中汗出津津,醒后自止者为盗汗;在外感热病中,全身战栗而汗出为战汗;在病情危重时全身大汗淋漓,汗出如油者为脱汗;汗出色黄,染衣着色者为黄汗。

2.相关检查

血沉、抗"O"、血清甲状腺激素和性激素测定、胸部X射线摄片、痰培养等,以鉴别风湿热、甲状腺功能亢进、肺结核等疾病引起的汗多。

四、鉴别诊断

生理性汗出与病理性汗出相鉴别。出汗为人体的生理现象。因外界气候、运动、饮食等生活环境等因素影响,稍有出汗,其人并无不适,此属正常现象,应与病理性汗出鉴别。

五、辨证论治

(一)辨证要点

1.辨虚实

邪气盛多实,或存表,或在里,或为寒,或为热;正气衰则虚,或气虚,或血虚,或阴虚,或阳虚;正衰邪恋则虚实夹杂。一般来说,自汗多属气虚不固,然实证也或有之;盗汗多属阴虚内热,然气虚、阳虚、湿热也间或有之;脱汗多属阳气亏虚,阴不内守,阴极阳竭。黄汗多属感受外邪,湿热内蕴,则为实证。战汗则常发于外感热病,为邪正相争之证以实证为主,若病变重者正不胜邪,则可出现虚实错杂的情况。

2.辨寒热

汗证由热邪迫津外泄或阴虚火旺,心液被扰而失常者属热;由表里阳气虚衰,津液不固外泄为汗者属寒。

(二)治疗原则

治疗当以虚者补之、脱者固之、实者泻之、热者清之、寒者热之为原则。虚证当根据证候的不同而治以益气、温阳、滋阴、养血、调和营卫;实证当清泄里热、清热利湿、化湿和营;虚实夹杂者,则根据证候的虚实主次而适当兼顾。此外,汗证以腠理不固,津液外泄为基本病变,故可酌加麻黄根、浮小麦、牡蛎等固涩止汗之品。

(三)分证论治

1. 自汗

(1)营卫不和。

1)主症:汗出恶风,周身酸楚。

2)兼次症:或微发热,头痛,或失眠,多梦,心悸。

3)舌脉:舌苔薄白;脉浮或缓。

4)病机分析:营卫失和,腠理不固,故汗出恶风,周身酸楚。如风邪在表者,则兼见头痛,发热,脉浮等。营卫不和,心失所养,心神不宁,则失眠,多梦,心悸,舌苔薄白,脉缓。

5)治法:调和营卫。

6)方药:桂枝汤。本方解肌发表,调和营卫。既可用于风寒表虚证,又可用于体虚营卫不和之证。方中桂枝温经解肌,白芍敛阴和营,桂枝、白芍同用,调和营卫以使腠理固密;佐生姜、大枣、炙甘草和中,助其调和营卫之功。若气虚明显,加黄芪益气固表;失眠多梦、心悸者,加龙骨、牡蛎,以安神止汗。

(2)肺气虚弱。

1)主症:汗出恶风,动则益甚。

2)兼次症:久病体虚,平时不耐风寒,易于感冒,体倦乏力。

3)舌脉:舌苔薄白;脉细弱。

4)病机分析:肺主皮毛,病久体虚,伤及肺气,皮毛不固而见汗出畏风,平素易于感冒,动则耗气,气不摄津,故汗出益甚,体倦乏力,脉细弱,舌苔薄白,均为肺气不足之征。

5)治法:益气固表。

6)方药:玉屏风散。本方益气固表止汗,用于肺气虚弱、卫气不固的自汗。方中黄芪补气固表,白术健脾补气以实表,佐防风祛风走表而助黄芪固表之力。汗多者加麻黄根、浮小麦、五味子、煅牡蛎以止汗敛阴。病久脾胃虚弱者合用四君子汤培土生金。兼中气虚者,加补中益气汤补中益气。

(3)心肾亏虚。

1)主症:动则心悸汗出,或身寒汗冷。

2)兼次症:胸闷气短,腰酸腿软,面白唇淡,小便频数而色清,夜尿多。

3)舌脉:舌质淡,舌体胖润,有齿痕,苔白;脉沉细。

4)病机分析:久病重病,耗伤心肾之阳,阳气不足,不能护卫腠理,故见汗出;心失温养则见心悸。身寒,腰酸腿软,面白唇淡,小便频数而色清,夜尿多,舌质淡体胖有齿痕,苔白,脉沉细,均为肾阳亏虚之征。

5)治法:益气温阳。

6)方药:芪附汤。本方补气温阳,主治气阳不足,虚汗不已之证。方中黄芪益气固表止汗;附子温肾益阳,以振奋卫气生发之源。乏力甚加人参、白术、大枣补中益气;四肢厥冷加桂枝、肉桂通阳补肾;汗多者加浮小麦、龙骨、牡蛎以止汗敛阴。

(4)热郁于内。

1)主症:蒸蒸汗出,或但头汗出,或手足汗出。

2)次症:面赤,发热,气粗口渴,口苦,喜冷饮,胸腹胀闷,烦躁不安,大便干结,或见胁肋胀痛,身目发黄,小便短赤。

3)舌脉:舌质红、苔黄厚;脉洪大或滑数。

4)病机分析:素体阳盛,感邪日久,郁而化热,热淫于内,迫津外泄,故见蒸蒸汗出,面赤气粗;津液被劫,故口渴饮冷,大便干结。舌质红、苔黄,脉洪大滑数,为内有积热之征。若饮食不节,湿热蕴结肝胆,则见胁肋胀痛,身目发黄,小便短赤。

5)治法:清泄里热。

6)方药:竹叶石膏汤。本方清热养阴,生津止汗,适用于热病伤阴。方中生石膏、竹叶清气分热;人参(可改用沙参)、麦冬滋养阴液;白芍敛阴;甘草和中。里热得清,汗出自止。宿食在胃者,可用枳实导滞丸消导和胃,佐以泄热。如大便秘结,潮热汗出,脉沉实者,可用增液承气汤,不应,改大承气汤攻下热结。肝胆湿热者,可用龙胆泻肝汤清热利湿。

2.盗汗

(1)心血不足。

1)主症:睡则汗出,醒则自止,心悸怔忡,失眠多梦。

2)兼次症:眩晕健忘,气短神疲,面色少华或萎黄,口唇色淡。

3)舌脉:舌质淡,苔薄;脉虚或细。

4)病机分析:劳心过度,心血耗伤,或久病血虚,心血不足,神不守舍,入睡神气外浮则盗汗;血不养心,故心悸怔忡,失眠多梦;气血不足,故面色不华,气短神疲,眩晕健忘,口唇色淡;舌质淡、苔薄,脉虚或细,均为心血亏虚之征。

5)治法:补血养心。

6)方药:归脾汤。方中茯神、酸枣仁、龙眼肉、远志养心安神,当归养血补血,人参、黄芪、白术、甘草补脾益气;脾为后天之本,气血生化之源,脾健气旺则血生,化源不绝,心神得养。若心悸甚者加龙骨、琥珀粉、朱砂以镇惊安神;不寐加柏子仁、合欢皮以养心安神;气虚甚者,加生黄芪、浮小麦以固表敛汗。

(2)阴虚火旺。

1)主症:寐则汗出,虚烦少寐,五心烦热。

2)兼次症:久咳虚喘,形体消瘦,两颧发红,午后潮热,女子月经不调,男子梦遗。

3)舌脉:舌质红少津、少苔;脉细数。

4)病机分析:肺痨久咳,或亡血失精,阴血亏虚,虚火内生,寐则阳气入阴,营阴受蒸则外泄,故见夜寐盗汗。阴虚则阳亢,虚火内生,形体消瘦,午后潮热,两颧发红,五心烦热;热扰神明,则虚烦少寐;阴虚火旺,相火妄动,引起女子月经不调,男子遗精。舌质红、少津、少苔,脉细数,为阴虚火旺之象。

5)治法:滋阴降火。

6)方药:当归六黄汤。方中当归、生地黄、熟地黄滋阴养血;黄芩、黄连清心肺之火;黄柏泻相火而坚阴;黄芪益气固表。可加龙骨、牡蛎、糯稻根以敛汗。骨蒸潮热重者,可合青蒿鳖甲汤滋阴退热。阴虚相火妄动者,可合知柏地黄丸加减应用。

3.脱汗

(1)主症:多在病情危重之时,出现大汗淋漓,汗出如油。

(2)兼次症:精神疲惫,四肢厥冷,气短息微。

(3)舌脉:舌萎少津;脉微欲绝,或脉大无力。

(4)病机分析:急病或重病耗伤正气,阳气暴脱,阳不敛阴,阴阳离绝,汗液大泄,故见突然大汗淋漓,汗出如油,精神疲惫,四肢厥冷,声短息微。脉微欲绝或散大无力,舌萎少津为阴阳离决之象。

(5)治法:益气回阳固脱。

(6)方药:参附汤加味。方中重用人参大补元气,益气固脱;附子回阳救逆。可加生黄芪益气止汗。病情危急,用药应功专力宏,积极抢救。亦可静脉滴注黄芪注射液、参麦注射液等急救之品。若在热病中所见,尚可加麦冬、五味子敛阴止汗。汗多时可加煅龙骨、煅牡蛎、麻黄根等敛汗之品,随症应用。亦可用止汗红粉,绢布包扑之以助止汗。

4.战汗

(1)主症:多在急性热病中,突然全身恶寒、战栗,而后汗出。

(2)兼次症:发热口渴,躁扰不宁。

(3)舌脉:舌质红、苔薄黄;脉细数。

(4)病机分析:热邪客于气分,故见发热口渴,躁扰不宁。正气抗邪外出,正邪交争,故恶寒、战栗。若正能胜邪,则汗出病退,脉静身凉,烦渴自除。舌质红、苔薄黄,脉浮数为邪热在气分之象;脉细示正气已伤。

(5)治法:扶正祛邪。

(6)方药:主要针对原发病进行辨证论治。战栗恶寒而汗出顺利者,一般不需特殊治疗,可适当进食热汤、稀粥之品,予以调养。若恶寒战栗而无汗者,此属正气亏虚,用人参、生姜煎汤服之,以扶正祛邪;若汗出过多,见精神疲惫,四肢厥冷者,治宜益气回阳固脱,用参附汤、生脉散煎汤频服;若战汗之后,汗出不解,再战再汗病情反复者,若已无表证,里热内结,可用滋阴增液,通便泄热之法,以增液承气汤加减治之。若表证未尽,腑气热闭,应表里同治,以凉膈散加减治之。

5.黄汗

(1)主症:汗出色黄,染衣着色。

(2)兼次症:或有身目黄染,胁肋胀痛,小便短赤;或有发热、口渴不欲饮,或身体浮肿。

(3)舌脉:舌质红,苔黄腻;脉弦滑或滑数。

(4)病机分析:湿热素盛,感受温热之邪,湿热熏蒸肝胆,胆汁不循常道,随汗液外渍肌肤,故汗出色黄,染衣着色,身目黄染,胁肋胀痛;或感受温热之邪,交阻于肌表,故发热,身体浮肿;湿热交阻中焦,故口渴不欲饮;舌质红、苔黄腻,脉弦滑或滑数,皆为湿热之征。

(5)治法:清热化湿。

(6)方药:龙胆泻肝汤。本方清肝火,清利湿热,主治肝胆实火,湿热内蕴,用于邪热郁蒸所致的黄汗。方中龙胆草、黄芩、山栀清泄肝热;泽泻、木通、车前子清热利湿;柴胡、当归、生地黄疏肝滋阴、养血和营；甘草调和诸药，清热解毒。若热势不甚，小便短赤，身体浮肿，予茵陈五苓散清热利水退黄。若湿热未清而气阴已亏者，可用清暑益气汤清热利湿，益气养阴并举。

六、转归与预后

单纯出现的自汗、盗汗，一般预后良好，经过治疗大多可在短期内好转。若伴见于其他疾病过程中出现出汗，往往病情较重，治疗时应着重针对原发疾病，随着原发疾病的好转，出汗才能减轻或消失。引起汗证的疾病较多，如结核、感染性疾病、肝胆病及危重病证等引起的汗证，因此该病的发展转归决定其预后。

第三节 消渴

消渴是指由禀赋不足、饮食失节、情志失调及劳欲过度等导致肺、胃（脾）、肾功能失调，出现阴虚燥热，久则气阴、阴阳两虚或兼血瘀所引起的以多饮、多食、多尿、形体消瘦，或尿有甜味为特征的病证。

一、历史沿革

本病在《内经》称"消瘅"，根据发病机制和临床表现的不同，而有"消渴""膈消""肺消""消中"等不同名称。《内经》对消渴的记载，散见于约14篇之中，对其病因病机、临床表现、治则及预后等都分别做了论述。

在病因方面，认为过食肥甘、情志失调、五脏柔弱等因素，与消渴病发生有密切关系。如《素问·奇病论篇》谓："此人必数食甘美而多肥也，肥者令人内热，甘者令人中满，故其气上溢，转为消渴。"《灵枢·五变》谓："怒则气上逆，胸中蓄积，血气逆留，髋皮充肌，血脉不行，转而为热，热则消肌肤，故为消瘅。"又谓："五脏皆柔弱者，善病消瘅。"

在病机方面，指出胃肠热结、耗伤津液是消渴发病主要机制。如《素问·阴阳别论篇》谓："二阳结，谓之消。"书中对消渴的主要症状如多饮、多食、多尿、形瘦等已有明确记载。《素问·气厥论篇》谓："肺消者饮一溲二"；"大肠移热于胃，善食而瘦人"。《灵枢·师传》谓："胃中热则消谷，令人悬心善饥。"

在治疗方面，强调指出消渴患者要禁食膏粱厚味和芳草、石药等燥热伤津之品。如《素问·腹中论篇》谓："数言热中、消中，不可服高粱、芳草、石药"，并指出可用性味甘寒、能生津止渴的兰草治疗。《素问·奇病论篇》谓："治之以兰，除陈气也。"

在预后方面，已有根据脉象判断病情的记载。如《素问·通评虚实论篇》谓："消瘅……脉实大，病久可治；脉悬小坚，病久不可治。"《内经》对消渴的认识，是后世消渴理论发展的渊源，至今对消渴的研究仍具有一定的指导意义。

西汉淳于意的《诊籍》中，有"肺消瘅"一案记载，是消渴病最早的医案。案中不仅记载了发病因素、临床表现及治疗经过，而且更以"形弊""尸夺"(《史记·扁鹊仓公列传》)形象地描述了消渴重症患者形体消瘦的典型症状。

汉代张仲景在《金匮要略方论》中，以"消渴"作为篇名，篇中对本病的阐述，有论有治，认为胃热肾虚是导致消渴的主要机制，并提出治法，首创白虎加人参汤、肾气丸等治疗方剂，至今仍为治疗消渴的有效方药,为临床医家所推崇。该书其他篇章对消渴并发肺痿等证也有记载,如《金匮要略方论·肺痿肺痈咳嗽上气病脉证治》谓:"肺痿之病,何从得之?……或从消渴,小便利数……重亡津液,故得之。"

后世在《内经》和《金匮要略方论》的基础上,对本病的病因病机、临床表现、并发症,特别是治疗,都有所补充和发展。

隋代巢元方根据消渴证候表现、兼症、预后的不同,在《诸病源候论·消渴病诸候》中,将消渴归纳为消渴候、渴病候、大渴后虚乏候、渴利候、渴利后损候、渴利后发疮候、强中候等 8 种证候类型。对本病的病因病机亦有补充,认为消渴发病原因主要是服五石散,使下焦虚热、肾燥阴亏所致。巢氏还明确认识到消渴病易发痈疽和水肿等并发症,并提出导引和散步是治疗消渴病的"良药",主张饭前"先行一百二十步,多者千步,然后食之",已初步认识到体育疗法的重要意义。

唐代对消渴病的认识和治疗等有较大的发展,孙思邈于《备急千金要方·消渴》中,认为消渴乃嗜酒之人,"三觞之后,制不由己,饮啖无度……积年长夜……遂使三焦猛热,五脏干燥"所致,对后世消渴病机燥热说有一定的影响。孙氏认为消渴病"小便多于所饮"的机制是内热消谷、"食物消作小便"所致,这一认识为消渴病的饮食控制疗法提供了理论依据。对消渴证候的表现多有补充,除"三多"症状外,还记述了"呼吸少气,不得多语,心烦热,两脚酸,食乃皆倍于常,故不为气力",或"精神恍惚"等症状,并认识到本病治愈较难,常易复发,"服枸杞汤即效,但不能常愈"。尤其可贵者,孙氏不仅明确提出饮食控制疗法,而且把饮食控制疗法放在治疗的首位,他说:"能慎此者,虽不服药而自可无他,不知此者,纵有金丹,亦不可救,深思慎之。"在药物治疗方面,收载治疗消渴方剂达 52 首,其中以天花粉、麦门冬、地黄、黄连等清热生津之品为多。王焘在《外台秘要·消渴方》中,最先记载了消渴病尿甜的发现,引《古今录验方》说:"渴而饮水多,小便数,无脂似麸片甜者,皆消渴病也。"又引祠部李郎中说:"消渴者……每发即小便至甜",并有服药后"使小便咸若如常"的记载。说明当时已将小便有无甜味,作为判断本病是否好转的标准。同时对尿甜发生的机制进行朴实而科学的论述,谓:"消渴者,原其发动此则肾虚所致,每发即小便至甜。医者多不知其疾……今略陈其要。按《洪范》稼穑作甘,以物理推之,淋饧醋酒作脯法,须臾即皆能甜也。足明人食之后,滋味皆甜,流在膀胱,若腰肾气盛,则上蒸精气,气则下入骨髓,其次以为脂膏,其次为血肉也,其余别为小便。故小便色黄,血之余也。臊气者,五脏之气;咸润者,则下味也。腰肾既虚冷,则不能蒸于上,谷气则尽下为小便者也,故甘味不变。"这是古人在缺乏实验手段的条件下,经过实践的观察,应用推理论证建立起来的假说,与现代科学的认识已相接近,确实难能可贵。对饮食控制疗法的实施,提出了具体要求,主张"先候腹实,积饥乃食",反对患者无限制地过多饮食,"食欲得少而数,不欲顿而多",即少食多餐,并宜食后"即须行步",不宜"饮食便卧,终日久坐",还主张患者进行适当的体力劳动,"人欲小劳,但莫久劳疲极也"。在药物治疗方面载方 47 首,药味约有 98 味之多。

宋代《太平圣惠方》,其中有"三消论"一卷,明确提出了"三消"一词。谓:"夫三消者,一名消渴,二名消中,三名消肾""一则饮水多而小便少者,消渴也;二则吃食多而饮水少,小便少而赤黄者,消中也;三则饮水小便下,小便味甘而白浊,腰腿消瘦者,消肾也。"至此之后,多数医家根据消渴"三多"症状的偏重不同而分上、中、下三消。王氏根据其证候表现、并发症和预后的不同,将消渴病分为 14 种证候类型进行论治,载方 177 首,常用药物有人参、天花粉、黄连、甘草、麦门冬、知母、地黄等。

金元时期的刘完素、张子和等发展了三消理论,提倡三消燥热学说,主张治三消当以清热泻火、养阴生津为要。刘完素《三消论》是阐述三消燥热学说的专著。他认为三消的病因病机系由"饮食服饵失宜,肠胃干涸,而气液不得宣平;或耗乱精神,过违其度;或因大病阴气损而血液衰虚,阳气悍而燥热郁甚"所致。对三消本证和兼证的关系论述精辟,说"消渴者,多变聋盲疮癣痤痱之类",或"虚热蒸汗,肺痿劳嗽"。并将本证与兼证的种种表现,皆归咎于"热燥太甚",从而得出"三消者,燥热一也"的结论。提出三消的治则是:"补肾水阴寒之虚,而泻心火阳热之实,除肠胃燥热之甚,济一身津液之衰,使道路散而不结,津液生而不枯,气血利而不涩,则病日已。"推崇白虎、承气诸方,所创宣明黄芪汤,立意在于补肺气以布津液。刘氏论治,多偏于寒凉,补充发展了用寒凉药治疗本病的经验。刘氏的独到之见,受到张子和与李杲的推崇和赞成。朱丹溪更是发展了刘完素的三消燥热学说,在《丹溪心法·消渴》中说治消渴应当"养肺、降火、生血为主"。该篇《附录》中说:"肺为津液之脏,自上而下,三焦脏腑,皆囿乎天一真水之中。《素问》以水之本在肾、末在肺者,此也。真水不竭,安有所谓渴哉!"三消学说经丹溪学派的不断充实之后,形成了一套以养阴为主的消渴治疗体系。

明代医家重在对消渴治法的探讨。戴思恭注重益气,在《秘传证治要诀及类方·三消》中云:"三消得之气之实,血之虚也,久久不治,气尽虚,则无能为力矣",并学习一僧人专用黄芪饮(黄芪六一汤:黄芪、甘草)加减治疗三消的经验,把益气放在治疗的首位,对后世医家用药颇有影响。戴氏经临床观察,对三消预后及并发症有新的发现,"三消久而小便不臭反作甜,气在溺桶中滚涌,其病为重";"三消久之,精血既亏,或目无见,或手足偏废如风疾,非风"。特别是将"小便不臭反作甜,气在溺桶中滚涌"的现象,作为消渴病情加重的一个简易诊断指标,比较符合临床实际。李梴主张治消渴重补脾益肾,于《医学入门·消渴》中谓:"治渴初宜养肺降心,久则滋肾养脾。盖本在肾,标在肺,肾暖则气上升而肺润,肾冷则气不升而肺焦,故肾气丸为消渴良方也。然心肾皆通乎脾,养脾则津液自生,参苓白术散是也。"赵献可力主三消肾虚学说,提倡治三消当以治肾为本。在《医贯·消渴论》中说:"人之水火得其平,气血得其养,何消之有?其间摄养失宜,水火偏胜,津液枯槁,以致龙雷之火上炎,熬煎既久,肠胃合消,五脏干燥……故治消之法,无分上中下,先治肾为急,惟六味、八味及加减八味丸,随证而服,降其心火,滋其肾水,则渴自止矣。"推崇治肾为本的还有张景岳、喻嘉言等。周慎斋治消渴强调以调养脾胃为主,特别重视养脾阴,如《慎斋遗书·渴》中云:"盖食多不饱,饮多不止渴,脾阴不足也。用山药、归身、茯苓、陈皮、甘草、苡仁……。"

清代医家对消渴的认识和治疗,既吸取前人精华,亦有所创获。如对消渴发病的机制,黄坤载、郑钦安认为消渴之病责之于肝,成为本病从肝论治的理论依据。黄氏在《四圣心源·消渴根源》中说:"消渴者,足厥阴之病也。厥阴风木与少阳相火为表里。风木之性,专欲疏泄……疏泄不遂……则相火失其蛰藏。"又在《素灵微蕴·消渴解》中说:"消渴之病,则独责肝木,而不责肺金。"郑氏在《医学真传》中说:"消症生于厥阴风木主气,盖以厥阴下水而上火,风火相煽,故生消渴诸症。"对消渴的治疗,费伯雄补充发展了化痰利湿的治法,在《医醇剩义·三消》中认为:"上消者……当于大队清润中,佐以渗湿化痰之品。盖火盛则痰燥,其消烁之力,皆痰为之助虐也,逢原饮主之。中消者……痰入胃中,与火相乘,为力更猛,食入即腐,易于消烁……清阳明之热,润燥化痰,祛烦养胃汤主之。……下消者,肾病也……急宜培养真阴,少参以清利,乌龙汤主之。"陈修园根据脾喜燥恶湿的生理特点,在《医学实在易·三消症》中强调"以燥脾之药治之",主张用理中汤倍白术加天花粉治疗。

本节之消渴病与西医学的糖尿病基本一致,而西医学的尿崩症,亦具有本病的一些特点,可参照本篇进行辨证施治。

二、病因病机

饮食不节、情志失调、房劳伤肾、先天禀赋不足或过服温燥药物等,是消渴病发生的重要因素。阴津亏损、燥热内生是消渴病发生的基本病机。

(一)病因

1. 饮食不节,积热伤津

长期过食肥甘、醇酒厚味、辛燥刺激食物,损伤脾胃,脾胃运化失司,积于胃中酿成内热,消谷耗液,津液不足,脏腑经络皆失濡养发为消渴。如《丹溪心法·消渴》谓:"酒面无节,酷嗜炙煿……于是炎火上熏,腑脏生热,燥热炽盛,津液干焦,渴饮水浆,而不能自禁。"说明饮食不节与本病的发生有密切关系。

2. 情志失调,郁火伤阴

长期过度的精神刺激,如郁怒伤肝,肝气郁结,郁久化火,火热炽盛,不仅上灼胃津,下耗肾液,而且肝之疏泄太过,肾之闭藏失司,则火炎于上,津液泄于下,三多之症随之而起,发为消渴。另外,心气郁结,郁而化火,心火亢盛,致心脾精血暗耗,肾阴亏损,水火不济,亦可发为消渴。《医宗己任编·消症》谓:"消之为病,一原于心火炽炎……然其病之始,皆由不节嗜欲,不慎喜怒。"《慎斋遗书·渴》有"思想过度……此火乘脾,胃燥而肾无救"发为消渴的认识。这些论述,说明情志失调、五志过极是发生消渴的重要因素。正如刘完素《三消论》说:"消渴者……耗乱精神,过违其度,而燥热郁盛之所成也。"

3. 禀赋不足,五脏虚弱

先天禀赋不足,五脏虚弱,尤其是肾脏素虚,与本病的发生有一定的关系。因五脏主藏精,精为人生之本,肾又受五脏六腑之精而藏之,若五脏虚羸,则精气不足,气血虚弱,肾亦无精可藏,复因调摄失宜,终至精亏液竭而发为消渴。《灵枢·本脏》谓"心脆则苦病消瘅热中""肺脆则苦病消瘅易伤""肝脆则善病消瘅易伤""脾脆则善病消瘅易伤""肾脆善病消瘅易伤"。《医贯·消渴论》谓:"人之水火得其平,气血得其养,何消之有?"说明体质强弱与消渴的发病有一定的关系。

4. 房劳过度,肾精亏损

房室不节,劳伤过度,肾精亏损,虚火内生,则"火因水竭而益烈,水因火烈而益干",终致肾虚肺燥胃热俱现,发为消渴。《备急千金要方·消渴》云消渴由于"盛壮之时,不自慎惜,快情纵欲,极意房中,稍至年长,肾气虚竭……此皆由房室不节之所致也"。说明房室过度、肾精耗损与本病的发生有一定关系。

5. 过用温燥,耗伤阴津

前人认为嗜服壮阳之石类药物,致燥热伤阴可发生消渴病。今服石药之风不复存在,但亦有意欲长寿,或快情纵欲,长时服用温燥壮阳之剂,或久病误服温燥之品,致使燥热内生,阴津亏损,发为消渴者。

(二)病机

消渴的病机,主要在于阴津亏损,燥热偏胜,而以阴虚为本,燥热为标,两者互为因果,阴愈虚燥热愈盛,燥热愈盛阴愈虚。消渴的进一步发展,可耗伤脾肾之气,而致气阴两虚,日久亦可损伤脾肾之阳,而见阴阳两虚。在消渴的发生发展过程中,瘀血亦为常见的病理因素。消渴日久,可累及五脏,变生百病。消渴病变的部位虽与五脏均有关,但主要在肺、脾(胃)、肾三脏,尤以肾为重。

肺主气为水之上源,敷布津液,肺受燥热所伤,则不能敷布津液而直趋下行,随小便排出体外,故小便频数量多;肺不布津则口渴多饮。《医学纲目·消瘅门》说:"肺藏气,肺无病则气能管摄津液,而津液之精微者,守养筋骨血脉,余者为溲。肺病则津液无气管摄,而精微者亦随溲下,故饮一溲二。"说明肺与消渴的发病有关。

胃为水谷之海,主腐熟水谷,脾为后天之本,主运化,为胃行其津液,脾胃受燥热所伤,胃火炽盛,脾阴不足,则口渴多饮、多食善饥;脾气虚不能转输水谷精微,则水谷精微下流而为小便,故小便味甘;水谷精微不能濡养肌肉,故形体日渐消瘦。《类证治裁·三消论治》云:"小水不臭反甜者,此脾气下脱,症最重。"说明脾胃与消渴病的发病关系密切。

肾为先天之本,主藏精而寓元阴元阳。肾阴亏损则虚火内生,上燔心肺则烦渴多饮,中灼脾胃则胃热消谷,阴虚阳盛,肾之开阖失司、固摄失权,则水谷精微直趋下泄为小便而排出体外,故尿多味甜,或混浊如脂膏。《丹台玉案·三消门》说:"惟肾水一虚,则无以制余火,火旺不能扑灭,煎熬脏腑,火因水竭而益烈,水因火烈而益干,阳盛阴衰,构成此症,而三消之患始剧矣。"若肾阳虚则无以化气上升,津液不布,则口渴多饮,下焦不摄,多尿随之而起。如《景岳全书·三消干渴》说:"有阳不化气,则水精不布,水不得火,则有降无升,所以直入膀胱,而饮一溲二,以致泉源不滋,天壤枯涸者,是皆真阳不足,火亏于下之消证也。"说明肾与消渴的发病甚为密切。

消渴病虽有在肺、脾(胃)、肾的不同,但常常互相影响,如肺燥津伤,津液失于敷布,则脾胃不得濡养,肾精不得滋助;脾胃燥热偏盛,上可灼伤肺津,下可耗损肾阴;肾阴不足则阴虚火旺,亦可上灼肺胃,终致肺燥、胃热、脾虚、肾亏常可同时存在,而"三多"之证常可相互并见。但肺脾(胃)、肾三脏中,尤以肾最为重要,即使症状表现在肺或脾(胃),亦与肾密切相关。如《石室秘录·卷六·内伤门》说:"消渴之证,虽分上中下,而肾虚以致渴,则无不同也。"由此可见,消渴病以肾为本。

消渴之病,若迁延日久不愈,常可累及五脏,致精血枯竭,阴阳俱衰,燥热内蕴而并发多种兼症。

三、诊断与鉴别诊断

(一)诊断

1. 发病特点

本病多发于中年以后,以及嗜食膏粱厚味、醇酒炙煿之人。若青少年罹患本病者,一般病情较重。

临床上多先见本病,随病情的发展而后出现并发症。但亦有与此相反者,如元代僧人继洪在《澹寮集验方》就有消渴病"先疮而后渴",或"二症俱发"情况的记载。证之临床,现在亦可偶见"先疮而后渴",或因眼疾而发现本病者。

2.临床表现

无论男女老幼,凡以多饮、多食善饥、多尿、消瘦或尿有甜味为临床特征者,即为消渴。由于患者的体质、病程长短的不同,故其临床表现又有差异。或为多饮,或为多食,或为多尿,而大多表现为多饮、多食、多尿,或多饮、多尿并见,同时还可伴见神疲乏力、自汗、心烦、失眠、皮肤干燥、大便干结、小便混浊,或如脂膏,或小便清白等症。舌质多红而少津,苔多薄白或黄燥,脉象多见弦数或细数无力等。消渴病日久不愈,常可并发多种兼症,表现为疮疡痈疽,或生于背,或生于下肢不等,皮肤瘙痒,口舌生疮;或肺痿劳嗽;或内障、雀目、耳聋;或中风手足偏废,或四肢骨节疼痛;或肢体麻木、心悸胸痛;或水肿、泄泻;或头痛、呕吐、不思食、腹痛、呼吸深长,有烂苹果样臭味等;在女子可有月经不调,在男子见阳痿。严重者,可出现阴绝阳亡而卒。

(二)鉴别诊断

1.口渴症

口渴症系指口渴饮水的一个临床症状,尤为外感热病所常见,与消渴病的口渴引饮相类似,在古代文献中亦有将外感热病过程中出现的口渴饮水症状称为"消渴"者,如五苓散证即是。但这类口渴无多饮、多食、多尿并见的特点,故不同于消渴病。

2.瘿病

西医学之甲状腺功能亢进症,属中医瘿病范围。本病以情绪激动、多食善饥、形体日渐消瘦、心悸、眼突、颈部一侧或两侧肿大为特征。其中多食善饥、消瘦极似消渴病的中消,但眼突出、颈前生长肿物则与消渴有显著差别。其病机也与消渴不同,瘿病为痰气郁结、日久化火、心肝火旺、心胃阴虚所致,病变脏腑主要在肝。

四、辨证

(一)辨证要点

1.辨年龄

本病一般多发于中年之后,但也有青少年罹患本病者。随发病年龄的不同,本病的发生发展、轻重程度及预后转归也各有差异。年龄越小者,一般发病急,发展快,病情重,症状多具有典型性,预后较差,这与幼年儿童为"稚阴稚阳"之体,机体易虚易实的生理特点有关。中年之后发病者,一般起病较缓,病程较长,部分患者之临床表现不具典型性,其临床表现有类于虚劳,常有痈疽、肺痿,以及心、脑、肾、眼部疾病等并发症。掌握这些年龄特点,对于辨证治疗和了解预后转归,颇有参考意义。

2.辨标本

本病以阴虚为本、燥热为标,两者互为因果,常因病程长短和病情轻重的不同而阴虚和燥热之表现则各有偏重。大体初病多以燥热为主,病程较长者则阴虚与燥热互见,日久则以阴虚为主,可致气阴两虚,进而由阴损阳,导致阴阳俱虚之证。

3.辨证辨病相结合

中医对疾病的认识,无论哪一类病证,只要有证可辨,并辨明寒热虚实、何脏何腑,以及在气在血之后,即可立法处方用药。但对于确有其病,而又无证辨者,这就需要辨病论治了。如消渴患者,在其早期,或在治疗后,可以没有明显的临床表现,在这种情况下,治疗应以辨病为主。抓住阴虚燥热这一本质,并结合患者体质进行论治。

4.辨本证与并发症

多饮、多食、多尿和消瘦为本病的基本临床表现,而诸多并发症则是本病的另一特点。本证和并发症的关系,一般以本证为主,并发症为次;多数患者先见本证,随病情的发展而出现并发症,但也有与此相反者,如有些中年或老年患者,"三多"和消瘦的本证不明显,有时竟被患者忽略,常因痈疽、眼疾、心血管疾病而发现本病。根据治病必求其本的原则,一旦辨明本证与并发症的关系,在治疗上不可忽略对本病的治疗。

(二)证候

消渴证候,古今许多医家采用三消分证。对于三消之间的关系,认为上轻、中重、下危,上中不甚则不传于下,故下消为上中消的传变结果。由于三消症状互见为多,且有密切的内在联系,故实难截然划分。本病常因多尿而耗伤津液,津液耗伤则多饮、多食,所谓的上消、中消之证则随之而起。由于水谷精微下泄,不能濡养机体,虽多食、多饮,而机体却日益消瘦,五脏焦枯。由此可见,三消的临床表现虽有差异,但其基本病机则一,故无须截然以三消分证。本篇拟用本证和并发症加以分类,即将燥热和燥热伤阴所致的肺胃燥热、肠燥津枯、肝肾阴虚等病变,列为本证一类;而将消渴日久不愈,由于病情的发展加重所出现的痈疽、眼疾、泄泻、水肿、肢麻等病变,归为并发症一类。

1.本证

(1)肺胃燥热。

主症:烦渴引饮,消谷善饥,小便频数量多,尿色浑黄,身体渐瘦。舌红苔少,脉滑数。

病机分析:饮食不节,积热于胃,胃热熏灼于肺,肺热伤津,津液耗伤,欲饮水自救,故烦渴引饮;饮水虽多,但不能管摄水液以敷布人身,津液自趋下泄,加之肾失固摄,水谷精微从小便而出,故尿多而浑黄;水谷精微大量外失,人身之营养物质匮乏,故人体日渐消瘦。对于这一病机现象,前人早有形象比喻,认为消渴之候,譬如乳母,谷气上泄,皆为乳汁,消渴疾者,谷气下泄,尽为小便也。舌红苔少,为津液耗损、燥热内盛征象。

(2)肠燥津伤。

主症:多食易饥,口渴引饮,大便燥结,或便闭不通,舌红少津、苔黄燥,脉实有力。

病机分析:阳明燥热内盛,伤津劫液,致使肠燥津枯,故大便燥结,或便闭不通。舌红少津、苔黄燥,脉实有力,为肠燥津伤之象。肠燥津伤与肺胃燥热的病机和临床表现大体相同,唯大便燥结与否乃不同之点。

(3)肝肾阴虚。

主症:尿频量多,混浊如脂膏,或尿甜,腰膝酸软无力,头昏耳鸣,多梦遗精,皮肤干燥,全身瘙痒。舌红少苔,脉细数。

病机分析:肝肾阴虚,肝之疏泄过度,肾之固摄失常,津液直趋膀胱,故尿频尿多;大量水谷精微下泄则尿液混浊脂膏,或尿甜味;腰为肾之府,为肾所主,膝为筋之府,为肝所主,筋骨失养,故腰膝酸软乏力;肝肾精血不能濡润清窍,故头昏耳鸣;水谷精微不能营贯于肌肤,故皮肤干燥而瘙痒。舌红少苔,脉细数,为阴虚内热之象。本证多为前两种证候发展而成,与前两者相比,则阴液、精血伤耗的程度更重。

(4)阴阳两亏。

主症:小便频数,混浊如膏,甚则饮一溲一,手足心热,咽干舌燥,面容憔悴,耳轮干枯,面色黧黑,腰膝酸软乏力,四肢欠温,畏寒怕冷,甚则阳痿。舌淡苔白而干,脉沉细无力。

病机分析:人之阴阳互根,燥热伤阴虽然为本病的基本病机,但病程日久,阴损及阳,或因治疗失当,过用苦寒伤阳,终致形成阴阳两亏之证,即本证既有手足心热、咽干舌燥、面容憔悴、耳轮干枯等阴亏之证,又有四肢欠温、畏寒怕冷、甚则阳痿等阳虚之证。本证候多由肺胃燥热、肠燥津伤、肝肾阴虚之证演变而来,治疗上应阻止这种演变发展。

(5)脾胃气虚。

主症:口渴引饮,能食与便溏并见,或饮食减少,精神不振,四肢乏力。舌淡、苔白而干,脉细弱无力。

病机分析:消渴本以"三多"消瘦为特点,但若治疗失当,过用大苦大寒之品,消渴未止,而脾胃反伤,脾失健运,谷气下泄从大便而出,则能食便溏;而脾虚不运,湿浊中阻,则腹胀食少。因此消渴表现为脾虚者,究竟能食与否,则因人而异,应当具体分析。

消渴以"三多"便结为多,而便溏、食少多为病情发展转化或治疗失当所致,故属变证。这种证型虽然较少,但医者不可不知。

(6)湿热中阻。

主症:渴而多饮,多食善饥,口苦口腻或仅有饥饿感,脘腹痞闷。舌苔黄腻,脉濡缓。

病机分析:消渴日久,脾虚生湿化热,或新感湿热之邪;湿热蕴结脾胃,故见湿热中阻之证。本证虽不属于消渴的常见或必见证,但在病情的转化中和有兼夹因素时,这种证型并不鲜见。古人对疾病的认识,强调"疾病有见证,有变证,有转证,必灼见其初终转变,胸有成竹,而后施之以方"。

2.并发症

(1)瘀血证。

主症:消渴兼见舌质瘀暗,舌上有瘀点或瘀斑,舌下静脉粗大而长,或胸中刺痛,或半身不遂,头昏耳鸣,心悸健忘多梦。脉涩或结代。

病机分析:消渴病久入络,瘀血阻滞,故见瘀血阻络之证。由于阻滞的部位不同,则有不同见证,阻于胸中则胸中刺痛;阻滞经络则半身不遂;阻于清窍则头昏耳鸣、健忘多梦。舌瘀暗,脉涩或结代为瘀血之征。

(2)痈疽。

主症:消渴并发痈疽,或牙龈脓肿,久久不愈,甚则高热神昏。舌红苔黄,脉数。

病机分析:消渴并发痈疽,为燥热内盛所致。而小便过多,津液枯涸,则是并发痈疽的另一因素。《诸病源候论·消渴病诸候》指出:"小便利,则津液竭,津液竭则经络涩;经络涩,则营卫不行;营卫不行,则由热气留滞,故成痈疽。"疮毒内陷,邪热攻心,扰乱神明,则神昏谵语,古代死于这种并发症者不少。

(3)白内障,或雀目、耳聋。

主症:初起视物模糊,眼前常见黑花扰乱,或如蝇飞蚊舞,或如隔轻烟薄雾。检查瞳神,呈隐隐淡白,或如油点浮在水面,视物昏蒙日甚,日久瞳色为纯白,甚至完全失明。有的患者表现为雀目,入暮即视物不见,至天明视觉恢复。有的患者表现为耳鸣耳聋。

病机分析:消渴日久,伤精耗血,导致肝肾两亏,肝开窍于目,肾开窍于耳,精血不能上承于头以濡养耳目,耳目失养,故成白内障、雀目、耳聋等证。

本证的表现虽然有在目、在耳之异,但其病机则一,均为肝肾精血亏虚所致。

(4)劳咳。

主症:先病消渴,继而干咳少痰,痰中带血,五心烦热,潮热盗汗。舌红少苔,脉细数。

病机分析:消渴患者多为燥热素盛,熏灼于肺,耗伤肺津,常出现阴虚肺热咳嗽。咳嗽日久不愈,加之患者有虚劳表现,故称"劳咳"。消渴并发劳咳,刘完素《三消论》明确指出:"消渴者,多变聋盲""或蒸热虚汗,肺痿劳咳"。证诸临床,本病并发肺痨者不少。

(5)泄泻。

主症:食欲减退,精神不振,四肢欠温,大便溏泻或完谷不化。舌淡苔白,脉细无力。

病机分析:消渴日久,脾肾俱伤,肾阳虚衰不能温养脾胃,而呈一派脾肾阳虚之征。

此型虽然消渴本证不重,然而却属于严重并发症之一。

(6)水肿。

主症:腹部胀满,四肢水肿,甚则全身浮肿,小便不利。舌淡苔白,脉沉迟。

病机分析:"五脏之伤,穷必及肾",消渴日久,肾气虚衰,不能蒸化水液,水液潴留,故演变成水肿。根据历代医家的记载和临床所见,这类水肿多由阴阳两虚或阳虚水泛所致。

(7)肢体麻木。

主症:肌肉瘦削,肢体酸软乏力,麻木不仁,刺痛,行走如脚履棉花之上。

病机分析:消渴日久,伤精耗血,气血亏虚,不能濡养肢体肌肉筋骨,故肢体酸软乏力、麻木不仁。

(8)虚脱。

主症:表现为烦躁不安,甚则神志昏迷,有的患者表现骤然昏厥,四肢逆冷,脉微欲绝。这类虚脱之证,在辨证上有亡阴、亡阳之分:亡阴表现为高热,口渴引饮,呼吸气粗,汗出如珠,神昏谵语,舌红苔黄而干,脉象虚数;亡阳表现为食欲缺乏,恶心呕吐,呕吐痰涎,出冷汗,精神困倦,甚则神昏,四肢厥冷。舌淡苔白,脉微欲绝。

病机分析:人体之阴阳,"阴平阳秘,精神乃治,阴阳离决,精气乃绝"。本证乃是病情重笃,濒于阴阳离决的危象,应辨清究竟是亡阴还是亡阳,同时辨清寒热两端。

五、治疗

(一)治疗原则

本病的基本病机是阴虚为本、燥热为标,故清热生津、益气养阴为基本治则。

本病的发病过程,常以阴虚燥热开始,随着病情的发展,则逐渐损及元气精血,久则由阴损阳,发展为阴阳两虚或以阳虚为主之证,最后多死于阴竭阳亡或严重之痈疽、劳咳、泄泻等并发症。因此,在治疗上除了运用清热生津、益气养阴的基本治则外,还应针对具体病情,及时合理地选用清热泻火、健脾益气、滋补肾气、补肾涩精、活血化瘀等治法,调整机体之阴阳气血,以期病情好转。

(二)治法方药

1.本证

(1)肺胃燥热。

治法:清热生津止渴。

方药:白虎加人参汤。方中石膏辛甘大寒,清泻肺胃而除烦热,为主药;知母苦寒清泄肺胃之热,质润以滋其燥,作为辅药,石膏配知母清热除烦之力尤强;人参、甘草、粳米益胃护津,使大寒之剂而无损脾胃之虑。诸药合用,共奏清热生津之功。根据近年来的研究,证明本方治消渴有明显疗效,其中石膏起主要作用。

此外,本证还可选用玉泉丸、玉液汤、滋脾饮等。玉泉丸治疗消渴,现已销售至国内外,对于部分患者有一定疗效。至于玉液汤、滋脾饮,张锡纯在《医学衷中参西录》中推崇备至,强调玉液汤以黄芪为主,得葛根能升元气,佐以山药、知母、天花粉大滋肾阴,用五味子封固肾关,使水液不急于下趋,诸药合用,能使阳升阴应,自有云行雨施之妙。滋脾饮的作用与玉液汤大致相同,张锡纯用之以治消渴,自谓屡次见效。

(2)肠燥津伤。

治法:滋阴养液,润肠通腑。

方药:增液承气汤。本方用增液汤,生津止渴,润肠通便,配合芒硝、大黄软坚化燥,为"增水行舟"之法。本证候的治疗,刘完素在《素问病机气宜保命集·消渴论》中指出:"治消中,热在胃而能食,小便赤黄,微利之为效,不可多利。服此药(厚朴、大黄、枳实)渐渐利之,不欲多食则愈。"从刘氏的论述可知,下法治消渴,主症为胃热能食,不必定有便闭见证。如何掌握用下法治消渴?张锡纯在《医学衷中参西录·治消渴方》中有具体分析:"中消用调胃承气汤,此须细为斟酌,若其右部之脉滑而且实,用之犹可,若其人饮食甚勤,一时不食,即心中怔忡,且脉象微弱者,系胸中大气下陷,中气亦随之下陷,宜用升补气分之药,而佐以收涩之品与健补脾胃之品,拙拟升陷汤后有治验之案可参观。若误用承气下之,则危不旋踵。"张氏之论可供临床参考。

古人有用下法治疗消渴的经验,今人亦有用此治消渴而取效者。但对下法的应用,要适可而止,过用则变证丛生。李用粹《证治汇补·消渴》曰:"治之太急,久成中满之症,所谓上热未除,中寒复起也。"《张氏医通·消瘅》曰:"渴家误作火治,凉药乱投,促人生命。"

(3)肝肾阴虚。

治法:滋养肝肾,益精补血,润燥止渴。

方药:六味地黄丸。方中熟地黄滋肾填精为主,辅以山茱萸养肝肾而益精,山药补脾阴而摄精微,三药合用,以达到三阴并补之功,这是补的一面。又配茯苓淡渗脾湿,以助山药之益脾;泽泻清泄肾火,并防熟地黄之滋腻;牡丹皮清泄肝火,又制山茱萸之温,共为佐使,这是泻的一面。各药合用,使滋补而不留邪,降泄而不伤正,适合消渴患者长期服用。临床实践证明,本方对消渴病确有治疗和巩固疗效的作用。若阴虚火旺,骨蒸潮热,盗汗梦遗,则本方加知母、黄柏,即知柏地黄丸以滋阴降火。

本证治疗，在服六味地黄丸的同时，常并服生地黄饮子以加强疗效。方中天门冬、麦门冬、生地黄、熟地黄、石斛养阴补血；人参、黄芪益气生津止渴；佐以枇杷叶、枳壳宣肺散滓止渴；用泽泻利水泄热，使心火下行，则小便清利。诸药合用，有生精补血、润燥止渴之效，沈金鳌在《杂病源流犀烛·三消源流》中，推崇本方"造化精深，妙无伦比"。

(4)阴阳两亏。

治法：温阳滋阴补肾。

方药：《金匮》肾气丸。本方以六味地黄丸滋阴补肾，并用附子、桂枝(肉桂)温阳暖肾，意在微微生火，以鼓舞肾气，取"少火生气"之义。方中补阳药与补阴药并用，即《景岳全书·新方八略引》曰："善补阳者，必于阴中求阳，则阳得阴助而生化无穷；善补阴者，必于阳中求阴，则阴得阳升而泉源不竭。"用肾气丸治疗消渴，首创于张仲景，后世的赵献可、张景岳等加以发挥与推崇。

关于治疗消渴，何以要用附子、肉桂（或桂枝）等热药问题，赵献可在《医贯·消渴论》中有详细的阐述："盖因命门火衰，不能蒸腐水谷，水谷之气，不能熏蒸，上润乎肺，如釜底无薪，锅盖干燥，故渴。至于肺亦无所禀，不能四布水津，并行五经，其所饮之水，未经火化，直入膀胱，正谓饮一升溲一升，饮一斗溲一斗。试尝其味，甘而不咸可知矣。故用附子、肉桂之辛热，壮其少火，灶底加薪，枯笼蒸溽，槁禾得雨，生意维新。"李用粹在《证治汇补·消渴》中亦说："久病宜滋肾养脾，盖五脏之津液皆本乎肾，故肾暖则气上升而肺润，肾冷则气不升而肺枯，故肾气丸为消渴良方也。"

肾气丸固然是治消渴之良方，但应用于阴阳两虚或以阳虚为主者为宜，不宜泛用于一切消渴之证。《杂病源流犀烛·三消源流》曰："确然审是命门火衰，然后可用桂附，若由热结所致，下咽立毙矣。"

(5)脾胃气虚。

治法：健脾益气，生津止渴。

方药：七味白术散。方中四君子健脾益气；木香、藿香醒脾行气散津；葛根升清以生津止渴，故本方为治消渴常用之方。本方对消渴脾虚之证，能食者，或不能食者，均可应用。赵献可在其论中曰："盖不能食者，脾之病，脾主浇灌四旁，与胃行其津液者也。脾胃既虚，则不能敷布其津液，故渴。其间纵有能食者，亦是胃虚引谷自救，若概用寒凉泻火之药，如白虎、承气之类，则内热未除，中寒复生，能不未传鼓胀耶？惟七味白术散、人参生脉散之类，恣意多饮，复以八味地黄丸，滋其化源，才是治法。"《张氏医通·消瘅》对本方的适应证指出："食已如饥，胃热消谷，阳明脉盛，心火上行，面黄肌瘦，胸满胁胀，小便赤涩，七味白术散。"此外，《医宗金鉴》等也把本方列为消渴的常用方。

本证还可用参苓白术散、升阳益胃汤治疗。参苓白术散作用与七味白术散大致相同。升阳益胃汤用人参、黄芪、茯苓、白术、甘草、大枣健脾益气；半夏、陈皮、生姜、泽泻运脾化湿；白芍敛阴生津，黄连清热；柴胡、独活、防风生津以止渴。故本方有健脾益气生津、化湿升清，使津液上承的作用。本方所用之独活、防风等风药，有鼓动脾胃的作用，对健脾益气药有升动作用，为健脾方中常用之良药。本证的治疗，常以健脾益气方与六味地黄丸、《金匮》肾气丸同用，以增强疗效。

(6)湿热中阻。

治法：清热化湿。

方药：黄芩滑石汤。本方主治中焦湿热，消渴兼见中焦湿热者，用本方治疗之后，随着湿热邪气的消退，而消渴自然改善。湿热郁阻中焦作渴者，除用本方之外，张锡纯认为可酌用二妙散、越鞠丸。湿热中阻属消渴变证，在治疗变证时，应注意消渴本证，可标本同治。

2.并发症

(1)瘀血证。

治法：活血化瘀。

方药：降糖活血方。方中用丹参、川芎、益母草活血化瘀；当归、赤白芍养血活血；木香行气导滞，可增强活血药的化瘀效果；葛根生津止渴。若兼见气阴两虚者，本方可与生脉散配合使用。若兼见阴虚阳亢者，可加麦门冬、天门冬、牡蛎、石决明等以滋阴平肝潜阳。

关于瘀血与消渴关系，古今认识有所演变。古人多认为因瘀致渴，如《血证论·瘀血》有因瘀致渴的记载。本篇则是从消渴病容易因渴致瘀的特点，把瘀血列为消渴的并发症之一。

(2)痈疽。

治法：清热解毒。

方药：五味消毒饮。方中金银花清热解毒、消散痈肿为主药；紫花地丁、紫背天葵、蒲公英、野菊花均为清热解毒治疗痈疮之要药，为辅佐。诸药合用，清热解毒的功效甚强。痈疮而有热结肠中、大便闭结者，可用栀子金花丸治之。本方用黄连解毒汤加知母、大黄、天花粉而成，清热解毒之力甚强，并能通腑泻热，对于大便闭结、脉实有力的痈疮患者尤为适宜。治疗痈疽者，现在很少一法独进，常与治疗消渴本病之法合施，《金匮翼·消渴统论》强调兼服消渴方。在痈疽的恢复阶段，治疗上应重视托脓生肌。

(3)白内障，或雀目、耳聋。

治法：滋补肝肾，益精补血。

方药：明目地黄丸。方中之六味地黄丸滋补肝肾之阴；生地黄、熟地黄同用，意在增强滋补精血之力；当归、五味子补血敛精；佐以柴胡升提清气，引诸药上达耳目之病所。此外还可选用杞菊地黄丸、磁朱丸、石斛夜光丸等方。磁朱丸药物仅有3味，但却为本证常用之方。方中磁石入肾，能益阴潜阳；朱砂入心，能清心安神；二药合用，能交融水火，使心肾相交，则耳聪目明。更用六曲健脾以助消化，使金石之药不碍胃气，利于药力运行，临床上本方常与明目地黄丸、杞菊地黄丸同用，有相得益彰之效。石斛夜光丸为平肝熄风、滋阴明目的名方，常用于视物昏花及白内障等证。本方药物虽多，但从其组成来分析，对于消渴本病和并发耳目之疾，均有一定的治疗作用，为临床常用方之一。

(4)劳咳。

治法：养阴清热，润肺止咳。

方药：百合固金汤。方中百合、生地黄、熟地黄滋养肺肾，为主药；麦门冬助百合以润肺止咳，玄参助生地黄、熟地黄以滋阴清热，当归、芍药养血和阴，贝母、桔梗清肺化痰止咳，为佐药；甘草调和诸药为使。百合固金汤既能治疗劳咳，同时亦能治疗消渴本病，有标本同治之效。为了增强疗效，根据病情需要，还可选加前述治疗本病的有关方药。劳咳的详细辨证论治，可参考肺痨专篇。

(5)泄泻。

治法:温补脾肾。

方药:侧重于中焦虚寒者,用理中汤。方中党参甘温扶脾,补中益气,强壮脾胃,为主;由虚致寒,寒者热之,干姜辛热,温中而扶阳气,为辅;白术苦温燥湿健脾;用甘草为使,补中扶正。诸药合用,共成温中祛寒、健脾止泻之剂。

根据有些医家的经验,本方不仅可以治疗并发症之虚寒泄泻,而且还是治疗消渴的良方之一。如陈修园在《医学实在易·三消》中,主张用黄芪六一汤、七味白术散、理中汤治之,认为理中汤之人参、白术、炙甘草,能固中州;干姜守中,必假之焰釜薪而腾阳气,是以谷入于阴,长气于阳,上输华盖,下摄州都,五脏六腑,皆以受气矣。此理中之旨也。陈氏之论,别具一格,可作变法看待,在应用一般常规治疗无效,或有中焦虚寒见证者,可供试用。泄泻表现侧重于脾肾阳虚者,常用理中汤合四神丸。此外,还可选用附子理中汤、赤石脂禹余粮丸、一甲煎等。

(6)水肿。

治法:温肾化气行水。

方药:济生肾气丸合真武汤。

(7)肢体麻木。

治法:补益气血。

方药:黄芪六一汤合四物汤。方中黄芪六一汤补气以益血;四物汤补血调血。

(8)虚脱。

治法:亡阴者,宜益气养阴固脱;亡阳者,宜回阳固脱。

方药:亡阴者,可用生脉散加酸枣仁、龙骨、牡蛎、浮小麦等,或用三甲复脉汤之类,或用生脉针剂静脉注射;亡阳者,可用参附汤、四逆汤或参附注射液肌内注射。近年来,对于亡阴、亡阳的救治,不分阴阳寒热,通用大剂量生脉针剂静脉注射,取得较好疗效。这种用法,是辨证与辨病相结合所取得的进展。关于消渴并发虚脱之证,病势危急,有的在顷刻之间即可危及生命,应予及时抢救。

(三)其他治法

1.单方验方

(1)黄连 3 g、天花粉 15 g、生地黄 24 g、藕汁 90 mL、牛乳 120 mL,先煎黄连、天花粉、生地黄,煎后去渣,将牛乳煮沸和藕汁一并冲入频服。

(2)猪胰 7 具,切碎煮熟,加蜂蜜 500 g,熬如膏,每次服 15 g。

(3)生地黄 12 g、黄芪 24 g、山茱萸 18 g、猪胰 1 具水煮,分 3~4 次服。

(4)天花粉、黄连各 9 g 为末蜜丸,麦冬汤下,日二服。

(5)生萝卜捣汁服,或以汁煮粥食之。

(6)去皮冬瓜,每食后吃 60~90 g。

(7)熟地黄 30 g、山药 30 g、党参 15 g、覆盆子 15 g、五味子 5 g、五倍子 3 g,水煎服,每天 1 剂。

2.导引

导引是以肢体运动、呼吸运动和自我按摩相结合为特点的一种保健却病的方法。《庄子·刻意》说:"吹呴呼吸,吐故纳新,熊经鸟伸,为寿而已矣。"具体如《保生秘要》曰:"口干导引法,左右足心,每搓三十六回,按时吐纳津回。""运功以舌托上腭,凝悬雍穴。贯一窟凉水,渐提至口噀咽。"

六、转归及预后

典型的消渴病,就其自然发病过程而言,常以阴虚燥热开始,病程日久,可致气阴两虚,进一步发展,可导致阴损及阳,而形成阴阳两虚,或以阳虚为主之重症,并常有各种严重并发症,最后多死于阴竭阳亡。在治疗上,应通过清热、益气、生津、滋补精血、调整阴阳等法以阻止病情的恶性循环,控制病情的发展。

对于本病的预后,历代医家积累了丰富的经验,现归纳于后:"三多"和消瘦的程度,是判断病情轻重的标志,若"三多"严重,并大骨枯槁、大肉陷下,多属危候;反之,则病情较轻;气尿是本病转重的征兆。戴思恭在《秘传证治要诀及类方·三消》中指出:"三消久而小便不臭反作甜,气在溺桶中滚涌,其病为重。"从《外台秘要》开始,历代许多医家把消渴并发神志恍惚、嗜睡、烦躁、痈疽、水肿、泄泻等列为恶候。

多食为消渴特点之一,若病见反不能食者,则多传变为恶候。《医宗金鉴·消渴》曰:"若能食大便硬,脉大强实者为实热,下之尚可医也;若不能食,湿多舌白滑者,病久则传变水肿泄泻,热多舌紫干者,病久则发痈疽而死也。"

七、预防与护理

(1)节制饮食和情欲:过食肥甘和醇酒炙煿,以及情欲恚怒,是本病的重要发病因素,因此注意节制饮食和避免七情内伤,对本病具有一定的预防意义。既病之后,更应节制饮食肥甘厚味和面食,节制房事,若患者不倍加爱惜,则可导致"纵有金丹,亦不可救"的后果。

(2)注意生活安排:协助患者建立有规律的生活制度,劳逸结合,慎生活起居,适应气候的寒温变化,预防外邪的侵袭。

(3)适当体力活动:注意参加文娱活动、体育运动和体力劳动,不宜食后则卧,终日久坐。坚持太极拳锻炼,也有利于病情康复。

(4)预防褥疮:特别是对于消渴所致的昏迷患者,要勤翻身、轻擦洗,防止褥疮发生。

(5)巩固治疗:本病多有宿根,病难速已,经过治疗,即使"三多"症状消除,体重恢复正常,也不能立即中断治疗,否则病情会再度复发,宜长期服用七味白术散和六味地黄丸之类,或以黄芪代茶饮,做到调养与治疗相结合,就能起到巩固疗效,预防复发的作用。

第四节 痰饮

痰饮是指三焦气化失常,水液在体内运化输布失常,停积于某些部位的一类病证。在《内经》无"痰饮"之名,但有"积饮"之说,如《素问·六元正纪大论篇》曰:"太阴所至,为积饮否隔。"《素问·气交变大论篇》载:"岁土太过,雨湿流行……饮发中满、食减,四肢不举。"《素问·六元正纪大论》云："土郁之发,饮发注下。"指出水湿过盛、土郁失运为积饮的主要病机,奠定了痰饮的理论基础。《金匮要略方论·痰饮咳嗽病脉证并治》首创"痰饮"之名,其含义有广义和狭义之分,广义的痰饮是诸饮的总称,由于水饮停积的部位不同,而分为痰饮、悬饮、溢饮、支饮四类。狭义的痰饮即指水饮停积于胃肠,是诸饮中的一个类型,并对痰饮病的证候、论治做了比较系统的论述,并提出"病痰饮者,当以温药和之"的治疗原则。由于《金匮要略方论》对痰饮起因及脉证治疗阐发甚详,被后世奉为准绳,成为痰饮辨证论治的主要依据。自隋代巢元方《诸病源候论》起将痰与饮分开而论,曰:"……脉偏弦者为痰,浮而滑为饮。"立诸痰候与诸饮候,并在《金匮要略方论》四饮基础上另有流饮和癖饮的论述,如"流饮者,由饮水多,水气停聚肠胃之间,漉漉有声,谓之流饮","此由饮水多,水气停聚两胁之间,遇寒气相搏,则结聚成块,谓之癖饮"。金元四大家之一张子和《儒门事亲·饮当去水温补转剧论》则指出饮之成因:"其本有五,有愤郁而得之者,有困乏而得之者,有思虑而得之者,有痛饮而得之者,有热时伤冷而得之者,饮证虽多,无出于此。"又云:"夫治病有先后,不可乱投。邪未去时,慎不可补也。大邪新去,恐反增其气,转甚于未治之时也。"指出治疗饮证不可妄用补法。清代喻昌则指出对痰饮之体虚、积劳、失血等虚证患者不可妄用吐法或峻攻。这些论述都对饮证治疗有指导意义。从隋唐至金元,在痰饮病的基础上,又逐渐发展了痰的病机学说,《丹溪心法·痰》曰:"百病中多有兼痰者,世所不知也。"《景岳全书·痰饮》载:"痰之与饮,虽曰同类,而实有不同也。"一般而言,黏稠者为痰,清稀者为饮,故应加以区别。本篇章论述的范围以《金匮要略方论》中之痰饮病为主。

西医学的慢性支气管炎、支气管哮喘、渗出性胸膜炎、胃肠功能紊乱、不完全性肠梗阻、慢性心功能不全等疾病的某些阶段,可参照本篇进行辨证论治。

一、病因病机

痰饮的病因为寒湿浸渍、饮食不节、劳欲所伤,以致肺脾肾气化功能失调,三焦水道不利,水液失于正常运化、输布,停积而为痰饮。

(一)寒湿浸渍,积而成饮

寒湿之邪,易伤阳气。凡气候之寒冷潮湿,或冒雨涉水,或经常坐卧湿地等,导致寒湿浸渍,由表及里,中阳受困,运化无力,水湿停聚而为痰饮。正如《素问·至真要大论篇》曰:"太阴之胜……独胜则湿气内郁……饮发于中。"

(二)饮食不节,伤及脾阳

恣食生冷,或暴饮暴食,均可阻遏脾阳,使中州失运,水湿聚而为饮。《金匮要略方论·痰饮咳嗽病脉证并治》云:"夫病人饮水多,必暴喘满""食少饮多,水停心下。"

(三)劳欲久病,脾肾阳虚

水液属阴,全赖阳气之温煦蒸化输转。若因思虑、劳倦、纵欲太过,伤及脾肾;或年高久病,或素体阳虚,脾肾阳气不足,水液失于气化转输停聚为饮。叶天士提出"外饮治脾,内饮治肾"的大法,指出外饮为劳欲所伤,阳气内虚,水液运化无力而成为饮。

人体在生理状态下,水液的吸收、输布和排泄,主要依赖肺脾肾三脏的气化功能。《素问·经脉别论篇》曰:"饮入于胃,游溢精气,上输于脾,脾气散精,上归于肺,通调水道,下输膀胱,水精四布,五经并行。"由此可知,体内水液的代谢包括脾之转输上行,肺之通调下降和肾之蒸化开阖等三个不可分割的重要环节。水谷精气是在脾之健运,肺之通调,肾之蒸化开阖作用下,化为津液,输布全身,发挥多种生理作用之后,变为汗液、尿液排出体外。如果三脏功能失调,肺之通调涩滞、脾之转输无权、肾之蒸化失职,水谷不得运化输布而成浊液,聚而为水为饮,遇火气则煎熬成痰。三脏之中,脾运失司,首当其要,因脾阳一虚,水谷精气不能正化,则上不能输精以养肺,下不能助肾以制水,必然导致水液停滞中焦,流溢四末,波及五脏。水液的输布排泄,还与三焦的作用密切相关。三焦主司一身之气化,为运行水液之道路。若三焦气化失司,水道不通,则水液停积为饮。故《素问·灵兰秘典论篇》曰:"三焦者,决渎之官,水道出焉。"《圣济总录·痰饮统论》曰:"三焦者,水谷之道路,气之所终始也,三焦调适,气脉平匀,则能宣通水液,行入于经,化而为血,灌溉周身,若三焦气涩,脉道闭塞,则水饮停滞,不得宣行,聚成痰饮。"

总之,痰饮之病机性质总属阳虚阴盛,为本虚标实之证。肺脾肾气化失调,阳气不足实为痰饮发生的病机基础。虽然间有因时邪与内饮相搏,或饮邪久郁化热,表现为饮热错杂之证,虽属少数,但不可忽视。

二、诊断

痰饮病证的诊断,应综合临床特征,痰饮停积的部位来确定。

(1)饮留胃肠者为痰饮,主要表现为心下痞满,胃中有振水声,肠间漉漉有声,呕吐清水痰涎。

(2)饮留胸胁者为悬饮,主要表现为咳嗽,气急,胁肋胀痛。

(3)饮浸肺者为支饮,主要表现为咳逆喘息,痰白量多。

(4)饮溢四肢者为溢饮,主要表现为身痛困重,肢体浮肿。

三、相关检查

痰饮病证涉及的疾病较多,临证应注意结合相关检查以帮助诊断,如胸部 X 射线摄片、胃肠钡餐造影、内窥镜、胸腹 B 超、痰培养、胸腔积液检查、CT 等。

四、鉴别诊断

(一)痰、饮、水、湿

四者同出于一源,均为水液不归正化,停积而成,然而在病机、形质特点、临床表现等方面各有特点。分别言之,痰多因热煎熬而成,分成有形、无形之痰,有形者,形质厚浊,咳咯可见;无形者,无处不到,病变多端。饮多因寒积聚而成,形质清稀,多停于体内局部;水为清液,有阴水、阳水之分,可泛滥体表、四末;湿性黏滞,但无定体,可随五气从化相兼为病。合而言之,痰、饮、水、湿在一定条件下又可相互转化。

(二)溢饮与风水

两者虽均可见肢体浮肿,但风水可见汗出恶风,小便不利,浮肿从眼睑开始,迅速漫于四肢全身。而溢饮则见恶寒无汗、身体疼痛、小便自利,肿以四肢明显,甚或偏于一侧肢体。

(三)痰饮与咳嗽、哮、喘、肺胀的关系

饮邪停积胸肺,以致肺气失于宣降,可致咳嗽、哮、喘、肺胀等证,此时饮是上述肺系疾病发生、发展的病因或病理因素,在临床辨证施治时,可以按痰饮予以施治。若咳喘肺虚日久,肺气虚弱,宣降失司,水液失于输布,又可积而为饮,加重病情或致肺疾反复发作。

五、辨证论治

(一)辨证要点

1. 辨痰饮停积的部位

饮停胃肠者为痰饮,饮流胁下者为悬饮,饮溢四肢者为溢饮,饮停胸肺者为支饮。

2. 辨寒热

一般而言,痰饮总属阳虚寒凝,水饮停聚。如《症因脉治·痰症论》曰:"饮主于水,寒多热少。"若饮邪郁久化热、饮热互结者,则表现饮渐黏稠、身热、口苦、苔黄、脉数等热象。临床寒热相兼之候也常有之。

3. 辨虚实

痰饮病虽以实证居多,但总属阳虚阴盛、本虚标实证,其本属脾肾阳气亏虚,不能运化水湿,其标则为水饮停聚或停饮郁久化热,但在病程的不同阶段,或表现以本虚为主,或表现为标实为主。应从起病之新久、饮邪之盛衰、禀赋之强弱来权衡虚实,如新病饮盛为实,久病正虚饮微为虚。

(二)治疗原则

饮为阴邪,遇寒则凝,得温则行,故其治疗当遵《金匮要略方论·痰饮咳嗽病脉证并治》"病痰饮者,当以温药和之"之宗旨,以温阳化饮为基本治疗原则,以振奋阳气,开发腠理,通行水道。同时还应当分别标本缓急、表里虚实之不同,采取相应的治疗措施。若饮邪壅盛,其证属实,当祛邪治标,可根据其饮停部位,分别采用发汗、攻逐和分利等法;阳微气虚而饮邪不盛者,则温补脾肾阳气以治本;邪实而正虚者,治当攻补兼施;饮热相杂者,又当温清并用。即使实证,当饮邪已基本消除,也须继用健脾温肾以固其本,始能以巩固疗效。清代喻昌《医门法律·痰饮留伏论》提出虚实分治法,临床可作为辨治痰饮的要领,凡饮邪壅实者,当因势利导以祛除饮邪;阳虚饮微者,当以健脾温肾为主,阳气通则饮自化。

(三)分证论治

1. 痰饮

(1)饮停于胃。

1)主症:心下坚满或疼痛,胃脘部有振水声。

2)兼次症:恶心或呕吐,呕吐清水痰涎,口不渴或口渴不欲饮,或饮入即吐,背冷如掌大,头晕目眩,小便不利,食少,身体逐渐消瘦。

3)舌脉:舌苔白滑;脉沉弦或滑。

4)病机分析:多由过食生冷肥甘之物,或过用寒凉药物,壅遏脾阳,运化失职所致。水饮停滞胃中不得布化,则心下坚满或疼痛,胃中有振水声;胃中停饮则其气不降而上逆,则恶心、呕吐清水痰涎,饮入即吐;水谷之精微不化生津液而旁留成饮,停结胃中,则口渴不欲饮;脾胃运化失司,水谷不化精微以养全身,则食少,甚则消瘦;阳气为饮邪所阻,不得宣达于外,则背冷如掌大;清阳不得上达则头晕目眩;饮邪中阻,膀胱气化失司则小便不利。舌苔白滑,脉沉弦或滑,均为水饮内结之征。

5)治法:和中蠲饮。

6)方药:小半夏加茯苓汤。本方和胃降逆,化饮止吐,为治痰饮呕吐的基础方。方中半夏、生姜辛开,和胃化饮止呕,茯苓健脾利水渗湿。饮邪盛者可加桂枝、白术通阳化饮,以祛饮邪。若饮困脾阳,症见纳呆泛酸者,加吴茱萸、川椒以温中散寒化饮;心下坚满疼痛甚者,加枳实以行气开结;小便不利者加车前子、茯苓皮以利水渗湿;纳呆食少者加焦三仙、砂仁以和胃消食。

(2)饮邪化热。

1)主症:脘腹坚满或灼痛。

2)兼次症:烦躁,口干口苦,舌燥,大便秘结,小便赤涩。

3)舌脉:舌质红,苔薄黄腻,或黄腻,或偏燥;脉弦滑而数。

4)病机分析:多由胃肠停饮,日久不除,郁而化热而成。饮热互结,留居胃肠,故脘腹坚满或灼痛,胃脘及肠间时有鸣声;饮热互结,腑气不通,浊气上逆则口干口苦、舌燥、大便秘结;饮热下注于膀胱,膀胱气化不利则小便赤涩;热扰心神则烦躁;舌质红,苔薄黄,或黄腻,或偏燥,脉弦滑而数,均为饮热互结胃肠之征。

5)治法:清热逐饮。

6)方药:甘遂半夏汤。本方逐水祛痰,和中除湿,治疗饮热互结胃肠之证。方中甘遂、半夏降逆逐饮,白芍、蜂蜜酸甘和中,以防伤正,并借甘遂、甘草相反之性来增强其攻逐之力。全方攻守兼备,因势利导,使水饮去、正气复。本方为权宜攻邪之剂,邪除则停,不可过用久用。若饮邪结聚,膀胱气化不利,症见小便量少不利者,加泽泻、车前子、猪苓以温阳化饮利水;饮邪上凌、阻滞清阳,症见头晕目眩者,加泽泻、白术、半夏、生姜以降逆化饮;纳呆食少者,属脾胃健运失司,水谷不化精微,加党参、茯苓、干姜以温中健脾;若见利后少腹续坚满者,加厚朴、木香以理气散结。

(3)饮留于肠。

1)主症:水走肠间,沥沥有声,腹部坚满或疼痛。

2)兼次症:脘腹发冷,头晕目眩,或下利清水而利后少腹续坚满,小便不利,纳呆。

3)舌脉:舌质淡,苔白滑或腻;脉沉弦或伏。

4)病机分析:饮邪内生,由胃下流于肠,故肠间沥沥有声;饮邪结聚于肠中,则腹部坚满或疼痛;饮邪结聚,自寻出路,则下利清水;病根未除,此去而彼聚,故利后少腹续坚满;饮邪结聚肠中,阳气失于宣达,清阳不得上注于目、外荣肌肤,则头晕目眩、脘腹发冷;饮邪结聚,膀胱气化失司则小便不利。舌苔白滑,脉沉弦或滑,为饮邪中阻之象。

5)治法:攻逐水饮。

6)方药:己椒苈黄丸。本方攻逐水饮,治疗水饮内滞,壅滞不通的实证。方中防己、椒目辛宣苦泄,导水饮从小便而去;葶苈子、大黄攻坚决壅,逐热饮从大便而除。合之前后分清,饮热无存身之所,共奏泻热逐饮之效。若饮热相互胶结,升降失司、腑气不通甚者,加芒硝以加强攻逐之力。

2.悬饮

(1)邪犯胸肺。

1)主症:寒热往来,身热起伏,咳嗽气急,胸胁疼痛,呼吸、转侧时疼痛加重。

2)兼次症:汗少,或发热不恶寒,有汗而热不解,少痰,心下痞硬,干呕,口苦,咽干。

3)舌脉:舌苔薄白或薄黄;脉弦数。

4)病机分析:肺居胸中,两胁为少阳经脉分布循行之处,若时邪外袭,邪侵胸胁,少阳枢机不和,则寒热往来,身热起伏,胸胁疼痛;时邪外袭,肺热壅盛,肺失宣降,则身热有汗,不恶寒,咳而气急少痰;邪侵胸胁,少阳热邪郁滞则心下痞硬、口苦、干呕、咽干;舌苔薄白或黄,脉弦数,均为邪侵胸胁、肺卫同病、邪在上焦之征。

5)治法:和解少阳,宣利枢机。

6)方药:柴枳半夏汤。本方和解少阳,化痰通络,治疗邪侵少阳,痰热内阻之证。柴胡、黄芩和解清热,半夏、瓜蒌化痰散结,枳壳、桔梗、赤芍理气和络。胁肋疼痛加丝瓜络、旋覆花通络;心下痞硬、口苦、干呕加黄连以与半夏、瓜蒌相伍以清热化痰、开郁散结。热盛汗出、咳嗽气急者,去柴胡,加石膏、桑白皮、杏仁,以清热宣肺化痰。若寒热未除,胸胁已见停饮,可参照饮停胸胁证治疗。

(2)饮停胸胁。

1)主症:胸胁胀满疼痛,病侧肋间饱满,甚则偏侧胸部隆起。

2)兼次症:气短息促不能平卧,或仅能侧卧于停饮的一侧,呼吸困难,咳嗽、转侧时胸痛加重。

3)舌脉:舌质淡、苔白或滑腻;脉沉弦或弦滑。

4)病机分析:胸胁为气机升降之道,肺气郁滞,气不布津,停而为饮,故胸胁胀满,病侧肋间饱满,甚则偏侧胸部隆起。饮停胸胁,脉络受阻,气机不利,故胸胁胀满疼痛,咳嗽、呼吸、转侧时均牵引胸胁,故可使疼痛加重;水饮上迫于肺,肺气出入受阻,故气息短促;舌苔白或滑腻,脉沉弦或弦滑,均为水饮内结于里之候。

5)治法:攻逐水饮。

6)方药:十枣汤,葶苈大枣泻肺汤。十枣汤攻逐水饮,用于水饮内停,正盛邪实之证。方中甘遂、大戟、芫花均为峻下逐饮之品,恐伤胃气,故共研细末,以大枣煎汤送服,可根据服药后吐泻轻重,酌情掌握用量。若体质虚弱,不任峻下者,可改服葶苈大枣泻肺汤,本方泻肺行水,治疗痰涎壅盛之证。方中葶苈子苦辛沉降,开泄肺气,通利膀胱,加大枣甘缓补虚,以制约葶苈子峻泻逐饮之功。此外,控涎丹亦可酌用,本方无十枣汤之峻泻,适用于痰饮伏于胸膈上下,胁肋疼痛,形气俱实者。若痰浊偏盛,胸部满闷,舌苔浊腻者,加瓜蒌、薤白、杏仁、椒目以宣痹泄浊化饮;若水饮久停,胸胁支满,体弱食少者,加桂枝、甘草、茯苓等健脾通阳化饮。

(3)气滞络痹。

1)主症:胸胁疼痛。

2)兼次症:胸部灼痛或刺痛,胸闷,呼吸不畅,或咳嗽,甚则迁延日久不已,入夜、天阴时更为明显。

3)舌脉:舌质淡暗红,苔薄白;脉弦。

4)病机分析:饮邪久郁之后,气机不利,络脉痹阻,故胸胁疼痛。气郁不解,久郁化火,则痛势如灼;气滞及血,血脉不利,则刺痛;饮邪久留,气机郁滞,肺失宣降,则胸闷、呼吸不畅;饮邪属阴邪,入夜加重邪势,天阴时湿气停留,也助长饮邪之势,故疼痛在入夜或天阴时加重。舌质淡暗红、苔薄白,脉弦均为气滞络痹之候。

5)治法:理气和络。

6)方药:香附旋覆花汤。本方疏肝理气,降逆化痰。方中香附、旋覆花理气解郁;紫苏子、杏仁降气化痰;陈皮、半夏、茯苓、薏苡仁理气化痰。若痰气郁结,胸闷、舌苔腻者,加瓜蒌、枳壳以理气化痰开郁;久痛入络,痛势如刺者,加当归、桃仁、红花、乳香、没药化瘀止痛;若饮邪未净者加通草、路路通、冬瓜皮。

(4)阴虚内热。

1)主症:胸胁灼痛,咳呛时作。

2)兼次症:口干咽燥,痰黏量少,午后潮热,颧红,心烦,盗汗,手足心热,形体消瘦。

3)舌脉:舌质红、少苔,脉细数。

4)病机分析:饮阻日久,气郁化热伤阴,肺络不和,则胸胁灼痛;阴虚肺燥,故咳呛时作,痰黏量少,口干咽燥;阴虚火旺则潮热、颧红、盗汗、心烦、手足心热。脉络不和,气机不利则胸胁闷痛。病久正虚而致形体消瘦。舌质红、少苔,脉细数,乃系阴虚内热之证。

5)治法:滋阴清热。

6)方药:泻白散或合沙参麦冬汤。泻白散清泻肺热,方中桑白皮清肺热、泻肺气、平喘咳,地骨皮泻肺中伏火,甘草、粳米养胃和中。四药合用,清热而不伤阴,泻肺而不伤正,使肺气清肃,则咳喘自平。沙参麦冬汤清热生津润燥,方中沙参、麦冬、玉竹、天花粉养阴生津,生扁豆、甘草健脾和中,桑叶祛风达邪。潮热者加鳖甲、功劳叶;咳嗽者加百部、川贝母;胸胁痛加瓜蒌皮、枳壳、郁金、丝瓜络、苏木;饮邪未尽者,加猪苓、泽泻、葶苈子。兼气虚、神疲、气短、自汗者,加党参、黄芪、黄精、五味子。

3.支饮

寒饮伏肺。

(1)主症:咳逆胸满不得卧,痰清稀,白沫量多。

(2)兼次症:面浮跗肿,或经久不愈,平素伏而不作,遇寒即发,兼见寒热、背痛、身痛等。

(3)舌脉:舌质淡体胖有齿痕,苔白滑或白腻;脉弦紧。

(4)病机分析:多由受寒饮冷,久咳致喘,迁延日久伤肺,肺不布津,饮邪留肺,支撑胸膈。饮邪犯肺,肺失宣降,故咳喘胸满,呼吸困难,不能平卧;水谷津液不归正化,停蓄成饮,则痰量多、质清稀或白沫状;饮邪伏肺则久病不愈;饮为阴邪故受寒易发或加重;水饮泛滥则面浮肢肿;伏饮遇外感诱发则恶寒背痛身痛;舌质淡、体胖有齿痕,苔白滑或白腻,脉弦紧为寒饮内盛之象。

(5)治法:温肺化饮。

(6)方药:小青龙汤。本方有温里发表之功,用于支饮遇寒触发,表寒里饮之证。方中麻黄、桂枝、干姜、细辛温肺散寒,半夏降气化痰,佐以白芍、五味子散中有收,甘草和中。若表证已解,可改用苓甘五味姜辛汤温肺化饮;若饮邪壅滞,外无表证,喘咳痰盛不得卧,可用葶苈大枣泻肺汤泻肺逐饮;若痰多黏腻、胸闷气逆、苔浊者加三子养亲汤以降气化痰。若饮郁化热,喘满胸闷,心下痞坚,烦渴,苔黄而腻,脉沉紧用木防己汤加减清热化饮。若喘息痰壅便秘加葶苈子、大黄、芒硝以豁痰降气通腑。

4.溢饮

(1)主症:四肢沉重疼痛浮肿。

(2)兼次症:恶寒,无汗,口不渴,或有咳喘,痰多白沫,胸闷,干呕。

(3)舌脉:舌质淡胖,苔白;脉弦紧。

(4)病机分析:多因外感风寒,玄府闭塞,肺脾输布失职,水饮流溢四肢肌肤,故四肢沉重疼痛浮肿,并兼见恶寒、无汗等风寒表证。若饮迫于肺,则咳喘痰多白沫、胸闷、干呕。口不渴,舌质淡胖、苔白,脉弦紧为饮邪内伏之象。

(5)治法:解表化饮。

(6)方药:小青龙汤加减。本方发表散寒,温肺化饮,用于表寒里饮所致的恶寒发热,无汗,四肢沉重,甚则肢体微肿者。方中麻黄、桂枝、干姜、细辛温肺散寒,半夏降气化痰,佐以白芍、五味子散中有收,甘草和中。若水饮内聚而见肢体浮肿明显,尿少者,可配茯苓、猪苓、泽泻、车前子以利水祛饮;若表寒外束,内有郁热,伴有发热、烦躁,舌苔白而兼黄,改用大青龙汤以发表清里。

痰饮病证总属阳虚阴盛、本虚标实,新病、初起以实证居多,若施治得法,饮邪渐去,则进入缓解期或恢复期,表现为正气虚弱为主,此时治疗应以扶正固本为主,以防病情复发;各类饮证若病情迁延缠绵或久病,则表现为虚实夹杂,在本以脾胃阳虚或肾阳虚衰为主,此时治疗应扶正祛邪并重。

脾胃阳虚证主症多见脘腹冷痛,喜温喜按,纳少,腹胀,便溏,面色少华,身体消瘦,四肢不温,少气懒言,舌质淡胖,边有齿痕,脉沉弱。治以温中通阳,方用理中丸。方中党参补中益气,干姜散寒化饮,白术燥湿健脾,共成健脾益气,温中祛寒之功。肾阳虚甚加附子、肉桂温阳;若饮邪未尽或饮邪留伏,症见呕吐清水痰涎加茯苓、桂枝、泽泻化气行水;平时可以坚持服用香砂六君子汤以健脾益气,理气和胃,以巩固疗效。

脾肾阳虚证主症多见喘促动则为甚,心悸,畏寒肢冷,或咳嗽痰多、胸闷,或食少、脘腹冷痛、便溏,或腰膝酸软、小便不利、小腹拘急、面浮肢肿,舌质淡胖、苔白,脉沉细滑。治以温阳化饮,方用金匮肾气丸、苓桂术甘汤加减,两方均能温阳化饮。若食少,痰多,加陈皮、半夏化痰和中;脐下悸,吐涎沫,头昏目眩,可先予五苓散化气行水,待饮退后再以温补脾肾。

六、预后与转归

痰饮可由外感或内伤致病。如由外感风寒湿邪所致,只要治疗及时,一般预后较好。若饮邪留伏胸肺,则可变成窠臼,常因遇感引动伏饮,反复难愈。由内伤而致病者多见肺、脾、肾功能失调,不能化气行水,聚津而生痰饮,诸证乃成。饮邪内伏,复感外邪,极易诱发而使病情加重,或为寒热虚实夹杂,若用药得当,能控制证情,预后较好;若饮邪较盛,凌心射肺,则病趋复杂,缠绵难愈,预后较差。若由癌瘤所致者,则病属重笃,预后险恶。

第五节 肥胖

肥胖是指以体内膏脂堆积过多、体重异常增加为主要临床表现的一种病证,常伴有头晕乏力、神疲懒言、少动气短等症。

肥胖病早在《内经》中就有记载,《素问·阴阳应象大论篇》有"肥贵人"及"年五十,体重,耳目不聪明"的描述。《灵枢·逆顺肥瘦》记载了"广肩腋项,肉薄厚皮而黑色,唇临临然,其血黑以浊,其气涩以迟"的证候。

《素问·奇病论篇》中认为本病的病因是"数食甘美而多肥"。《灵枢·卫气失常》将肥胖病分为"有肥、有膏、有肉"三种证型。

在此基础上,后世医家认识到肥胖的病机还与气虚、痰湿、七情及地理环境等因素有关。如《景岳全书·杂证谟·非风》认为肥人多气虚,《丹溪心法》《医门法律》则认为肥人多痰湿。

在治疗方面,《丹溪心法·中湿》认为肥胖应从湿热及气虚两方面论治。《石室秘录·肥治法》认为治痰须补气兼消痰,并补命火,使气足而痰消。此外,前人还认识到肥胖与消渴、仆击、偏枯、痿厥、气满发逆等多种疾病有关。《女科切要》中指出:"肥白妇人,经闭而不通者,必是湿痰与脂膜壅塞之故也。"

现代医学的单纯性(体质性)肥胖病、继发性肥胖病(如继发于下丘脑及垂体病、胰岛病及甲状腺功能低下等的肥胖病),可参考本节进行辨证论治。

一、病因病机

肥胖多由年老体弱、过食肥甘、缺乏运动、先天禀赋等病因,导致气虚阳衰、痰湿瘀滞形成。

(一)年老体弱

中年以后,阴气自半,脏气功能减退;或过食肥甘,脾之运化不及,聚湿生痰;或脾虚失治,阳气衰弱,久之损及肾阳,而致脾肾阳虚,脾虚不能运化水湿,肾虚不能化气行水,水湿痰浊内停,浸淫肌肤而成肥胖。

(二)饮食不节

饮食不节,或暴饮暴食,或饥饱失常,损伤脾胃,中焦失运,积热内滞;或嗜食辛辣煎炸之品,助阳助火,心肝火旺,横犯中土,胃热偏盛则食欲亢进,脾失健运则水湿不化;或喜食肥甘厚腻,困遏脾气,湿聚成痰,留滞机体而成肥胖。或妇女孕期产后,脾气不足,过食鱼肉,营养过剩,加之活动减少,运化不及,食物难消,水湿停积,脂膏内生,留滞肌肤,亦容易发生肥胖。

(三)运动缺乏

喜卧好坐,缺乏运动,气血运行不畅,脾胃呆滞,运化失常,不能布散水谷精微及运化水湿,致使湿浊内生,蕴酿成痰,化为膏脂,聚于肌肤、脏腑、经络而致肥胖证候。

(四)先天禀赋

禀赋不同,体质有异。若阳热体质,胃热偏盛者,食欲亢进,食量过大,脾胃运化不及,易致痰湿膏脂堆积,而成肥胖。

此外,肥胖的发生与性别、地理环境等因素都有关,由于女性活动量少于男性,故女性肥胖者较男性为多。

肥胖之病位主要在脾与肌肉,而与心、肺、肝、肾有关。肾虚不能化气行水,易酿水湿痰浊;心肺功能失调,肝失疏泄,亦每致痰湿瘀滞。病机总属气虚阳衰,痰湿偏盛,膏脂内停。

肥胖之病性属本虚标实之候。本虚多为脾肾气虚,标实为痰湿膏脂内停,临床常有偏于本虚及标实之不同。虚实之间常可发生转化,如食欲亢进,过食肥甘,湿浊积聚体内,化为膏脂,形成肥胖,但长期饮食不节,可损伤脾胃,致脾虚不运,甚至脾病及肾,导致脾肾两虚,从而由实转虚;而脾虚日久,运化失司,湿浊内生,或土塞木郁,肝失疏泄,气滞血瘀,或脾病及肾,肾阳虚衰,不能化气行水,而致水湿内停,泛溢于肌肤,阻滞于经络,使肥胖加重,从而由虚转实或呈虚实夹杂之证。

二、诊断

(一)症状

体重超出标准体重{标准体重(kg)＝[身高(cm)－100]×0.9}(Broca 标准体重)20% 以上;或体重质量指数[体重质量指数＝体重(kg)/身高(m)^2](正常为 18.5～23.9)超过 24 为超重,≥28 为肥胖。排除肌肉发达或水分潴留因素,即可诊断为本病。男性腰围≥85 cm、女性腰围≥80 cm 为腹部肥胖标准。轻度肥胖仅体重增加 20%～30%,常无自觉症状。中重度肥胖常见伴随症状,如神疲乏力、少气懒言、气短气喘、腹大胀满等。

(二)检查

肥胖患者一般应做相关检查,例如:身高、体重、血压;血脂;空腹血糖、葡萄糖耐量试验、血清胰岛素、皮质醇;抗利尿激素;雌二醇、睾酮、黄体生成素;心电图、心功能、眼底及微循环;以及 T_3、T_4、TSH、头颅 X 射线摄片或头颅、双肾上腺 CT 扫描等测定,以排除内分泌功能异常引起肥胖的可能性。

(三)世界卫生组织的肥胖诊断标准

世界卫生(WHO)最近制定了新的肥胖诊断标准,新的肥胖症诊断标准把体重指数(BMI)为 25 以上者定为肥胖。内脏脂肪型肥胖的诊断标准是,经 CT 检查内脏脂肪面积达 100 cm^2 及以上者。

WHO 规定,BMI 把体重划为六类,BMI＜18.5、18.5～25.5、25.5～30、30～35、35～40、≥40,分别定为低体重,普通体重,肥胖 1、2、3、4 度。

肥胖症的诊断,首先 BMI 达 25 以上,如合并有与肥胖有关联的健康障碍 10 项(2 型糖尿病、脂质代谢异常、高血压、高尿酸血症、冠心病、脑梗死、睡眠呼吸暂停综合征、脂肪肝、变形性关节炎、月经异常)中的一项以上,即可诊断为肥胖症。

作为预测合并危险因子的指标,已明确用腰围做指标。WHO 的标准是因肥胖而伴有危险因子增加者,男性为 94 cm 以上,女性为 80 cm 以上。

三、鉴别诊断

(一)水肿

水肿严重时,体重亦增加,也可出现肥胖的伴随症状,但水肿以颜面及四肢水肿为主,严重者可出现腹部胀满,甚至全身皆肿,与本病症状有别。水肿经治疗病理性水湿排出体外后,体重可迅速减轻,降至正常,而肥胖患者体重减轻则相对较缓。

(二)黄胖

黄胖由肠道寄生虫与食积所致,以面部黄胖肿大为特征,与肥胖迥然有别。

四、辨证

本虚标实为本病之候。本虚有气虚、阳虚之别,标实有痰湿、水湿及瘀血之异,临证当辨明。本病有在脾、在胃、在肾、在肝、在心、在肺的不同,临证时需详加辨别。

肥胖病变与脾胃关系最为密切,临床症见身体重着,神疲乏力,腹大胀满,头沉胸闷,痰多者,病变主要在脾。若食欲旺盛,口渴恶心者,病变在胃;症见腰膝酸软疼痛,动则气喘,嗜睡,形寒肢冷,夜尿频多,下肢水肿,病在肾;若心烦善怒,失眠多梦,病在心、肝;症见心悸气短,少气懒言,神疲自汗,病在心、肺。

(一)胃热滞脾

(1)主症:多食易饥,形体肥胖,脘腹胀满,面色红润,心烦头昏,嘈杂,得食则缓,舌红苔黄腻,脉弦滑。

(2)病机分析:胃火亢盛则消谷善饥,多食,嘈杂,得食则缓;食积气滞中焦则脘腹胀满;脾失健运,痰湿内停则形体肥胖;胃火上冲扰心则面色红润,头昏心烦;舌红苔黄腻,脉弦滑为湿热内盛之象。

(二)痰湿内盛

(1)主症:形盛体胖,身体重着,肢体困倦,胸膈痞满,痰涎壅盛,头晕目眩,口干而不欲饮,嗜食肥甘厚味,神疲嗜卧,舌苔白腻或白滑,脉滑。

(2)病机分析:痰湿内盛,充斥肌肤则形盛体胖,内阻气机则胸膈痞满,痰涎壅盛,上蒙于头则头晕目眩;湿困脾阳,则身体重着,肢体困倦,神疲嗜卧;痰湿中阻,津不输布则口干而不欲饮;舌苔白腻或白滑,脉滑为痰湿内盛之象。

(三)脾虚不运

(1)主症:肥胖臃肿,神疲乏力,身体困重,胸腹胀闷,四肢轻度水肿,晨轻暮重,劳累后明显,饮食如常或减少,既往多有暴饮暴食史,小便不利,大便秘结或溏薄,舌淡胖,边有齿印,舌苔薄白或白腻,脉濡细。

(2)病机分析:脾气虚弱,运化失健,水湿流溢肌肤,则肥胖臃肿,四肢轻度水肿,晨轻暮重;气虚则神疲乏力,劳则耗气,则诸症劳累后明显;湿困中焦则身体困重,胸腹胀闷;津液不布则饮食偏少,便秘;水湿趋下则小便不利,便溏;舌淡胖,边有齿印,舌苔薄白或白腻,脉濡细为气虚湿盛之象。

(四)脾肾阳虚

(1)主症:形体肥胖,颜面水肿,神疲嗜卧,气短乏力,腹胀便溏,气喘自汗,动则更甚,形寒肢冷,下肢水肿,小便昼少夜频,舌淡胖、苔薄白、脉沉细。

(2)病机分析:脾肾阳虚,不能化气行水,水液泛溢肌肤则形体肥胖,颜面水肿,下肢水肿;阳气不足则神疲嗜卧,气短乏力;肾阳不能温煦脾阳,水谷不化则腹胀便溏;肾不纳气则自汗气喘,动则更甚;阳虚肢体失温则形寒肢冷;肾阳虚弱则小便昼少夜频;舌淡胖、苔薄白、脉沉细为阳虚之象。

五、治疗

肥胖具有本虚标实的特点，治疗当以补虚泻实为原则。补虚常用健脾益气；脾病及肾，结合益气补肾。泻实常用祛湿化痰，结合行气、利水、通腑、消导、化瘀等法，以祛除体内病理性痰浊、水湿、膏脂、瘀血等。其中，祛湿化痰法是治疗肥胖最常用的方法，贯穿于肥胖治疗过程的始终。

(一)中药治疗

1.胃热滞脾

(1)治法：清泻胃火，佐以消导。

(2)处方：小承气汤合保和丸加减。

前方通腑泻热，行气散结，用于胃肠积热，热邪伤津而见肠有燥屎者；后方重在消食导滞，用于食积于胃而见胃气不和者。两方合用，有清热泻火、消食导滞之功，使胃热除，脾湿化，水谷精微运化归于正化。

方中大黄泻热通腑；连翘、黄连清泻胃火；枳实、厚朴行气散结；山楂、神曲、莱菔子消食导滞；陈皮、半夏理气和胃化痰；茯苓健脾利湿。

若肝胃郁热，症见胸胁苦满，急躁易怒，口苦舌燥，腹胀纳呆，月经不调，脉弦，可加柴胡、黄芩、栀子；肝火旺致便秘者，加更衣丸；食积化热，形成湿热，内阻肠胃，而致脘腹胀满，大便秘结，或泄泻，小便短赤，舌苔黄腻，脉沉有力，可用枳实导滞丸或木香槟榔丸；湿热郁于肝胆，可用龙胆泻肝汤；风火积滞壅积肠胃，表里俱实者，可用防风通圣散。

2.痰湿内盛

(1)治法：燥湿化痰，理气消痞。

(2)处方：导痰汤加减。

方中半夏、制南星、生姜燥湿化痰和胃；枳实、橘红理气化痰；冬瓜皮、泽泻淡渗利湿；决明子润肠通便；莱菔子消食化痰；白术、茯苓健脾化湿；甘草调和诸药。

若湿邪偏盛者，可加苍术、薏苡仁、防己、赤小豆、车前子；痰湿化热，症见心烦少寐，食少便秘，舌红苔黄，脉滑数，可酌加竹茹、浙贝母、黄连、黄芩、瓜蒌仁等，并以胆南星易制南星；痰湿郁久，壅阻气机，以致痰瘀交阻，伴见舌暗或有瘀斑者，可酌加当归、赤芍、川芎、桃仁、红花、泽兰、丹参等。

3.脾虚不运

(1)治法：健脾益气，渗湿利水。

(2)处方：参苓白术散合防己黄芪汤加减。

前方健脾益气渗湿，适用于脾虚不运之肥胖；后方益气健脾利水，适用于气虚水停之肥胖。两方相合，健脾益气作用加强，以助恢复脾的运化功能，杜生湿之源，同时应用渗湿利水之品，祛除水湿以减肥。

方中黄芪、党参、白术、茯苓、大枣健脾益气；桔梗性上浮，兼补益肺气；山药、扁豆、薏苡仁、莲子肉健脾渗湿；陈皮、砂仁理气化滞，醒脾和胃；防己、猪苓、泽泻、车前子利水渗湿。

若脾虚湿盛，肢体肿胀明显者，加大腹皮、桑白皮、木瓜，或加五皮饮；腹胀便溏者，加厚朴、陈皮、广木香以理气消胀；腹中畏寒者，加干姜、肉桂等以温中散寒。

4.脾肾阳虚

(1)治法：温补脾肾，利水化饮。

(2)处方：真武汤合苓桂术甘汤加减。

前方温肾助阳，化气行水，适用于肾阳虚衰，水气内停之肥胖；后方健脾利湿，温阳化饮，适用于脾虚湿聚饮停之肥胖。两方合用，共奏温补脾肾，利水化饮之功。

方中附子、桂枝温补脾肾之阳，助阳化气；茯苓、白术健脾利水化饮；白芍敛阴；甘草和中；生姜温阳散寒。

若气虚明显，伴见气短，自汗者，加人参、黄芪；水湿内停明显，症见尿少水肿，加五苓散，或泽泻、猪苓、大腹皮；若见形寒肢冷者，加补骨脂、仙茅、仙灵脾、益智仁，并重用肉桂、附子以温肾祛寒。

临床本型肥胖多兼见并发症，如胸痹、消渴、眩晕等，遣方用药时亦可参照相关疾病辨证施治。

(二)针灸治疗

1.基本处方

中脘、曲池、天枢、上巨虚、大横、丰隆、阴陵泉、支沟、内庭。

中脘乃胃募、腑会，曲池为手阳明大肠经的合穴，天枢为大肠的募穴，上巨虚为大肠的下合穴，四穴合用可通利肠腑，降浊消脂；大横健脾助运；丰隆、阴陵泉分利水湿、蠲化痰浊；支沟疏调三焦；内庭清泻胃腑。

2.加减运用

(1)胃热滞脾证：加合谷、太白以清泻胃肠、运脾化滞。诸穴针用泻法。

(2)痰湿内盛证：加水分、下巨虚以利湿化痰。诸穴针用平补平泻法。

(3)脾虚不运证：加脾俞、足三里以健脾助运，针用补法，或加灸法。余穴针用平补平泻法。

(4)脾肾阳虚证：加肾俞、关元以益肾培元，针用补法，或加灸法。余穴针用平补平泻法。

(5)少气懒言：加太白、气海以补中益气。诸穴针用平补平泻法。

(6)心悸：加神门、心俞以宁心安神。诸穴针用平补平泻法。

(7)胸闷：加膻中、内关以宽胸理气。诸穴针用平补平泻法。

(8)嗜睡：加照海、申脉以调理阴阳。诸穴针用平补平泻法。

3.其他

(1)皮肤针疗法：按基本处方及加减选穴，或取肥胖局部穴位，用皮肤针叩刺。实证重力叩刺，以皮肤渗血为度；虚证中等力度刺激，以皮肤潮红为度。两日1次。

(2)耳针疗法：取口、胃、脾、肺、肾、三焦、饥点、内分泌、皮质下等穴。每次选3～5穴。毫针浅刺，中强刺激，留针30分钟，每天或隔天1次；或用埋针法、药丸贴压法，留置和更换时间视季节而定，其间嘱患者餐前或有饥饿感时，自行按压穴位2～3分钟，以增强刺激。

(3)电针疗法：按针灸主方及加减选穴，针刺得气后接电针治疗仪，用疏密波强刺激25～35分钟。两日1次。

六、预防及护理

在药物治疗的同时，积极进行饮食调摄，饮食宜清淡，忌肥甘醇酒厚味，多食蔬菜、水果等富含纤维、维生素的食物,适当补充蛋白质,宜低糖、低脂、低盐,养成良好的饮食习惯,忌多食、暴饮暴食,忌食零食,必要时有针对性地配合药膳疗法。

适当参加体育锻炼或体力劳动,如根据情况可选择散步、快走、慢跑、骑车、爬楼、拳击等,也可做适当的家务等体力劳动。运动不可太过,以防难以耐受,贵在持之以恒,一般勿中途中断。

减肥须循序渐进,使体重逐渐减轻接近或达到正常体重,而不宜骤减,以免损伤正气,降低体力。

第十一章　内科病证的针灸疗法

第一节　感冒

感冒是常见的呼吸道疾病,因病情轻重不同而分为伤风、重伤风和时行感冒。四季均可发生,尤以冬、秋两季多发。

一、病因病机

中医学认为,本病系感受风邪所致,与人的体质强弱密切相关。常因起居失常、冷暖不调、涉水淋雨、过度疲劳、酒后当风等导致机体抵抗力下降而发病,患有各种慢性病的体弱者则更易罹患。风邪多与寒、热、暑湿之邪夹杂为患,由皮毛、口鼻侵入,伤及肺卫,出现一系列的肺卫症状。秋冬多风寒,春夏多风热,长夏多暑湿;因患者机体有阴阳偏盛偏衰之别,故感受同一外邪亦有从寒而化和从热而化之分。若感邪深重或误治失治,体虚无力抗邪,则时邪病毒可由表入里,产生化火动风、逆传心包等变证。

二、临床表现

以鼻塞、流涕、咳嗽、头痛、恶寒发热、全身酸楚等为主症。

1. 风寒证

鼻塞,流清涕,咳嗽,痰液清稀,咽喉微痒,喷嚏,恶寒重,发热轻,无汗,头痛,肢体酸重,口不渴或虽渴但喜热饮,舌苔薄白,脉浮或浮紧。

2. 风热证

鼻塞而干,少涕或流浓涕,咳嗽声重,咳痰色黄而黏,咽喉肿痛,恶寒轻,发热重,有汗热不解,头痛或昏胀,面红目赤,口干渴欲冷饮,舌苔薄黄,脉多浮数。

3. 暑湿证

咳声重浊不扬,咳吐白色黏痰,身热不扬,汗出不畅,肢体酸重,头昏重而胀,胸脘痞闷,纳呆,腹胀,大便溏泄,尿少色黄,舌苔白腻或淡黄腻,脉濡。

三、治疗

1. 针刺疗法

(1)治则:风寒证祛风散寒、宣肺解表,针灸并用,泻法;风热证疏散风热、清利肺气;暑湿证清暑化湿、疏表和里,均只针不灸,泻法。

(2)处方:风池、大椎、列缺、合谷、外关。

(3)方义:风邪与寒、热、暑湿之邪夹杂伤表,故取风池、大椎、外关疏风祛邪解表;合谷祛风清暑、解表清热,列缺宣肺止咳,二穴相配乃原络配穴之法,加强宣肺解表作用。

(4)加减:风寒证加风门、肺俞祛风散寒;风热证加曲池、尺泽疏散风热;暑湿证加中脘、足三里和中化湿;邪盛体虚加肺俞、足三里扶正祛邪;鼻塞流涕加迎香宣肺通窍;头痛加印堂、太阳祛风止痛;咽喉肿痛加少商清热利咽。

(5)操作:风寒者大椎、风门、肺俞、足三里针灸并用;风热者大椎、少商用三棱针点刺出血;其他腧穴常规针刺。伤风每日1次,重伤风和时行感冒每日1~2次。

2.三棱针疗法

取耳尖、委中、尺泽、太阳、少商。每次选1~2穴,点刺出血。适用于风热证。

3.拔罐疗法

取肺俞、风门、大椎、身柱。每次选2~3穴,留罐10分钟,或于背部膀胱经走罐。适用于风寒证。

4.耳穴疗法

主穴:肺、肾上腺、神门、内鼻。配穴:发热加耳尖、屏尖;全身酸痛乏力加肾、皮质下;咽痛声嘶加咽喉;咳嗽加气管;腹泻加脾;胃纳不佳加胰胆、胃。

(1)耳穴压迫法:主穴全取,根据临床症状再选1~3个配穴,手法用平补平泻,每次一侧耳穴,隔日或每日换压另一侧耳穴。一般7次内痊愈。个别不愈者,休息3~5天,继续下一个疗程。

(2)耳穴磁疗法:取穴、手法同耳穴压迫法。用磁珠贴压,隔1~2日换帖另一侧耳穴,7次为1个疗程。

5.穴位敷贴疗法

(1)芥菜子10 g,研细末,以两只鸡蛋清调成糊状,敷于两足心涌泉穴,外用绷带固定。

(2)适应证:本法适用于治疗各种感冒。取穴:大椎、肺俞、太阳、头维、天宗、曲池、风府。方药组成风热选药:金银花、连翘、炙麻黄、前胡、浙贝母、牛蒡子、竹叶、紫苏、羌活;风寒选药:桂枝、炙麻黄、细辛、羌活、防风、荆芥、浙贝母、紫苏。痰多可加杏仁、炙紫菀、炙款冬花。用法:根据患者感冒的证型选取相应的药物,然后将相应中药研细成末,用姜汁或竹沥水、醋等调制为绿豆大小颗粒,置于1 cm×1.5 cm胶布或创可贴中间,贴在穴位上,使患者穴位有胀感或痒感,隔日换药1次。

6.艾灸疗法

(1)取穴一:风池、风门、列缺、合谷。适用于风寒感冒。操作:艾条温和灸,每穴每次灸10~15分钟,每日灸1~2次。艾炷隔姜灸,每次选用2~4个穴位,每穴灸5~7壮,每日灸1次,重症可每日治两次。

(2)取穴二:风池、大椎、曲池、外关。适用于风热感冒。操作:艾条温和灸,每穴每次灸3~5分钟,每日灸1~2次。

7.刮痧疗法

(1)处方:大椎、大杼、膏肓、神堂、风门、风池、合谷、列缺、前胸内外。

(2)配方:发热加脊椎、肩胛一带;头痛加太阳;鼻塞不通加迎香;咽痛加少商。

(3)方法:泻法刮拭大椎、大杼、膏肓、神堂等主刮经穴部位,待出现紫红色瘀点多处时,再配合刮拭其他经穴部位,每穴3~5分钟,以局部出现痧点为好。

四、注意事项

(1)本病须与流脑、乙脑、流行性腮腺炎等传染病的前驱症状做鉴别诊断。

(2)针灸治疗本病疗效明显,但若出现高热持续不退、咳嗽加剧、咳吐血痰等症时,宜尽快采取综合治疗措施。

(3)感冒流行期间应保持居室内空气流通,少去公共场所。并可灸大椎、足三里等穴进行预防。

第二节 支气管炎

支气管炎是由多种因素引起的气管、支气管炎症。临床以咳嗽、咳痰、喘促等为主要症状。急性支气管炎可发生于任何年龄,慢性支气管炎好发于中老年人。本病发作多见于冬春两季。

现代医学认为,急性支气管炎是由于病毒、细菌感染,或因理化因素的刺激所致,病变多局限于黏膜。慢性支气管炎是由于理化因素的刺激或病毒感染、超敏反应等使全身或局部抵抗力降低所致,病损常波及支气管壁全层,病变晚期造成管腔僵硬或塌陷,病变蔓延到支气管和肺泡壁,可发生阻塞性肺气肿,甚则导致肺源性心脏病。

一、病因病机

急性支气管炎属于中医学"咳嗽""咳喘"等范畴,多因风寒、风热、燥热等外邪侵袭所致。外邪入侵,首先犯肺,肺卫失宣,津液失于敷布,聚而成痰,阻塞气道,引起咳嗽、咳痰,甚则气喘。慢性支气管炎因病情迁延日久,故多与肺、脾、肾三脏功能失调有关。肺虚则气无所主,宣降失司,出现咳嗽痰多;肾虚则气失摄纳,出现喘促短气;若肝火犯肺,肺热伤津,则见咳嗽阵作,甚则痰中带血。急性支气管炎多为实证,慢性支气管炎虚证多见或为本虚标实之证。

二、临床表现

1.急性支气管炎

起病较急,常可伴有发热、恶寒、流涕、全身酸楚等上呼吸道感染症状。咳嗽是其主要症状,病起干咳,喉痒,胸骨后不适,1~2日后咳出少量黏痰或稀薄痰液,随后痰液转稠,偶可带有血丝。若有支气管痉挛时,可出现哮喘样呼吸困难。3~5日后发热和全身症状逐渐消退,咳嗽则可延长到7~30日。若迁延不愈者,可转为慢性支气管炎。

2.慢性支气管炎

慢性反复性咳嗽、咳痰,或伴有喘息,合并感染时可有脓痰、发热、呼吸困难等,一般于秋冬季加重,春季后减轻,严重者全年均有持续性咳嗽。病久不愈者可发展为肺气肿、肺心病。

风寒束肺者可见咳嗽痰白,鼻塞流涕,恶寒发热,头痛,全身酸楚,舌淡苔薄白,脉浮紧等;风热犯肺者可见咳嗽痰黄,质稠难咳,口干咽痛,身热头痛,舌边尖红、苔薄黄,脉浮数等;燥热伤肺者可见干咳无痰,或痰少而黏,甚则痰中带血,咳痰不爽,鼻燥咽干,胸闷而痛,头痛发热,便干尿赤,舌红少津、苔薄白,脉细数等;痰湿阻肺者可见咳嗽痰多,痰白而黏,易干咳出,咳声重浊,胸部满闷或喘促短气,纳呆腹胀,舌淡苔白腻,脉滑等;肝火灼肺者可见咳嗽气逆,阵阵而作,痰少而黏,咳之不易,甚则痰中带血,胁肋胀痛,咽喉干痒,目赤口苦,便秘尿赤,舌边尖红、苔薄黄,脉弦数等;肺肾阴虚者可见于咳无痰或少痰,痰黏或带血,口干咽燥,五心烦热,潮热盗汗,形体消瘦,舌红少苔,脉细数等;脾肾阳虚者可见咳嗽气喘,动则尤甚,痰液稀,面色㿠白,形寒肢冷,或面肢水肿,小便不利,舌淡、苔薄白微腻,脉沉细等。

三、治疗

1.针灸疗法

(1)外感咳嗽。

1)治则:宣肺解表。

2)处方:取手太阴、阳明经穴为主。列缺、合谷、肺俞。

3)配穴:咽喉肿痛加少商;发热恶寒加大椎、外关。

4)方义:手太阴与手阳明为表里,取其络穴列缺,原穴合谷,配以肺俞,三穴合用,以加强宣肺解表的作用,使外邪得解,肺气通调,清肃有权,肺之功能得到恢复。

5)操作:风寒证针灸并用,风热证只针不灸。

(2)内伤咳嗽。

1)痰浊阻肺证。

A.治则:健脾化痰。

B.处方:取背俞和足阳明经穴为主。肺俞、中脘、尺泽、足三里、丰隆。

C.方义:俞穴和募穴是脏腑之气转输汇聚之处,取肺俞和胃募中脘,配以足阳明经合穴足三里,以健脾和胃,行湿化痰;尺泽为肺经合穴,有泻肺止咳的作用;丰隆为足阳明经的络穴,取之以运中焦脾胃之气,使气行津布,痰湿得化,是祛痰除湿之要穴。

D.操作:针刺补泻兼施,并可加灸。

2)肺燥阴虚证。

A.治则:益阴润燥,清肃肺气。

B.处方:取肺经俞、募穴为主。肺俞、中府、列缺、照海。

C.配穴:咯血加孔最、膈俞。

D.方义:肺俞、中府是俞募配穴,用以宣调肺道,清肃肺气;列缺是手太阴肺经络穴,通于任脉,照海是足少阴肾经经穴,通阴跷脉,两穴合用,一上一下,为八脉交会配穴法,以益阴润燥,并能清利咽喉,肃降肺气;孔最为肺之郄穴,主治肺之急症;膈俞为八会穴中的血会,两穴配伍,有止血的作用。

操作:针刺平补平泻。

2.皮肤针疗法

叩刺督脉经、膀胱经的上背部,以皮肤潮红为度。

3.艾灸疗法

(1)取穴:风池、风门、列缺、合谷。适用于风寒感冒。艾条温和灸:每穴每次灸10～15分钟,每日灸1～2次;艾炷隔姜灸:每次选用2～4个穴位,每穴灸5～7壮,每日灸1次,重症可每日灸治2次。

(2)取穴:风池、大椎、曲池、外关。适用于风热感冒。艾条温和灸:每穴每次灸3～5分钟,每日灸1~2次。

4.拔罐疗法

在背部膀胱经上均匀涂抹石蜡,沿经行走罐手法,使皮肤紫红后起罐,用纱布擦去油污。再在大椎、风门、肺俞、膏肓穴各留罐约10分钟。

5.耳穴疗法

主穴:肺、肾上腺、神门、内鼻。配穴:发热加耳尖、屏尖;全身酸痛乏力加肾、皮质下;咽痛声嘶加咽喉;咳嗽加气管;腹泻加脾;胃纳不佳加胰胆、胃。

(1)耳穴压迫法:主穴全取,根据临床症状再选1~3个配穴,手法用平补平泻,每次一侧耳穴,隔日或每日换压另一侧耳穴,一般7次内痊愈。个别不愈者,休息3~5天,继续下一个疗程。

(2)耳穴磁疗法:取穴、手法同耳穴压迫法。用磁珠贴压,隔1~2日换贴另一侧耳穴,7次为1个疗程。

第三节 支气管哮喘

一、概述

支气管哮喘(以下简称哮喘)是由多种细胞和细胞组分参与的气道慢性炎症性疾患。其临床表现为:突然发作先兆症状如打喷嚏、流涕、咳嗽、胸闷等,继而出现呼吸困难、呼气延长费力,胸部紧压感,患者端坐,两手前撑,双肩高耸,出汗,烦躁不安,并有喘鸣咳痰,甚至出现紫绀等。其中以呼吸困难最为明显。哮喘多反复发作,每次发作可达数小时以上。

哮喘的针灸治疗,现代有关报道非常之多。特别是近三十多年来,不断发掘出不少有效的方法,除传统的刺灸法外,还包括穴位敷贴、磁疗、穴位注射、穴位埋线、穴位激光照射、穴位结扎、穴位挑治、穴位割治、热针、眼针等。其中,用于治疗的以体针和穴位注射为主,用于预防的则以穴位敷贴应用为多。从疗效看,各法大致相近,有效率多在80%~90%之间。不仅能有效控制急性发作,而且可以预防复发。近年来,对治疗效果的观察更趋深入,如经对照治疗发现,化脓灸对哮喘缓解期的疗效明显优于发作期。

二、治疗

1.体针

(1)取穴:

1)主穴:鱼际、肺俞、大椎、定喘、列缺、四缝。

2)配穴:风门、膻中、内关。

(2)操作:每次取主穴为主,其中,四缝穴用于控制儿童急性发作。效不显时酌加或改用配穴。一般每次取3~4穴。先针鱼际,继针其他穴位。鱼际,每次取一侧,进针1寸,刺时针尖向掌心斜刺,泻法,用强刺激,留针20~30分钟,每隔5分钟运针一次。肺俞,直刺5分。大椎直刺1~1.3寸,施以提插捻转平补平泻法,留针15分钟后取针,予以艾条温灸或拔罐。四缝穴用消毒粗针点刺,挤出少量黄白色黏液。余穴均常规针刺得气后用泻法,中强刺激,留针情况同鱼际。发作期每日1~2次,喘平后每日或隔日1次以巩固疗效。

(3)疗效:

疗效评定标准:临床控制:症状完全消失,随访半年未再发作者。显效:症状明显改善,发作次数减少者。有效:病情缓解,喘息等症有所减轻者。无效:治疗前后症状无变化。

本法主要用于哮喘急性发作期。据534例观察,有效率为69%~98.5%。肺俞、大椎穴针后加灸的疗效优于针后加罐。

2.穴位敷贴

(1)取穴:主穴分两组。①大杼、肺俞、心俞、天突。②风门、厥阴俞、督俞、膻中。

(2)防治法:

1)药物配制:①消喘膏。白芥子30%、甘遂30%、细辛10%、干姜10%、麻黄10%、延胡索10%,上药共研细末,以鲜姜汁调成糊状,摊于圆形硫酸纸上。硫酸纸面积约为10 mm^2。②毛茛、天文草(均为鲜叶),各取3~5叶,捣烂成泥,加鲜姜汁调匀,做成直径2.5 mm的药饼。

2)治法:一般应用消喘膏,如取材方便亦可用后者。首次贴敷第一组穴,取准穴后,贴上药饼,周围敷以棉花,上盖消毒纱布,以胶布黏住。贴后2~3小时,待有灼热或微痛感,除去药饼,出现水疱时,涂以龙胆紫防止感染。隔9天后再敷贴第二组穴。本法主要用作哮喘急性发作治疗,贴敷3次为1个疗程,每年贴1个疗程。冬季喘者敷贴于三伏天,每伏1次;夏季喘者,敷贴于三九天,每9天1次。敷贴处嘱患者不要搔破,以防感染,禁用凡士林纱布。

(3)疗效:

疗效评定标准:痊愈:症状消失,体质恢复,观察3年不再复发。显效:两年内偶或发作,但症状显著减轻。有效:喘咳较以往减轻,发作次数减少。无效:病情无变化。

本法主要预防哮喘发作,共观察4 434例。结果:预防发作的有效率为83.7%~98%。

3.穴位注射

(1)取穴:

1)主穴:定喘、肺俞。

2)配穴:阿是穴。

3)阿是穴位置:位于背部肩胛间区。有板滞、胀、凉、痛等异常感觉,触之有肌紧张度高、皮温低及有团块状或条索状之区域,压之有酸、胀、痛、麻感。

(2)操作:准备2%普鲁卡因注射液2 mL+氨茶碱0.125 mg+地塞米松2.5 mg+东莨菪碱0.1~0.2 mg(或654-2注射液5 mg)四种药物之混合液。一般每次仅取一主穴,可始终用其中一穴,亦可交替取用。配穴用于哮喘持续状态患者。在普鲁卡因皮试阴性后,令患者取俯伏坐位,充分暴露项背部,定准穴位,常规皮肤消毒后,用舒张进针法,左手拇、食(示)两指确定定喘穴,用5 mL一次性注射器抽取药液,右手快速垂直将针刺入穴内皮下组织,缓慢向脊柱方向斜刺,探得酸胀等得气针感后回抽无回血,深部刺入约1 cm,抽无回血,将药液缓缓注入(穴注时嘱患者不得抬头)。哮喘发作期间每天1次,哮喘停止以后改为隔天穴注1次,剂量同上,双侧穴注,10次为1个疗程,一般患者共治疗20次,即两个疗程。

(3)疗效:共治343例患者。临床控制240例,显效23例,有效62例,无效18例,总有效率为94.8%。大部分均在3天内止喘。但止喘后不能立即停止穴位注射,一般需巩固治疗

10~20次,以防复发。以阿是穴共治14例哮喘持续状态,症状立即完全缓解12例,症状明显缓解2例。

4.穴位割治

(1)取穴:膻中、肺俞、定喘。

(2)操作:每次取一穴,轮换进行。取准穴位后做常规消毒,局部浸润麻醉。用手术刀做纵形切口,长0.5~0.8 mm,深达皮下(不宜过深)。以直血管钳分离切口,暴露脂肪组织,并摘去黄豆至蚕豆大皮下脂肪。之后,血管钳深入切口略施刺激,至患者有明显的胀痛或沉重感后取出,不做缝合,以消毒纱布覆盖。两次割治间隔在7~10天,3次为1个疗程。

(3)疗效:共治疗459例,缓解399例,有效45例,无效15例,总有效率为96.7%。本法用于防治哮喘。

5.艾灸

(1)取穴:

1)主穴:分为四组。①少商。②天突、灵台、肺俞。③风门、大椎。④大杼、膻中。第一组,主要用于控制支气管哮喘的急性发作。其他三组及配穴用于预防哮喘发作。

2)配穴:身柱、膏肓、气海。

(2)操作:

1)第一组灸法:取双侧少商穴,用艾炷行无瘢痕直接灸,各灸3~5壮,每日1次,10次为一疗程。

2)其他三组,于每年夏冬季节灸治1个疗程。一般仅取主穴,体质虚弱者酌加配穴。治疗时,嘱患者正坐低头,暴露背部。取穴须正确(按同身寸取),将预先制备好的如黄豆大艾炷(系陈艾绒加入少量麝香压制而成)置于穴上点燃。施灸过程中,当艾炷烧及皮肤开始灼痛时,术者用手在该穴区附近轻轻拍打,以减轻疼痛(亦可预先皮下注射1%普鲁卡因注射液0.3 mL)。4~5分钟待火熄后,用纱布蘸无菌蒸馏水拭净艾灰,再灸第二壮。施灸壮数:腹背部穴各9壮,胸部穴各7壮,颈部穴各5壮。灸毕贴以灸疮膏或胶布。每日更换一次。一般病例每日灸一穴,4~5天为1个疗程。

(3)疗效:本法可用于防和治。治疗急性发作37例,临床控制5例,显效及有效共22例,无效10例,总有效率为73.0%。预防哮喘急性发作共治1 788例,其有效率为66.9%~94.4%。

6.拔罐

(1)取穴:

1)主穴:定喘、风门、肺俞。

2)配穴:膻中、中脘、肾俞、膏肓。

(2)操作:一般仅取主穴,病程久或疗效欠好者,酌加备用之穴。先针刺,将针速刺至皮下,轻轻捻转进针,成人背俞穴进针5~7分,小儿2~3分。刺定喘穴时,针尖可向脊柱方向斜刺。待获得针感后,可用架火法拔罐,即在针尾上缚一含95%乙醇的棉球,点燃后将罐扣上,或用真空拔罐器吸拔,留罐15分钟。亦可先留针20分钟,中间行针1~2次,以捻转手法平补平泻。取针后再以闪火法,在风门穴与肺俞穴之间拔罐,留罐10~15分钟。注意,小儿不可留针拔罐,一般仅采取点刺不留针,再拔以中号或小号罐,留罐时间以局部皮肤潮红为度。或单独取肺俞穴刺络拔罐,以消毒过的梅花针用力在双侧穴区叩打,见局部皮肤轻微出血后,立即用大号玻璃火罐拔之,留罐时间同上,出血量一般为 0.5～3 mL,去罐后拭去瘀血。

上述治法,每日 1 次,穴位可轮换。10 次为 1 个疗程。

(3)疗效:以上法共治 97 例,临床控制 5 例,显效 37 例,有效 43 例,无效 12 例,总有效率为 87.6%。

7.穴位激光照射

(1)取穴:

主穴:分两组。①膻中、肺俞。②天突、定喘。

配穴:脾俞、肾俞、足三里、大椎、风门。

(2)操作:主穴每次取一组,两组交替轮用。配穴据症酌加 1～2 穴。可采用二氧化碳激光治疗仪,亦可用氦-氖激光治疗仪。具体操作方法为:二氧化碳激光仪,须装上光斑放大镜行散焦照射。照射距离 5 cm,照射范围 2 cm^2,功率密度约 0.1 W/cm^2,每穴照射 3～5 分钟,每周治疗 6 次。氦-氖激光仪,波长 632.8 nm,照射功率 2～5 mW,照射距离 40～70 cm,光斑直径 1.5 mm,照射时间每穴 2～6 分钟。两侧可同时照射。每日 1 次。

(3)疗效:二氧化碳激光仪穴位照射多适于成年人,共观察 39 例,其中临时控制 21 例,显效 12 例,好转 5 例,无效 1 例,总有效率为 97.4%。氦-氖激光治疗仪穴位照射适于小儿或成人,共观察 227 例(其中小儿 88 例),临时控制 87 例,显效 62 例,有效 60 例,无效 18 例,其总有效率为 92.1%。

8.眼针

(1)取穴:上焦区、肺区。

(2)操作:双侧同取,选用直径 0.30 mm、长 2 mm 毫针,患者平卧、闭眼,医者左手指压住眼球,右手持针距眼眶边缘 2 分处刺入穴区,深度以达到骨膜为度。进针要快,不捻转,不提插,得气时有触电样或麻酥样上下窜动,或酸、麻、胀感觉,未得气者可将针稍提出一点重新调整后轻轻刺入,留针 15 分钟。每日 1 次,5 次为 1 个疗程。

(3)疗效:以上法共治 152 例中,临床控制 34 例,显效 73 例,有效 29 例,无效 16 例,总有效率 89.47%。

9.其他措施

(1)如为外源性哮喘,应尽力找出和避免接触变应原;内源性患者,则尽可能去除或控制感染病灶。避免精神紧张、情绪激动,注意增强体质。

(2)重症患者或呈哮喘持续状态时,应给予吸氧,适当输液,抗感染及纠正酸中毒等。如针灸不能控制病情,宜立即改用其他中西医疗法。

第四节　食管炎

食管炎是指食管黏膜充血、水肿,甚至糜烂、溃疡等炎性改变的疾病。临床以胸骨后烧灼感、疼痛,吞咽困难为主要特征,可分为急性和慢性两类,但以慢性(反流性食管炎和非特异性食管炎)较为多见。

急性食管炎多因口服农药、外用药水、化肥水或强酸、强碱等腐蚀剂而造成急性腐蚀性食管炎,也可以继发于白喉和猩红热的感染之后,但以前者最为常见。腐蚀性损伤多发生于食管生理狭窄部位(中下段),其病理过程与皮肤灼伤相类似,故常常可以从口腔、舌体以及咽喉黏膜的灼伤程度来间接判断食管黏膜灼伤的程度。

慢性食管炎主要因偏食过于干硬、粗糙、冰冷、热烫以及辛辣香燥之品,也与大量饮酒、抽烟、误吃霉烂食物、某些药物刺激、营养缺乏以及慢性口腔、鼻咽部疾患等因素有关。多发于男性青壮年。

一、病因病机

根据食管炎的起因和病理表现,可以从中医的"反胃""噎膈""结胸"等病证予以认识。食管与胃相连,其气也以和降为顺。吞服腐蚀之剂,灼伤口咽、食管,过贪辛辣干硬之品,湿热侵扰,损及食管,均可导致胃失和降,食管气机阻滞,气血运行不畅,故而出现胸骨后烧灼感、疼痛,吞咽困难等症。

二、临床表现

胸骨后有烧灼感、疼痛,疼痛可向胸部、后背或耳后放射,疼痛时间长,且与进食有关,尤其在饮服咖啡、果汁和各种酒类之后加重,且有泛酸现象,服用制酸剂后可明显缓解。病情严重者可出现吞咽困难,尤其在进食干硬食物的情况下更为突出。

若湿热壅滞者,症见胃脘痞满、口干口苦、口臭、小便黄热混浊、大便燥而不爽、舌红苔黄腻、脉弦滑或弦数。肝胃不和者,情志抑郁、胃脘疼痛连及两胁、嗳气泛酸、小便黄、大便不爽、舌红苔白黄而腻、脉弦。脾胃气虚者,面色萎黄、精神困倦、纳差食减、大便溏而不爽、舌质胖大、脉细弱无力。

三、治疗

1.针刺疗法

(1)实证。

1)治则:理气化痰,开膈行瘀。

2)处方:膻中、巨阙、膈俞、胃俞、膈关。

3)加减:湿热偏盛者加内庭、丰隆;情志不畅、肝胃不和、胁肋胀痛者加期门、太冲;吞咽困难加天突、合谷;胸痛加郄门。

4)方义:膻中理气畅中,宣通上焦;巨阙、胃俞通调胃气,以除痰浊。补膈俞、膈关,行瘀而开胸膈。

5)操作:针刺用泻法。

(2)虚证。

1)治则:益血润燥,泻火降气。

2)处方:肺俞、气海、膈俞、足三里、公孙(均补)、劳宫(泻)。

3)加减:食物格拒不入加灸中魁;胸痛引背加大陵、心俞(针刺用泻法);呕逆嗳气加中脘、内关;便秘加照海;短气加气海;肢冷脉微加命门。

4)方义:气海、足三里以降气,补膈俞益血润燥,补肝俞、公孙健脾胃、补中气。

5)操作:针刺用补法。

2.耳针疗法

取神门、胃、食管、膈(双侧)。每日1次,10次为1个疗程。

第五节　慢性胃炎

一、概述

慢性胃炎是指不同病因引起的胃黏膜慢性炎症或萎缩性病变。系常见病,其发病率居各种胃病之首。临床上分慢性浅表性胃炎、慢性萎缩性胃炎和特殊类型胃炎,针灸主要治疗前面两种。慢性胃炎缺乏特异性症状,大多数病人可无症状,或有程度不同的消化吸收不良症状,如中上腹部疼痛不适,食欲减退,饭后饱胀嗳气,泛酸等。萎缩性胃炎可有贫血、消瘦、舌炎及腹泻等。本病病因至今尚未阐明,现代西医学尚无特效治疗药物。

慢性胃炎,中医学归属于"胃脘痛""痞满"范畴。

针灸治疗胃脘痛,早在《阴阳十一脉灸经》中就有记载。至《内经》记述更详,如《灵枢·邪气脏腑病形》指出:"胃病者,腹䐜胀,胃脘当心而痛,上支两胁……取之三里也。"之后,历代针灸典籍,如《脉经》《针灸甲乙经》《针经指南》《针灸大全》《神灸经纶》等,多有载述。虽然胃脘痛包括多种胃部疾病,但应含慢性胃炎在内。

针灸治疗慢性胃炎的现代报道,首见于1954年。由于一直未能探索到有效之法,这之后有关资料很少。至20世纪70年代,应用羊肠线穴位埋植治疗本病,获得一定的效果。大量开展慢性胃炎的针灸治疗则在20世纪80年代之后。在最近30年中,多种穴位刺激之法被应用于本病。应用较多的是穴位注射,也进行针刺、温针灸、针挑、火针、穴位埋植、经络电冲击及耳针等法的治疗。有人还以耳穴变化来诊断慢性胃炎。目前,据报道各种穴位刺激法治疗本病的有效率在80%~90%之间。以单纯性浅表性胃炎疗效为佳。有学者应用循证医学的方法对针灸疗法治疗慢性浅表性胃炎进行Meta分析,结果显示,针灸较之药物治疗慢性浅表性胃炎在临床总有效率、增加胃黏膜血流量,改善胃脘痛、上腹胀、泛酸、纳呆食少等症状及其缓解时间上有优势;对慢性浅表性胃炎且胃镜下表现为中度患者疗效优于轻度及重度。

从古今已积累的经验看,针灸对慢性胃炎中的浅表性胃炎可以作为一种主要的治疗方法,而对萎缩性胃炎则是一种重要的辅助治疗之法。

一、治疗

(一)穴位注射

1.取穴

(1)主穴:肝俞、胃俞、足三里。

(2)配穴:胆囊穴。

(3)胆囊穴位置:阳陵泉穴下1~2寸,有压痛处。

2.治法

(1)药液:黄芪注射液,复方当归注射液,胎盘组织液,维生素B_{12}注射液,维生素C注射液,徐长卿注射液。

(2)操作:上述药液,任选一种,或交替应用。每次一般选两对穴位,以主穴为主,合并胆囊炎者加胆囊穴。用2.5 mL注射器及5号齿科针头,吸入药液后,肝俞、胃俞直刺或向脊柱方向斜刺,足三里、胆囊穴直刺,至得气后,略做提插,使针感强后,推入药液。其中黄芪注射液、复方当归注射液、维生素C注射液,均为每穴0.5~1.5 mL;维生素B_{12}(0.5 mg/1 mL)每穴1 mL;徐长卿注射液每穴2 mL。可隔日一次,3个月为1个疗程,疗程间隔7天左右。

(二)穴位埋植

1.取穴

(1)主穴:阿是穴。

(2)配穴:中脘透上脘、梁门左透右、脾俞透胃俞、足三里、上巨虚。

(3)阿是穴位置:以拇指在腰脊部督脉、膀胱经,上腹部之胃经、肾经处,从上到下按压,压力要均匀,压痛最明显处即阿是穴。一般背部多位于胃俞、脾俞、肝俞、胆俞、至阳、胃仓等穴区;腹部多位于中脘、上脘、巨阙、梁门等穴区。

2.治法

先找阿是穴,如找不到阿是穴,即改取配穴。每次取腹背穴1~2对,下肢穴1对。腹背部穴施以皮肤缝合针埋植法:常规消毒及局麻后,以穿有1号肠线之大三角皮肤缝合针(肠线双折,线头对齐),穿过选定之穴位,并来回牵拉肠线,使局部产生酸麻胀感,再紧贴针眼,剪去表皮外两线头。下肢穴用12号腰穿针注入2 cm左右长之肠线。针孔均盖以消毒敷料。一般为20~30天左右埋植1次,5次为1个疗程,疗程间隔1个月。

(三)体针

1.取穴

(1)主穴:足三里。

(2)配穴:脾胃不和型见脘腹胀满,痛连两胁,嗳气泛酸,或有恶心呕吐,睡眠欠佳,舌苔薄黄,脉沉弦,加期门、内关。脾胃虚弱型见胃脘隐痛,绵绵不已,喜按揉,得食腹胀,纳差乏力,面色苍白,大便先干后稀,苔薄白,舌边有齿痕,脉沉细,加脾俞、胃俞。胃阴不足型见胃脘隐有灼痛,口干欲饮,面色不华,大便干,舌红少苔,脉细数,加幽门、三阴交、章门。

另有脾胃虚寒,症情与脾胃虚弱大致相同,惟得热痛减,喜暖畏寒,取穴亦同。

2.治法

主穴每次必取,配穴据型选用。脾胃不和者,用捻转提插平补平泻法,留针15~20分钟。

脾胃虚弱，先施以紧按慢提补法，然后在针柄上插以2 cm长之艾条温针，留针约30分钟。脾胃虚寒者，行烧山火补法（即三进一退，徐进疾出，反复多次，直至产生热感，要求插针时重而快，提针时轻而慢），留针15分钟，再隔姜灸3～7壮；胃阴不足，施以平补平泻法，留针30分钟。每日或隔日一次，10次为1个疗程，疗程间隔5～7天。

(四)温针灸

1.取穴

(1)主穴：关元、气海、足三里。

(2)配穴：内关、中脘、膈俞、血海。

2.治法

主穴均取，用温针灸法，萎缩性胃炎酌加配穴。用直径0.30 mm，长为25～40 mm的毫针。如取背部穴，可先令患者取俯卧位，以40 mm长的针具斜向脊柱呈45°角刺入，至得气后，用平补平泻手法运针3分钟，不留针；再取俯卧位，继针其余穴位。主穴针之得气后，用成品艾条切成20 mm长艾段，点燃后插在针柄上。可连续施灸两个艾段。其他配穴，直刺至得气后，用补法或平补平泻法运针1分钟，所有穴位均留针30分钟。每日或隔日治疗一次，连续治疗8周为1个疗程。

(五)药罐法

1.取穴

(1)主穴：中脘、胃俞。

(2)配穴：足三里、三阴交。

2.治法

(1)处方组成及药物炮制：曼陀罗60 g、延胡索45 g、桂枝50 g、高良姜45 g，浸泡、水煎、过滤，制成50%灭菌水溶液400 mL备用。

(2)物品准备：取大小不同型号的带双孔抽气玻璃罐。20～50 mL注射器、止血钳、药液、吸取药液的头皮针导管、覆盖水罐的橡皮帽、2～3寸长不锈钢毫针、酒精棉球等，均盛于治疗盘内。

(3)操作方法：每次主穴均取。首先把药液加温至45℃左右。先拔背部，再拔腹部。吸拔时，一手持罐，罐口向下紧扣于穴位，另一手用注射器吸取上述药液20～40 mL，从注入孔中灌注于罐内。在排气孔覆盖橡皮帽，形成负压，然后用止血钳夹紧导管留置30分钟，治疗结束后，左手扶压水罐松开止血钳及橡皮帽，用注射器连接头皮针导管，吸尽罐内药液再以注射器抽去空气30～50 mL。留罐20～40分钟。配穴用针刺法，行针得气后，留针30分钟。每日1次，10次为1个疗程，停治5～7天后，进行第2个疗程治疗。

(六)电热针

1.取穴

(1)主穴：足三里、内关。

(2)配穴：三阴交、合谷。

2.治法

以主穴为主，酌加配穴，双侧均取。选定穴位，常规消毒后，以6号电热针直刺足三里1～

1.5寸,内关 0.5~1寸,然后接通电热针仪,电流量为 60~80 mA,以病人有舒适的温热和酸胀感为度。配穴以毫针行常规刺法,并施提插补法,每隔 10 分钟行针 1 次。均留针 40 分钟。每日治疗 1 次,30 次为 1 个疗程,共 3 个疗程,疗程间休息 3~5 天。

第六节 消化性溃疡

消化性溃疡简称"溃疡病",是指仅见于胃肠道与胃液接触部位的慢性溃疡。由于溃疡主要发生在胃和十二指肠,故又称"胃、十二指肠溃疡"。以周期性发作、规律性上腹部疼痛和上消化道出血为特征。可发生在任何季节(秋冬相对偏多)、任何年龄(青壮年居多,且男性多于女性)。

一、病因病机

消化性溃疡属于中医学"胃脘痛""吐酸""嘈杂"等范畴。若合并幽门梗阻者,属于"反胃""呕吐";合并上消化道出血者,属于"呕血""便血";合并急性胃穿孔者,则类似"结胸"之证。

中医学对本病病因的认识与现代医学基本一致,也明确认识到溃疡病的发生与饮食所伤和情志不畅关系密切。如若饮食不节,饥饱失常,暴饮暴食,损伤脾胃,脾失健运,胃失和降,气机阻滞,则胃脘疼痛。嗜烟酗酒,过食辛辣、干硬、生冷、炙热、油炸等刺激性食物,也可损伤脾胃,导致湿热内生,胃络受损,瘀热搏结,通降失调,则出现胃脘痛、嘈杂、呕吐、吞酸、呕血或下血等。若素体虚寒,或劳倦内伤,或久病不愈,损及脾阳,致中阳不振,则见胃脘冷痛、喜暖喜按、食少便溏等脾胃虚寒证候。若中气不足,脾不统血,气不摄血,也可发生呕血、下血。

如若忧思恼怒,情志不舒,郁而不解,肝失疏泄,横逆犯胃,肝胃不和,气滞中焦则致胃病连及两胁。若证情迁延日久,肝郁化火,则见胃中灼热、口干而苦,甚至热伤血络,迫血妄行,上逆为呕血,下注为便血。若热伤胃阴,又可见胃脘隐痛、口干少津、舌红少苔、饥不欲食等胃阴不足之证。若肝木克伐脾土,致脾失健运,则湿浊内生,中焦气机失畅,脾胃升降失常,胃气反逆于上而见嗳气、呃逆、泛酸、嘈杂、恶心、呕吐等证。若肝郁气滞,久痛入络,脉络受损,气血瘀滞,又可见上腹刺痛拒按,痛点固定不移,呕血逆于上,便血注于下。

二、临床表现

上腹部疼痛是消化性溃疡最主要的表现,疼痛的程度一般不重,疼痛的性质表现不一,如隐痛、胀痛、刺痛、烧灼样痛、饥饿样痛等。但疼痛有节律性的特点,胃溃疡多在食后半小时左右发生疼痛,经 1~2 小时后逐渐缓解;十二指肠溃疡常在餐后 2~3 小时发生,持续不减,直至进食或服制酸剂后缓解,疼痛发作还与季节有关,呈明显的周期性,好发于秋末冬初之季,十二指肠溃疡还有半夜定时发作的特点。疼痛的部位,胃溃疡多在上腹正中或剑突之下或稍偏左;十二指肠溃疡多在脐上或上腹偏右;前壁溃疡疼痛可向同侧胸骨附近放射;后壁溃疡疼痛可放射到背部 11~12 胸椎两侧。少数不典型病人,平时可以没有上腹疼痛的症状,直至溃疡出血后出现了呕血、便血,甚至穿孔时才被发现。

溃疡病除上腹部疼痛外,还常兼有脘腹胀满、嗳气泛酸、恶心呕吐、便秘或腹泻等消化系统的症状。全身症状有多汗、失眠、烦躁、焦虑等。

肝胃不和者,胃脘胀痛连及两胁,嗳气吐酸,甚至恶心呕吐,每因情绪波动而加重,舌苔薄黄,脉弦。胃肠积热者,胃中灼热,口干而苦,口臭,尿黄便结,舌红苔黄,脉数。气滞血瘀者,胃脘刺痛、拒按,食则痛剧,或见呕血、便血,舌紫暗有瘀点,脉涩。食积伤胃者,胃脘拒按,嗳腐酸臭,恶心呕吐,吐后痛减,舌苔厚腻,脉弦滑。脾胃虚寒者,胃脘隐痛,喜温喜按,泛吐清水,神疲乏力,面色无华,舌淡苔白,脉细无力。胃阴不足者,心烦少寐,口干少津,大便干结,舌红少苔,脉细数。

幽门梗阻、胃出血、胃穿孔是消化性溃疡最常见的并发症。

三、治疗

1.针灸疗法

(1)治则:疏通经络、和胃止痛。

(2)处方:中脘、梁门、内关、公孙、足三里。

(3)加减:胃肠积热加内庭、前谷;胃寒和脾胃虚弱加脾俞、胃俞;肝气犯胃加太冲、期门;气滞血瘀加合谷、膈俞;食积伤胃加下脘、建里;胃阴不足加太溪、三阴交;痰湿过盛加阴陵泉、丰隆;嗳气泛酸、恶心呕吐加天突;胃痛剧烈加梁丘;便秘或腹泻加天枢、下巨虚;呕血或便血去中脘加血海、膈俞;急性穿孔加天枢、梁丘;失血性休克加气海、关元、素髎、百会。

(4)方义:针灸中脘、足三里,可温中散寒,行气止痛;内关、公孙为八脉交会穴,以治胃部病证;梁门健脾和胃,消食导滞。

2.耳针疗法

取胃、十二指肠、脾、肝、三焦、耳中、交感、神门、皮质下。每次选3～5穴,常规针刺或施行埋针、药丸按压术。隔日1次,两耳交替。10次为1个疗程。

3.皮肤针疗法

(1)取穴:腹部任脉穴、足阳明经穴、背部第7胸椎至第1腰椎两侧夹脊和足太阳经穴。

(2)方法:先阳后阴,由上至下,循序叩打,各4～5遍,中等刺激,至皮肤潮红为度。每日1次,10次为1个疗程。

第七节 慢性病毒性肝炎

一、概述

慢性病毒性肝炎,又称慢性肝炎,以慢性乙型病毒性肝炎最为常见,也是针灸治疗的主要类型。目前,国内按临床分型,一般分为慢性迁延性肝炎和慢性活动性肝炎两型。前者指急性肝炎病人迁延不愈,病程超过半年者;后者指症状和体征持续1年以上。慢性肝炎,临床主要有乏力、纳呆、腹胀及肝区痛等症状,肝脏大多较正常为大,质地中等,或呈颗粒状或有结节形成。慢性活动性肝炎还可出现肝外多脏器损害。

慢性病毒性肝炎,由于肝区痛是其最常见症状,故中医学将其归入"胁痛"范畴。

针灸治疗慢性肝炎,在古代医籍中亦多归为"胁痛"。胁痛的施治,比较明确与针灸有关的首见于《足臂十一脉灸经》:"足少阳脉:胁痛……皆灸少阳脉。"至《内经》,则有更详细的描述。

在后世的不少医著中,诸如《脉经》《针灸甲乙经》《备急千金要方》《琼瑶神书》《医学纲目》《神应经》《针灸大成》及《神灸经纶》等都有这方面载述。《针灸大成》还特别强调了胁痛的针灸辨治,指出有怒气伤肝、血不归元的胁痛等多种,取穴各有不同。

针灸治疗慢性肝炎的现代报道,始于20世纪50年代。而从70年代起,有关资料逐渐增多。包括各种类型的慢性肝炎,也涉及对无症状乙型肝炎病毒表面抗原携带者的针灸治疗。国内早期多采用穴位注射之法,并发现所选择的药物与疗效有一定关系。20世纪80年代以后,一直至进入21世纪以来,有关临床文献日益增多,以1989—2003年最为集中。除继续以应用穴位注射法为主外,还采取灸法、拔罐、穴位激光照射、耳穴埋针、穴位埋线、穴位敷贴、温针灸等多种穴位刺激法,有不同程度的疗效。国外对针灸诊治慢性肝炎也较为重视。在针灸诊断方面,发现慢性肝炎的病人,某些穴位会产生特异变化。

基本上已经证实,针灸对缓解以至消除慢性肝炎的腹胀、胁痛、疲劳以及食欲缺乏等症状的疗效和对慢性肝炎患者的整体调整作用是肯定的。由于迄今为止西医尚无治愈本病之法,因此,针灸应当作为其重要的一种治法,加以研究和推广。

二、治疗

(一)穴位注射

1. 取穴

主穴:足三里、脾俞、肝俞、三阴交、阴廉。

配穴:期门、中都、胃俞、地机。

2. 治法

药液:丹参注射液、HBsAg-iRNA、维生素 B_1 加维生素 B_{12}、维生素 K_1、干扰素、苦参素、胸腺肽、黄芪注射液。

以主穴为主,疗效不显时酌配或改用配穴。除HBsAg-iRNA仅取阴廉外,余每次取一或两对穴。上述药液,任取一种。每穴注射量:丹参注射液为1 mL、HBsAg-iRNA 2 mg、维生素 K_1 5 mg;每次注射总剂量:干扰素为300~500万U、苦参素2 mL、胸腺肽1.6 mg、黄芪注射液10 mL,维生素 B_1 2 mL(含量100 mg)和维生素 B_{12} 1 mL(含量0.1 mg)混合后,分注于四穴。注射时,用5号齿科长针头,穴位常规消毒后,迅速刺入,慢慢送针,至有较明显的酸胀得气感时,用中等速度推入药液。第1疗程,每日1次;至第2疗程,如症状改善,可改为隔日1次;待各项肝功能正常,症状消失后,宜剂量减半,再巩固1~2个疗程。15次为1个疗程。

亦可配合服用下列方剂:黄芪、麦芽各35 g,羊蹄根、桑椹子各40 g,贯众25 g,丹参、赤芍、郁金各12 g,白术、茯苓、淫羊藿、山楂各15 g,西洋参粉2 g(冲服)等组成,水煮服,每周6剂,3个月为1个疗程。

(二)体针

1. 取穴

(1)主穴:分3组。①至阳、肝俞、阳陵泉;②大椎、气海;③内关、三阴交、太冲。

(2)配穴:足三里、丘墟。

2. 治法

慢性肝炎取第一组,无症状乙型肝炎病毒表面抗原携带者取第二组穴。乙型肝炎患者

ALT持续不降者取第三组穴。酌加配穴。第一组穴操作,至阳穴向上斜刺1寸,肝俞向脊椎侧斜刺,阳陵泉和足三里均直刺1.5寸,以得气为度,留针10分钟。第二组,大椎穴针刺得气后,小幅度持续捻转1~2分钟,以向下传导为佳,不留针。气海穴直刺至局部酸胀,留针30分钟。第三组选0.30 mm×(25~60) mm毫针,采用平补平泻法,留针30分钟。配穴足三里,留针30分钟,每10分钟捻转1次,针后以艾条温和灸5~10分钟。丘墟穴,直刺,得气后施平补平泻法。前两组穴,均为每周针3次;第三组穴,每日针刺1次。均以10次为1个疗程,疗程间停针3~5天。

(三)穴位敷贴

1.取穴

(1)主穴:阿是穴、日月、章门、期门。

(2)阿是穴:肝区或章门穴与期门穴两穴连线中点。

2.治法

(1)敷药制备。

1)乙肝膏方:赤芍、紫草、黄芪、当归、百合、五味子、仙鹤草、乳香、红花、川楝子、香附、青黛、炒鸦胆子、狼毒各等量共研细末,用陈醋、蛋清、蜂蜜按2∶1∶5的比例搅拌呈糊状,文火蒸5遍以上呈黏稠状,摊于麝香追风膏上备用。

2)乙肝散方:姜黄、蒲黄、红花、滑石、栀子,猪肝(焙干)适量,研细末,用乙醇调成糊状,摊于麝香追风膏上备用。

3)桃仁、当归、川芎、丹参、红花、鳖甲、白术、水红花子、冰片。各适量,研末,用食醋调成糊状。一次药膏用量约为30 g。

(2)操作。

第一、二方,两贴方可单独使用,也可交替应用。主穴均贴,每4天换药1次,15~20次为1个疗程。第三贴方,一次贴敷两个穴位,穴位可轮用。于贴敷6~24小时后除去,每日1次,15日为1个疗程。少数病人贴敷后,可能在贴敷处出现小粒水疱,待其自然干瘪后,可重新贴敷,或者更换穴位贴敷。

(四)艾灸

1.取穴

(1)主穴:分两组。①肝俞、脾俞、大椎、至阳、足三里;②期门、章门、中脘、膻中。

(2)位置:太渊穴上3寸。为古人治疸消黄之验穴。

2.治法

采用麦粒灸或药饼灸。可任选一种,亦可交替使用。每次选一组穴,两组交替。麦粒灸法为,取纯艾制成麦粒大小艾炷,先于施灸部位涂少许凡士林或大蒜汁,趁其未干时,将艾炷粘于其上,点燃。当艾炷燃至一半左右,患者感到皮肤发烫或有灼痛时,即用镊子将剩下之艾炷夹去,换新艾炷施灸,以局部皮肤红晕为度。一般每次灸5~7壮。隔饼灸为隔附子饼灸,可用附子切成薄片,亦可将附子研末,以黄酒调和做饼,厚约0.3~0.6 cm。施灸时,用重2 g之艾炷,下衬附子饼和脱脂棉,灸至患者感灼热不可忍时,可略移动附子饼,或另易新炷。每次每穴灸3~5壮,以皮肤出现红晕为度。隔日1次,3个月为1个疗程。一般治疗1个疗程,如未见效,可隔 1 周后续灸。

(五)穴位注射加敷贴

1.取穴

(1)主穴:足三里、阳陵泉、三阴交。

(2)配穴:大椎、肝俞、脾俞、至阴。

2.治法

(1)药液。

注射用水 2 mL。主穴每次均取一侧,行穴位注射。刺入至得气,回抽无血后,每穴注入 0.5~1 mL。每周 2 次,二侧交替。

(2)配穴用敷贴法。敷药制备:斑蝥、丹参、赤芍各 20 g,白芥子、地鳖虫各 10 g,玄参、连翘各 12 g,研末加适量凡士林调成膏备用。每次取两个穴,每穴用药 1 g 贴敷,上以消毒敷料固定,6~12 小时自然起疱,不必放液,让其自行吸收,每周 1 次。

(六)温针

1.取穴

(1)主穴:中脘、气海、足三里、阳陵泉。

(2)配穴:曲池、合谷、三阴交。

2.治法

主穴均取,酌加配穴。采用 0.35 mm×50 mm 毫针,深刺至得气后施平补平泻手法,留针 30~40 分钟,每隔 10 分钟行针一次。取陈艾绒捻成如枣核大的艾炷,裹在中脘、气海、双侧足三里、双侧阳陵泉(有腹水者加三阴交)针尾处点燃,依病情灸 5~7 壮,以患者感热、局部皮肤潮红为度。每日 1 次,15 次为 1 个疗程。停治 3~5 日继续第 2 个疗程,3 个疗程后复查肝功能。

第八节 肝硬化

一、概述

肝硬化是一种常见的由不同病因引起的慢性、进行性、弥漫性肝病,在我国主要由病毒性肝炎引起,在国外,特别是北美、西欧则以慢性酒精中毒常见。分为代偿期和失代偿期两期。早期,即代偿期,可无明显症状,或症状较轻。一般以乏力、食欲减退、右上腹隐痛、腹泻及黄疸、脾大、腹水,肝脏质地偏硬、先大后小等为主要临床表现。现代医学迄今尚无特效药物。

中医无肝硬化病症名,其中肝硬化腹水与中医鼓胀类似。

针灸治疗鼓胀,最早记载见于《内经》。《灵枢·水胀》明确指出:"鼓胀……腹胀身皆大,大与肤胀等也。色苍黄,腹筋起,此其候也。……先泻其胀之血络,后调其经,刺去其血络也。"后世医著如《针灸甲乙经》《针灸资生经》《神应经》《神灸经纶》等,多有载述和发挥。

近代针灸治疗本病,在 20 世纪 20 年代初曾有针刺治疗单腹胀症的文章,但明确提出对肝硬化进行针灸治疗的报道,则见于 50 年代中期。之后,国内外虽均有关于肝硬化的临床观察和实验研究,但所积累的病例数较少,且主要应用于早期肝硬化。穴位刺激方法亦不多。至20世纪90年代,出现了穴位敷贴法,并迅速引起针灸界的重视,近20年来大量的临床报道见诸于各地医学刊物。当然,目前敷贴物还多是单方或验方的临床经验总结,存在优化和规范问题,特别是缺乏随机对照等严格设计的规范临床研究。这一问题,同样存在于用于治疗肝硬化的其他穴位刺激疗法,诸如针刺、艾灸、穴位注射等,故尚难揭示其针灸治疗规律。

从已积累的经验看,针灸对本病可作为一种重要的辅助治疗方法,因此,本节所述疗法均要求和中西药物同时应用,以发挥协同作用,提高临床疗效。

二、治疗

(一)穴位敷贴

1.取穴

(1)主穴:期门、神阙。

(2)配穴:章门、日月、阿是穴。

(3)阿是穴位置:肝脏、脾脏局部。

2.治法

(1)敷药制备。

1)软肝膏:黄芪、当归、生地、熟地、柴胡、桃仁、三棱等研末,配制成膏药,膏药摊在8 cm×8 cm不吸水的棉纸上备用。如伴腹水,另加甘遂末1 g于膏药上。

2)逐水消臌散:甘遂、大戟、三棱、莪术、地鳖虫、木香、玄参、地龙各10 g,白芷、白花蛇舌草、生大黄各30 g,蜈蚣1条,天南星、全瓜蒌各15 g。加减:水肿甚,腹胀满者加泽漆30 g,蟾蜍皮10 g;腹胀明显而腹水较少者加枳实、青皮、陈皮各20 g。上药研为细末,放入10 cm×10 cm的布袋中备用。

3)红花、姜黄、赤芍、紫草、山栀、川楝子、香附、猪肝(焙干)各等量,研细末,用蜂蜜和75%乙醇按2:1的比例调成糊状,加入少许月桂氮䓬酮透皮促进剂。贮棕色瓶备用。

操作:方之一软肝膏,仅取主穴患侧,将膏药贴在期门和神阙穴区。可令患者每日自行换药1次,3个月为1个疗程。方之二逐水消臌散,用食醋和匀后放入专用电饭煲内蒸热,趁热贴敷于主穴并加配穴2个,每次贴敷30分钟,每日两次。若药粉冷却后可以再次加温。7天为1个疗程,每个疗程结束后停敷两天,再进行下一个疗程,腹水消失后停用。方之三以章门穴为主穴配以日月穴和期门穴。一般仅取一穴。敷贴时将上述药膏摊在麝香膏的黏性面(约4 cm×6 cm大小范围内),贴于章门穴,6天换一次,15次为1个疗程。有些病人贴敷后会出现小水疱,可换贴配穴,待主穴的水疱自然干瘪后再贴。

(二)针灸

1.取穴

(1)主穴:肝大新穴、三阴交、曲池、肝俞、阳陵泉、中脘、章门、足三里。

(2)配穴:心悸失眠加内关、神门,尿少加阴陵泉、关元,纳差加胃俞,腹水加肾俞、水分、三阴交。

(3)肝大新穴位置:足背侧第3、4趾间的凹陷处。

2.治法

每次取主穴3~4个,据症酌加配穴。肝大新穴针法:穴区消毒后,用1寸毫针刺入5分,轻度刺激,留针10分钟。背部穴,针刺得气后,轻刺激施补法1分钟,即去针,腹部穴宜留针15~20分钟,用平补平泻法,四肢穴以中等强度的刺激,施平补平泻法2分钟之后,留20~25分钟。留针期间,每隔5分钟,行针1次。针后在气海、关元、肝俞,用艾条熏灸或太乙神针灸半小时,以局部出现红晕为度。隔日1次,15次为1个疗程,间隔5~7天,继续下一疗程。

在针灸治疗过程中,可配合服用下列中药:柴胡15 g,白术25 g,茯苓25 g,生地30 g,山萸肉10 g,枸杞子30 g,赤芍25 g,丹参30 g,炙鳖甲40 g,白花蛇舌草50 g,生牡蛎20 g,甲珠15 g,重楼15 g,半枝莲25 g,三棱15 g,莪术15 g。每日1剂,水煎成400 mL,早晚分服。

(三)穴位注射

1.取穴

(1)主穴:足三里。

(2)配穴:委中、三阴交。

2.治法

(1)药液:华蟾素注射液、呋塞米注射液、苦参素注射液。

(2)操作:以主穴为主。取双侧足三里穴位,以一次性注射器吸取华蟾素注射液5 mL或苦参素400 mg,用左手拇、示指固定穴位,右手呈握笔状执注射器与皮肤垂直,快速刺入1.5~2.0 cm,做小幅度提插,待有酸、麻、重、胀等任何一种感觉时,即将针尖稍提回抽无血后,把药液缓缓注入,每侧穴各注入华蟾素注射液2.5 mL或苦参素200 mg,每日1次,存活者坚持3个月一疗程。备用穴,主要用于治疗肝硬化腹水,多取委中,效不佳时可改三阴交。取一侧配穴常规消毒,用注射针快速刺入,上下提插,注意手法要轻,不可伤及主要神经或血管,得气后回抽无血,注入呋塞米10~40 mg,出针后按压针孔勿令出血。每日1次,左右两侧委中或三阴交交替注射。

(四)隔物灸

1.取穴

(1)主穴:①神阙;②中脘。

(2)配穴:足三里、三阴交、水分。

2.治法

主穴每次取1个穴,配穴据症酌加。第一组穴,采用隔膏药灸法:以健脾软肝膏(党参、白术、桃仁、郁金、薄荷、鸡内金等,研粉制成膏药)敷于脐中,用量与腹面平,上用纱布或肤疾宁覆盖。然后点燃艾条,以温和灸法熏灸敷药处15分钟,以热力直达穴区为佳。每天灸3次,48小时换贴膏药1次,一般以治3个月为1个疗程。第二组穴及配穴可用隔姜艾灸法,法同上。

(五)穴位离子导入

1.取穴

主穴:期门、肝俞。

2.治法

(1)药液:软肝煎浓煎剂(由鳖甲、郁金、丹参、莪术、茵陈、白术组成)。

(2)操作:患侧主穴均取。用两块浸透中药的衬垫(由 10 层无菌纱布制成,大小为 10 cm×10 cm),分别置于两穴,再在衬垫上和两穴对侧分置正负电极板,电极板分别接 VLH-6100 光电离子治疗仪的正负输出极。电流强度 0.3 mA/cm^2,每次治疗 30 分钟。每日 1 次。15 天为 1 个疗程,间隔 1 周进行下 1 个疗程,共治疗 3 个疗程(45 天)为一阶段。

(六)电针

1.取穴

主穴:足三里、中脘、内关、百会。

2.治法

上穴均取,进针后患者有酸、沉、胀、麻感,医者感觉针下有沉紧感为得气。得气后单侧接 WQ-6F 型电针治疗仪,等幅,固定频率 F1=80 次/秒,变动频率 F2=120 次/秒,电量以穴位局部见肌肉轻微抽动,患者能够耐受的最高限度为宜,留针 40 分钟。每日 1 次,2 周为 1 个疗程。

第九节　急性细菌性痢疾

一、概述

本病系由志贺菌又称痢疾杆菌所引起的急性肠道传染病。急性细菌性痢疾(下简称急性菌痢)的临床表现为:起病急,腹痛,腹泻与坠胀,每日大便数次至 10 余次,混有黏液、脓、血,可伴发热,左下腹压痛及恶心呕吐,食欲减退等。分为普通型、轻型和中毒型。其中,中毒型菌痢,发病更为急骤,多见于 2～7 岁儿童,可迅速出现高热、嗜睡、惊厥、昏迷与呼吸循环衰竭,须及早救治。

针灸治疗本病,现代较早的报道见于 20 世纪 50 年代初,至 50 年代末,已应用针灸、电针、穴位注射等多种方法治疗,并进行较大样本的观察。特别值得一提的是,当时还创制了一种穴区刮疗法抢救中毒型菌痢,在降热、止痉、恢复呼吸循环衰竭等方面,取得了较好的效果。

20 世纪 80 年代以来,大量临床资料证实,针灸对本病确有显著的效果,有人曾统计针灸治疗 2 199 例病人,治愈率竟达 92.5%。通过对照观察,发现用针灸治疗急性菌痢,其临床症状消失时间及大便细菌转阴率均优于西药组。在不同菌型感染的痢疾中,以福氏菌型痢疾针灸疗效最好。目前常用的治疗方法有体针、刺血拔罐、穴位注射、耳针、艾灸及头针等。但以体针法的效果更为确切。

关于针灸治疗急性菌痢的机制,也做了很多工作。尽管目前还没有完全弄清,但不同实验研究已经表明:针灸可增强患者的免疫能力,以体液免疫功能(包括特异性和非特异性)增强最为明显;还能抑制菌痢患者肠蠕动亢进,纠正生理功能紊乱和物质代谢障碍。

二、治疗

1.体针

(1)取穴。

(1)主穴:天枢、上巨虚、足三里。

(2)配穴:高热加大椎、曲池,呕吐加内关、中脘,里急后重加关元、长强,抽风惊厥酌选水沟、十宣、印堂,呼吸衰竭酌选素髎、内关、涌泉、太冲,循环衰竭酌选百会、水沟、十宣、素髎。

(2)操作:主穴每次取两穴,其中上巨虚与足三里可交替轮用。配穴据症情选用。

普通型治法以泻法为主。针刺略深,得气后,紧提慢按结合捻转反复运针,刺激强度可适当增大。留针30~60分钟,留针期间宜多次运针,增强针感。重症每8小时针1次,轻中症可日针1~2次,症状缓解改为每日1次,直到痊愈。本病针刺恢复较快,不须计疗程。下同。

中毒型治法除用上法外,应抓住退热、止痉两要点。退热,大椎、曲池均以三棱针点刺出血,一般病初起用大椎,热久者加曲池;止痉,亦宜刺血。

(3)疗效:

急性菌痢针灸治疗治愈标准:①临床自觉症状完全消失,大便成形;②大便镜检三次阴性;③细菌培养阴性。

以上法治疗本病2 899例,治愈率在90%~100%。

2.电针

(1)取穴:

(1)主穴:天枢、足三里、神阙。

(2)配穴:气海、曲池、压痛点。

(3)压痛点位置:令患者取仰卧位,用拇指从患者双侧内踝前沿足太阴脾经走行用力均匀地按压,患者感觉酸重疼痛较其他部位特殊之处即为压痛点。一般在三阴交、地机、阴陵泉三穴或三穴上下一横指处。

(2)操作:主穴为主,酌加配穴。主穴天枢、足三里,以28号毫针快速进行,提插捻转强刺激,通以脉冲电,频率5~10 Hz,电流强度以患者能耐受为度,用连续波。留针30~60分钟。神阙穴拔罐10分钟。配穴,用毫针直刺1.5寸,得气后,每10分钟捻转1次。留针时间同上。一般每日1次,重者每日两次。5~10次为1个疗程。

(3)疗效:共治1 471例,1个疗程治愈及显效1 344例,占91.4%。余127例转入药物治疗。

3.刺血

(1)取穴:阿是穴,即脐周1 cm处。

(2)操作:令患者仰卧,以三棱针做对角刺,刺入皮肤2~3 mm深,以出血为宜,用闪火法将直径为4 cm的玻璃火罐拔在穴处,留针15~20分钟。每日1次。不计疗程。

(3)疗效:共治135例,均在4次内治愈。

4.穴位注射

(1)取穴:

(1)主穴:天枢、上巨虚。

(2)配穴:足三里、关元、气海。

(2)操作:以下药液,任选一种,维生素B_1注射液、25%葡萄糖注射液、当归注射液、注射用水。

每次选2~3穴,仅取一侧。按穴位注射要求,针刺入穴,得气后略做提插,加强针感,回抽无血,每穴按不同药物注射剂量,分别注入0.5～1 mL。其中,注射用水初次每穴注入 0.5 mL, 1 小时后再注入1～2 mL,以后均每日 1 次,重者每日可两次,左右交替。

(3)疗效:统计108 例,治愈率达100%,平均治疗 8.2 天。

5.耳针

(1)取穴:

(1)主穴:大肠、小肠、直肠下段。

(2)配穴:皮质下、交感。

(2)操作:以主穴为主,效不明显加配穴。每次选 2～3 穴(单侧)。寻得敏感点,毫针刺入,快速捻转,尽量用患者能耐受的较强刺激,留针 15～45 分钟,并间断地做持续运针,直至患者便意及腹痛明显减轻或消失。症状重者,每日 2～3 次,待控制后改为每日 1 次。亦可在上述耳穴穴位注射维生素 B_1 注射液,每穴 0.1 mL,每日 1 次,左右交替,双侧轮用。

(3)疗效:治疗 110 例,治愈率在 90% 左右。

6.其他措施

中毒型菌痢,病情危重。除针灸外,尚须积极采取必要的护理,输液(纠正脱水、酸中毒)、吸氧,给予呼吸兴奋剂、脱水剂及支持疗法等措施。如针灸效果不显,应立即改用其他中西医疗法。

第十节　疟疾

一、概述

疟疾是疟原虫引起的传染病。临床表现为典型的间歇性寒热发作,突起寒战,高热,头痛,口渴,面色潮红,出汗等以及脾大,贫血。恶性疟临床症状较复杂而多样,如有凶险发作的倾向,可出现特别严重而危险的临床表现,可分脑型、肺型、胃肠型等。

针灸治疟,现代报道最早见于1923 年,文中讨论了多种刺灸之法。至 1957 年,有人已对 9 篇文章共 191 例患者的治疗情况做了初步总结,单用针灸一法,有效率达 83.8%,并发现对间日疟效果较好,恶性疟和混合疟则较差。20 世纪 60 年代起,各种针灸变革之法如电针、耳针、膏药贴穴等开始应用于治疟,使疗效有所提高。20 世纪 90 年代以来,还进一步对针灸治疗小儿疟疾及疟疾的一些并发症进行了观察,如最近有报告,针刺对恶性疟疾所致的疼痛症状效果显著。从总的情况看,针灸治疗间日疟的有效率在 90% 以上,耳针效果略低于体针。恶性疟疗效大致与间日疟相近,经与目前临床应用的西药对照观察,发现对恶性疟治愈率两者相仿,而西药副作用较大。当然,一般认为针灸适用于恶性疟的轻型发作型,若凶险发作型必须配合药物。

二、治疗

1.体针

(1)取穴:

1)主穴:分两组。①大椎、陶道、间使、后溪、百虫窝。②疟门,四缝。

2)配穴:肝俞、膈俞;头痛加风池、太阳、印堂,腰背痛加肾俞、大肠俞,肢痛加臂臑、曲池、环跳、阳陵泉,胃肠道症状明显者加天枢、足三里,高热加中冲、涌泉,厥冷加关元、神阙。

3)疟门穴位置:在中指与无名指歧骨凹陷部,即第4、第5掌指关节前陷中。取穴时嘱患者两手四指并拢,做轻力握拳式。

(2)操作:一般仅取第一组主穴,效不显时可加用或改用第二组穴的疟门穴,小儿患者可仅取四缝穴。恶性者据症加配穴。多在发作前2～3小时治疗。大椎、陶道针刺深度1寸左右,以取得酸、麻、胀或窜走感为度,得到感应即行退入无感觉区,切忌深刺入脊髓腔及深部留针。疟门穴针法:医者以左食(示)指做押手固走穴位,常规消毒后,针尖向掌心以15°角刺入,徐徐进针8分至1寸深,得气后施以泻法,待针感强烈,留针20～30分钟(据症可适当延长时间)。留针期间每隔5～10分钟捻针1次,以维持针感。四缝穴刺法:常规消毒皮肤后,医者以左手逐个将患儿近端指关节捏紧,用28号毫针0.5寸点刺约1分深后出针,挤出少许淡黄色透明液体或血液。其余穴位用常规针法。留针30～60分钟,每隔5～10分钟,运针1次;亦可持续捻转提插20分钟后去针。补泻随症而施,如先寒后热者,宜先补后泻;先热后寒者,则先泻后补。如为疼痛症状,可平补平泻。刺激强度按体质与症情而定,以稍强为宜。恶性患者,胃肠症状明显采用平补平泻,针后以艾条熏灸,直至穴区皮肤潮红。高热采用透天凉手法,对中冲、涌泉用三棱针刺出血。厥冷采用烧山火手法,艾炷隔盐灸神阙。上法每日1～2次。

(3)疗效:

疗效评定标准:痊愈:发作日针刺1～2次(逐日针刺5次),发作停止,血检疟原虫连续2～3次(每日1次)阴性者。近控:发作日针刺1～2次(逐日针刺5次),发作停止,血检疟原虫阳性者。无效:发作日针刺3次(逐日针刺5次)仍发作。以上法治疗677例,总有效率(痊愈和近控)93.5%。恶性疟患者263例,有效率81.0%。另有恶性疟疾所致的疼痛110例,痊愈89例,显效21例,总有效率达100%。

2.耳针

(1)取穴:

1)主穴:皮质下、内分泌、肾上腺。

2)配穴:神门、脊旁压痛点。

3)脊旁压痛点位置:在胸椎两侧寻找,多位于胸4至胸6椎旁,触压胀痛明显处即是。

(2)操作:于发作前2小时治疗,一般仅用主穴。刺入耳穴后,反复捻针1～2分钟,行较强的刺激,并留针至预计发作后1～2小时(发作时间的预计可按前1次发作时间推算)。留针期间,每隔10分钟捻针1次。为了加强疗效,可加配穴。脊旁压痛点,以2寸长毫针略偏向脊柱进针,得气后留针,留针时间同上。

(3)疗效:耳针治疗间日疟118例,有效率为78.43%～85%。

3.其他措施

(1)发作时卧床休息,多饮水。

(2)如为恶性疟,除可用体针法治疗外,尚须配合中西医疗法,包括输液、抗惊厥、脑水肿脱水剂的给予等。

第十一节 原发性高血压

一、概述

高血压病是一种以动脉血压升高为特征,可伴有心脏、血管、脑和肾等器官功能性或器质性改变的全身性疾病。高血压病是最常见的心血管疾病之一。据卫生部门统计,近年我国35~74岁的人群中,仅此年龄段的高血压患者就有约1.3亿。这个数字还在不断增长之中。

中医古文献中无高血压病的名称,但有关高血压病症状的记载,散见于"眩晕""头痛""肝阳""肝风""中风"等论述中。

在我国的古医籍中,记载应用针灸之法治疗与高血压病相类似证候的条文,最早见于《内经》。如《灵枢·寒热病》提到"阳迎头痛,胸满不得息,取之人迎"。现代,人迎穴仍是治疗高血压病的重要穴位之一。晋代的《针灸甲乙经》也有类似的记载,症状描述较《内经》细致,以单穴为主。至宋代,对这类证候的治疗开始用多穴组方。到了明代,随着传统针灸学的日趋成熟,在组方上从以局部取穴组方为主进而以远近取穴配伍为主。

针灸治疗高血压病的理论和实践基本上是最近50多年积累起来的。针灸治疗本病的现代报道,首见于1953年。至20世纪50年代中后期,就有包括针刺、艾灸、穴位注射、皮肤针多种穴位刺激法应用于高血压病的临床治疗,除了个案外,不少是多病例观察资料。而且对针刺人迎穴、艾灸百会的降压效果进行了较深入的观察。从20世纪60~70年代,一些新的穴位刺激法不断加入防治高血压病的队伍,并且逐步总结出一批在调整血压上有相对特异性的穴位,如人迎、曲池、足三里等,也提炼出一些有可重复性的有效穴方。从20世纪80年代迄今的近30年,是针灸治疗高血压病最富成效的时期,进行了更为客观的大样本多指标对照观察。同时,对具有降压作用的穴位、处方及针刺手法进行了不断的优化和筛选。

近60年来的工作表明,针灸对高血压病的效果是肯定的,主要表现在:针灸对高血压病各期患者的即时降压效果肯定,而且存在具有降压作用相对特异性的穴位(包括体穴和耳穴)。针灸降压的近期效果也令人满意。针灸更具有改善症状和良好的保护靶器官作用。首先,针灸能明显消除和改善高血压病患者的多种症状,诸如头痛、眩晕、记忆力减退、疲乏等。同时,早期应用针灸,能有效地保护脑、心、肾等靶器官,使其避免受损。

但目前,仍存在以下不足:针刺远期降压疗效不够确切;临床疗效判定标准不统一和取穴不一致;针刺降压的手法计量学研究不够深入等。

二、治疗

(一)体针

1.取穴

(1)主穴:①人迎、曲池、太冲、合谷、足三里;②百会、风池、悬钟、束骨、关元。

(2)配穴:头痛、眩晕加行间、阳辅;心悸、气短加内关、大陵;失眠、健忘加涌泉、神门;便秘、肢麻加二间、商丘。

2.治法

主穴每次仅取一组,可单用一组,也可轮用。配穴据症而加。每一主穴操作如下。每次主穴均取,酌加1~2个配穴。治疗时患者最好取仰卧位,枕头略高,使颈部悬空,四肢舒展。

(1)第一组穴。人迎:患者平卧,双侧均选。取准穴位,避开动脉,用0.22 mm×40 mm之不锈钢毫针,刺入1~1.5寸左右,针柄动摇如脉搏样,得气后略做小幅度提插捻转1分钟左右,留针。曲池:取双侧。用28号3寸毫针向小海穴方向直刺,根据患者胖瘦确定进针深度,一般为2~2.5寸,得气后施捻转提插手法,使针感上传至肩,下行于腕,运针1~2分钟后留针。合谷、太冲,直刺进针1寸。足三里,直刺使针感往足部放散。百会穴用2寸毫针刺入1.5寸,捻转200次/分,持续3分钟后静留。风池穴针尖向鼻尖斜刺,深度为0.8~1寸。

(2)第二组穴。束骨:取双侧。向小趾端斜刺0.5寸,得气后,施提插捻转泻法,留针。悬钟:取双侧。针刺前先静卧10分钟。以1.5寸毫针刺入穴内1.2寸左右,针刺得气后用平补平泻手法,留针。关元:针刺前嘱患者排尿,以免刺伤膀胱。取30号2寸毫针,根据病人身体胖瘦,针尖稍向下,垂直刺入1~1.5寸,行小幅度反复提插,促使针感传至外生殖器,并继续行针半分钟左右留针。手法上,除头部穴位施以捻转法外,余穴均施以提插捻转泻法,中等刺激,手法轻捻转加震颤,以患者有明显酸胀感,但可忍受为宜。尽可能激发感传向近心端放散,每次留针20~30分钟,留针期间每隔5~10分钟行针一次,持续30秒钟。隔日一次或每周两次。配穴可按常规针刺。留针时间30~40分钟,每10分钟行针1次。隔日一次或每周两次。

(二)艾灸

1.取穴

(1)主穴:百会、涌泉、曲池。

(2)配穴:心、神门、肝、肾、内分泌(均为耳穴)。

2.治法

以主穴为主,可独用其中一穴也可三穴轮用。主穴效不显时可加用或改用配穴。每次只选1~2个穴,双侧穴两侧均取。灸百会时取坐位,行雀啄灸法:艾条点燃后,从远处向穴区接近,当患者感觉烫为1壮,然后将艾条提起,再从远端向百会穴接近,如此反复操作10次即可停,灸壮与壮之间应间隔片刻,以免起疱。其余穴位均为温和灸,可双侧同时进行。令患者取仰卧位,将点燃之艾条置于距穴2~3cm处施灸,以患者感温热而不灼烫为度。每次灸15~20分钟。上述灸法,均为每日1次,7~10次为1个疗程。效不显著可加用配穴,以王不留行籽贴压,每4小时自行每穴按压1分钟,每次一侧耳,双耳交替,每周换贴1次。

(三)拔罐

1.取穴

(1)主穴:①大椎;②督脉,膀胱经在背、腰、骶部全部穴位。③肩井、风池、膈俞、膻中、肝俞、筋缩、肾俞。

(2)配穴:神道、心俞、中极、中府、章门、期门。

2.治法

每次任选一组。三组可单独用,也可轮用。配穴酌加。配穴一般采用闪火拔罐法,主穴操作如下。

(1)第一组用针罐法:患者正坐垂头,以28号2寸针针尖向下直刺大椎穴,进针约1~1.5寸,略做提插,至出现下窜针感时,在针柄上放一蘸有95%酒精棉球,点燃扣上一大号玻璃罐,吸拔15~20分钟。

(2)第二组穴用走罐法或排罐法。患者取俯卧位。如用走罐法,应先在患者背部涂上润滑液或凡士林,并用玻璃罐罐口将其涂匀。以闪火法将大号或中号罐吸于所选穴处,右手推罐沿督脉和膀胱经的走向,上下行走,一般每条经脉往复行走10~30次,至所吸拔范围明显潮红为度。取罐后,以消毒敷料擦净背部。如采用排罐法,可用玻璃罐或真空抽吸罐,每次可拔罐10~25个不等。每罐吸着时间3~5分钟,其中抽吸罐吸着的罐内压力以控制在400~600真空度之间为佳。以吸拔部位潮红或瘀紫为度。

(3)第三组穴用刺络拔罐法:患者取卧位或坐位,充分暴露穴区。每次主穴,少则取3~5个,多者全取,酌量加2~3个配穴。在所选穴位上以一次性七星针中度或重度叩刺数分钟,直到皮肤有明显出血点,出血面积略小于罐口,再以抽吸罐或玻璃罐(用闪火法或投火法)吸拔火罐。每次5~10分钟。出血量少则3~5 mL,多则10~20 mL。拔罐的数目和每罐的出血量,一般根据患者的病情和体质而定。有毛发的部位如风池穴,则要剃除毛发。少数病人开始治疗时罐中出血量较少,甚至不出血,这是瘀血阻塞严重的表现,随着叩刺次数的增加,瘀血才能渐渐被吸出,出血量渐多,随着病情的好转,出血量又会渐渐减少,直至吸不出。

上述三种拔罐法,前两种方法可隔日一次或每周两次,刺络拔罐法可5~7天一次。均以7~10次为1个疗程。

(四)穴位敷贴

1.取穴

主穴:神阙、涌泉。

2.治法

敷药制备:有以下5种:①脐疗粉:吴茱萸、川芎各等分,研成极细末,备用;②脐疗膏:取附子、川芎、三棱等药适量,研末,制成膏药备用;③吴茱萸研细末,备用;④桃仁、杏仁各12 g,栀子3 g,胡椒7粒,糯米14粒,捣烂,备用;⑤吴茱萸、川芎、牛膝各等分,混合研末,密贮备用。

每次选取一主穴。神阙穴,一般用第一、二敷方,其中,脐疗粉每次取5~10 g,纳入脐中,外用消毒敷料包扎;脐疗膏取适量,敷于脐中,以桑皮纸和医用胶布固定。上法,均为每周敷贴2次。涌泉穴,用第三、四、五敷方。均于每晚临睡前先用温水洗净足底部,再行敷贴,每次用一侧穴区,两足轮用。第三方,每次取15 g,用醋调后贴敷;第四方,取所述剂量,加入鸡蛋清1个,调成糊状后敷贴;第五方,取药粉5 g,加入适量白酒及米醋和匀,均用消毒敷料及医用胶布固定,至次日晨取下,每日1次。穴位敷贴,可以10~15次为1个疗程。一般要求3~5个疗程。

(五)耳穴贴压加刺血

1.取穴

(1)主穴:降压沟、交感、缘中、心、神门、肝、肾上腺。

(2)配穴:耳尖。

2.治法

主穴每次选 4～5 穴。取一侧耳,先用耳穴探测仪探寻敏感点,以酒精消毒耳郭,并反复按摩。再将医用胶布或麝香镇痛膏剪成 0.6 cm×0.6 cm,王不留行籽或磁珠 1 粒放在胶布中央贴于耳穴上,反复按压 3～5 分钟,患者觉耳郭发热发麻。嘱患者每日自行按压耳穴 3～5 次,每次每穴(可数穴同按)1 分钟。

对侧可用刺血法。耳尖刺血法:先用手指按摩耳郭使其充血,取患者单侧耳轮顶端的耳尖穴,经碘酊和酒精消毒后,左手固定耳郭,右手持一次性采血针对准施术部位迅速刺入约 1～2 mm 深,随即出针,轻按针孔周围,使其自然出血,然后用消毒干棉球按压针孔。双耳交替放血。临床上刺血治病的出血量,一般根据病情、体质而定。大概每侧穴位放血 5～10 滴,每滴如黄豆般大小。降压沟刺血法:患者取卧位,对耳后降压沟之皮肤常规消毒后,左手固定耳郭,右手持消毒三棱针对准穴区可见之静脉快速点刺,让血自然流出或用手指挤压以助出血,边挤边用酒精棉球拭之,待血色由黯红变清淡或挤不出血时方止,以干棉球按压针孔。上法均为每次一侧耳穴,双耳交替施治。

上法,两耳交替治疗。1 周治疗 3 次,12 次(1 个月)为 1 个疗程,疗程间隔 1 周。

(六)割治

1.取穴

(1)主穴:胸 3～5 夹脊穴、心俞、肺俞、厥阴俞。

(2)配穴:天宗、肩髃、曲池、足三里、合谷、太冲。

2.治法

先取主穴,由上而下取。如治 2 个疗程无效,取配穴,亦自上而下取。常规消毒后,每穴皮内注射 2% 普鲁卡因 0.1 mL,然后用 6 号针头刺入皮下 0.2 mm,转向上沿皮刺入 0.5 cm,再把针尖挑出皮外,看到针尖后挑起皮肤,用手术刀沿针尖切开,不缝合,常规包扎。每次选穴宜少于 10 个,穴位交替轮用。隔日一次,4 次为 1 个疗程,疗程间隔 10～30 天,一般治疗 3～10 个疗程。

(七)平衡针法

1.取穴

主穴:降压穴,即内踝最高点直下 4 cm 左右。

2.治法

患者取仰卧位,暴露双足,局部常规消毒。选定穴位,双侧同时取穴。针具采用 0.35 mm×75 mm 无菌性针灸针。直刺进针,针刺深度 0.3 cm,行提插针刺手法,宜刺及足底内侧神经,使有触电式针感。每日针刺 1 次,连续治疗 21 日为 1 个疗程。

第十二章 中医康复疗法

第一节 中医心理康复法

中医心理康复法,传统称之为情志疗法,是康复工作者运用中医心理学的理论和方法,通过语言或非语言因素,影响或改善伤残病给患者带来的不良认知和异常情志、行为反应,使形神调和,以减轻功能障碍,促进患者全面康复的一类康复方法。

中医学对心理现象的认识,集中在情志学说之中。感物而动于心者曰情,"意已决而卓有所立者曰志"(《类经·三卷·本神》)。情志是人对感受到的客观事物是否符合自身需求而产生的内心体验和意志过程,即包括认知、情绪、情感、意志在内的心理过程。关于心理康复,我国古代医家早已有了深刻的认识并付诸临床实践,所提出的形神统一理论正是世界上最早的身心医学概念。中医学认为,人体是一个形、神相互为用、相互制约的统一体。在病理状态下,形伤可引起情志失调,精神情志的失调又可加重形体损伤。正如《景岳全书·郁证》中所述"凡五气之郁,则诸病皆有,此因病而郁也;至若情志之郁,则总由乎心,此因郁而病也"。情志和疾病之间存在着"因病而郁"和"因郁而病"的相互关系。

在躯体遭受伤病致残后,患者的心理通常要经历震惊、否认、悲痛、抑郁或愤怒、过分依赖,直至适应等几个阶段。而在慢性康复期,由于长期的病痛折磨和社会适应困难,其心理状态更是复杂多样。这些心理反应直接影响着患者的康复,若不能到达最后的适应阶段,则必然导致病损残疾的加重,甚至危及生命。因此,心理康复在整个康复医疗过程中都具有举足轻重的作用。自古以来中医学即强调,医者必须充分重视心理因素才能有效地帮助患者康复,正所谓"医者意也,善于用意,即为良医"(《千金翼方·针灸》)。

中医心理康复法主要包括情志相胜法、情志引导法、行为疗法和色彩疗法等。

一、情志相胜法

情志相胜法是根据阴阳五行的制约关系,用一种情志纠正其所制约的另一种情志的异常活动,从而改善或消除这种异常情志所导致的身心障碍,又称以情制情疗法,这是中医心理治疗中最系统、最具特色的心理康复法。按其所依据的理论不同,情志疗法可具体分为五志相胜疗法和阴阳情志制约法两类。

(一)五志相胜法

根据五行制约关系确立的情志相胜法,即五志相胜法。五志归属五行,构成了悲——金、怒——木、思——土、恐——水、喜——火的对应关系。情志相胜的思想源于两千多年前《素问·阴阳应象大论篇》,曰:"怒伤肝,悲胜怒,……,喜伤心,恐胜喜,……思伤脾,怒胜思,……忧伤肺,喜胜忧,……,恐伤肾,思胜恐。"金元医家张子和在《儒门事亲·九气感疾更相为治衍二十六》中又做了进一步的详细阐述:"悲可以制怒,以怆恻苦楚之言感之;喜可以治悲,以谑浪亵狎之言娱之;恐可以治喜,以恐惧死亡之言怖之;怒可以治思,以污辱欺罔之言触之;思可以治恐,以虑彼忘志此之言夺之。"使之广泛应用于临床。

1. 悲胜怒

通过引发患者的悲忧情绪来纠正其愤怒太过的方法。本法常用于兼有情绪亢奋的病证,如眩晕、狂证、痫证等。

2. 喜胜悲(忧)

通过语言、影视等方法使患者喜笑颜开来克制其悲哀太过的方法。临床上各种悲哭证、脏躁证和由悲哀过度所致的病证都可以使用喜法治疗。《儒门事亲·内伤形》记载:"息城司侯,闻父死于贼,乃大悲哭之。罢,便觉心痛,日增不已,月余成块,状若覆杯,大痛不住,药皆无功。议用燔针炷艾,病患恶之,乃求于戴人。戴人至,适巫者在其旁,乃学巫者,杂以狂言,以谑病者,至是大笑不忍。回面向壁,一二日,心下结块皆散。戴人曰:《内经》言,忧则气结,喜则百脉舒和。又云:喜胜悲。"

此外,凡心理障碍表现为抑郁、低沉等病证也可应用此法。但表现为亢奋、狂躁的病证禁用;出血证、疝气、脱肛、妊娠等,均不宜用喜法引起大笑。

3. 恐胜喜

通过危言使患者恐惧来收敛其因过喜而耗散的心神,恢复心神功能的方法。常用于喜笑不休、心气涣散的病证和因过喜而致的情志失调。

4. 思胜恐

通过使患者深思明辨来克制其过于惊恐的方法。常用于惊恐证的康复医疗,以消除患者的恐惧情绪。

5. 怒胜思

通过激发患者大怒来解除其思虑太过、气机郁滞的方法。适用于长期忧思不解、气结成痰或情绪异常低沉,或用喜法治疗无效的病证,如郁证、失眠、癫痫等。《儒门事亲·内伤形》曾记载:"一富家妇人,伤思虑过甚,二年不寐,无药可疗。其夫求戴人治之。戴人曰:两手脉俱缓,此脾受之也。脾主思故也。乃与其夫以怒而激之,多取其财,饮酒数日,不处一法而去。其人大怒汗出,是夜困眠,如此者,八九日不寤,自是而食进,脉得其平。"

但怒法只能是权宜之法,不可久用,且要用喜法来善后。凡表现为肝阳上亢、肝火易升、心火亢盛和阴虚阳亢等证禁用怒法。

情志相胜法的治疗原理与情志对人体气机的影响有关,"怒则气上,喜则气缓,悲则气消,恐则气下……惊则气乱……思则气结。"(《素问·举痛论篇》)如气之消沉可抑制气之上逆,故悲可胜怒;气之下夺可抑制神气的涣散不收,故恐可胜喜。现代神经心理学认为,情绪反应属于神经系统的暂时性联系,它可以被新的暂时性联系所取代。因此,以情制情疗法是具有积极治疗意义的,但临床运用时应注意灵活掌握,不可简单照搬。

(二)阴阳情志制约法

根据阴阳对立统一原理,将阴阳属性相对立的情志进行组合,选择一种情志反向调节原有过激的情志,从而治愈疾病的方法,称为阴阳情志制约法。

人类的情志活动是相当复杂的,往往多种情感互相交错,很难明确区分其五脏所主及五行属性,然而情志活动可用阴阳属性来分,如喜与悲、喜与怒、怒与恐、惊与思、怒与思、喜乐与忧愁、喜与恶、爱与恨等,此亦即现代心理学所称的"情感的两极性"。性质彼此相反的情志,对人体阴阳气血的影响也正好相反。因而相反的情志之间,可以互相调节控制,使阴阳平衡。即喜可胜悲,悲也可胜喜;喜可胜恐,恐也可胜喜;怒可胜恐,恐也可胜怒等。《古今图书集成·医部全录》记有明代医家徐迪"以笑制怒"医案。现代心理学则将笑视作一种愉快心境或轻松情绪的体现,对改善抑郁、焦虑、恐惧等情绪状态十分有益。

《奇症汇·卷四》记载一患者由于儿子步步高升大笑不已,开始还是偶尔发作,后来通宵达旦不能停止,历时十年。治疗者让其儿子捎信回去说自己死了。患者大悲,悲属阴,正好用来调节喜,但大悲是阴盛于阳,于是儿子又捎信回来说病治好了。患者又喜,使阴阳平和,疾病痊愈。

二、情志引导法

情志引导法是指通过语言或其他方式来启发患者,使其逐渐认识到原有的认知、情绪表现的错误,从而建立起健康的认知,能够用以克服情绪、行为等方面不良表现的方法。

情志中的"思"是情绪和认知的混合体,不局限于七情。"思"既有认知上的"思考"之义,又含有情感上的"思念"之义,而在思虑致病的中医案例中,思虑兼有认知和情绪两种成分,说明中医早已认识到人的认知和情绪是相互作用的。"思"的运用是通过比较、提问、观念移植、实景验证、祝由、语言疏导等具体方法,作用于患者理性(认知)和非理性(情绪)心理层面,治疗认知不当引发的身心障碍,相当于西方心理学中的认知疗法。

(一)顺情疗法

顺情疗法是指顺从患者的某些意愿,满足其一定的身心需求,以释却患者心理病因,改善其不良情感状态的一类心理疗法,又称顺情从欲法,相当于现代心理学的支持疗法。主要适用于由于外界条件所限,或因个人过分压抑、胆怯、内向而情志意愿不遂所引起的身心疾病。

张景岳曾强调,"若思虑不解而致病者,非得情舒愿遂,多难取效"。清代医家程文囿治疗某患呕吐之症的室女时,亦认为其症必待婚嫁后,求偶意愿得遂方会自愈。在客观条件及伦理道德许可的前提下,尊重、同情、体谅、迁就患者的情绪,创造条件,适当满足患者的愿望,包括正常的求偶婚配意愿,被压抑的求知和社交意愿,某些生理性欲望如食欲、性欲,以及提高儿童的安全感等,都具有明显的正性心理效应,有助于疾病的治疗。

运用此疗法,要求医生具有敏锐的判断力,能察言观色地洞悉患者的各种意愿,正确地分析其合理与否、利弊怎样、客观条件允许与否,对于患者某些不合理或者客观条件尚不允许的意愿要求等,则又要配合疏导说服工作。

在临床上,医生常常会遇到偏执、多疑、不明事理的患者,或某些精神病患者,采用解释、说理、分析等方法,犹如对牛弹琴。例如,癔病患者,总是顽固地认为身体上的不适是因为体内有水、有虫、有鬼,或者其他常人意想不到的东西。如果医生简单地批评他们无知,或是苦口婆心地向他们宣传科学道理,其结果必然适得其反。在临床时,不妨顺水推舟,用患者的"歪理"来实施医生的"正治",这也是顺情疗法的灵活运用。又如"奔豚气"是一种典型的癔病,很多患者将其描述为"有老鼠在内乱跑",并固执地认为是真的老鼠钻进了体内。此时医生不能简单地斥之为荒诞,应该顺其思路,告诉患者,医生的中药或针灸是专门驱逐(或杀死)体内老鼠的,非常有效,云云。待其痊愈后再告知其真正病因,或向其家人说明原委。

(二)移情疗法

移情疗法即转移注意力疗法,是通过语言、行为,或改变所处的环境因素等方法,转移患者对病痛的注意力,改变患者思想焦点的指向性,排遣负性情绪,借以调整气机,使精神内守、疾病痊愈的一种心理疗法。

在身心疾病病理过程中,一些导致或影响疾病的情境,常成为患者身心功能相对稳定的刺激灶,它反复地作用于身心功能,使之日趋紊乱,而这种紊乱又强化着这类刺激作用,形成恶性循环,使病证迁延难愈。对此,可有意识地转移患者的病理性注意中心,以消除或减弱它的负性刺激作用。凡患者过分关注自己的病痛,以至这一心理活动有碍于疾病治疗和康复时都可选用。

如《续名医类案·目》曾记载:"杨贲亨治一贵人,患内障(眼疾)。性暴躁,时时持镜自照,计日责效,数医不愈。召杨诊,曰:'公目疾可自愈。第服药过多,毒已流入左股,旦夕间当发毒,窃为公忧之。'既去,贵人日夕视左股,抚摩,惟恐其发也。久之目渐愈而毒不作。贵人以杨言不验,召诘之。对曰:'医者意也。公性躁欲速,每持镜自照,心之所属,无时不在于目,则火上炎,目何由愈?故诡言令公凝神于足,则火自降,目自愈矣。'"这样的患者急躁焦虑,治疗者用巧妙的言语,将其对目疾的病理性过分关注,转移到其他部位,促进了目疾的痊愈。"古之治病,惟其移精变气"(《素问·移精变气论篇》),其关键在于使患者"心机一转""乐此而忘彼"。对待患者因生理疾病产生的焦虑反应,采用移情疗法是比较有效的心理康复方法。但在使症状转移或症状转换时,要注意转内病为外病,转重症为轻症,转要害部位的症状至非要害部位。

除利用巧妙的语言转移患者的注意力之外,医者还可引导患者采用琴棋书画等行为方式,影响情感,转移情志,陶冶性情,起到移情易性的作用。古代医家归纳出读义理书、学法帖字、澄心静坐、与良朋益友交谈、看山水花木、浇花种竹、听琴玩鹤、登城观山、寓意弈棋等,皆有助于移易性情,修养身心。情绪不佳时,听适宜的音乐,观赏幽默的相声或喜剧,均可使苦闷顿消,精神振奋。

在疾病康复过程中,临床医生更要有针对性地改变患者的心态,对愤怒者要疏散其怒气,对悲痛者要使其脱离产生悲痛的环境和气氛,对屈辱者要增强其自尊心,对有迷信观念者要用科学知识消除其愚昧的偏见等。应鼓励患者用意志战胜身体的功能障碍,促进康复。

(三)语言疏导法

语言疏导法是针对患者的病情及其心理状态、情感障碍等,采取语言交谈方式进行分析劝导,以此来缓解或解除不良情绪和情感活动状态的一种疗法,或称为说理开导法。对患者而言,当出现不良情绪时,向朋友、家人、医生倾诉,宣泄心中郁闷,主动接受劝解疏导,可以借此化解或排遣不良情绪;临床医务人员则常常自觉或不自觉地运用此法,故其应用范围极广,是中医心理康复的重要方法之一。解释、鼓励、安慰、保证是一般语言疏导法最常用的方法。

《灵枢·师传》曰:"人之情,莫不恶死而喜生,告之以其败,语之以其善,导之以其所便,开之以其所苦,虽有无道之人,恶有不听者乎?"即提出了此法的基本原则,并说明了疏导法的四项主要内容:一是"告之以其败",即以广泛搜集完整、可靠的病史为前提,为患者实事求是地分析病因及发病机制、病情的轻重,以引起患者对疾病的注意,使患者有认真对待疾病的态度。至于真实病情应告知到什么程度,应视疾病的性质、患者的个性特点而定,不可一视同仁。对于不配合治疗的患者,应抓住"人之情,莫不恶死而喜生"这一心理状态,"告之以其败",使其重视疾病,以达到积极主动配合治疗的目的;对那些敏感、心理压力极大的患者,则应指明其消极心理状态对疾病康复的不利影响;对那些通情达理者,应适当地说明病情,使之更能自觉地配合医生的工作。二是"语之以其善",即提出对患者有利的观点,启发患者自我分析,指出只要措施得当,调节及时,可以避免不利的情况,恢复正常的状态。三是"导之以其所便",即讲明调养的具体措施。四是"开之以其所苦",即帮助患者解除紧张、恐惧等消极的心理状态,调整情绪,从而达到康复疾病的目的。

人类的词汇和语言是对大脑皮质发生影响,并通过大脑皮质而作用于躯体的强有力的刺激信息,是心理治疗最为有力的工具。患者常由于不了解自身病证的关键所在,总是被动地接受医生的治疗,若及时积极地加以说明,则其每能主动地从心理、行为上配合治疗,故此疗法对于身心病证治疗具有普遍的意义。而医生在进行劝说开导时,应掌握语言的技巧,取得患者的信任,以便针对不同性格、不同病证的患者采取不同的疏导方法,争取获得最佳的治疗效果。

《儒门事亲·指风痹痿厥近世差玄说二》记载:"顷西华季政之病寒厥,其妻病热厥,前后十余年。其妻服逍遥十余剂,终无寸效。一日命余诊之,二人脉皆浮大而无力。政之曰:吾手足之寒,时时渍以热汤,渍而不能止。吾妇手足之热,终日以冷水沃而不能已者,何也?余曰:寒热之厥也。此皆得之贪饮食,纵嗜欲。遂出《内经·厥论》证之。政之喜曰:《内经》真圣书也!十余年之疑,今而释然,纵不服药,愈过半矣。"这对夫妇的"渍以热汤,渍而不能止""以冷水沃而不能已"的温觉障碍,都是属于心因性的,故起初用药不愈;疑释后纵不服药也愈过半矣。张子和让患者明白病因,用经典文献使患者信服,让患者建立起健康的信心,治愈了 10 年难治的心病。在这个案例中患者很好地理解了病因,医者用开导劝慰法就可以取得很好的效果。

在施行此方法过程中,医者要斟酌自己的语言,多用明确果断的语气,避免模棱两可、含糊不清、迟疑不决的词汇,以免给患者造成没有把握的错觉。

(四)暗示引导法

暗示引导法是指采用含蓄、间接的方式,对患者的心理状态施加影响信息,诱导患者不经过充分的理性思考和判断,无抵抗地接受医生(包括本人)的治疗性意见和信念,并做出相应反应,从而达到治疗目的的一种心理康复疗法。本疗法可采用言语,也可通过手势、表情、动作和环境进行。

暗示有着惊人的力量,"望梅止渴"的故事,正是曹操利用语言暗示收到止渴之效的范例。早在先秦时期,古代医家已能有意识、有目的地应用本疗法来提高治疗效果。《素问·调经论篇》就载述了通过暗示的方法以获取最佳针刺效应的实例:"按摩勿释,出针视之曰,我将深之,适人必革,精气自伏,邪气散乱,无所休息,气泄腠理,真气乃相得。"医者暗示要深刺,患者集中注意力,使针刺疗效得到提高。

1.暗示引导的基本条件

在医疗过程中,暗示的成功要具备两方面条件:一方面,患者有尽快解除病痛折磨的迫切需求,所谓"病急乱投医",这就给外来影响留出了心理空间,使得其受暗示性增强,为医者的暗示提供了机会；另一方面，医者的高明医术、地位和威望，亲和而又自信的态度，则打开了医患之间暗示的通道。这两方面的条件必须正相吻合，也就是说，只有当患者觉得医师比自己高明，自己应该接受对方的影响时，他才会在不知不觉中用自认为比自己强的医者的智慧，取代自己的思维和判断，从而达到暗示的成功。暗示与说理的区别就在于某种观念进入意识是否经过理性思考，如果说理劝导是从正面通过理性思考后进入意识，那么暗示则是未经理性思考而直接进入意识的。

一般来说，个性不强、随和者及女性和儿童易受暗示。当然，任何人都会存在某一方面"主见"的缺乏，为弥补这一缺欠而接受暗示。因此，找到患者主见的缺乏点，甚至可利用其固执己见那部分心理内容为突破口，顺其情而导之，施加积极暗示，则正是暗示引导法的实施技巧所在。

同时，医者的举止言行对患者都有潜移默化的影响，历代医家都十分注重医生这方面的修养。《内经》中强调医生当"诊有大方，坐起有常，出入有行，以转神明"（《素问·方盛衰论篇》）。后世医家也认为"凡为医之道，必先正己，然后正物。正己者，谓能明理以尽术也"（《小儿卫生总微论方·医工论》），包括"性存温雅，志必谦恭，动须礼节，举乃和柔"，"疾小不可言大，事易不可云难"，以及"言无轻吐，目无乱视"（《医宗必读·行方智圆心小胆大论》）等。因此，医护人员除了必须注重品行医德修养外，在诊疗疾病时神态端庄、亲切热情、言行审慎，不但可避免某些消极的不良暗示，而且可由此产生患者的信任感而获得充分合作。运用此法的医生必须具备一定的权威性和影响力，以及较强的分析推理能力，掌握相当的社会学和心理学知识，方能使暗示更有趋正性、稳固性、持久性和巧妙性。

2.暗示引导法的分类

根据施术者的不同，暗示可分为他人暗示和自我暗示两类。他人暗示法主要是由医生施予暗示以达到治疗目的。自我暗示法则是由自己通过意念活动，塑造某种意识形象，或进入某种情景，以心理影响其生理，从而达到防病治病、保健强身等目的。如《道枢·枕中》中引孙思邈所述"瞑目内视，使心生火，想其疾之所在，以火攻之，疾则愈矣"，就是借助于入静存想的方法，以意念导引治病的一种自我暗示疗法。在肿瘤和免疫系统疾病的康复中，自我暗示法是有效的辅助康复疗法。

按照作用结果的性质，暗示可分为积极暗示和消极暗示，即产生积极结果、正面效应的暗示称为积极暗示，产生消极结果、负面效应的暗示称为消极暗示。在医疗上，积极暗示可使疾病向愈；相反，医务人员不慎的言语和行为带给患者的消极暗示，或患者的自我消极暗示，则会加重病情。

按照实施的形式，暗示引导法包括语言暗示、借物暗示、祝由、催眠四种类型。

(1)语言暗示：语言传递思维，医生的思想可以通过语言暗示患者，甚至可以设计使患者"无意中"了解到疾病的有关情况，从而消除疑虑，树立起战胜疾病的信心，改善不良的情绪状态。语言暗示不仅包括词句语言，而且还包括行为语言，如医者的神态、表情、动作等均具有暗示作用。若能巧妙而综合地加以运用，每可取得更为理想的疗效。如《儒门事亲·九气感疾更相为治衍二十六》记载："庄先生者，治以喜乐之极而病者。庄切其脉，为之失声，佯曰：吾取药去。数日更不来。病者悲泣，辞其亲友曰：病患不治，吾不久矣。庄知其将愈，慰之。诘其故，惧胜喜。"这是行为语言暗示的例子。

(2)借物暗示：借物暗示指借助于一定的药物或物品，暗示出某些现象或事物，以解除患者心理症结的方法，中国古代有"假借针药疗心病"的暗示医案。对于某些顽固性疑心病患者，用语言开导说明道理往往无效，甚至引起反感，此时应顺意假用药物或针灸来治疗他所疑心的"病灶"，解除患者的疑团则可治愈疑心病。如《名医类案·卷第七·诸虫》曾载："一人在姻家过饮，醉甚，送宿花轩，夜半酒渴，欲水不得，遂口吸石槽中水碗许，天明视之，槽中俱是小红虫，心徒然而惊，郁郁不散，心中如有蛆物，胃脘便觉闭塞，日想月疑，渐成痿隔，遍医不愈。吴球往视之，知其病生于疑也。用结线红色者，分开剪断如蛆状，用巴豆(峻泻药)二粒同饭捣烂，入红线丸十数丸，令病人暗室内服之。置宿盆内放水。须臾欲泻，令病人坐盆，泻出前物荡漾如蛆，然后开窗，令亲视之，其病从此解，调理半月而愈。"这是借物暗示的典型病例。进行此术的医家必须认清病情，谨慎从事，切不可令患者看出任何破绽，否则难以收到理想效果。

再如，北宋名医王况曾治一豪商，因见新颁布的盐税法而失惊吐舌，遂致舌伸不得复入，多日食不下咽，羸瘦日加，虽遍请京师名医而不能治。王氏应诊，心知常法断难奏功，忽然大笑不已。家人怪诘之，王以"可笑京师之大，竟无人能治此些微小恙"相对，并请家人取来《针经》漫检之，恰有一穴主治，便对家人说：你们须立契约给我，万一不治不得责怪，我一针见分晓。家人无奈，具立契约。王氏急针舌底，抽针之际，病舌已伸缩自如。王氏先以调侃哂笑方式暗示其病并非不治之症；复以取《针经》、立契约等行为暗示其治疗有据，以坚定其信心；随即进针病所，一针而瘥。此医案虽兼暗示和针刺两法，但其中精心设计的医疗情景起到了重要的暗示治疗作用。

(3)祝由："祝由"一词语出《素问·移精变气论篇》，曰："黄帝问曰：余闻古之治病，惟其移精变气，可祝由而已。"自《内经》成书至明代，祝由一直为中医学的主要学科，即古代的"十三科"之一。在历代衍变过程中，祝由可归纳为两种基本类型，即符咒式祝由和病由告知。

符咒式祝由是指由一定权威性的人物(在古代通常由巫医担任)，在祈祷神灵等仪式中，讲述患者发病的缘由，使患者绝对信从，以至精神内守，情感改善，病态得以调整。"祝，咒同。由，病所从生也。故曰祝由"(《类经·论治类·祝由》)，此即将祝由理解为"咒由"。《灵枢·贼风》中有"因鬼神"而猝然发病者治以祝由之说，"其所从来者微，视而不见，听而不闻，故似鬼神……先巫者，因知百病之胜，先知其病之所从生者，可祝而已也"，就是对此法的叙述。

世界各地的一些传统医学，如印度医学、拉丁美洲医学等，都存在着与中医学祝由、占梦等相类似的疗法，它的存在是有一定社会文化背景的，这种文化具有渗透性，不可能人为地在短时期内消灭。现在必要采用时可以先从心理上抓住患者的某些信念，并加以利用来治愈患者。这样做常有较强的心理效应，往往能够调动起患者的抗病意志。

病由告知简称"告由"。清代取消了祝由科，而此期的吴鞠通则扬弃了祝由中的玄奥成分，提取出其中的"告知病由"的成分，即患者向医生倾诉病情。在其《医医病书·治内伤须祝由论》中明确指出："祝，告也。由，病之所以出也……吾谓凡治内伤者，必祝由。盖详告以病之所由来，使病人知之而勿敢犯，又必细体变风变雅，曲察劳人思妇之隐情，婉言以开导之，庄言以惊觉之，危言以悚惧之，使之心悦诚服，而后可以奏效。""详告以病之所由来"，即搞清病因并予以解释，此处的病由多为缺乏理性认知之由。吴鞠通提出以"婉言""庄言""危言"等不同语言方式,引发患者不同的心理效应,从而获得疗效。

(4)催眠疗法:催眠疗法是应用一定的催眠技术使人进入催眠状态,并用积极的暗示控制患者的身心状态和行为,以解除和治愈患者躯体疾病或心理疾病的一种心理治疗方法。这种疗法运用暗示施加对人体心理、生理的影响,是在催眠状态下进行的,这是有别于其他暗示疗法的地方。对于那些长期患有慢性疾病的患者,采用激发想象的手段,可以促使其病态心理向良性方面转化,增强与疾病做斗争的积极性,对康复有一定的疗效。

三、行为疗法

中医行为疗法是指采用中医治疗手段帮助患者消除或建立某些适应性行为,从而达到治疗目的的一种康复方法。人们的情志心理活动与外在的行为密切相关,病态心理往往出现异常行为。由于病伤残疾本身以及由此而造成的对社会生活环境不适应,很容易导致患者各种病态、不良行为的产生,如自责、自戕、自杀、厌食、厌世、烟瘾、酒瘾、药瘾等。医者针对患者的不同身心状态,可按康复计划,分别采用奖惩、厌恶、习见习闻、劳动等措施,校正其异常行为,康复其身心。

1.奖惩法

这是对患者能坚持强化某种正常行为进行奖励、对不良病态行为予以某种"惩罚",以达到强化良性行为、康复机体目的的治疗方法。主要适用于情志心理失常、智残或弱智以及染有某些恶习者的康复医疗。对于伤残、小儿和老年患者,尤宜多采用奖励方法,以增强康复信心,促进康复计划的顺利实施。

2.厌恶法

现代行为治疗中的厌恶疗法是一种通过惩罚来消除不良行为的治疗方法。中医行为疗法的厌恶疗法把可以令患者产生厌恶情绪的感觉刺激与其病态行为紧密结合起来,使之产生强烈的躲避倾向及明显的身体不适的感觉,从而矫正其病态行为的方法。本法主要适用于嗜烟酒、吸毒、嗜异症等沾染恶习者的康复医疗。

《世医得效方》记载一个嗜酒如命的酒鬼,家人把他手脚捆绑起来,放一坛酒在酒鬼口边,"其酒气冲入口中,病者急欲就饮,坚不与之"。一会儿患者吐出一块瘀血。家人将瘀血放入酒中烧煮。瘀血形状难看,又散发出恶臭味。这个嗜酒如命的人"自后虽滴酒不能饮也"。

3.习见习闻法

中医行为疗法中的习见习闻法,是通过反复练习使受惊、敏感的患者对刺激习惯而恢复常态的心理疗法,相当于现代行为治疗中的系统脱敏疗法。《素问·至真要大论篇》中提到"惊者平之",张子和治疗受惊患者的案例就是使用系统脱敏疗法的典型例子。

《儒门事亲·内伤形》记载:"卫德新之妻,旅中宿于楼上,夜值盗劫人烧舍,惊坠床下。自后每闻有响则惊倒不知人。家人辈蹑足而行,莫敢冒触有声,岁余不瘥。诸医作心病治之,人参、珍珠及定志丸,皆无效。戴人见而断之曰:惊者为阳,从外入也;恐者为阴,从内出也。惊者,为自不知故也;恐者,自知也。……乃命二侍女执其两手按高椅之上,当面前下置一小几。戴人曰:娘子当视此。一木猛击之,其妇人大惊。戴人曰:我以木击几,何以惊乎?伺少定击之,惊也缓。又斯须,连击三五次,又以杖击门,又暗遣人击背后之窗,徐徐惊定而笑曰:是何治法?戴人曰:《内经》云惊者平之。平者,常也。平常见之,必无惊。是夜使人击其门窗,自夕达曙……一二日,虽闻雷而不惊。"

该医案体现了系统脱敏疗法的三个基本步骤:首先,了解到患者的焦虑和恐惧是由精神突然遭受刺激所致;其次,指导患者在引发焦虑的刺激出现时,做出抑制焦虑恐惧的放松反应;再次,由弱到强,击茶几、击门窗,使之逐步适应引起其焦虑恐惧的刺激,即"平常之见,必无惊"之意。患者从开始时"大惊"到习惯了不再对木棒猛击茶几的声音感到恐惧,疗效迅捷。

4.劳动疗法

劳动疗法是让患者参加有医疗意义的工作或劳动来治疗疾病的一种行为疗法。劳动疗法不仅能减轻或纠正病理状态,为将来重返工作岗位做准备,而且可以恢复和加强患者参与社会活动的能力,学习一定的生产技能,帮助患者建立一个良好的社会环境,使患者感到生活丰富多彩,心情愉快,从而增进健康,促进疾病康复。

劳动内容可分为室内劳动和室外劳动两种,室内作业如编织、刺绣、雕塑、油漆、缝纫、做花、糊纸盒、糊纸袋、做家具、做儿童玩具、磨豆腐、做糕点等,室外作业如种植树木、花草、蔬菜和饲养鸡、兔、牛、羊,以及作田间劳动等。采用劳动疗法,应根据患者的性别、年龄、爱好、职业、体力、志趣、文化水平等具体情况,确定具体的、符合病情需要的生产劳动。在劳动疗法中,医生和亲友要做好精神鼓励和思想工作,并注意劳动安全。

《四川医林人物》曾记载:"肖文鉴,南充人。一室女患郁症,形消骨立,鉴嘱女结伴锄菜园蔓草,日刈草二背。女初不耐,久习为常。如是一百日,体渐强壮,面生华泽。"文中患者是个室外活动极少的"室女",需要加强户外活动,故医生采用结伴割草的方法来治疗抑郁症。

四、色彩疗法

我国古代把黑、白、玄(偏红的黑)称为色,把青、黄、赤称为彩,合称色彩。色彩疗法是根据中医五色配五脏理论,让患者目睹各种相应颜色,从而发挥治愈疾病、康复身心作用的疗法,简称为色疗。

中医学认为各种色彩对人体脏腑功能均有影响,《素问·金匮真言论篇》曰:"东方青色,入通于肝……南方赤色,入通于心……中央黄色,入通于脾……西方白色,入通于肺……北方黑色,入通于肾。"多年来,五色配五脏理论一直卓有成效地指导着临床实践。近年国外专家对色彩疗法的研究也很重视,有学者认为,色彩具有治疗功效,如红色可治小肠和心脏部位的疾病,蓝色可以治大肠和肺部的疾病,黄色可治胰脏疾病,绿色可治肝胆疾病,与中医五色配五脏理论异曲同工。

(一)色彩疗法的作用机制

色彩对人的神情影响,一方面是色彩本身直接作用于视觉器官,经过神经内分泌系统影响身心功能;另一方面则是通过定型性联想来影响人体的心理、生理功能,如太阳、炉火为红色,让人感到温暖;月光呈银白色,使人感到清冷、静谧;森林为绿色,海洋为蓝色,让人觉得心胸宽广,心情舒畅等。

(二)色彩疗法的处方原则

色彩疗法使用简单,对某些疾病疗效较好,临床反应较好。处方时当依据两个原则,一是生化助益,即取不同的颜色对相应脏腑的助益功效,以加强相应脏腑的功能,如用青(蓝、绿)色疏肝解郁、用黄(橙、茶)色培益脾土等。二是制约平衡,即根据五行生克理论,通过调配不同的颜色,以调节五脏之间的失衡,如脾虚者用青色以抑其肝郁之强;肝虚病证者可用黑色补其母,以滋水涵木等。常用的色彩处方及其适应证如下。

1. 暖色方

以橙色为主,包括红色、黄色系列。给人以温暖、愉快、健康、活力之感,具有驱寒、养血、使人兴奋的功效。适用于慢性虚寒证、气血不足证及郁证、癫证、痿证、嗜睡、痴呆等疾病。具体而言:

橙色——能产生活力感,具有诱发食欲的作用。

粉红色——给人以温柔之感。据研究,粉红色能使人体的肾上腺激素分泌减少,从而使情绪趋于稳定。因此,发怒之人观看粉红色,情绪会很快冷静下来。孤独症、精神压抑者也适宜经常接触粉红色。

红色——是一种较具刺激性的颜色,它给人以火热之感。但过多凝视大红颜色,不仅会影响视力,而且易产生头晕目眩之感。因此,心肝火旺、虚火上炎之证的患者宜避免过多注视红色。

2. 冷色方

以蓝色系为代表,包括绿色、青色、紫色。给人以清凉、理智、深邃之感,具有清热、镇静安神、松弛紧张情绪的功效。适用于阴虚阳亢、阳热内实诸证及吐血、咯血、烦躁、失眠、易怒、低热、狂热、惊恐等病证。具体而言:

蓝色——是最冷的色,但纯净的蓝色并不意味着情感的冷漠,而是给人以平静、理智和纯净之感。但应注意的是患有精神衰弱、忧郁病的患者不宜接触蓝色,以防加重病情。

绿色——给人以稳重、舒适之感,具有镇静神经、降低眼压、解除眼疲劳等作用。自然的绿色还对晕厥、疲劳、恶心和消极情绪有一定的作用。但长时间在绿色的环境中,易使人感到冷清,影响胃液的分泌,使食欲减退。

淡雅的蓝、绿色除了具有上述的基本功能以外,还可以使人感受到恩惠、慈善的启迪,这种意识很有利于患者的康复,医院、诊所适宜采用此色调来装饰医疗空间。

3. 喜色方

红色、粉红色。具有养心、怡情,使人喜悦、抑怒制悲的功效,主要用于情绪低落、抑郁不乐、易悲泣、易怒及血虚证等。

4. 悲色方

黑色为主,亦可用白色,或兼少许黄色。具有克制过喜的功效,用于过喜、易怒等。

5. 恐色方

黑色。具有抑制过度喜乐的功效,主要用于狂证、喜笑不休等。

6. 思色方

黄色、浅蓝、淡绿。有利于思维,用于脾虚、精神不集中、思虑过度。

7. 化瘀色方

绛红、枣红、紫色、黄色。具有促进血液循环的功效,主要用于瘀血阻滞的经脉诸证。

具体应用时可据病情需要适当配伍,单色、复色、淡色、浓色,灵活选择。

(三)色彩疗法的操作方法

(1)色彩疗法的实施,主要是对患者接触的居所、环境的颜色加以科学设计、合理调配,如居室、墙壁、家具、用具、陈设、衣被、窗帘、灯光以及与患者接触的康复医护人员的衣着,均按病情所需的治疗颜色布置和穿戴。

(2)在医院或疗养院设置色彩疗法康复室,进行"色光浴"。根据病情需要,室内设置冷色光或暖色光,让患者沐浴在色彩之中,同时可配合音乐疗法。每日2次,每次30~60分钟,进行色彩治疗,10日为1个疗程。

(四)色彩疗法的注意事项

(1)应用色彩疗法应根据五色配五脏理论,注意补虚泻实原则。深浅不同的同类色彩,称为类色。色较浅淡者起补的作用,色较深浓者起泻的作用。在临床应用时,可根据病情需要适当配伍,或用单色,或用复色,或用浅淡色,或用深浓色,灵活搭配。

(2)运用色彩疗法进行康复时,忌颜色过多或杂乱无章,否则会使患者过度兴奋、烦躁。此外,除了以病情为主要依据外,还应考虑到患者的年龄、喜好等其他因素,如儿童喜欢鲜艳生动的色彩,老人喜欢素净的色彩等。

(3)有的色彩有二相性,具体应用因人而异。如黄色,具有双重特性,对健康者具有稳定情绪、增进食欲的作用;对情绪压抑、悲观失望者则会加重这种不良情绪。

第二节 中药康复法

中药康复法是指在疾病康复过程中,采用制成各种剂型的中药进行内服、外用,以减轻和消除患者形神功能障碍,促进其身心康复的方法,是中医康复技术中最常用、内容最丰富的方法之一。在康复医学领域,合理使用中药和方剂,是不可或缺的重要内容。临床以辨证康复观为指导,正确运用中药、方剂,减轻和消除患者心理和生理的功能障碍,促进其身心康复。

中药在康复医学中的应用,主要体现在疾病的预防、疾病发展过程中对脏腑功能失调及疾病后期的功能障碍的改善方面。通过中医的整体观念和辨证施治,并结合西医学对疾病的认识,对某些疾病的前期表现或危险因素进行中药干预,可以预防这些疾病的发生和发展,起到未病先防、"不治已病治未病"的作用;在疾病发展期,可以调整脏腑功能,促使疾病有一个良好的转归;在疾病的后期,通过培补正气、活血化瘀等,使正气恢复,邪去正安,促进神形的早日康复。

中药康复法分为内治法和外治法,两者在药物的吸收方式上有所差异,内服的药物通过消化道吸收,而外用的药物则是通过体表的渗透作用吸收。两者都是以中医理论为指导,恰当地选择药物和用药方式,以达到调理阴阳、协调脏腑功能、促进机体功能障碍尽快恢复的目的。

一、中药内治法

中药内治法是根据患者的具体情况,辨证处方,形神兼顾,合理选用汤、丸、散、膏等剂型内服,以达到协调阴阳、恢复脏腑经络气血功能目的的一种中药康复方法。

(一)中药内治的主要疗法

1.汗法

汗法是通过开泄腠理、调畅营卫、宣发肺气等作用,使在表的外感六淫之邪随汗而解的一类治法。汗法不以汗出为目的,主要是通过出汗,使腠理开、营卫和、肺气畅、血脉通,从而能驱邪外出,正气调和。所以,汗法除了主要治疗外感六淫之邪所致的表证外,凡是腠理闭塞、营卫郁滞的寒热无汗,或腠理疏松,虽有汗但寒热不解的病证,皆可用汗法治疗。

2.吐法

吐法是通过涌吐的方法,使停留在咽喉、胸膈、胃脘的痰涎、宿食或毒物从口中吐出的一类治法。适用于中风痰壅,宿食壅阻胃脘,毒物尚在胃中;痰涎壅盛之癫狂、喉痹,以及霍乱吐泻不止等,属于病位居上、病势急暴、内蓄实邪、体质壮实之证。因吐法易伤胃气,故体虚气弱、妇人新产、孕妇等均应慎用。

3.下法

下法是通过泻下、荡涤、攻逐等方法,使停留于胃肠的宿食、燥屎、冷积、瘀血、结痰、停水等从下窍而出,以祛邪除病的一类治法。凡邪在肠胃而致大便不通、燥屎内结,或热结旁流,以及停痰留饮、瘀血积水等形症俱实之证,均可使用。由于病情有寒热,正气有虚实,病邪有兼夹,下法又有寒下、温下、润下、逐水、攻补兼施之别,并与其他治法结合运用。

4.和法

和法是通过和解或调和的方法,使半表半里之邪,或脏腑、阴阳、表里失和之证得以解除的一类治法。《伤寒明理论·诸药方论·小柴胡汤方》说:"伤寒邪气在表者,必渍形以为汗;邪气在里者,必荡涤以为利;其于不外不内,半表半里,既非发汗之所宜,又非吐下之所对,是当和解则可矣。"所以,和解是专治邪在半表半里的一种方法。至于调和之法,戴天章的《广瘟疫论·和法》说:"寒热并用之谓和,补泻合剂之谓和,表里双解之谓和,平其亢厉之谓和。"可见,和法是一种既能祛除病邪,又能调整脏腑功能的治法。它无明显寒热补泻之偏,性质平和,全面兼顾,适用于邪犯少阳、肝脾不和、肠寒胃热、气血营卫失和等证。和法的应用范围较广,分类也多,其中主要有和解少阳、透达膜原、调和肝脾、疏肝和胃、分消上下、调和肠胃等。

5.温法

温法是通过温里祛寒的方法,以治疗里寒证的一类治法。里寒证的形成,有外感内伤的不同,或由寒邪直中于里,或因失治、误治而损伤人体阳气,或因素体阳气虚弱,以致寒从中生。同时,里寒证有部位浅深、程度轻重的差别,故温法又有温中祛寒、回阳救逆和温经散寒的区别。由于里寒证形成和发展过程中,往往阳虚与寒邪并存,故温法又常与补法配合运用。

6.清法

清法是通过清热、泻火、解毒、凉血等方法,以清除里热之邪的一类治法。适用于里热证、火证、热毒证和虚热证等里热病证。由于里热证有热在气分、营分、血分、热壅成毒和热在某一脏腑之分,因而在清法之中,又有清气分热、清营凉血、清热解毒、清脏腑热等不同。热证最易伤阴,大热又易耗气,故清热剂中常配伍生津、益气之品。

7.消法

消法是通过消食导滞、行气活血、化痰利水、驱虫等方法,使气、血、痰、食、水、虫等渐积形成的有形之邪渐消缓散的一类治法。适用于饮食停滞、气滞血瘀、癥瘕积聚、水湿内停、痰饮不化、疳积虫积和疮疡痈肿等病证。消法与下法虽同是治疗内蓄有形实邪的方法,但在适应证上有所不同。下法所治病证,大抵病势急迫,形症俱实,邪在肠胃,必须速除,且是可以从下窍而出者。消法所治,主要是病在脏腑、经络、肌肉之间,邪坚病固而来势较缓,属渐积形成,且多虚实夹杂,尤其是气血积滞而成的癥瘕痞块、痰核瘰疬等,不可能迅即消除,必须渐消缓散。消法也常与补法、下法、温法、清法等其他治法配合运用,但仍然是以消为主要目的。

8.补法

补法是通过补益人体气血阴阳的方法,主治各种虚弱证候的一类治法。补法的目的,在于通过药物的补益,使人体气血阴阳虚弱或脏腑之间的失调状态得到纠正,复归于平衡。此外,在正虚不能驱邪外出时,也可用补法扶助正气,并配合其他治法,达到扶正祛邪的目的。虽然补法有时可收到间接祛邪的效果,但一般是在无外邪时使用,以避免"闭门留寇"之弊。补法的具体内容甚多,既有补益气、血、阴、阳的不同,又有分补五脏的侧重,但较常用的治法分类仍以补气、补血、补阴、补阳为主。

上述八种治法,适用于表里、寒热、虚实等不同的证候。对于多数疾病而言,病情往往是复杂的,不是单一治法能够符合治疗需要的,常需数种治法配合运用,才能治无遗邪,照顾全面,故虽为八法,配合运用之后则变化多端。正如程钟龄《医学心悟·医门八法》中说:"一法之中,八法备焉;八法之中,百法备焉。"为此,临证处方必须针对具体情况,灵活运用八法,使之切合病情,方能收到满意的疗效。

(二)中药内治的常用剂型

1.汤剂

把药物混合,放入砂锅,加水浸泡后(有时根据需要加黄酒或白酒浸泡透),煎煮一定时间,去渣取汁,作内服用。特点是吸收快,作用较迅速,针对性强。适用于各种慢性疾病的康复,如中风后遗症常用的补阳还五汤。

2.散剂

有内服、外用两种。内服散剂,是将药物研细成细末调服。服散剂,有用茶汤、米饮或酒、醋调服等,根据病情的需要和药物的作用而定。散剂对胃肠发生直接作用,且服用方便,如五苓散、行军散等。外用散剂是将药物研成极细末,撒布或调敷患处,如外科的生肌散、金黄散等,多用于烧伤等疾病的康复。

3.丸剂

丸剂分蜜丸、水丸、糊丸、浓缩丸数种,是将药物研成细末,用蜜、水,或米糊、面糊或药汁等作为赋形剂制成的圆形固体型。特点是药力持久、吸收缓慢,体积小,易贮存,服用方便。适用于长期虚弱疾患,宜于久服缓治者的康复,如六味地黄丸、肾气丸等。

4.膏剂

是将药物用水或植物油煎熬浓缩而成的剂型,分内服和外用两种。内服膏剂有流浸膏、浸膏、煎膏三种,特点是质稠味甘,药性和缓,服用方便。

(1)流浸膏、浸膏:这两种膏剂是采用提取药物的有效成分,通过低温蒸发的办法,将液体浸出后制成。特点是浓度高,体积小,剂量小。浸膏可以制成片剂、丸剂或装入胶囊后使用。

(2)煎膏：又称膏滋，是将药材反复煎煮到一定程度后，去渣取汁，再浓缩，加入适当的辅料，煎熬成膏。

5.药酒

是以酒作为主要溶剂，再加入具有滋补、保健等治疗功用的食用药物，经过一定时间的浸泡后服用，以达到防治疾病、保健强身、延缓衰老、益寿延年功效的一种疗法，可内服或者外用，多用于风寒湿痹证、血瘀等疾病的治疗和康复，如红兰花酒等。

二、中药外治法

中药外治法是指针对患者的具体病情，选择适当的中药，经一定的炮制加工后，对患者全身或病变局部，进行体外治疗的方法。中药外治法的应用在我国历史悠久，积累了丰富的经验。马王堆汉墓出土的成书于战国时期的《五十二病方》记载了熏洗疗法的临床应用。《仙授理伤续断秘方》介绍了外治疗法在骨关节损伤中的应用，《千金要方》记载了中药蒸气熏蒸法、淋洗法、浴洗法、坐浴法、浸洗法等多种外治法，宋代《太平圣惠方》《圣济总录》全面系统地介绍了中药外治的方药，《太平圣惠方》中载熏洗方剂163首。直至清代，吴尚先完成了中药外治疗法专著《理瀹骈文》，提出"外治之理，即内治之理；外治之药，即内治之药，所异者法耳"。从古至今，中医一直将中药外治法作为疾病的治疗和康复的重要手段。中药外治的主要疗法列举如下。

1.膏药疗法

古称"薄贴"，是将药粉配合香油、黄丹或蜂蜡等基质炼制而成的硬膏，再将药膏摊涂在一定规格的布、皮、桑皮纸等上面而成。膏药黏性较好，使用方便，药效持久，便于贮存和携带，适合治疗多种疾病。

(1)分类：外用膏剂又分为软膏和硬膏两种。

1)软膏：又称药膏、油膏，系用适当的基质与药物混合制成一种容易涂于皮肤、黏膜的半固体外用制剂，具有一定的黏稠性，涂于皮肤或黏膜上能渐渐融化，有效成分可被缓慢吸收，持久发挥疗效。

2)硬膏：又称膏药，系用油类将药物煎熬到一定程度，去渣后再加入黄丹、白蜡等收膏。呈暗黑色的膏药，涂于布或纸等裱褙材料上，是供贴敷于皮肤的外用剂型，亦称黑膏药。常温下呈固体态，36～37℃时，则融化而释放药力，起到局部或全身治疗作用，同时亦起机械性保护作用。

(2)作用：膏药应用于中医康复医学，根据其功效可分为两类。

1)改善形体功能类：这类膏药具有祛风除湿、温经通络、消肿止痛、坚骨续筋、活血化瘀的功能，能消除肢体、关节、筋骨的运动功能障碍。主要用于痹证、痿证、骨折、伤筋等病证的恢复期，以促进其功能的恢复。例如，风寒湿痹、肢体拘挛麻木、关节屈伸不利者，可选用万应膏、宝珍膏、狗皮膏、温经通络膏、舒筋活络药膏及麝香追风膏等。跌打损伤而致伤筋者，可选用伤药膏、损伤风湿膏、损伤膏、消肿止痛膏、跌打风湿膏药等。损伤与风湿合并出现，可选用伤湿止痛膏、麝香止痛膏。骨折恢复期，可选用乌龙膏、接骨续筋膏、万灵膏及坚骨壮筋膏等。风瘫、肢体痿废不用者，可选用风痰膏、祛风愈瘫膏及健步膏等。陈旧性损伤所致血脉郁滞、筋膜粘连、软组织硬化者，可选用化坚膏、膜韧膏等。

2)调理脏腑虚实类:这类膏药具有补虚扶弱或祛除病邪,以协调脏腑气机,消除阴阳偏盛偏衰而恢复脏腑功能的作用。例如,肺热咳嗽,可用清肺膏;心虚有痰火,神志不安者,可用养心安神膏;脾阳不运,饮食不化,或噎塞饱闷者,可用健脾膏;胃寒不纳,呕吐泄泻,痞胀疼痛者,可用温胃膏;男子阴虚火旺,妇人骨蒸潮热者,可用滋阴壮水膏;元阳衰耗,脾胃寒冷者,可用扶阳益火膏。

2.熏蒸疗法

是利用中药煎煮后所产生的温热药气熏蒸患者身体,以达到康复目的的一种方法。其通过温热与药气共同作用于患者体表,致毛窍疏通,腠理开发,气血调畅,使郁者得疏,滞者得行,而起到散寒、活血通络、化瘀消肿、宣水利湿的功效。

临床应用时根据不同症状、不同部位选取不同方药,灵活应用。如风寒湿痹证,可选用风湿痹痛方。痿证、瘫证、痹证、伤筋等,可选用活血化瘀方。若周身多处疼痛痿软可熏蒸全身,某一肢体或局部为患则宜选蒸局部。凡有心脏病、高血压病、肺结核、肝炎、肿瘤,或孕妇、妇女月经期间,均不宜采用熏蒸疗法。

3.烫洗疗法

是指选配某些中草药制成煎剂,乘热进行局部或全身浸洗,以促进患者康复的方法,又称药浴疗法,古称浸渍法。它既具有热水浴的作用,又包括了药物的作用。

其浸洗、沐浴方式与矿泉浴基本相同,但以坐浴和局部浸浴为主。常趁药液温度高,蒸气多时,先予熏蒸,然后当温度下降到能浸浴的温度时(一般为 37~44 ℃)再烫洗。一旦药液温度低于体温,则应停止。一剂药液通常可反复加温使用 5~6 次。烫洗时间可视具体病情而定,一般以 20~25 分钟为宜。常用烫洗方及适应证如下。

(1)蠲痹止痛类:主要用于慢性风湿病、类风湿关节炎、慢性腰痛等。如八仙逍遥汤、防风根汤,可用于风寒湿痹、软组织损伤后肿痛;乌附麻辛草姜汤、腰伤二方,可用于风寒湿痹及慢性腰痛;五宝浴液,可用于风湿性关节炎、坐骨神经痛等。

(2)和血理伤类:主要用于软组织损伤所致瘀肿疼痛、筋肉拘挛,骨折或关节脱位后期筋肉挛痛等。如散瘀和伤汤、海桐皮汤,可用于跌打损伤瘀痛;骨伤科外洗一方,可用于损伤后筋肉拘挛,关节活动不利,肢体酸痛麻木;骨伤科外洗二方,可用于损伤后期肢体冷痛,关节功能欠佳;化坚汤,可用于陈旧性损伤所致的局部软组织粘连,筋膜增厚,或软组织钙化,或骨质增生而出现的筋膜板硬,拘挛不舒,关节僵硬,摩擦弹响,运动障碍等。此外,还有风瘫方,可用于瘫证、痿证;罗布麻叶方,可用于高血压病。

4.熨敷疗法

是指用中草药熨敷于患部或一定的穴位,在热气和药气的作用下,以温通经脉,畅达气血,协调脏腑,达到康复目的的一种方法。

使用方法有两种,一是直接将加热的中草药敷于患部或穴位,外加包扎,如变凉则用热熨斗熨之;二是以两个布袋盛蒸热或炒热的药物,一袋温熨之,待冷则换另一袋,两袋交替加热使用。一般每日 1~2 次,半个月左右为 1 个疗程。常用的熨敷方药及适应证有:熨风散,可用于风寒湿痹所致的筋骨疼痛;保元熨风方,可用于寒痹麻木肿痛,或遍身肩背骨节痛;御寒膏,可用于风冷肩背腰膝痛证;葱白方,可用于小便不通;韭菜叶方,可用于胁痛等。

此外，还可采用葱熨法、蚕砂熨法、盐醋熨法等。①葱熨法：取新鲜大葱白500 g，捣烂炒热，用布包熨患处或脐、腹、胸等部位。适用于癃闭及痹、瘫等疾病。②蚕砂熨法：取蚕砂适量，分2～3袋，蒸热，以布袋盛装外熨患处，冷即易之。适用于手足不遂、关节不利诸症。③盐醋熨法：先将青盐500 g放入锅内爆炒，再将陈醋一碗洒入盐内，边洒边炒均匀，乘热用布包好，外熨患处或脐下。适用于跌打损伤，寒湿痹痛，尤其对烧伤后遗症、筋骨拘挛、肢体不遂者有较好的辅助医疗作用。少腹冷痛、癃闭等亦可用之。

5.药枕疗法

是中医学一种传统治病方法，是将具有芳香开窍、活血通络、镇静安神、益智醒脑等作用的药物碎断成块状或研粗末装入布袋内做枕头，用以防治疾病和延年益寿的一种自然疗法。

药枕疗法融芳香醒神、辟秽行气于一体，将治疗融入日常生活中，既经济又无痛苦，适用于各种经络阻滞、气血不通、瘀血内停等病证，如颈椎病、失眠、郁证、胸痹、心痛等。

(1)药枕疗法的作用机制：

1)调理经络：经络是"内属于府藏，外络于肢节"，沟通内外上下表里的通路。不仅大部分经络在颈项部循行、经过，而且还有许多腧穴分布于此。药枕疗法就是利用机械和药物等多种刺激，以激发经络之气，促进感传，使经络疏通，气血流畅，从而起到补虚泻实、调整阴阳、防病保健的目的。

2)调节血管神经：颈项部位分布着极其丰富的血管、神经。药枕直接作用于血管、神经的分支区域内，能够对其产生良性影响。所以，药枕疗法在调理经络的同时，通过机械刺激和药物作用，刺激颈部的皮肤感受器或神经干，使之处于活跃、兴奋或抑制状态，借以调节血管、神经，使局部微循环改善，血流加快，肌肉松弛，促使机体内环境得以保持相对的稳定。

3)药物作用：药枕疗法不仅具有机械刺激的治疗作用，而且还可通过药物芳香走窍、镇静止痛等作用直接作用于官窍、皮肤，渗入血脉之中，沿血循环而达病所，以调节气机，协调脏腑功能而发挥防病治病的作用。如药枕中许多药物含大量挥发油，或磁性成分，可直接作用于局部皮肤黏膜，起到镇静止痛、扩张血管、醒脑健脑等作用。

此外，药枕疗法还能对患者身心状态和居处环境起到良性的心理调节作用，并具有提高机体免疫力、调节内分泌等功能。

(2)药枕的制作：药枕的制作方法因其种类不同而稍有差异。一般而言，根蔓、木本、藤类药物多需晾晒或烘干，再粉碎成粗末即可；花、叶类药物多于晾晒后搓碎即可；矿石类、角质类药物多需打碎成小块和米粒大小，或制成粉类，再装入枕芯；冰片、麝香等贵重和易挥发类药物多混入药末之中，不需另加炮制。诸药混匀后，装入由纱布或棉布缝制的枕芯中，底层枕芯可加塑料布一块，防止药物渗漏而遗失。枕芯多选用松、柔、薄、透气良好的棉布、纱布，忌用化纤、尼龙类，枕形有圆柱、方柱、扁柱、三角柱等多种。一般以枕长60～90 cm、枕宽20～35 cm为宜，如需要可做成特殊形状的高枕。清代曹庭栋《养生随笔·枕》有云："侧卧耳必着枕，……其长广如枕，高不过寸，中开一孔，卧时加于枕，以耳纳入。耳为肾窍，枕此并杜耳鸣耳塞之患。"此外，硬式药枕外面多套以棉质薄布料，以减少硬枕副作用并保护药枕，延长使用时间。

(3)注意事项：药枕疗法由于制作方法和使用上的局限性，在临床应用时，必须注意以下几点。

1)药枕不使用时最好用塑料包封,防止有效成分散发,并置于阴凉干燥处,防止霉变。一般使用2~3周后,当置于阳光下晾晒1小时,以保持药枕形状及药物的干燥度。

2)药枕在枕前一般多要求患者松衣,饮温开水,以防止芳香类药物耗伤阴津。并要求患者全身放松,息心宁神。

3)对在使用药枕过程中,原发病加重或无改善者,应及时到医院诊治,采用其他行之有效的中、西医疗法,严格防止单用药枕而延误病情。

6.中药离子导入疗法

利用直流电使中药离子进入人体以达到治疗目的的方法,称为中药离子导入疗法。它是一种操作简便、作用独特、行之有效的治疗方法,中药离子导入疗法多应用具有疏通经络、活血止痛作用的中药,同时结合临床辨证,配以具有补气血、益肝肾、祛风湿、强筋骨等作用的中药,针对症状和证候来治疗。

(1)中药离子的作用机制:中药离子导入疗法的治疗作用是由直流电和中药离子两部分的作用综合而成。直流电具有镇静和兴奋,扩张血管、促进局部血液循环,改变组织含水量,改善局部营养和代谢的作用;中药具有自身独特的性味和功效,当中药离子被导入人体后,可在局部或全身发挥中药本身的治疗作用。具体机制如下。

1)在局部直接与组织发生反应。

2)在皮肤内形成离子堆,与直流电共同构成对皮肤感受器的刺激物,引起轴突反射及皮肤内脏反射,对人体产生一定的作用。

3)被血液或淋巴液带到全身而引起反应。

4)集中在对该离子有亲和力的器官,发挥特殊的治疗作用。

5)当中药离子导入于腧穴部位时,可以通过腧穴来激发经气从而发挥调节阴阳、扶正祛邪、活血止痛等治疗作用。

(2)中药离子导入疗法的作用特点:

1)导入体内的中药离子是有治疗作用的化学成分,而不是混合物。

2)中药离子直接导入治疗部位,使局部有较高的药物浓度,适用于浅部治疗。

3)离子导入不损伤皮肤,不引起疼痛或胃肠刺激。

4)本法有一定局限性,导入药物量小,不能精确计算导入剂量,作用较慢,不易深达。

(3)中药离子导入疗法的临床应用:中药离子导入疗法主要适用于关节炎等疾患的康复。常用于离子导入的药物有红花、当归、川草乌、独活、威灵仙等药物。高热、心力衰竭、恶性肿瘤、湿疹、有出血倾向和对直流电不能耐受者,禁用本法。

第三节 针灸康复法

针灸学是中医学重要的组成部分,常用的针灸疗法主要有针刺法、灸法、拔罐及其他特种治疗方法,广泛应用于脑血管意外后遗症、痛症、神经系统疾病、关节病等领域的康复治疗中。针灸康复重在调节失常的气血津液及脏腑经络功能,纠正机体阴阳偏盛偏衰,使之建立新的平衡,恢复缺失的功能。

针灸康复主要用于慢性病、残疾、精神病、老年病,以及许多急性病愈后的康复治疗,如中风偏瘫、面瘫、截瘫、退行性骨关节病、骨折后期、软组织损伤、高血压病、冠心病、遗尿、尿失禁等疾患。

一、针刺疗法

针刺疗法是采用不同的针具刺激体表的穴位,运用各种方法激发经气,以调整人体功能,达到防治疾病目的的常用疗法。针刺疗法方法多样,诸如毫针、耳针、头针、颈针、火针、手针、足针疗法等。近年来针刺疗法与其他治法相结合,又创造出许多新的针法,如针刺与电刺激相结合而成为电针疗法、与药液相结合而成为穴位注射疗法等。

(一)毫针疗法

毫针是临床应用最为广泛的一种针具,是针刺疗法的主体。为了适应不同穴位和病情的需要,毫针有长有短,有粗有细;施治时,强调辨病证而取穴,注重采用相适应的手法,以增强疗效。毫针疗法具有调理全身气血阴阳、疏通经络、扶正祛邪等作用,操作方便,起效迅速。

毫针操作时,持针之手称为"刺手",另一手爪切、按压所刺部位或辅助针身称为"押手"(又称"压手")。刺手的作用主要是掌握针具,施行手法操作。进针时将臂、腕、指之力集于刺手,使针尖快速透入皮肤,然后行针。押手的作用,主要是固定腧穴的位置,夹持针身,协助刺手进针,使针具能够有所依附,保持针身垂直,不致摇晃和弯曲,力达针尖,以利于进针、减少疼痛和协助调节、控制针感。进针时,刺手与押手配合得当,动作协调,可以减轻痛感,行针顺利,并能调整和加强针感,提高治疗效果。

在针刺操作中,正确掌握针刺角度、方向和深度,是获得针感、施行补泻、发挥针刺效应、提高针治疗效、防止针刺意外发生的重要环节。

针刺作用的基础首先要得气,即使患者产生针刺感应。得气,古称气至,近称针感,是指毫针刺入腧穴一定深度后,施以提插或捻转等行针手法,使针刺部位获得"经气"感应,谓之得气。行针得气并施以或补或泻手法后,将针留置在腧穴内者称为留针。留针是毫针刺法的一个重要环节,对于提高针刺治疗效果有重要意义。通过留针,既可以加强针刺感应和延长刺激作用,还可以起到候气和调气的作用。针刺得气后留针与否以及留针时间的长短,应视患者体质、病情、腧穴位置等而定。如一般病证只要针下得气并施以适当补泻手法后,即可出针,或留针10~20分钟。但对一些特殊病证,如慢性、顽固性、痉挛性疾病,可适当延长留针时间。

(二)电针疗法

电针是在针刺入腧穴得气后,在针具上通以接近人体生物电的微量脉冲电流,利用针与电两种刺激相结合,以防治疾病的一种疗法。电针能比较准确地掌握刺激参数,代替手法运针,节省人力,并提高对某些疾病的疗效。

电针的选穴与毫针刺法治疗大致相同,但应选取两个穴位以上,一般以取用同侧肢体1~3对穴位为宜。电针的选穴,既可按经络选穴,又可结合神经的分布选取有神经干通过的穴位及肌肉神经运动点。电针的适应证基本与毫针刺法相同,故其治疗范围较广。临床常用于各种痛证,痹证,痿证,心、胃、肠、胆、膀胱、子宫等器官的功能失调,癫狂,肌肉、韧带、关节的损伤性疾病等,并可用于针刺麻醉。

二、艾灸疗法

艾灸疗法是用艾绒做成艾炷或艾条,点燃后在穴位或患处熏灸,借助温热性和药物作用,以温通经络,调和气血,燥湿祛寒,回阳救逆,消肿散结,达到治疗疾病的目的。

(一)艾灸类型

临床上常用的有艾条灸、艾炷灸等。

1.艾条灸

点燃艾条一端,燃端距应灸穴位或局部 2～4 cm 处熏灸,使局部有温热感,以不感烧灼为度。每次灸 15～30 分钟,使局部皮肤红润、灼热。中途艾绒烧灰较多时,应将绒灰置于弯盘中,避免脱落在患者身上。在腹部、背部较平坦处行艾灸时,可用灸盒。即患者取平卧或俯卧位,将点燃之艾条放于盒内纱隔层上,灸盒放在应灸穴位处,加盖后可使其自行燃烧艾条,达到艾灸的目的。

2.艾炷灸

将艾绒制成大小适宜之艾炷,置于施灸部位点燃而治病的方法称为艾炷灸。临床分为直接灸和间接灸(隔物灸)。

(1)直接灸:将大小适宜的艾炷,直接放在皮肤上施灸的方法。若施灸时需将皮肤烧伤化脓,愈后有瘢痕者,称为瘢痕灸;若不使皮肤烧伤化脓,不留瘢痕者,称为无瘢痕灸。

(2)间接灸(隔物灸):临床较为常用的是隔姜灸、隔蒜灸。根据需要,准备切成 0.2～0.3 cm 薄、直径 2～3 cm 的鲜姜片或鲜大蒜头数片(或用大蒜捣泥,取 0.3 cm 厚的大蒜泥敷于穴位皮肤),放于穴位,上置艾炷,点燃待患者感灼热时即更换艾炷,连灸 3～5 壮。脐部也可敷食盐后,置艾炷灸之,称隔盐灸,或在穴位放其他药物如附子片等,统称间接灸法。

(二)艾灸疗法在中医康复中的应用

1.脾胃虚寒性胃痛

灸中脘(隔姜灸)、内关、足三里。

2.脾虚型腹泻

灸天枢(隔姜灸)、神阙(隔盐灸)、足三里、肾俞、脾俞。

3.虚脱、四肢厥逆

灸百会、神阙(隔盐灸)、涌泉。

4.虚寒型痛经

灸关元、中极、三阴交、足三里。

5.虚寒性腰痛

肾区放灸盒。

6.风寒湿痹

灸局部关节邻近穴位。

三、其他针灸疗法

(一)耳针疗法

耳针是指使用针刺或其他方法刺激耳穴,以诊治疾病的一种方法。古代医著中就有"耳脉"、耳与脏腑经络的生理病理关系,以及借以耳穴诊治疾病的理论和方法等记载。近 30 多年来,通过大量的临床实践和实验研究,耳穴诊治方法迅速发展,已初步形成了耳穴诊治体系。

耳穴在耳郭上的分布有一定的规律,一般与头部、面部相应的耳穴多分布在耳垂和对耳屏;与上肢相应的耳穴多分布在耳舟;与躯体和下肢相应的耳穴多分布在对耳轮体部和对耳轮上、下脚;与腹腔脏器相应的耳穴多分布在耳甲艇;与胸腔脏器相应的耳穴多分布在耳甲腔;与消化道相应的耳穴多分布在耳轮脚周围;与耳鼻咽喉相应的耳穴多分布在耳屏四周。

耳针法临床常用的处方选穴原则主要有:①按部位处方选穴法,即根据患者患病部位,选取相应耳穴,如胃病取胃穴、目病取眼穴、肩痹取肩关节穴等。②辨证处方选穴法,根据脏腑、经络学说,选取相应耳穴,如骨痹、耳聋耳鸣、脱发等取肾穴,因肾主骨,开窍于耳,其华在发,故取肾穴主之;又如偏头痛,属足少阳胆经的循行部位,可取胆穴治之。③根据现代医学理论取穴法,如月经不调取内分泌穴,消化道溃疡取皮质下、交感穴等。④根据临床实践经验取穴法,如神门穴有较明显的止痛、镇静作用,耳尖穴对外感发热、血压偏高等有较好的退热、降压效果等。上述耳针处方选穴原则,既可单独使用,亦可配合互用。选穴时要掌握耳穴的共性和特性,用穴要少而精。

耳针法的刺激方法很多,目前临床常用的有压籽法、毫针法、埋针法、温灸法、刺血法等数种,根据病情需要选用。

耳针在临床康复治疗的疾病很广,不仅用于治疗许多功能性疾病,而且对一部分器质性疾病也有一定疗效。

(二)头针疗法

头针疗法是在头部特定的穴线进行针刺防治疾病的一种方法。其理论依据主要是传统的脏腑经络理论和西医学大脑皮质的功能定位在头皮的投影,从而选取相应的头穴线来治疗疾病。标准头穴线均位于头皮部位,按颅骨的解剖名称分额区、顶区、颞区、枕区4个区,14条标准线(MS1~MS14)。如顶颞前斜线(MS6,相当于大脑皮质中央前回在头皮上的投影)上 1/5 治疗对侧下肢和躯干瘫痪,中 2/5 治疗上肢瘫痪,下 2/5 治疗中枢性面瘫、运动性失语、流涎、发声障碍等。头针治疗还可以和其他方法配合应用。

(三)火针疗法

火针法是将特制的金属针用火烧红后,迅速刺入一定部位并快速退出以治疗疾病的一种方法。本法具有温经散寒、通经活络、祛腐生新等作用。施治时既可刺入穴位,亦可刺入某些病变的局部(如鸡眼)。临床常用于治疗风寒湿痹、痈疽、瘰疬、腱鞘囊肿、乳腺炎脓肿已成及瘘管等病证。采用火针时要注意防止感染等副作用。

(四)穴位埋线疗法

穴位埋线疗法是将羊肠线埋入穴位,利用羊肠线在经络穴位内的持久刺激作用而治疗疾病的一种方法。一般应结合病证选穴,通常采用穿刺针埋线法、三角针埋线法、切开埋线法、穴位结扎法等方法埋线,主要用以治疗哮喘、胃痛、腹泻、遗尿、癫痫、痿证等病证。

(五)穴位注射疗法

穴位注射疗法是选用中、西药注射液注入相应穴位,以发挥经穴和药物对疾病的综合效能而达到治病目的的一种方法。常用药物如当归、丹参、黄芪、红花、板蓝根、丁公藤等注射液,维生素 B_1、维生素 B_6、维生素 B_{12} 注射液,生理盐水、注射用水等。穴位注射疗法应用范围较广,凡针灸的适应证大多可用本法治疗。

(六)穴位敷贴疗法

穴位敷贴疗法是在经络学说指导下,对人体穴位施以外用药物刺激的一种穴药相结合的治法。药物一般选择辛窜通窍、通经活络之品,如冰片、麝香、大蒜,或味厚攻伐之品如生南星、甘遂、巴豆、砒霜等,制剂包括膏药、散剂、药饼等,如用膏药敷贴肺俞等穴治疗哮喘即是。本疗法主要用于哮喘、咯血、腹痛、痹证、跌打损伤、内脏下垂等病证。

(七)皮肤针疗法

皮肤针疗法是用皮肤针叩刺皮部以治疗疾病的方法,是古代毛刺、扬刺、半刺等刺法的发展。采用皮肤针叩刺皮部,通过孙脉、络脉和经脉以调整脏腑功能,通行气血,平衡阴阳,从而达到内病外治的目的。常用梅花针(5支短针)、七星针(7支短针)、罗汉针(18支短针)叩刺病变局部,用于治疗内、儿科多种疾患和皮肤科常见病证(如癣、皮炎等)。

四、针灸康复机制

经络内属脏腑,外络肢节,通达表里,贯穿上下,犹如网络,遍布全身,将人体各部分联结成一个有机的整体。它是人体气血运行的通路,具有"行血气而营阴阳,濡筋骨,利关节"(《灵枢·本脏》)的作用,以维持人体的正常生理功能。

针灸作用于经络腧穴,可以疏通经络,行气活血,调节脏腑功能,达到康复治疗疾病的目的。针灸康复治疗是在辨病、辨证的基础上,根据患者年龄、身体虚实和机体功能障碍情况,在其病变所属经脉及其相关经脉上选取腧穴,并进行相应虚实补泻刺激,以调整经络气血运行,促进脏腑、肢体功能恢复或改善。概括起来,针灸主要有以下几方面的作用及临床康复应用。

(一)行气活血,通经活络,调节经络功能

当气血不和,外邪入侵,经络闭塞,不通则痛,就会产生疼痛、麻木、肢体不遂等一系列症状。如《素问·调经论篇》指出:"血气不和,百病乃变化而生。"通过经络腧穴的良性刺激,使经络运行气血的功能恢复正常,经筋、皮部和机体各部得以正常濡养,各组织器官的功能由此得到改善或恢复。如针灸对中风偏瘫、痹证等的治疗主要是疏通经络,达到肢体功能的康复。

(二)补虚泻实,调畅气血,调节脏腑功能

疾病的发生、发展及其转归的全过程,是正气和邪气相互斗争、盛衰消长的结果。脏腑功能与人体正气功能有直接关系,中医的脏腑包括五脏、六腑和奇恒之腑,有受纳排浊、化生气血的功能。当脏腑功能失调或衰退,则受纳有限、化生无源、排浊困难,从而正气虚弱、邪气壅盛。经络肢体气血运行不畅可以导致脏腑功能的失调,而脏腑疾病也可以反映在经络腧穴上。

针灸作用于人体相应的经络腧穴,可以改善脏腑功能。如心绞痛、高血压病、心律失常等心血管疾病常有胸闷、胸痛、心悸气短及情志不畅等表现,可通过针灸心经、心包经和肝经的腧穴进行治疗。而妇产科疾病如经前期紧张症、月经不调、痛经、闭经等,可针灸肝经、肾经及任脉、督脉、带脉的腧穴来治疗。同时,针灸治疗对脏腑功能具有双向调节作用,通过脏腑功能的调整,使机体处于良好的功能状态,有利于激发机体内的抗病因素,扶正祛邪。

(三)舒筋通络,滑利关节,恢复肢体功能

诸多疾病均可造成肢体功能的障碍,使患者丧失正常的活动。针灸可通过通经活络,舒筋活血,强筋壮骨,使经筋、皮部得以濡养,则相应功能改善或恢复。如痹证所致的颈肩腰部疼

痛、麻木和关节活动不利等都可以采用针灸相应经络穴位进行康复治疗。中风后遗症的肢体功能障碍、肌肉萎缩、肢体无力等的康复,针灸疗法有肯定的疗效。

(四)醒脑开窍,宁心安神,调节神志

神志功能包括人的精神、意识和思维活动,其正常与否与心、脑关系密切。针灸在调节人的神志方面有明显的优势,针灸相应的腧穴,尤其是心经、心包经的井穴和督脉的百会、水沟等穴有醒脑开窍、健脑益智和宁心安神的作用,可以使患者的神志功能恢复正常。如失眠、健忘可以通过针刺心经等相关穴位进行调治,改善睡眠,改善和消除健忘症状。对儿童精神发育迟滞、小儿脑瘫等,针灸疗法可有效地促进神经功能的形成和发展。

[附]现代研究

针灸疗法是中医康复医学的重要康复手段,同时,也是现代康复医学中公认的一门有效治疗方法和技术。现代研究证实,针灸可以从多方面改善机体功能,促进残障恢复。

(1)神经系统:目前针灸康复治疗最多的疾病是神经系统疾患,有研究发现缺血性中风患者电针治疗足三里、外关、肩髃等穴后,能显著升高再灌注30分钟后血清NO含量,降低血浆ET含量、脑组织钙含量和含水量。运用头针刺激小儿脑瘫患者,可增加病灶血流量,改善大脑皮质的缺血状态,提高脑组织摄氧能力,使处于休眠状态下的脑细胞苏醒,促进受损的神经元修复和再生,激发脑的代偿功能,使患儿得到不同程度的康复。针刺治疗坐骨神经痛具有良好的镇痛效应,能够改善病变部位的血液循环,提高神经细胞的氧利用率,促进炎症消退,减少纤维瘢痕的形成,为神经功能和组织功能恢复提供了有利的条件。穴位电针刺激对损伤的面神经修复有促进作用。

(2)消化系统:针刺动物"足三里"穴,使脾虚大鼠血清中胃泌素、皮质醇的水平升高;针灸足三里对胃肠功能起双向调节作用,既可缓解胃痉挛而止痛,又可促进胃肠蠕动治疗消化不良。针刺天枢穴既可使腹泻患者肠蠕动减缓,又可促进便秘患者的肠蠕动。针刺能够显著降低功能性消化不良患者机械性胃扩张的内脏敏感性,其内在机制与调节自主神经功能有关。

(3)循环系统:艾灸对血压有双向调节作用,灸虚脱患者的百会、气海等穴可使患者血压回升,温灸患者足三里、石门等穴可降压。针刺风池、曲池、足三里、太溪等穴均有明显的降压作用。电针动物"内关""郄门"穴,在缺血再灌注损伤过程中对线粒体超微结构影响的研究结果中显示,电针手厥阴经穴可明显减轻线粒体超微结构的病理变化,在一定程度上对缺血再灌注损伤心肌起到了保护作用。

(4)呼吸系统:针刺治疗可提高不同病情程度哮喘患者的肺功能,其作用机制可能与自主神经调节功能的改善有关。

(5)免疫系统:针刺小鼠任脉"膻中""玉堂""紫宫""华盖""璇玑""天突"六穴可以提高应激状态下小鼠的细胞免疫功能,其作用机制主要是通过对胸腺的影响,进而提高小鼠的NK细胞活性和白细胞介素2的活性,从而显现出针刺的促防卫免疫效应。电针刺激"足三里"穴可提高正常大鼠和免疫抑制大鼠的细胞免疫功能、红细胞免疫黏附功能,并使脑垂体和外周血中P物质放免活性、血管活性肠肽放免活性的含量明显升高。针刺治疗可以提高机体免疫力,其机制可能与相应脑啡肽的合成和释放增多有关,并通过这些免疫递质对神经—内分泌—免疫调节网络发挥作用。艾灸有显著的抗炎免疫作用,研究进一步发现海马—多巴胺系统是灸疗抗

炎与免疫调节作用中一条重要的神经体液性途径。

(6)内分泌系统：针刺肾俞、脾俞、足三里、太溪等穴能提高女性血清雌激素水平。针刺大赫等穴可以改善女性的黄体功能，促进排卵，治疗月经不调和不孕。灸大椎、肾俞、足三里、关元等穴能增强甲状腺、垂体的合成分泌功能，促进机体代谢等。

第四节　推拿康复法

推拿又称为按摩，古称"按跷""案杌"，是一种用手或身体的其他部位或借助工具在体表和经络腧穴上施行刺激来防治疾病的方法。推拿疗法属中医外治法，由于其安全性高、施术方便、效果显著、人们容易接受，在疾病的康复中被广泛应用。

《内经》中记载了推拿可以治疗痹证、痿证、口眼㖞斜和胃脘痛。如《素问·异法方宜论篇》中就记载："中央者……其民食杂而不劳，故其病多痿厥寒热，其治宜导引按跷。"《素问·举痛论篇》："寒气客于肠胃之间，膜原之下，血不得散，小络急引，故痛，按之则血气散，故按之痛止。"汉代张仲景在《金匮要略·脏腑经络先后病脉证》中说："若人能养慎，不令邪风杵经络，适中经络，未流传脏腑，即医治之。四肢才觉重滞，即导引、吐纳、针灸、膏摩，勿令九窍闭塞。"晋代葛洪在《肘后方》中也记载了指针疗法抢救昏迷不醒患者，捏脊疗法治疗小儿疳积，颠簸疗法治疗小儿腹痛等。清代《医宗金鉴》将摸、接、端、提、按、摩、推、拿列为伤科八法。对跌仆损伤，除用手法调治外，还设计了许多治疗器具，对推拿的适应证和治疗法则也有了比较系统和全面的阐述。

推拿疗法的临床应用一直以传统的中医学理论为指导，随着医学发展和推拿现代研究的深入，对推拿的作用和机制有了更进一步的认识。推拿对机体的整体调整作用主要是通过下列的途径来实现的：①调整脏腑功能。推拿通过手法刺激相应的体表穴位、痛点（或疼痛部位），并通过经络的传导作用，对内脏功能进行调节，达到疾病康复的目的。②舒筋活络，行气活血。推拿手法作用于体表的经络穴位上，不仅可引起局部经络反应，起到激发和调整经气的作用，而且通过经络影响到所连属的脏腑、组织、功能活动，以调节机体的生理、病理状况，使机体恢复正常生理功能。③提高局部组织温度。推拿手法通过直接的机械刺激和间接血管舒缩活动以及少量的组胺释放的作用，能增加操作部位皮肤温度，这种改变可相应地引起一定程度的外周血管扩张，渗透性增加，并增加外周血流速度，使组织物质交换增加，改善组织代谢及局部微循环障碍。④理筋整复，改变关节的微细结构。推拿可以通过手法的作用进行理筋整复，纠正解剖位置的异常，使各种组织恢复到正常的生理位置，有利于软组织痉挛的缓解和关节功能的恢复，从而达到治疗目的。

一、推拿疗法操作方法

推拿疗法根据施术对象的不同分为成人推拿手法和小儿推拿手法。

(一)成人推拿手法

成人推拿手法是指主要应用于成人的一类手法，如㨰法、一指禅推法、点法、压法、扳法等。推拿作用的产生主要依靠操作者的手法，而熟练的推拿手法是产生疗效的基本保证。有效的推拿手法必须具有均匀、持久、有力、柔和、深透的基本特点。①均匀：指手法的操作要有节律性，不可时快时慢；手法的作用力一般来说要保持相对稳定，不可忽轻忽重。当然，具体操作还要根据病情需要灵活调整。②持久：指手法能够持续操作足够长的时间而不变形，始终按照规定的动作要求进行操作，保持动作的连贯性。③有力：指手法必须具备一定力量、功力和技巧力。力量是基础，功力和技巧力需通过功法训练和手法练习才能获得。应用时必须根据治疗对象、施治部位、病证虚实而灵活掌握。其基本原则是既保证治疗效果，又避免发生不良反应。④柔和：指施行手法时动作及用力要缓和，用力轻而不浮，重而不滞，讲究技巧性。变换动作要自然流畅，患者感到舒适，乐于接受，防止粗暴僵硬的动作影响治疗效果。⑤深透：指手法动作的刺激感应不只在体表，而是透达深部，达到组织深处的筋脉、骨肉，要使推拿手法的作用深透，必须有扎实的基本功，通过刻苦训练达到深透效果。

1.摆动类手法

摆动类手法是通过关节有节奏的摆动，使手法产生的力轻重交替、持续不断地作用于体表的一类手法。其特点是手法轻柔，放松效果好，具有可持续操作性，适应证广泛。主要包括一指禅推法、㨰法和揉法三种。

(1)一指禅推法：用拇指端、拇指桡侧偏峰或拇指螺纹面吸定于一定的部位或穴位，沉肩、垂肘、悬腕，运用腕部摆动带动拇指指骨间关节做屈伸运动，使所产生的力轻重交替、持续作用于施治部位，称为一指禅推法，手法频率每分钟120～160次。本法主要适用于头痛、失眠、面瘫、近视、颈项强痛、冠心病、腰痛、胃脘痛、泄泻、便秘、月经不调等内、妇科疾病及关节酸痛等的治疗。

(2)㨰法：用手背第5掌指关节或手掌尺侧缘吸定于施治部位，通过腕关节的屈伸运动和前臂的旋转运动，使小鱼际与手背在施术部位上做持续不断的㨰动，称为㨰法。主要适于颈椎病、肩周炎、腰椎间盘突出症、半身不遂、高血压病、糖尿病、痛经、月经不调等病证，也是常用的保健推拿手法之一。

(3)揉法：用手掌大小鱼际或掌根、全掌、手指螺纹面、前臂近端或肘尖着力，吸定于体表施术部位上，做轻柔和缓的上下、左右或环旋动作，称为揉法。本法具有祛风散寒、舒筋解痉、活血化瘀、消肿止痛、宽胸理气、消积导滞等作用，主要适用于脘腹胀痛、胸闷胁痛、便秘、泄泻、头痛、眩晕及儿科病证等，亦可用于头面部及腹部保健。

2.摩擦类手法

摩擦类手法是指用手的掌面或指面及肘臂部贴附在体表，做直线或环旋移动的一类手法。根据其运动形式的不同分为摩法、擦法、推法、搓法、抹法等手法。

(1)摩法：用指或掌在体表做环形或直线往返摩动，称为摩法，分为指摩法和掌摩法两种。操作时肩臂部放松，肘关节屈曲40°～60°，摩动的速度、压力宜均匀。本法具有行气活血、消肿止痛、温经散寒、理气和中、消积导滞、通畅气机等作用，主要用于脘腹胀满、消化不良、泄泻、便秘、咳嗽、气喘、月经不调、痛经、阳痿、遗精、外伤肿痛等病证。

(2)擦法：用指或掌贴附于体表一定部位，做较快速的直线往返运动，使之摩擦生热，称为擦法，分为指擦法、掌擦法、大鱼际擦法和小鱼际擦法。主要用于呼吸系统、消化系统及运动系统疾病，如咳嗽、气喘、胸闷、慢性支气管炎、肺气肿和慢性胃炎、消化不良、不孕、阳痿及四肢伤筋、软组织肿痛、风湿痹痛等病证。

(3)推法:用指、掌、拳或肘部着力于体表一定部位或穴位上,做单方向的直线或弧形推动,称为推法。成人推法以单方向直线推为主,又称平推法。主要用于头痛、头晕、失眠、腰腿痛、腰背部僵硬、风湿痹痛、感觉迟钝、胸闷胁胀、烦躁易怒、腹胀、便秘、食积、软组织损伤、局部肿痛等病证。

(4)搓法:用双手掌面托夹住肢体或以单手、双手掌面着力于施术部位,做交替搓动或往返搓动,称为搓法,包括夹搓法和推搓法两种。本法具有温经散寒、祛风通络、舒筋活血、调和营卫等作用,主要用于肢体酸痛、关节活动不利等病证。

(5)抹法:用拇指螺纹面或掌面在体表做上下或左右及弧形曲线的抹动,称为抹法。抹法为一指禅推拿流派的辅助手法,主要分为指抹法与掌抹法两种。主要用于感冒、头痛、面瘫及肢体酸痛等病证。

3.振动类手法

用较高的频率进行节律性的轻重交替刺激,产生振动、颤动或抖动等运动形式,称为振动类手法。

(1)抖法:用双手或单手握住患者肢体远端,做小幅度的上下连续抖动,称为抖法,一般以抖上肢、抖下肢及抖腰法常用。本法具有活血化瘀、舒筋解痉、滑利关节的作用,主要用于肩周炎、颈椎病、髋部伤筋、腰椎间盘突出症等颈、肩、臂、腰、腿部疼痛性疾患,为辅助治疗手法。

(2)振法:用掌或指在体表施以振动的方法,称为振法,分为指振法和掌振法两种。振法能促进血液循环、松弛肌肉、调节脏腑功能、消耗皮下脂肪、增强肌肤的弹性和光泽,临床主要用于头痛、失眠、胃下垂、胃脘痛、咳嗽、气喘、痛经、月经不调等病证。

4.挤压类手法

挤压类手法是用指、掌、肘等部位吸定于体表一定部位或穴位上,做垂直于体表的按压动作或对称性挤压动作,包括按压和捏拿两类手法。

(1)按法:用指或掌按压体表,称按法。《医宗金鉴·正骨心法·手法总论·按摩法》曰:"按者,谓以手往下抑之也。"根据施术部位的不同分为指按法和掌按法两种。本法具有通经活络、舒筋解痉、镇静止痛、健脾和胃等作用,常用于头痛、腰背痛、下肢痛等各种痛症以及风寒感冒等病证。

(2)压法:用拇指螺纹面、掌面或肘关节尺骨鹰嘴突起部着力于施术部位进行持续按压,称压法,分为指压法、掌压法和肘压法。操作时要持续用力,由轻而重,结束时再由重而轻。治疗作用基本与按法相同,刺激性较强的肘压法主要用于腰肌劳损、顽固性腰腿痛等疾患。

(3)点法:用指端或屈曲的指骨间关节部着力于施术部位,持续地进行点压,称为点法。点法具有着力点小、刺激强、操作省力等特点,包括拇指端点法、屈拇指点法和屈示指点法等。点法的操作用力要由轻到重,稳而持续,要使刺激充分到达机体的组织深部,并有"得气"的感觉,但以患者能忍受为度。主要用于各种痛证。

(4)捏法:用拇指和其他手指在施术部位做对称性的挤压动作,称为捏法。因拇指与其他手指配合的多寡而有三指捏法、五指捏法等名称。本法具有舒筋通络、活血行气等作用,主要用于疲劳性四肢酸痛、颈椎病等病证。

(5)拿法：用拇指和其余手指相对用力，提捏或揉捏肌肤，称为拿法。即"捏而提起谓之拿"，根据拇指与其他手指配合数量的多寡，而有三指拿法、五指拿法等。本法具有祛风散寒、舒筋通络等作用，常用于颈椎病、四肢酸痛、头痛等病证。

(6)捻法：用拇、示指夹住治疗部位进行搓揉捻动，称为捻法，为推拿辅助手法。常用于指骨间关节扭伤、类风湿关节炎、屈指肌腱腱鞘炎等。

(7)拨法：用拇指垂直按压至组织深部，进行单向或往返的拨动，称为拨法，又称指拨法、拨络法等。操作时按压力与拨动力方向互相要垂直，应带动肌纤维或肌腱、韧带一起拨动。拨法刺激性较强，主要用于落枕、肩周炎、腰肌劳损、网球肘等。

5.叩击类手法

叩击类手法是指用手掌、拳背、手指或特制的器械有节奏地叩击、拍打体表的一类方法，主要手法有拍法、击法和叩法。

(1)拍法：用虚掌拍打体表，称拍法。拍法可单手操作，亦可双手同时操作，常用于肩背部、腰骶部和下肢后侧。本法具有活血化瘀、舒筋通络、解痉止痛等作用，主要用于腰背筋膜劳损和颈肩痛等。

(2)击法：用拳背、掌根、掌侧小鱼际、指尖或桑枝棒击打体表一定部位，称为击法，包括拳击法、掌击法、侧击法、指尖击法和桑枝棒击法。本法具有舒筋活络、调和气血的作用，主要用于颈腰椎疾患引起的肢体酸痛和麻木、风湿痹痛、疲劳酸痛、肌肉萎缩等。

(3)叩法：在击法的基础上减轻击打力量，使其作用传达于皮下组织、肌肉；并加快击打频率，使之达到每分钟80～100次，称为叩法。

6.运动关节类手法

令关节做被动性活动，使其在生理活动范围内进行屈伸或旋转、内收、外展等运动，称为运动关节类手法。主要包括拔伸法、摇法和扳法。

(1)拔伸法：固定关节或肢体的一段，牵拉另一端，应用对抗的力量使关节或半关节得以伸展称为拔伸法。拔伸法又称牵引法、牵拉法、拉法和拔法，包括颈椎拔伸法、肩关节拔伸法、腕关节拔伸法、指骨间关节拔伸法、腰椎拔伸法、骶髂关节拔伸法、踝关节拔伸法。本法具有舒筋活络、解痉止痛、整复归位等作用，在骨科临床主要用于骨折和关节脱位，而推拿临床则常用于软组织损伤和关节脱位。

(2)摇法：使关节做被动的环转运动，称摇法，包括颈项部、腰部和全身四肢关节摇法。摇动时施力要协调、稳定，速度宜慢，幅度要在人体生理活动范围内进行，由小到大，逐渐增加。本法具有舒筋活血、滑利关节、解痉止痛的功能，主要适用于各种软组织损伤性疾病及运动功能障碍等。

(3)扳法：使关节做被动的扳动，称为扳法，为推拿常用手法之一，包括颈部斜扳法、颈椎旋转定位扳法、寰枢关节旋转扳法、扩胸牵伸扳法、胸椎对抗复位扳法、扳肩式胸椎扳法、仰卧压肘胸椎整复法、腰椎斜扳法、腰椎旋转复位法、直腰旋转扳法、腰椎后伸扳法和肩关节的前屈扳法、外展扳法、内收扳法及肘关节扳法等。操作时不可粗暴用力和使用蛮力，不可逾越关节运动的生理范围，不可强求关节弹响，以免造成不良后果。此外，老年人伴有较严重的骨质增生、骨质疏松者慎用扳法，对于骨关节结核、骨肿瘤者禁用扳法。本法具有矫正畸形、纠正解剖位置的失常、松解粘连的作用,主要用于颈椎病、落枕、寰枢关节半脱位、肩周炎、腰椎间盘突出症、脊椎小关节紊乱、四肢关节外伤后功能障碍等。

7.注意事项

(1)体位的选择:手法操作前要选择好恰当的体位。对患者而言,宜选择感觉舒适,肌肉放松,既能维持较长时间,又有利于医生手法操作的体位。对医者来说,宜选择一个手法操作方便,并有利于手法运用、力量发挥的操作体位。

(2)手法刺激强度的把握:一般来说,青壮年肌肉发达,手法的力量可适当地加大,以增强刺激;老年人或儿童肌肉松软者,手法力量应减轻,以免造成不必要的损伤。软组织损伤的初期,局部肿胀,疼痛剧烈,手法的压力宜轻;宿痛、劳损,或感觉迟钝、麻木者,手法刺激宜强。久病体弱,用力以轻为宜;初病体实,用力应适当加大。

(3)手法操作过程中的施力原则:就一个完整的手法操作过程而言,一般应遵循"轻—重—轻"的原则,而具体在某一部位操作时,又需注意手法操作的轻重交替,以及点、线、面的结合运用。不可在某一点上持续性运用重手法刺激。

(4)手法的变换与衔接:一个完整的手法操作过程往往由数种手法组合而成,操作时需要经常变换手法的种类,手法变换要做到自然、连续而不间断,如同行云流水,一气呵成。

(二)小儿推拿手法

小儿推拿手法既有与成人推拿手法相同之处,又有其独立于成人推拿手法之外的特殊的操作方法,小儿推拿常用手法与某些成人推拿手法在名称、操作、动作要领等方面并无严格的区分,如揉法、掐法、擦法、捏脊法等,只是在手法运用时,其刺激强度、节律、速率等方面存在差异。由于小儿的生理病理特点决定了小儿推拿手法除要遵循成人推拿手法的基本要求外,还必须做到轻快柔和,平稳着实。小儿推拿手法与成人推拿手法的最大区别在于复式操作法,复式操作法是一种组合式手法操作,为小儿推拿所特有,其理论基础源于小儿特定穴。小儿穴位具有点、线、面三方面特点,这既决定了小儿推拿手法中复式操作法的产生和运用,也决定了小儿推拿和小儿穴位密不可分的关系,小儿推拿在小儿康复治疗尤其是脑瘫的康复中有重要作用。

1.小儿推拿常用手法

清代张振鋆在《厘正按摩要术》中首次将"按、摩、掐、揉、推、运、搓、摇"列为小儿推拿八法。随着小儿推拿的发展,许多成人推拿手法也变化运用到小儿推拿疗法中来,成为小儿推拿常用手法。

(1)推:用拇指或示指、中指的螺纹面着力,贴附于患儿体表的穴位或部位上,做单方向的直线或环旋移动,称为推法。根据操作方向的不同,可分为直推法、旋推法、分推法、合推法。操作时,一般需要辅以介质,如少许清水、葱姜汁或麻油等,随蘸随推。适用于小儿推拿特定穴中的线状穴位和五经穴,多用于头面部、四肢部、脊柱部。

(2)揉法:用手指的指端或螺纹面、手掌大鱼际、掌根着力,吸定于一定的治疗部位或穴位上,做轻柔和缓的环旋样揉动动作,并带动该处的皮下组织一起揉动,称为揉法。操作时,着力部分不能与患儿皮肤发生摩擦运动,而是在吸定后带动该处的皮下组织一起揉动。适用于全身各部位或穴位。

(3)按法:用拇指或中指的指端或螺纹面、掌根着力,吸定于一定的穴位或部位上,逐渐用力向下按压,一压一掀地持续进行,称为按法。根据着力部位不同,分为指按法和掌按法。操作时,按压的方向要垂直于受力平面向下用力,力量要由轻到重,逐渐增加,一压一掀。适用于全身各部的经络和穴位。

(4)摩法:用示指、中指、环指、小指的指面或掌面着力,附着在患儿体表一定的部位或穴位上,做环形而有节律的抚摩动作,称为摩法,根据施术部位的不同,分为指摩法和掌摩法两种。操作时,肩、肘、腕关节放松,前臂主动运动,通过腕关节形成摩动,动作和缓协调,用力轻柔。主要适用于胸腹部。

(5)掐法:用拇指爪甲切掐患儿的穴位或部位,称为掐法,又称切法、爪法、指针法。操作时,医者手握空拳,拇指伸直,指腹紧贴在示指中节桡侧缘,以拇指指甲着力,吸定在患儿需要治疗的穴位或部位上,垂直用力进行切掐。掐法强刺激较强,不宜长时间反复应用。适用于头面部和手足部的穴位。

2.小儿推拿复式操作法

复式操作法是小儿推拿疗法中的特定操作方法,它是用一种或几种手法在一个或几个穴位上按一定程序进行特殊的推拿操作方法,下面介绍几种常用复式操作法。

(1)双凤展翅:医者先用两手示指、中指夹患儿两耳,并向上提数次后,再用一手或两手拇指端按、掐眉心、太阳、听会、水沟、承浆、颊车诸穴,每穴按、掐各3~5次,提3~5次。本法具有祛风寒、温肺经、止咳化痰作用,用于外感风寒、咳嗽多痰等上呼吸道疾患。

(2)揉耳摇头:用双手拇指、示指螺纹面着力,分别相对捻揉患儿两耳垂后,再用双手捧患儿头部,将患儿头颈左右轻摇。揉耳垂20~30次,摇头10~20次。本法具有开窍镇惊、调和气血作用,用于治疗惊风。

(3)按弦走搓摩:患儿坐位或家长将患儿抱坐怀中,将患儿两手交叉搭在对侧肩上,医者面对患儿而坐其身前。用两手掌面着力,轻贴在患儿两侧胁肋部,呈对称性地搓摩,并自上而下搓摩至肚角处50~300次。本法具有理气化痰、健脾消食作用,用于治疗痰积、咳嗽气喘、胸胁不畅、腹痛、腹胀、饮食积滞、肝脾肿大等病证。

(4)揉脐及龟尾并推七节骨:患儿仰卧位,医者用一手中指或示指、中指、环指三指螺纹面着力揉脐;然后使患儿俯卧位,医者再用中指或拇指螺纹面揉龟尾穴。最后,再用拇指螺纹面自龟尾穴向上推至命门穴为补,或自命门穴向下推至龟尾穴为泻,操作50~300次。本法具有通调任督、调理肠腑、止泻导滞作用,用于治疗泄泻、痢疾、便秘等病证。

(5)双龙摆尾:患儿仰卧位或坐位,医者用一手托扶患儿肘部,另一手拿住患儿示指和小指,向下扯摇,并左右摇动,似双龙摆尾之状,扯摇5~10次。本法可开通闭塞,用于治疗气滞、大小便闭结等病证。

3.小儿捏脊法

小儿捏脊法由捏法、捻法、提法、推法等多种手法动作复合而成,常施于脊柱及其两侧。捏脊法为儿科常用手法,对治疗"积滞"一类病证有奇效,故又称捏积法。小儿捏脊法分为拇指前位捏脊法和拇指后位捏脊法两种。

(1)操作:

1)拇指前位捏脊法:双手半握空拳状,腕关节略背伸,以示指、中指、环指和小指的背侧置于脊柱两侧,拇指伸直前按,并对准示指中节处。用拇指的螺纹面和示指中节的桡侧缘将皮肤捏起,并进行提捻,两手拇指要交替前按,前臂主动用力,推动示指桡侧缘前行。

2)拇指后位捏脊法:两手拇指伸直,两指端分置于脊柱两侧,指面向前;两手示、中指前按,腕关节微屈。以两手拇指与示指、中指螺纹面将皮肤捏起,并轻轻提捻,然后向前推行移动,在向前移动的捏脊过程中,两手拇指要前推,而示指、中指则需交替前按,两者相互配合,从而交替捏提捻动前行。

捏脊法每次操作一般均从龟尾穴开始,沿脊柱两侧向上终止于大椎穴为一遍,可连续操作3~5遍,一般以局部皮肤潮红或深红为度。为增加刺激量,常采用三步一提法,即每捏捻3次,便用力向上提拉1次。

(2)动作要领。

1)拇指前位捏脊法要以拇指螺纹面同示指桡侧缘捏住皮肤,腕部一定要背伸,以利于前臂施力推动前行。

2)拇指后位捏脊法要以拇指和示指、中指的螺纹面捏住皮肤,腕部宜微悬,以利于拇指的推动前移。

3)捏提肌肤多少和用力要适度。捏提肌肤过多,则动作呆滞不易向前推动,过少则宜滑脱;用力过大宜疼痛,过小则刺激量不足。

4)需较大刺激量时,宜用拇指前位捏脊法;需较小或一般刺激量时,宜用拇指后位捏脊法。

5)捏脊法包含了捏、捻、提、推等复合动作,动作宜灵活协调。若掌握得法,操作娴熟,在提拉皮肤时,常发出较清晰的"嗒、嗒"声。

(3)适用部位:脊柱及其两侧。

(4)作用:疏通经络、调整阴阳、促进气血运行、改善脏腑功能以及增强机体抗病能力,在健脾和胃方面的功效尤为突出。

(5)临床应用:小儿捏脊法主要应用于小儿积滞、疳证以及腹泻、便秘、夜啼、佝偻病等病证。

(6)注意事项:

1)本疗法一般在空腹时进行,饭后不宜立即捏拿,需休息2小时后再进行。

2)施术时室内温度要适中,手法宜轻柔。

3)体质较差的小儿每日次数不宜过多,每次时间也不宜太长,以3~5分钟为宜。

4)在应用此法时,可配合刺四缝、开四关、药物、针刺、敷脐等疗法,以提高疗效。

4.小儿推拿应用原则

(1)小儿推拿手法操作的时间,一般来说以推法、揉法次数为多,而摩法时间较长,掐法则重、快、少,在掐后常继用揉法,而按法和揉法也常配合应用。

(2)在临床应用上,小儿推拿手法经常是与具体穴位结合在一起的,如补肺经(旋推肺经穴)、清肺经(直推肺经穴)、掐水沟(用掐法于水沟穴)、揉中脘(用揉法于中脘穴)等。

(3)掐、拿、捏等较强刺激的手法,一般应放在最后操作,以免刺激过强,使小儿哭闹,影响后面的操作治疗。

(4)在手法操作时,常用一些介质,如姜汁、葱姜水、滑石粉、蛋清等。用介质不仅有润滑作用,防止擦破皮肤,还有助于提高疗效。

二、推拿疗法在中医康复中的应用

推拿主要通过调节脏腑功能,促进气血流畅,舒筋活络,从而起到消肿止痛,促进创伤修复,改善皮肤营养,滑利关节,松解粘连,防止肌肉萎缩等功效。推拿适用于各科疾病所致身心功能障碍的康复,特别是对运动功能障碍的康复具有重要作用。

(一)神经系统功能障碍

神经系统功能障碍多见于小儿脑瘫、偏瘫、截瘫、痴呆、失眠、健忘等病证,推拿具有通经活络、活血化瘀、醒脑开窍、宁心安神、镇静止痛的作用。如中风后遗症(肢体功能障碍为主),以舒筋通络、行气活血为治则,多采用推、抹、扫散、按、揉、攘、捏、搓、拿、拍等手法,取印堂、太阳、百会、风池、风府、肩井、肩髃、曲池、合谷、心俞、肝俞、膈俞、肾俞、环跳、委中、承山、太溪等穴。

(二)消化系统功能障碍

消化系统功能障碍多见于胃痛、消化不良、胁痛、腹泻、便秘、慢性肝胆病变等病证,推拿具有健运脾胃、调和中焦、疏肝理气、通调腑气的作用。如便秘,以调理三焦、通调腑气为治则,多采用一指禅推、按、揉、捏、拿、摩等手法,取中脘、天枢、关元、支沟、胃俞、大肠俞、八髎、上巨虚、承山等穴。

(三)呼吸系统功能障碍

呼吸系统功能障碍多见于急慢性支气管炎、支气管哮喘等病证,推拿具有调理肺气、宽胸理气、止咳平喘、调理呼吸的作用。如咳喘,以调理肺气、止咳平喘为治则,多采用平推、拿、按、揉、捏等手法,取风池、大椎、风门、肺俞、脾俞、曲池、合谷、中府、鱼际、膻中、大椎、丰隆等穴。

(四)心血管系统功能障碍

心血管系统功能障碍多见于心悸、心痛、高血压、低血压、脉管炎、心律不齐等病证,推拿有活血化瘀、培补心阳、通脉止痛、调整血压的作用。如冠心病,以温通心阳、活血化瘀、通脉止痛为治则,多采用抹、摩、揉、按、捏、轻拍等手法,取膻中、鸠尾、心俞、至阳、内关、神门、足三里、三阴交、涌泉等穴。

(五)精神系统功能障碍

精神系统功能障碍多见于中风后抑郁、抑郁症等,推拿具有疏调情志、镇静安神、疏肝解郁的作用。如抑郁症,以疏肝解郁、调畅情志为治则,多采用一指禅推、推、摩、揉按、扫散等手法,取百会、风池、神庭、太阳、心俞、肝俞、期门、膻中、内关、神门、丰隆、三阴交、太冲、太溪等穴。

(六)泌尿系统功能障碍

泌尿系统功能障碍多见于遗尿、癃闭、小便淋漓不尽等,推拿具有补益肾气、疏通三焦气机、通利小便的作用。如小便不利,以补益肾气、通利小便为治则,多在下腹部和腰骶部采用揉、按、摩、振、攘和擦等手法,取气海、关元、中极、命门、三焦俞、肾俞、次髎、阴陵泉、水泉、涌泉等穴。

(七)运动系统功能障碍

运动系统功能障碍多见于因骨折、肌肉肌腱等软组织损伤、骨骼病变等所致的运动功能障碍,如颈椎病、腰椎病变、肩周炎、类风湿关节炎、痛风、骨关节病、扭伤、网球肘、痉挛性斜颈等。推拿具有舒筋活络、行气活血、化瘀止痛、通利关节、理筋整复的作用。

颈椎病以舒筋活络、活血化瘀、理筋整复为治则。推拿手法以牵拉、拔伸为主，按压、揉、拿捏为辅，取风池、风府、肩髃、肩井、肩中俞、曲垣、天宗、曲池、手三里、小海、外关、后溪等穴。

肩关节病以活血化瘀、消肿止痛为治则。采用推、揉、攘、按、弹拨、摇和抖法，取肩髃、肩贞、肩井、肩前、肩髎、肩中俞、天宗和曲池等穴。

腰椎病以舒筋活络、活血化瘀、整骨复位、通络止痛为治则。手法以推、揉、攘、拿、擦、按、拉伸和扳等为主，取命门、腰阳关、肾俞、大肠俞、腰眼、居髎、环跳、承扶、殷门、委中、承山、昆仑等穴。

第五节 饮食康复法

饮食康复法是在中医基础理论的指导下，根据食物的性味、归经、功效，选择具有康复治疗意义的食物或食物与药物配合的药膳，按照饮食调理的原则，以促进身心康复的一种康复方法。

饮食康复法所形成的康复食谱有别于日常食谱，其作用表现为：①具有康复身心的作用，如《千金要方·食治方》说"食能排邪而安脏腑，悦神爽志以资血气"。②具有延年益寿的作用，如《素问·生气通天论篇》云"谨和五味"，则"长有天命"。③具有瘥后调理的作用，《医宗金鉴·食复劳复》说："新愈之后，脏腑气血皆不足，营卫未通，肠胃未和，惟宜白粥静养。"

饮食康复法，一般分为饮食疗法、药膳疗法两种，适用于多种病证的康复。

一、饮食疗法

饮食疗法简称食疗、食治，是利用食物来影响机体各方面的功能，使其获得健康或愈疾防病的一种方法。

由于康复患者元气亏损，气血不足，脏腑功能衰减，气机郁滞，阴阳失调，而食疗与中药治疗疾病一样可因其寒、热、温、凉属性的不同而功效各异。如《本草求真·卷九》说："食之入口，等于药之治病，同为一理。"所以，在辨证的基础上，可施用食疗以扶正补虚，协调阴阳的偏盛偏衰。正如《养老奉亲书·饮食调节》说："是以一身之中，阴阳运行，五行相生，莫不由于饮食也。"如羊肉味甘性温热，有补虚温中、益肾壮阳之效，故能治疗脏腑虚寒一类病证，以调整脏腑功能，恢复阴阳平衡。

(一)基本原则

食物作用于人体，需根据一定的原则来应用。食物虽然作用平和，仍有一定的偏性，故要根据不同食物的特点进行灵活取舍，并应强调合理利用。即根据个体需要，选用相应食物，或合理搭配，以符合人体健康需要。具体应坚持如下原则。

1.整体性

人体的生理、病理受多方面因素的影响，如春夏秋冬气候的变迁、东南西北地势的高低、个体长幼体质的差异等。因此，饮食养生必须根据具体情况区别对待，掌握因人、因时、因地制宜的整体性原则，灵活选食。

(1)因人制宜：即重视饮食的个体特异性，根据体质、年龄、性别等不同特点来搭配膳食。

以体质而论,阳虚阴盛之体,宜食温热而不宜寒凉;阴虚阳盛之体,宜食清润而不宜辛辣;痰湿体质的人,宜食清淡利湿之品,少吃肥甘油腻;素体脾胃虚者,宜食温软之品,忌吃粗硬生冷;过敏体质之人,又应慎食海腥、鱼虾之类,以免诱发风疹、哮喘等病。从年龄而言,老人生机减退,脾胃功能多虚,只宜茹淡平补,五味不宜太过,厚腻炙煿、辛辣生冷等食物皆应慎食或节食。因此,老人饮食以素为主,清淡可口,烹调上要做到熟、细、软、烂,进食宜少吃多餐。最好是多食些粥类,因为粥能推陈致新,养胃生津,极易消化,可培育后天,令五脏安和,对老年人的脏腑尤为相宜。小儿脏腑娇嫩,脾胃未健,气血未充,但生机蓬勃,发育迅速。因而,为了满足小儿生长发育的需要,饮食营养必须丰富、全面、合理。婴儿期,提倡母乳喂养,注意"乳贵有时",正确掌握哺乳的时间、方法、数量及断奶的时间。断奶后,在保证充足营养的基础上,要注意"食贵有节",即饥饱适度,不能纵口填腹,否则小儿饮食过量,更伤脾胃,致使消化、吸收障碍,营养不能为机体所用,从而形成营养不良,或营养过剩导致肥胖。正如《格致余论·慈幼论》所说:"惟务姑息,畏其啼哭,无所不与,积成痼疾,虽悔何及。"在性别方面,主要是女子以血为用,有经、带、胎、产的生理特点。如经期前后,饮食宜温,切忌寒凉酸冷,以适应气血喜温恶寒的特性。若恣意进食生冷瓜果或酸凉饮料,可使胞宫经脉拘急,血液运行不畅,发生痛经、闭经等。当然,若过食辛辣,亦能生热动血,导致经量增多,或经期延长。妊娠期间,由于胎儿生长发育的需要,应增加营养,但不可偏嗜,一般认为产前宜清补,有"产前一盆火,饮食不宜暖"之说。分娩后气血多虚,且血液上行化为乳汁,故当用血肉有情之品补益气血,并宜温补,因产后体质多属虚寒,故又有"产后一块冰,寒物要当心"的说法。

(2)因时制宜:一年四季有寒热温凉之别,食物性能也有清凉、甘淡、辛热、温补之异,故饮食摄养宜顺应四时而调整。《饮膳正要·卷二·四时所宜》明确指出:"春气温,宜食麦以凉之,……夏气热,宜食菽以寒之,……秋气燥,宜食麻以润其燥,……冬气寒,宜食黍以热性治其寒。"

春三月,气候渐温,万物复苏,人体肝气当令。《千金要方·食治方·序论》中有"省酸增甘,以养脾气"之说,其意是要求少吃酸味食物以制肝木旺盛,多吃甜味食物以增强脾的功能。一般认为春宜甘温平淡,再适当地配合具有清肝疏肝作用的食物,如小白菜、油菜、胡萝卜、芹菜、菠菜、荠菜、荸荠等。

夏三月,暑气当令,气候炎热。人体消化功能下降,普遍食欲减退。因此,夏季饮食应以甘寒清淡、富有营养、易于消化为原则,并少吃肥腻、辛辣、燥热等助阳上火、积湿生热之品。宜食西瓜、黄瓜、绿豆、扁豆、玉米、薏苡仁、豇豆、豌豆、冬瓜、丝瓜、西红柿、枇杷等,清淡的饮食能清热、防暑、敛汗、补液,还能增进食欲。此外,夏季出汗较多,津液亏乏,故多吃些新鲜蔬菜与水果,既可满足所需营养,又可预防中暑。肥腻食物一般难以消化,特别是在长夏季节,易致湿困脾虚,因而忌食。

秋三月,炎暑渐消,金风送爽,气候偏于干燥,且肺气当令。故在饮食方面多选择甘润性平的食物,以生津养肺,润燥护肤,如梨、柿子、香蕉、甘蔗、菠萝、百合、银耳、萝卜和乳品、芝麻、糯米、蜂蜜等。此外,秋季人体肠胃内虚,抵抗力较弱,是胃肠疾病的多发季节。此时要特别注意饮食卫生,防止病从口入,虽然天气尚有余热,也不可多食瓜果、贪凉饮冷,以免损伤脾胃。

冬三月,气候严寒,万物凋谢,朔风凛冽,冰冻虫伏,易伤阳气,故饮食宜选温补的食物,以助人体的阳气,尤其是要补助肾阳,如选择牛肉、羊肉、狗肉、桂圆、红枣、核桃仁等食物。在调味品上,也可多吃些辛辣之品,如辣椒、胡椒、葱、姜、蒜等。不过,冬令饮食虽以温热为宜,但亦要注意到人体内在的生理变化。因为气候虽冷,但人体腹内较温,故温热的食物亦不宜吃得过多,否则有耗阴伤精之弊。又由于冬季人体生理活动处于抑制状态,新陈代谢相对较低,且人的消化能力有所增强。所以,根据中医学"冬藏精"的自然规律,冬月进补才能使营养物质转化的能量最大限度地贮存于体内,以滋养五脏,培育元气,提高人体的抵抗力,为来年的健康打下良好的基础。

(3)因地制宜:不同的区域,有不同的地理特点、气候条件,人们的生活习惯也不相同,故应采取相适宜的饮食养生方法。例如,我国西北地区,地处多高原,气候较寒冷、干燥;东南地区,地势偏低洼,气候较温热、潮湿。根据这一特点,在饮食上应有所选择,以适应养生的需要。通常是高原之人阳气易伤,宜食温性之品以胜寒凉之气;又由于多风燥,耗损人体阴液使皮肤燥裂,故宜用滋润的食物以胜其干燥。而平原之人阴气不足,湿气偏盛,要多食一些甘凉或清淡通利之品,以养阴益气,宽胸祛湿。总之,根据地区的不同,正确选择对身体有益的食物。

2.辨证施食

所谓辨证施食,即指根据不同的病证来选配食物。因此,在疾病治疗过程中,食物的选配应在辨证施食的原则下进行,如虚证宜用补益之物,实证宜用祛邪之品;表证宜用发散之品,里实证宜用通泄之品,里寒证宜用温里之品,里热证宜用清泄之品。针对同一种疾病,在临床上可表现出多种不同的证候,在选择食物时亦有差别。如同为泄泻,属湿热内蕴证,宜食马齿苋;属食积中焦证,宜食山楂、萝卜;属脾胃虚弱证,宜食莲子、藕;属气滞胃脘痛宜食橘子,但不宜食柿子;属胃阴不足应食含水分较多的水果,不宜食干果。

3.辨病施食

一种疾病的发生发展变化,在病理、生理上具有其独特的内在规律,尽管在不同人体和不同阶段,其证候的表现有异,但它固有的变化规律依然存在,在治疗中必须注意到疾病的特殊性,故食疗也讲究辨病施治,如遗精病,无论何证均宜用莲子;消渴病,宜食用南瓜、山药。在食物选配时,既要注意证候的多样性,又要重视疾病的内在特殊本质,在疾病的诊断确立后,辨明其证候是正确选用食物的前提,掌握每一食物的性能特点,有针对性施用,是保证治疗效果的重要基础。辨证与辨病,两者相辅相成,不可顾此失彼。

4.合理调配

由于食物的种类多种多样,所含营养成分各不相同,只有做到合理调配,才能保证人体正常生命活动所需要的各种营养。

(1)谨和五味:五味,指辛、甘、酸、苦、咸五种味道。五味与五脏的生理功能有着密切的关系,对人体的作用各不相同。《素问·至真要大论篇》说:"夫五味入胃,各归所喜。故酸先入肝,苦先入心,甘先入脾,辛先入肺,咸先入肾。"说明五味对五脏有其特定的亲和性,五味调和则能滋养五脏,补益五脏之气,强壮身体。正如《素问·生气通天论篇》所说:"谨和五味,骨正筋柔,气血以流,腠理以密,如是则骨气以精。谨道如法,长有天命。"当然,五味偏嗜甚至太过,久之也会引起相应脏气的偏盛偏衰,导致五脏之间的功能活动失调。如《素问·五脏生成篇》说:"多食咸,则脉凝泣而变色;多食苦,则皮槁而毛拔;多食辛,则筋急而爪枯;多食酸,则肉胝䐢而唇揭;多食甘,则骨痛而发落。此五味之所伤也。"可见,五味对五脏具有双重作用,不可偏颇,应五味和调有节,才有助于饮食营养的消化吸收。根据现代药理学研究,适当吃些酸食,可健脾开胃,增进食欲,并增强肝脏的功能,提高钙、磷元素的吸收。但过量服食可引起胃肠道痉挛及消化功能紊乱,故脾胃有病者宜少食。苦味具有除烦燥湿、清热解毒、泻火通便、利尿等作用,但多食将会引起腹泻、消化不良等。甘味具有补养气血、解除肌肉疲劳、调和脾胃、缓解疼痛、解毒等作用;但过食甜腻之品,则会壅塞滞气、助湿生痰,甚至诱发消渴病。辛味可发散、行气、活血,能刺激胃肠蠕动,增加消化液的分泌,还能促进血液循环和机体代谢、祛风散寒、解表止痛,但食之过量会刺激胃黏膜,故患有痔疮、肛裂、消化道溃疡、便秘和神经衰弱的患者不食为好。咸味能软坚润下,有调节人体细胞和血液的渗透压平衡以及正常的水钠钾代谢作用,在呕吐、腹泻及大汗后,适量喝点淡盐水,可防止体内微量元素的缺乏,但过食可诱发水肿、高血压病、动脉硬化等。

(2)粗细结合:粗细结合是指主食中的五谷相杂。五谷,是稻、麦、薯及豆一类食物,含有丰富的碳水化合物,为人体提供了必需的热量和能量。所谓五谷相杂,是说人们每天的主食,不可单一化,应粗粮与细粮相结合,才能符合人体的营养结构,满足人体气、血、津液等物质生成的需要。在五谷中,一般认为上等的粳米、面粉为精细品,而高粱、玉米、大麦之类为粗粮。近年来,随着人们生活水平的不断提高,不少人只把营养视为肉、鱼、奶、蛋、精米、白面,忽视了营养丰富、保健力强的粗粮。其实,从营养学观点来看,所谓精品其营养价值反而不如粗粮高。据现代营养学测定,同样1 kg粮食,供给热能较多、蛋白质含量较高的是莜麦面、糜子面,其次为小米、玉米和高粱,而大米、白面的含量最低。小米、玉米中的钙相当于精细米的2倍,铁为3~4倍。维生素及纤维素的含量,精品更比粗粮少。不少粗粮还有防病治病的特殊功效,如玉米富含木质素,可使体内巨噬细胞的吞噬功能增强2~3倍;谷胱甘肽的抗氧化能力比维生素E还强500倍,能有效地清除自由基。而甘薯含有一种令癌细胞凋亡的化学武器——去氧表酮,其抗癌功力,远比茶叶为强。至于米糠、南瓜、马铃薯等,均能分别提供大量的胡萝卜素、多种维生素以及硒、镁等矿物质和微量元素,是祛病防病的重要物质。因此,无论从营养学角度,还是从防病延年的角度来看,都应五谷相杂,粗细结合,否则不仅不能满足人体营养的需要,严重的还会产生脚气病等营养缺乏症。

(3)荤素搭配:荤素搭配是指进食菜肴时,当有荤有素,合理搭配。荤指肉类食物,素指蔬菜、水果等。中医养生学历来是讲究素食,如《遵生八笺·延年却病笺·饮食当知所忌论》说:"蔬食菜羹,欢然一饱,可以延年。"但讲究素食,并不等于不吃荤菜,因肉类对人体尤其是青少年的生长发育,也有着重要的作用。清代医家章穆的《调疾饮食辩·鸟兽类·豕》说:"大抵肉能补肉,故丰肌体、泽皮肤,又能润肠胃、生津液……内滋外腴,子孙繁衍。"指出肉类对内滋养脏腑,对外润泽肌肤,并有利于生殖后代。不过,若偏嗜膏粱厚味,反而有害无益,容易助湿、生痰、化热,导致某些疾病的发生。如"消瘅仆击、偏枯痿厥、气满发逆"等病的病机,是由于"肥贵人则高粱之疾也。"(《素问·通评虚实论篇》);"脾瘅"的病因是由于"数食甘美而多肥",以致口甘、内热、中满,甚至转为消渴(《素问·奇病论篇》);还有痈肿的发生也与多食肥甘有关,所谓"高粱之变,足生大丁"(《素问·生气通天论篇》)。这与现代医学认为动物性脂肪中含有大量的饱和脂肪酸和胆固醇,过食可能形成高脂血症、动脉粥样硬化、冠心病、糖尿病、胆结石、肥胖症等观点是一致的。因此,历代养生家都强调,肥浓油腻之品太过,即成腐肠之药,提倡要多食

"谷菽菜果,自然冲和之味,有食人补阴之功"(《格致余论·茹淡论》)。

从现代营养学的角度看,也主张既要荤素搭配,又要以素为主。因荤素食的合理搭配,能满足人们的营养需要。而素食不但有补益的功能,还有疏通胃肠、帮助消化的作用。素食中含有较多的维生素C、维生素E和大量的纤维素。维生素C可促进细胞对氧的吸收,有利于细胞的修复;维生素E能促进细胞分裂,延缓细胞衰老;而纤维素可促进胃肠蠕动,有利于通便,成为防治胃肠疾病的重要因素。曾有人总结了素食的五大优点,即增加营养有助消化,防止某种营养缺乏症的发生,防止肥胖,有利于血管的疏通,防癌治癌。尤其是新鲜的蔬菜、干果、浆果等,生物活性极高,是延年益寿的良好食物。一般而言,比较合理的菜肴是蔬菜的总量要超过荤菜的1倍。通过对长寿地区的实际调查,证明了以食各类蔬菜瓜果为主者,多获得高寿。在我国百岁以上的老人中,大多数人的饮食习惯也都有荤素搭配、以素为主的特点。

(4)寒热适宜:寒热适宜,一方面指食物属性的阴阳寒热应互相调和,另一方面指饮食入腹时的生熟情况或冷烫温度要适宜。食物除五味外,还有寒热温凉等不同的性质。《寿世保元·饮食》说:"所谓热物者,如膏粱、辛辣、厚味之物是也。谷肉多有之。寒物者,水果、瓜桃生冷之物是也,菜果多有之。"属于前者的还包括姜、椒、蒜、韭等,属于后者的还包括鱼、鳖、蟹、贝类水产等。张介宾《景岳全书·杂证谟·饮食门》指出"饮食致病,凡伤于热者,多为火证,而停滞者少",可见阴虚痰热、胃脘灼痛、热结旁流等证,外可见疮疡痈肿等。"伤于寒者,多为停滞,而全非火证",常见食滞腹胀、腹痛、泄泻,甚至飧泄滑脱、手足厥冷等。

此外,进食时食物的寒热也要讲究,应适合人体的温度。《灵枢·师传》说:"食饮者,热无灼灼,寒无沧沧。寒温中适,故气将持,乃不致邪僻也。"孙思邈《千金翼方·养性·养性禁忌》更进一步指出:"热无灼唇,冷无冰齿。"意即进热食时,口唇不能有灼热感;吃寒食时,也不能使牙齿感觉冰凉。这是因为过食温热之品,容易损伤脾胃之阴液;过食寒凉之物,容易损伤脾胃之阳气,从而使人体阴阳失调,出现形寒肢冷、腹痛腹泻,或口干口臭、便秘、痔疮等病症。故《寿亲养老新书》说:"饮食太冷热,皆伤阴阳之和。"现代医学认为,人体中各种消化酶要充分发挥作用,其中一个重要的条件就是温度。只有当消化道内食物的温度和人体的温度大致相同时,各种消化酶的作用才发挥得最充分。而温度过高或过低,均不利于食物营养成分的消化和吸收。

(二)饮食类型

食物服用方式主要分为"饮"和"食"两大类。其常用饮食类型有:

(1)米饭:一般以粳米、糯米为主,蒸食用,具有补气益脾、养血作用。

(2)粥食:多以粳米、糯米、玉米、小米为主,加水煮成半流质状,适用于病后、身体虚弱进行调补。

(3)汤羹:多以肉、蛋、奶、鱼、银耳为主,主要起补益滋养作用。

(4)菜肴:多以蔬菜、肉类、禽蛋、鱼虾进行凉拌、蒸、闷、炒、卤、烧、炖、余等。

(5)汤料:是以某种物质加入多量的水进行煨、炖而成,如排骨汤、银耳汤。

(6)饮料:是将某种原料合干燥糖粉制成干燥颗粒状散剂,如橘汁精、菠萝精。

(7)酒:一般以粮食或葡萄经发酵制成。酒具有散寒、活血、温胃、利尿、助药力的作用。

(8)粉:是将食物研末晒干,临用时加水冲服,如糯米粉、荸荠粉。

(9)蜜膏:将食物切碎,熬取汁液,浓煎,加入蜂蜜或白糖收膏,如雪梨膏。多具有生津止咳、滋养的功效。

(10)蜜饯:以水果加水煎煮,快煮开时,加入蜂蜜,小火煮透即成。多具滋养和胃、润燥生津的作用。

(11)糖果:以糖为主,加水熬炼至稠状,再渗入其他食物的汁液、浸膏或粗粉,搅匀、熬至不粘手为止,冷却后成块。

(12)饼干:用面粉、糖、油、乳品、香料、疏松剂等原料加水调和成面团,经过辊压成薄片成形,烧烤而成的一种疏松干制食品,便于携带,随用随取。

(三)适应证

主要适用于老残病证和瘥后诸证以及慢性虚损痼疾,如心痛、眩晕、消渴、虚损、失眠、健忘、癃闭、头痛、心悸、截瘫、痿痹、脏躁、五迟五软、遗精、阳痿、早泄、肥胖、老人咳喘、妇人漏下等。

(四)注意事项

饮食疗法应掌握一定的食物禁忌,否则会导致身体出现偏差,甚至引起病变。如《金匮要略·禽兽鱼虫禁忌并治》指出:"所食之味,有与病相宜,有与身有害,若得宜则益体,害则成疾,以此致危,例皆难疗。"食物禁忌有如下几项。

1.疾病禁忌

指患有某种疾病,某些食物在此期间不宜食用,如久患疮疡、皮肤疾患者不宜食发物,如公鸡、鲤鱼及辛辣之品;阴虚热盛者应忌辛辣动火之品,虚寒泄泻不宜生冷、寒凉之品。一般来说,患病期间凡属生冷、黏腻、腥臭及不易消化之物均应避免食用。

2.配伍禁忌

一般情况下,食物都可以单独使用,有时为了矫味或提高某方面的作用,常常将不同食物搭配起来食用,其中有些食物不宜在一起配合应用,即所谓配伍禁忌,如柿子忌螃蟹、葱忌蜂蜜、鳖忌苋菜等。但古人对某些禁忌因经验性成分较多,应灵活分析,或运用现代科学技术做进一步研究。

3.胎产禁忌

妇女胎前、产后饮食应有不同。妊娠期由于胎儿生长发育的需要,机体的阴血相对不足,而阳气则偏盛,故凡辛热温燥之物不宜食用,即所谓"产前宜凉"。若有妊娠恶阻者,则更应忌用油腻、腥臭及不易消化的食物。产后随着胎儿的娩出,气血均受到不同程度的损伤,机体常呈虚寒状态,同时多兼见瘀血内停,此时凡属寒凉、酸收、辛酸、发散之品均宜禁食,故有"产后宜温"之说。

4.时令禁忌

四季气候交替,人类必须顺应自然规律而不可悖,春夏阳气旺盛,万物生机盎然,应尽量少食温燥发物,如春夏之际忌食狗肉,少食羊肉;秋季气候干燥,万物肃杀,人们常常出现口干舌燥、鼻出血,此时应尽量少食辛热食物,多食含水分较多的水果;冬季严寒应少食甘寒伤胃的食物,宜进食温热性食物。

5.食物质变禁忌

《金匮要略·禽兽鱼虫禁忌并治》曾指出:"凡饮食滋味,以养于生,食之有妨,反能为害……不闲调摄,疾病竞起。"意思是说人们之所以进食各种食物,是为了滋养身体,但吃了不相适宜的食物,反而会危害人体,导致疾病的发生。因此,饮食康复也应重视其禁忌。例如,"肉中有朱点者,不可食之"、"六畜自死,皆疫死,则有毒,不可食之"、"诸肉及鱼,若狗不食,鸟不啄者,不可食"等(《金匮要略·禽兽鱼虫禁忌并治》)。

6.偏食当忌

五味各有所偏,适时适量搭配食物有益于身体健康,过食易致弊,如经常食用猪肉者易发胖、多痰。

二、药膳疗法

药膳疗法是用药物与食物相配合,经过烹调而形成的具有康复治疗作用的药膳处方治病的一种方法。药膳既有营养,美味爽口,又能防治疾病、保健强身。

食药同源,皆以性味功效疗疾,只要合理调配,烹调有方,食药性味与五脏病性结合,就能产生康复的养治作用。如《素问·脏气法时论篇》说:"毒药攻邪,五谷为食,五果为助,五畜为益,五菜为充,气味合而服之,以补精益气。此五者,有辛酸甘苦咸,各有所利,或散或收,或缓或急,或坚或耎,四时五脏,病随五味所宜也。"尤其是老残虚弱者,"真气耗竭,五脏衰弱,全仰饮食以资气血",从而恢复脏腑和形神功能。

药膳疗法能充分发挥药物和食物的康复作用,是饮食康复中最常用的治疗方法,广泛地用于各类康复病证。

(一)制作方法

药膳疗法的康复饮食调理配方、制作方法,多取法于日常饮膳,常用的有煎、煮、熬、蒸、煨、焖、炖、卤、烧等。其制成品主要有膏、羹、粥、饼、面、酒、糖、汤、饮、汁、蜜饯、罐头、糕粉及菜肴等。

(二)药膳类型

针对常见康复病证的需要,其药膳调理大体可分为七类。

1.补益类

本类药膳有滋补强壮、延缓衰老、益寿之意。针对气虚、血虚、气虚血亏、阴虚、阳虚的不同要求,在补益类中又分为补气类、补血类、气血双补类、补阴类、补阳类,其中补气类如人参酒、黄芪膏;补血类如地黄酒、红枣黑木耳汤;气血双补类如参枣汤、归参鳝鱼羹;补阴类如枸杞子酒、五味子膏;补阳类如海马酒、鹿茸酒等,可结合具体脏腑选用。

2.安神类

本类药膳有养心安神、养血镇静、强身健脑、益智的功效,如核桃仁粥、枣仁粥、龙眼肉粥等。

3.理血类

本类药膳主要有活血化瘀、通脉止痛等作用,如丹参酒等。

4.止咳祛痰平喘类

本类药膳有止咳、祛痰、润肺平喘的作用,如燕窝汤、银耳羹、秋梨膏、枇杷叶粥、糖渍陈皮等。

5.祛风除湿类

本类药膳多具有祛风湿、强筋骨的作用,如五加皮酒、虎骨酒、川乌粥等。

6.理气、消导类

本类药膳有消积导滞、理气止痛、快胃除满、温中止呕、健脾燥湿等诸方面的作用。常用的有橘饼汤、香砂糖、青盐陈皮、山楂粥、藿香粥、五香槟榔等。

7.润下类

本类药膳有润燥、通便的作用,如瓜蒌饼、牛乳粥、紫苏麻仁粥、芝麻粥等。

(三)适应证

主要宜于慢性病、老年病、伤残病证及精神疾患的康复,如遗精、阳痿、早泄、肥胖、老人咳喘、各种虚损、小儿五迟五软;心痛、心悸、眩晕、消渴、失眠、健忘、癃闭、便秘;截瘫、痿痹、中风后遗症、夜盲、耳聋;脏躁、癫狂痫、郁症等。

(四)注意事项

(1)饮食要适度,忌太过与不及,做到饮食有节。

(2)不可偏食,不仅要注意五味不可偏嗜,而且过食寒凉或温热之品,贪食生冷、肥美、瓜果等,亦在禁忌之列。

(3)进行药膳的配方制作时,应注意到药物与食物、食物与食物之间的配伍禁忌问题,如食鲫鱼、鲤鱼忌猪肝;食桃、李忌白术;食参、芪等滋补药忌莱菔子等。但古人的经验,应在康复实践中不断验证和探讨。

(4)要注意制作药膳的器具,凡煎煮熬制以砂锅为宜。

(5)药膳调理疗程的考虑,要区别情况,具体分析。一般康复治疗,疗程宜短,通常病愈即止;食补调理,不但要因人而异,而且要注意季节、地域方宜,时间可稍长;营养调理,则日常进行,必须持之以恒,方见效益。

参考文献

[1] 李洁.中医内科临床治疗学[M].长春:吉林科学技术出版社,2019.
[2] 焦树德.中医内科[M].北京:中国医药科技出版社,2017.
[3] 杨辉,王宏刚,钱玉莲.中医内科诊疗学[M].南昌:江西科学技术出版社,2019.
[4] 郑世章.中医内科疾病诊治思维[M].北京:科学技术文献出版社,2019.
[5] 许宏霞.临床中医内科诊疗研究[M].北京:科学技术文献出版社,2019.
[6] 罗仁,周迎春.中医内科临证指导[M].郑州:河南科学技术出版社,2019.
[7] 伊善君.中医内科疾病诊断与治疗[M].长春:吉林科学技术出版社,2019.
[8] 王学工.实用中医内科辨证诊疗[M].北京:科学技术文献出版社,2019.
[9] 汪东涛.现代中医内科基础与临床[M].上海:上海交通大学出版社,2019.
[10] 乔珍梅.精编中医内科治疗学[M].上海:上海交通大学出版社,2019.
[11] 赵颖颖.实用中医内科常见病诊疗精要[M].上海:上海交通大学出版社,2019.
[12] 王涛.实用中医内科常见病辨证精粹[M].上海:上海交通大学出版社,2019.
[13] 解金明.临床中医内科疾病诊疗学[M].长春:吉林科学技术出版社,2017.
[14] 王晓伟.现代中医内科辨证治疗进展[M].上海:上海交通大学出版社,2019.
[15] 羊燕群.中医内科常见病诊疗指南[M].上海:上海交通大学出版社,2019.
[16] 张茂雷.中医内科常见病诊疗精粹[M].北京:金盾出版社,2019.
[17] 王冬.现代中医内科辨证治疗学[M].天津:天津科学技术出版社,2019.
[18] 张建中.实用临床中医内科诊断治疗学[M].沈阳:沈阳出版社,2019.
[19] 王一东.中医内科临床实践[M].武汉:湖北科学技术出版社,2017.
[20] 徐承德.实用中医内科诊疗学[M].上海:上海交通大学出版社,2018.
[21] 张瑞海.临床中医内科疾病诊断与治疗[M].天津:天津科学技术出版社,2018.
[22] 侯斌.神经内科疾病诊疗与中医辨证[M].天津:天津科学技术出版社,2018.
[23] 李文豪.中医康复治疗学[M].武汉:湖北科学技术出版社,2018.
[24] 程爱军.实用中医康复治疗学[M].长春:吉林科学技术出版社,2018.
[25] 唐强,王玲姝.中医康复辨治思路与方法[M].北京:科学出版社,2018.
[26] 魏玉香,杨葛亮.常见脑病的中医治疗与康复[M].3版.北京:中国中医药出版社,2017.
[27] 孙丰卿.中医内科临床诊疗[M].北京:中国原子能出版社,2017.
[28] 周胜利.中医内科诊疗及临床[M].西安:西安交通大学出版社,2017.
[29] 刘志伟.现代中医内科诊疗学[M].天津:天津科学技术出版社,2017.
[30] 侯高.现代中医内科治疗学[M].长春:吉林科学技术出版社,2017.